U0218731

图解风湿病学

ATLAS OF RHEUMATOLOGY

蒋 明 主编

 中国协和医科大学出版社

图书在版编目（CIP）数据

图解风湿病学 / 蒋明主编. --北京：中国协和医科大学出版社，2016

ISBN 978-7-5679-0549-8

Ⅰ.①图… Ⅱ.①蒋…Ⅲ.①风湿性疾病–图解 Ⅳ.①R593.21-64

中国版本图书馆CIP数据核字(2016)第116067号

图解风湿病学

主　　编：蒋　明
责任编辑：雷　南

出版发行：中国协和医科大学出版社
（北京东单三条九号　邮编：100730　电话：65260378）
网　　址：www.pumcp.com
经　　销：新华书店总店北京发行所
印　　刷：北京雅昌艺术印刷有限公司

开　　本：965毫米×635毫米　1/6开
印　　张：55.5
字　　数：280千字
版　　次：2017年1月第1版　2017年1月第1次印刷
印　　数：3000
定　　价：450.00元

ISBN 978-7-5679-0549-8

（凡购本书，如有缺页、倒页、脱页及其他质量问题，由本社发行部调换）

编者名单

主　　编: 蒋　明

副 主 编: 王少坤　薛华丹　伍沪生　卢朝辉　刘跃华　苏厚恒　初从秋

学术秘书: 洪夏飞

国内编者（按姓氏汉语拼音为序）

陈　琳　北京协和医院神经内科教授

陈美璞　山东省聊城市第二人民医院风湿科主任医师

陈有信　北京协和医院眼科教授

崔丽英　北京协和医院神经内科教授

戴荣平　北京协和医院眼科副主任医师

狄　文　上海交通大学医学院附属仁济医院妇产科教授

杜德顺　北京协和医院口腔科教授

冯　逢　北京协和医院放射科主任医师

冯瑞娥　北京协和医院病理科主任医师

顾　翔　北京市积水潭医院放射科主任医师

高志强　北京协和医院耳鼻咽喉科教授

韩若安　北京协和医院眼科主任医师

侯　勇　北京协和医院风湿免疫科主任医师

洪天生　福建省晋江市中医医院风湿康复科副主任医师

黄其鎏　广东省广州市南方医院影像中心教授

黄　静　北京协和医院呼吸内科主治医师

霍　真　北京协和医院病理科主治医师

姜　鸿　北京协和医院耳鼻咽喉科副主任医师

蒋　明　北京协和医院风湿免疫科教授

蒋彦永　北京中国解放军总医院外科教授

刘　源　广东省汕头市汕头大学医学院放射科教授

李永哲　北京协和医院风湿免疫科研究员

廖慧钰　北京市首都医科大学附属佑安医院肝病免疫科主任医师

刘升云　河南省郑州市郑州大学附属第一医院副主任医师

刘跃华　北京协和医院皮肤科主任医师

卢朝辉　北京协和医院病理科主任医师

路军良　北京陆军总医院放射科主治医师

罗　岩　北京协和医院眼科副主任医师

吕福东　北京市首都医科大学附属佑安医院病理科主任医师

马骥良　北京市首都医科大学附属北京友谊医院风湿科教授

孟　华　北京协和医院超声科主任医师

孟　忻　北京市首都医科大学附属佑安医院病理科副主任医师

潘卫东　北京协和医院放射科副主任医师

饶　慧　湖南省长沙市省人民医院肾病、风湿科主任医师

宋　伟　北京协和医院放射科主任医师

苏厚恒　山东省青岛市市立医院风湿免疫科主任医师

孙淑银　山东省即墨市人民医院风湿免疫科副主任医师

孙铁铮　北京大学附属人民医院骨关节科主任医师

田欣伦　北京协和医院呼吸内科副主任医师

王国春　北京中日友好医院风湿免疫科教授

王少坤　山东省烟台毓璜顶医院风湿科副主任医师

王素霞　北京大学附属第一医院病理科教授

王欣欣　北京市首都医科大学附属佑安医院病理科副主任医师

王振刚　北京市首都医科大学附属同仁医院风湿免疫科教授

王智凤　北京协和医院消化内科主管技师

伍沪生　北京市积水潭医院风湿免疫科教授

吴海燕　北京协和医院耳鼻咽喉科副主任医师

吴庆军　北京协和医院风湿免疫科副主任医师

肖征宇　广东省汕头市汕头大学风湿病研究室主任医师

徐凯峰　北京协和医院呼吸内科教授

薛　静　浙江省杭州市浙江大学医学院附属第二医院风湿科主任医师

薛华丹　北京协和医院放射科副主任医师

国外编者：

杨　宁　北京协和医院放射科教授

杨清锐　山东省济南市省立医院风湿免疫科主任医师

于　峰　北京大学国际医院肾内科主任医师

于孟学　北京协和医院风湿免疫科教授

袁威玲　山东省烟台毓璜顶医院风湿科主任医师

张　文　北京协和医院风湿免疫科教授

张丽华　北京协和医院心内科副主任医师

张如峰　青海省西宁市第一人民医院风湿病科主任医师

张源潮　山东省济南市省立医院风湿免疫科教授

曾庆余　广东省汕头市汕头大学医学院风湿病研究室教授

朱朝晖　北京协和医院核医学科主任医师

John H. Stone, M.D., Professor of Medicine, Harvard Medical School and Department of Medicine, Division of Rheumatology, Allergy, and Immunology, Massachusetts General Hospital, Boston, MA 02114, USA

Graham R. V. Hughes, M.D., Professor of Medicine, King's College, University of London, The London Lupus Centre, London Bridge Hospital, London SE1, 2PR, UK.

Sakir H. Gultekin, M.D., Associate Professor of Medicine, Department of Pathology, Oregon Health & Science University, Portland, Oregon 97239, USA

Cong-Qiu Chu（初从秋）, M.D., Ph.D., Associate Professor of MedicineDivision, of Arthritis and Rheumatic Diseases, Oregon Health & Science University and Portland VA Medical Center, Portland, Oregon 97239, USA

序

蒋明教授是我国德高望重的学者教授，是风湿病学的开拓者之一。她 20 世纪 90 年代编著的《中华风湿病学》是我国第一部具有教科书意义的风湿病学专著，许多从事风湿病的学者都是读着这部书走进风湿病学领域。蒋明教授也是我步入风湿病学的引路人。我在 20 世纪 80 年代的研究都是在蒋明教授的指导下完成的。10 余年前蒋明教授曾对我说她正在构思编写一部图解风湿病的书。十年磨一剑，时至今日，已至耄耋之年的蒋明教授终于推出这部汇集了其毕生从医经验、智慧和能力，经过数十年的点滴积累及 10 余年精心组织编纂的专著。

本书共分 20 章，包含主要的风湿免疫性疾病。每章叙述一种风湿免疫性疾病，内容翔实，除扼要介绍该病的发病机制、流行病学、临床表现、实验室检查和诊断要点等基本特点外，还重点通过图解的形式，将表现该病的体表体征的图片陈列出来，全面、形象地反映该病的特征，每幅图片均配以文字注释，使读者如临实地，可以形象地领悟到风湿免疫性疾病的诸多特征性的临床表现。

我国有 2 亿多的风湿性疾病患者，但只有 5000 余名风湿免疫科的医师。由于风湿免疫性疾病的复杂性及专业性使得大部分其他专科的医师对风湿免疫性疾病不了解或不认识，即使是风湿免疫科的医师其在专业水平上也存在城乡差别及地区差别。因此，大力促进我国风湿免疫科的学科建设，普及和提高我国风湿免疫性疾病诊治水平是当务之急。本书无疑对提高我国医师对风湿免疫性疾病的认识及诊治水平有巨大的促进作用。

自从蒋明教授打电话给我要我为此书写一序后，我一直忐忑不安。作为晚辈，学疏才浅迟迟不知从何下笔。本书从策划至出版，历时 10 余年，在这漫长的编书过程中，蒋明教授潜心学问、孜孜不倦，锲而不舍，不耻下问、不断征求意见，数易其稿，终成正果。本书充分体现了蒋明教授终身学习进取的大师风范和严谨求精的"协和精神"，这和当前学术界及出版界存在的急功近利的浮躁作风形成了鲜明的对比。

掩卷回首，感慨良多，言长纸短，意犹未尽，"宝剑锋从磨砺出，梅花香自苦寒来"，这两句话也许是对这部凝聚了蒋明教授毕生心血的专著的最好评价。为向广大同道力推此书，特以此文为序。

曾小峰

北京协和医院风湿免疫科主任、教授
中华医学会风湿病学分会主任委员
中国医师协会风湿免疫科医师分会会长
2016 年 9 月 10 日于北京

前言

  我国的风湿病学专科是在 20 世纪 80 年代初期在北京协和医院张乃峥教授创导下开始建立的，历史虽然不长，发展却很迅速，短短 30 余年的时间内，不论基础理论的研究，还是临床实践的提高都成果丰硕，人才辈出，从事风湿病的临床队伍日益壮大。根据北京协和医院内科门诊的就诊患者来看，风湿免疫性疾病患者数量始终居于前列，这表明我国罹患风湿免疫性疾病的患者为数相当多，其中有不少是重症患者，这反映了我国的风湿免疫性疾病专业医生数量还不能满足客观的需要，尚存在较大的差距。众所周知，风湿免疫性疾病是一种周身性疾病，可以累及全身各个脏器，即使是同一种病，由于受侵的脏器不同，其临床表现可以迥然不同，导致诊断的困难，这是风湿免疫性疾病的一个显著的特点。我们体会到，除了编写更多有关风湿病的文字论述书籍外，如果出版一本能形象地反映风湿免疫性疾病的图谱，内容以图谱为主、文字为辅，深入浅出以图像来表达风湿免疫性疾病的特征，或许有助于普及和提高大众对这类疾病的认识。

  基于上述想法，大约在 10 余年前，我就开始留意收集、积累临床实践中所遇见的各类病症的图像资料。由于风湿免疫性疾病是周身性疾病，受损器官组织几乎涉及所有的临床科室，所以要收集比较全面的图像资料，单靠个人的努力难以完成，必须得到各科医师的配合，所幸的是我的同事们以及包括兄弟院校在内的有关同道给予我极大的帮助，使我积累了一套比较完整的图片，在众多同道们的积极支持和帮助下，将其整理出版，与广大读者分享。

  本书共分 20 章，包含主要的风湿免疫性疾病。每章叙述一种风湿免疫性疾病，内容分为三部分：一、概论，扼要介绍该病的发病机制、流行病学、临床表现、实验室检查等基本特点。二、诊断要点，提出诊断的依据，介绍国际公认或通用的分类标准。三、图解，这是每章的重点部分，以图片的形式，将代表该病的体表体征的照片，受累的内脏包括 X 线平片、CT 扫描、磁共振成像、超声检查、超声心动图、PET/CT 等各种影像检查，病理检查，肾内科、骨科、皮肤科、眼科、耳鼻咽喉科以及消化内科等各种检查的结果陈列出来，力求全面、形象地反映该病的特征，每幅图片均配以文字注释，使读者可以感性地领悟到风湿免疫性疾病的诸多特征性的临床表现。前面已经提及，风湿免疫性疾病的特点是受损病变范围往往比较广泛，其临床表现常常涉及多个专科，为了保证内容的全面、完整和新颖，有些章节特请有关专家来编写。本书所列的图片中，得到我院多个科室和外院同道的热情提供，他们还执笔对很多图片加以文字注释或校对。所以应该说，本书是在众多专科同道们通力协助下完成的。为此，谨向给予我真诚相助的同事和同道们致以万分的感谢。我也感谢北京协和医院教育处潘慧处长对本书的编写给予建议，他还组织了北京协和医学院的部分同学，包括洪夏飞、周梦宇、袁青、董润、傅丽兰、沈帐、蒋超、贾觉睿智、张心瑜、潘伯驹协助本书的编写工作，一并致以谢意。

我们荣幸地邀请到美国哈佛大学医学院麻省总医院临床风湿病学科主任 John H. Stone 教授为本书的 IgG4 相关性疾病一章提供了宝贵的图片和文字说明，他是这一领域的权威专家，以图文并茂的形式，为本书增添光彩；英国 London Bridge Hospital，The London Lupus Centre 的 Graham R. V. Hughes 教授提供了多帧有关抗磷脂综合征的精彩图片，大大地丰富了本章的内容；美国 Oregon Health & Science University 风湿病科的初从秋副教授对本书的编写给予了深切关心和支持。对他们的热情相助，谨此致以诚挚的感谢。

风湿免疫性疾病学内容广泛，进展迅速，新的学术观点不断涌现，我个人学识浅薄，在编写中必定存在不足之处，希请广大读者不吝施教指正。

蒋　明

2015 年 5 月

目录

第一章 类风湿关节炎

概 论

类风湿关节炎（rheumatoid arthritis，RA）是一种以增殖性滑膜炎为主要病理基础和以对称性、多关节炎为主要表现的慢性、全身性自身免疫性疾病。患者分布于世界各地，各人种间的患病率相近似，约为1%。女性易患，男女之比为 1:（2~3）。本病病因和发病机制尚不完全明了，多数学者认为是一种包括遗传、微生物感染在内的多种因素诱发机体自身免疫功能出现障碍的自身免疫性疾病。

增殖性滑膜炎、类风湿结节和血管炎是类风湿关节炎最具特征性的三个基本病变。血管炎可损害关节外的周身各器官组织，呈现多种临床表现。类风湿关节炎患者出现临床症状之前，通常已经发生滑膜炎，各种活动的关节、肌腱腱鞘及滑膜囊内层均由滑膜组织包绕，关节内滑膜增生、血管翳形成、分泌多种细胞因子等因素侵犯软骨，引起软骨和骨质损害，周围的肌腱、韧带、腱鞘以及肌肉等组织也可被侵蚀，从而影响关节的运动功能，最后引起关节畸形，加重关节的功能障碍。

类风湿关节炎最常累及的关节为掌指关节、近端指间关节和腕关节。几乎所有本病患者的关节病变都会涉及这些关节，这些关节也是最先受累和晚期出现特征性关节畸形的部位。随着病情的进展，足、踝、肩、肘、膝、髋、颞颌等关节亦可累及。此外，还可累及胸锁关节、胸骨柄关节和寰枢关节，但不影响胸、腰、骶椎等中轴关节。

类风湿关节炎关节病变的表现形式如下：①晨僵：关节较长时间不运动后出现活动障碍、僵硬，与炎症组织的水肿液积蓄有关。晨僵持续时间至少30分钟。肌肉关节的运动能促进淋巴管和血管吸收炎性产物返回血液循环，从而使晨僵消退。②关节疼痛：是本病患者的主诉之一，该症状可为 RA 的前兆，或与关节炎活动期并存，或为其愈后的遗留症状。③关节肿胀：常呈对称性受累，可由软组织水肿、关节腔积液、滑膜增生及骨性隆起等所致，早期关节肿胀与关节腔积液有关，晚期与滑膜增生、肥厚或关节外受累有关。④关节压痛：检查者用手指捏压患者关节时引起患者的疼痛反应，这是活动性关节炎的标志之一。⑤骨质疏松：炎症和废用（由于疼痛）导致病变关节骨质吸收，使受累关节骨质疏松。晚期患者常由于活动减少、年龄、药物影响出现全身性骨质疏松。⑥关节畸形：常出现于病程中晚期，由于炎症侵蚀关节，同时影响肌肉和肌腱，使局部的肌力平衡破坏而导致关节半脱位或脱位、强直和畸形。⑦关节功能障碍：分为4级。Ⅰ级：能正常进行各种日常工作、活动。Ⅱ级：能正常进行各种日常活动以及某种特定工作，其他工作时受限。Ⅲ级：能正常进行各种日常活动，进行工作时受限。Ⅳ级：不能正常进行各种日常活动及各种工作。

类风湿结节是比较常见的，亦是本病患者的另一个重要的关节外病变，发生率约为20%，易发生于关节隆突处和关节受压部位，如肘部、尺骨近端鹰嘴、足跟、坐骨结节等。结节可单发，亦可多发，质地较硬，大小由几毫米至数厘米不等，一般不痛。病理常显示结节中央为纤维素样坏死，其外包绕多数成纤维细胞。类风湿结节多与类风湿因子（rheumatoid factor，RF）并存，RF阴性者很少有类风湿结节。目前认为类风湿结节的形成是由于局部损伤导致血管破裂，RF及各种免疫复合物进入组织引起局部炎症所致。类风湿结节的出现多反映本病病情处于活动期，病情缓解时结节也可随之消失。不过，类风湿结节样病变也可见于其他肉芽肿性疾病，所以它不具有诊断特异性。

类风湿关节炎是一种系统性疾病，除关节受累及类风湿结节形成外，还可影响关节外多个脏器。血管炎是最常见的病变，多见于病程较长的本病患者，这类患者常伴有高滴度的RF、低补体血症、冷球蛋白血症以及血清中含有大量的免疫复合物。类风湿关节炎患者血管炎的形成可能与免疫复合物沉积于血管有关，可累及大、中、小血管，但主要累及小动脉，因受损血管的部位不同，所呈现的临床表现亦随之而异。在急性期时，其病理改变为坏死性全层动脉炎，血管壁各层有炎性细胞浸润，慢性病变时，显示动脉壁纤维化，内膜增殖，血栓形成。

诊断要点

美国风湿病学会于1987年制订了类风湿关节炎的分类标准，被世界多个国家广泛采用，成为临床诊断RA的重要依据。

1987 年美国风湿病学会类风湿关节炎分类标准

判定标准	定义
1. 晨僵	至少1小时
2. 3个或3个以上关节区的关节炎	在指定的14个关节区（双侧近端指间关节、掌指关节、腕、肘、膝、踝关节和跖趾关节）中，至少有3个同时出现肿胀或积液（并非骨性肥厚或增生）
3. 手关节炎	腕、掌指、近端指间关节中至少有一个区域肿胀
4. 对称性关节炎	同时累及左右两侧相同的关节区
5. 类风湿结节	位于骨突起部位、伸肌表面或关节旁的皮下结节
6. 血清RF阳性	无论何种检测方法都应有对照，并要求在正常对照组中阳性率小于5%
7. X线改变	前后位手和腕有典型的类风湿关节炎改变，必须包括骨侵蚀或明确的关节及周围局限性脱钙

以上7项标准中，凡符合4项或4项以上者，即可诊断为类风湿关节炎，但其中第1~4条病症至少需持续6周。

1987 年的 RA 分类标准并不适合于类风湿关节炎的早期诊断。2009 年，美国风湿病学会 (ACR) 和欧洲抗风湿联盟 (EULAR) 采用评分的形式，又制订了类风湿关节炎的分类标准。但是应用此分类标准时，患者需要符合以下两个条件，一是至少有 1 个关节的临床表现为确定的滑膜炎 (肿胀)；二是该滑膜炎不能被其他疾病很好地解释。若能满足以上两点，可以开始评分。

2009 年 ACR/EULAR 类风湿关节炎分类标准

大项	项目	计分
关节累及	1 个大关节	0
	2~10 大关节	1
	1~3 小关节 (大关节除外)	2
	4~10 小关节 (大关节除外)	3
	>10 关节 (至少 1 小关节)	5
血清学	RF 和抗 CCP 抗体阴性	0
	RF 或抗 CCP 抗体 ≤ 3 倍正常值上限	2
	RF 或抗 CCP 抗体 >3 倍正常值上限	3
急性期反应物	CRP 及 ESR 正常	0
	CRP 或 ESR 增高	1
症状持续时间	<6 周	0
	≥ 6 周	1

若患者总分 ≥ 6，则可以归入"确定性 RA"组别中，并可以考虑早期治疗。不过，上述分类标准主要应用于 RA 的流行病学调查，在临床诊断时，不能生搬硬套，需要结合临床实际，根据病情，加以认真分析，方能做出早期诊断。

图 解

一、类风湿关节炎的滑膜病变

滑膜炎是类风湿关节炎关节病变的主要病理表现，可以分为急性和慢性两个阶段，两者之间没有明显的界限。急性期的滑膜炎有关节肿胀，滑膜及附近的关节囊充血、水肿、增厚及变粗糙等表现。显微镜下可以见到滑膜充血、水肿、组织疏松，滑膜局部可以脱落，有灶性坏死及纤维素渗出，浸润以淋巴细胞和单核细胞为主，有时也可见到少量的中性粒细胞。慢性滑膜炎的改变具有一定的特征性，包括：滑膜增生，尤其衬里层细胞的异常增殖最为明显，表现为层次增多，由正常的3~5层增厚达到10层，甚至形成乳头状突起；有多核巨细胞的出现，细胞核多少不等，但是常位于细胞浆的外周，成花环状排列，如核为3~4个时，成猫爪样结构。电镜下证实它与A型滑膜细胞（巨噬细胞样滑膜细胞）相似。滑膜下层内有大量的炎性细胞（以T细胞为主）、浆细胞及单核细胞浸润，可为弥漫性或局限性浸润。局限性的淋巴细胞浸润常常围绕小静脉周围，形成淋巴小结，时间长了可以形成生发中心。

滑膜炎急性炎症消退时，渗出逐渐被吸收，可有肉芽组织增生和血管翳形成。新生的毛细血管及纤维结缔组织增生及机化，使滑膜呈不规则肥厚，并形成许多小绒毛状的突起，伸向关节腔。绒毛粗细不一，直径可以达到1~2mm，长短可以达到2cm。显微镜下观察时，绒毛由滑膜细胞被覆，表面可有纤维素附着，绒毛根部常可见到淋巴小结。小血管常有血管炎改变，由于炎症和纤维化，管腔可以变窄，偶见血栓形成，可有小灶性出血及含铁血黄素沉着。如果炎症反复发作，新生的肉芽组织可以逐渐向软骨的边缘部扩展，形成滑膜血管翳，由增生的滑膜细胞、巨噬细胞和中性粒细胞释放的蛋白聚糖酶及其胶原酶，降解软骨基质中的蛋白聚糖和胶原，造成关节软骨的破坏。

慢性滑膜炎如果经常反复发作，滑膜表面的纤维素性渗出吸收机化、瘢痕形成，相对的关节面发生纤维性粘连，可以形成纤维样关节强直。

—— 1. 关节镜下的滑膜病变表现 ——

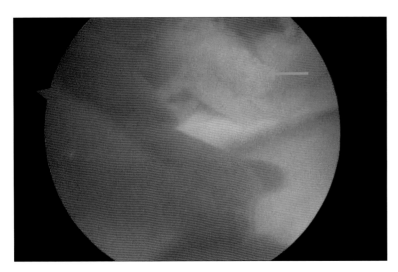

图 1-1. 关节镜下观察类风湿关节炎早期滑膜炎，粉红色滑膜组织异常增生，位于外侧半月板上下表面，侵蚀半月板（绿色箭头）

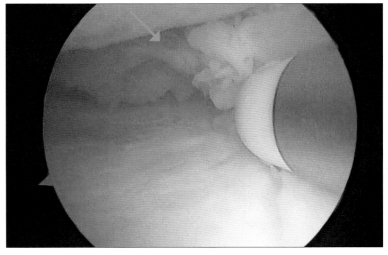

图 1-2. 关节镜术中观察类风湿关节炎早期滑膜炎，滑膜侵蚀内侧半月板（绿色箭头）

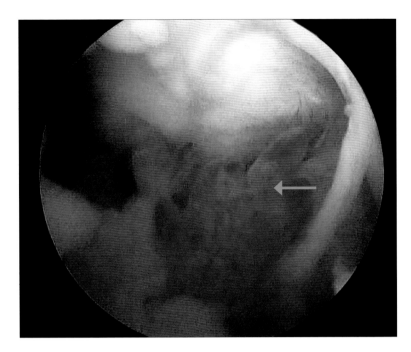

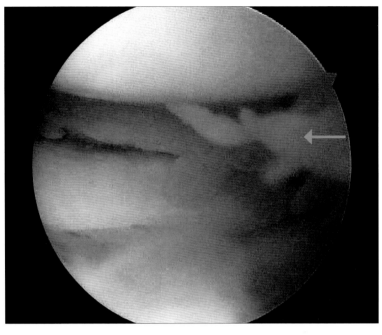

图 1-3. 关节镜下观察类风湿关节炎早期滑膜炎，在膝关节髁间窝有大量粉红色滑膜绒毛增生（绿色箭头），侵蚀前交叉韧带

图 1-4. 关节镜下观察类风湿关节炎早期滑膜炎，在膝关节肌腱裂孔处可见大量滑膜增生（绿色箭头）

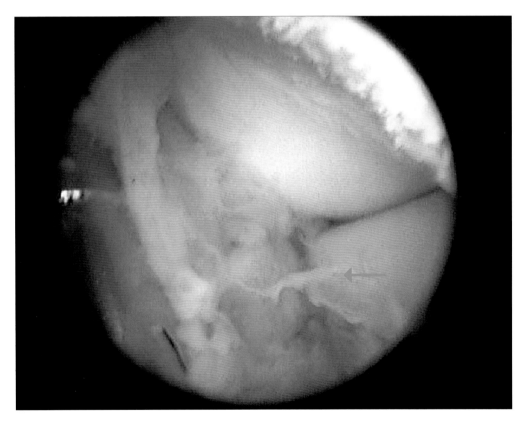

图 1-5. 关节镜下观察类风湿关节炎早期滑膜炎，在肘关节桡骨小头软骨周围有大量滑膜增生（绿色箭头）

2. 手术中显示的滑膜病变

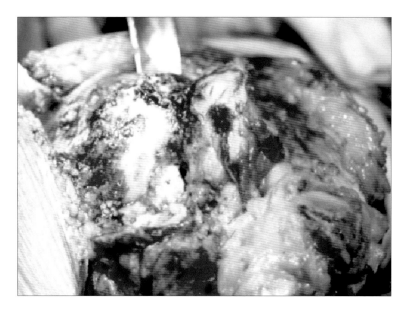

图 1-6. 类风湿关节炎晚期，滑膜血管翳组织异常增生，如同异常增生的肿瘤组织一样造成关节的侵蚀和破坏

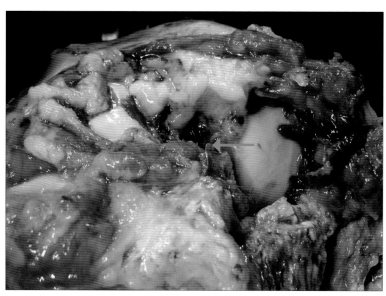

图 1-7. 类风湿关节炎异常增生的滑膜组织黏附在关节软骨表面（绿色箭头），侵袭和破坏软骨

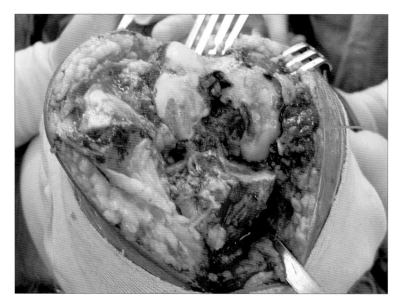

图 1-8. 类风湿关节炎暗红色滑膜组织异常增生（绿色箭头），体积和质量均明显增加，侵蚀破坏关节软骨

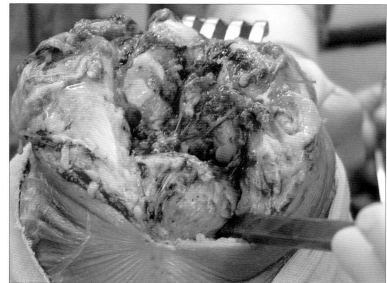

图 1-9. 类风湿关节炎滑膜组织侵袭到关节软骨表面（绿色箭头），部分区域软骨侵蚀破坏消失，并破坏软骨下骨

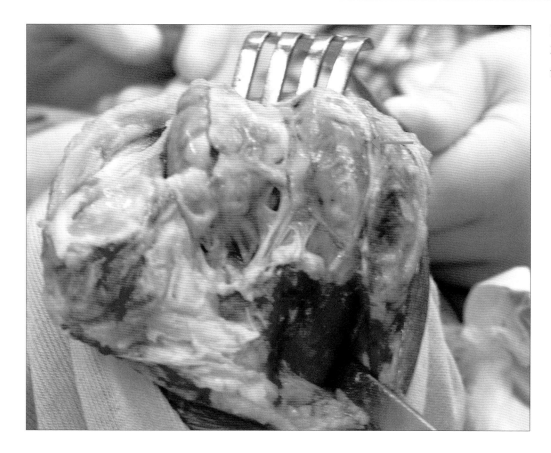

图 1-10. 类风湿关节炎滑膜炎将关节软骨破坏殆尽（箭头），晚期表现纤维素化，最终导致关节纤维强直或骨性强直

---

3. 滑膜病变的病理改变

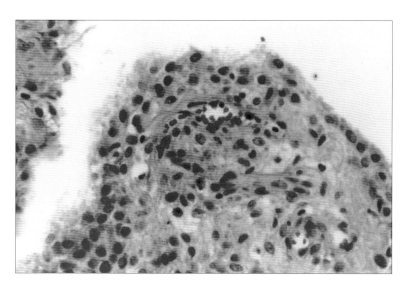

图 1-11. 类风湿关节炎滑膜衬里层细胞增生

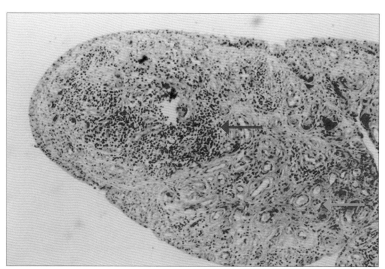

图 1-12. 类风湿关节炎滑膜绒毛表现为乳头状，衬里层细胞异常增生，滑膜下层大量淋巴样细胞（淋巴细胞、浆细胞、树突细胞及巨噬细胞等）浸润（红色箭头）和新生血管形成（绿色箭头）

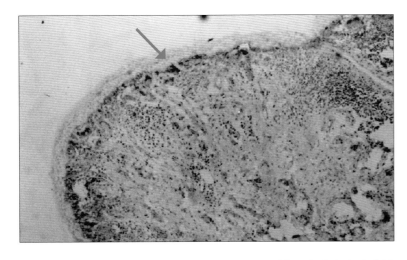

图 1-13. 类风湿关节炎滑膜组织 P53 表达阳性细胞分布在滑膜衬里层（绿色箭头）

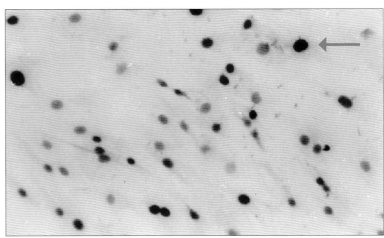

图 1-14. 类风湿关节炎体外培养的成纤维样滑膜细胞 P53 表达阳性（绿色箭头）

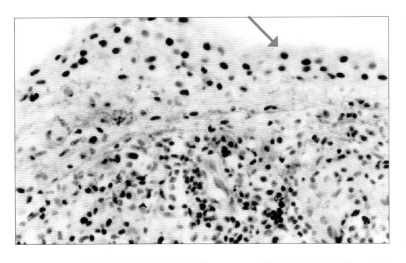

图 1-15. 类风湿关节炎滑膜细胞 PCNA（增殖细胞核抗原）表达增多（绿色箭头）

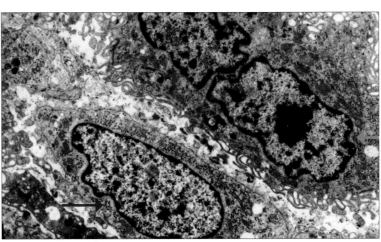

图 1-16. 类风湿关节炎滑膜衬里层细胞。A 型细胞为巨噬细胞样滑膜细胞（绿色箭头）。B 型细胞为成纤维样滑膜细胞（红色箭头）

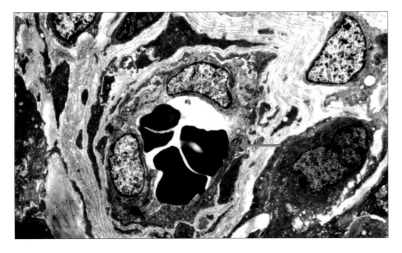

图 1-17. 类风湿关节炎滑膜下层，新生血管组织形成（绿色箭头）

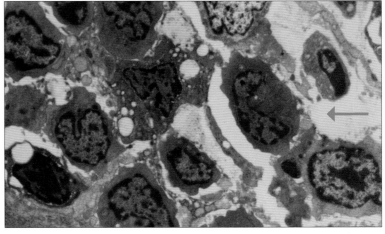

图 1-18. 类风湿关节炎滑膜组织下层，大量单核细胞浸润（绿色箭头）

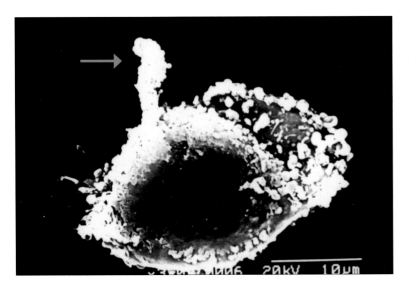

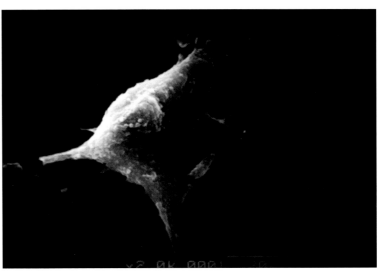

图 1-19. 类风湿关节炎滑膜细胞体外培养，扫描电镜显示细胞表面有突起（绿色箭头）

图 1-20. 类风湿关节炎滑膜细胞体外培养，扫描电镜显示细胞表面存在小的突起

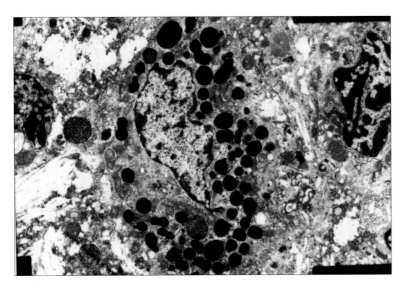

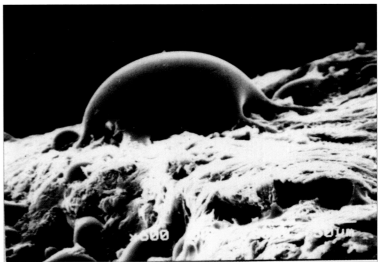

图 1-21. 类风湿关节炎滑膜下层细胞中可见嗜酸性粒细胞浸润，其中含有大量的分泌颗粒

图 1-22. 扫描电镜观察类风湿关节炎滑膜组织，显示绒毛状突起形成

二、类风湿关节炎的影像学检查

类风湿关节炎的影像学检查对于明确诊断、评估病情和判断预后有重要意义。X 线检查是传统的检查方法，是其他影像检查方法的基础，能显示骨结构细节，并有良好的空间分辨率。但常规 X 线检查对软组织的分辨率不高，很难鉴别关节肿胀是由于关节腔积液、滑膜增生还是肌腱病变所致，在对早期骨侵蚀的检测上也不够敏感。近年来，新的成像方法，如 CT、磁共振成像（MRI）和超声检查在类风湿关节炎中的应用逐渐成熟，这些检查手段能更清晰地显示软组织、软骨和早期骨侵蚀性病变，为类风湿关节炎的诊断和疾病活动性评估提供重要信息。

1.X 线平片检查

关节是由关节面、关节腔、关节囊及关节周围附属结构所组成。X 线片上关节面是指软骨下一层薄的骨皮质，呈纤细光滑的致密线。关节腔是关节软骨之间的缝隙，由于软骨在 X 线上不能显影，故关节间隙由软骨的厚度决定。关节囊的外缘和滑膜、肌腱在 X 线上多不能显影。

关节积液的 X 线征象为关节间隙增宽，脂肪垫和肌间脂肪组织移位或模糊消失及关节密度增高。软组织肿胀则表现为关节周围软组织影像增大、层次模糊或消失。骨侵蚀在 X 线片上表现为骨性关节面毛糙、模糊、糜烂、中断、消失或呈小囊状。骨侵蚀常始发于邻近关节囊处的关节边缘，关节周围骨质呈局限性或普遍性骨质疏松。关节间隙增宽见于关节积液或骨吸收，间隙狭窄提示有关节软骨破坏。关节强直是关节软骨完全破坏后的结果。骨性强直表现为构成关节的骨端有骨质相连，间隙显著狭窄或消失，并见骨小梁穿过。纤维性强直表现为骨端之间无骨质相连，仅有间隙狭窄和纤维组织贯穿。

依据关节破坏程度的不同，类风湿关节炎关节病变在 X 线平片上的表现可分为 4 期：①Ⅰ期，即早期，X 线平片检查时关节无异常改变或可见关节面下有骨质疏松；②Ⅱ期，即中期，平片上显示局部骨质疏松、可有轻度软骨破坏、有或无轻度的软骨下骨质破坏、可见关节无畸形而有活动受限、邻近肌肉可有萎缩；③Ⅲ期，即严重期，此期在平片上显示有骨质疏松和软骨或骨质破坏，关节畸形（如半脱位、尺侧偏斜等），但无关节强直，广泛的肌肉萎缩，以及有关节外软组织病损，如结节和腱鞘炎；④Ⅳ期，即末期，平片显示有关节强直以及Ⅲ期的各种征象。

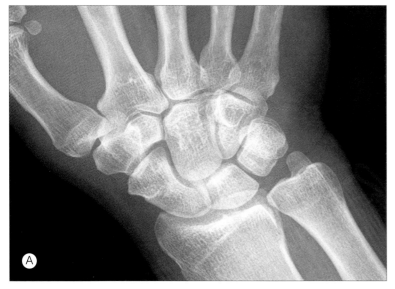

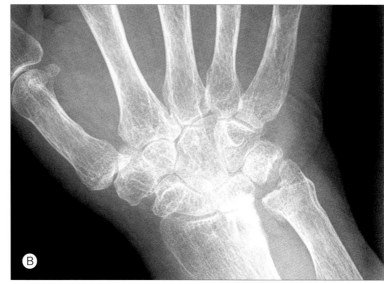

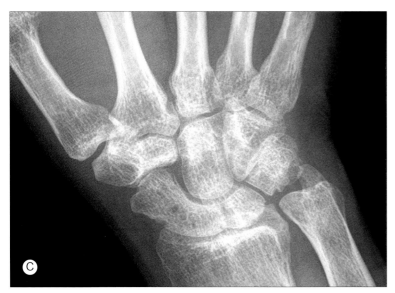

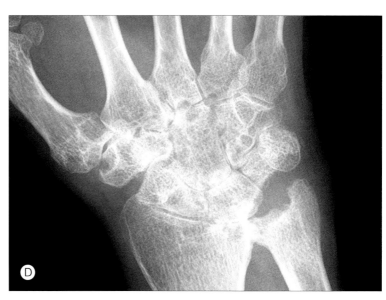

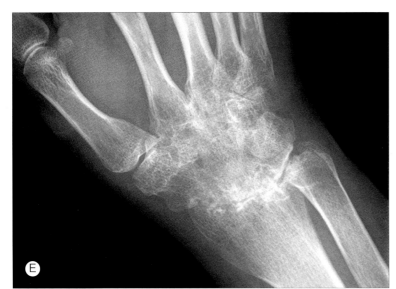

图 1-23. 类风湿关节炎患者的关节病变在 X 线平片上的分期

图 A： 正常腕关节

图 B： I 期，骨质疏松

图 C： Ⅱ期，骨质疏松，轻度骨破坏

图 D： Ⅲ期，骨质疏松，明显骨破坏

图 E： Ⅳ期，关节强直

2. 超声检查

关节及其周围结构，包括韧带、肌腱、肌肉、滑囊、滑膜、筋膜等由于位置表浅，特别适合于超声检查。灰阶超声作为一种传统技术在检查关节和软组织炎症方面已应用了多年，高频探头的出现使得小关节的超声成像成为可能，彩色多普勒成像和彩色多普勒能量图比传统的灰阶超声更为敏感，在评估关节炎症程度方面有较大意义。超声具有仪器设备相对易于获得、省时、检查费用相对较低、无创、无放射性、易于重复、应用范围广、操作技术较简单及可以双侧对比和进行动态检查等优势，已成为诊断和随诊类风湿关节炎的一项重要影像技术。

类风湿关节炎常见关节病变的声像图表现包括以下几类。

（1）关节或关节囊积液

关节囊外层为纤维层，呈带状强回声，内层为滑膜，极薄，呈线状低回声。关节囊未充盈时，表现为软组织中的一个低回声裂隙，被线状高回声围绕。关节或关节囊积液表现为关节内或关节囊内边界清楚的无回声区或细点状回声，少数可见粗大的光点及细丝状回声，与关节囊液中蛋白性渗出增加、相互聚集有关，探头加压后可见其流动。

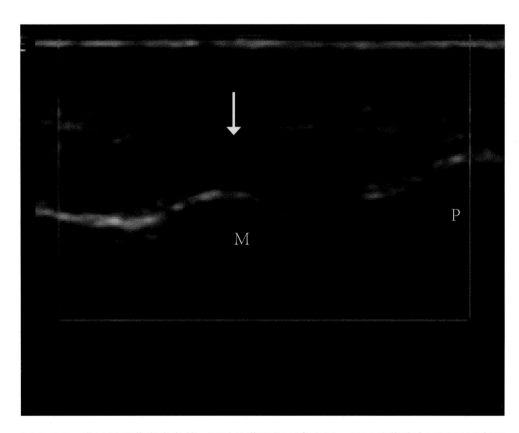

图 1-24. 类风湿关节炎患者第 1 跖趾关节纵切面声像图，显示关节腔内可见无回声积液（箭头）。M：跖骨头；P：近节趾骨底

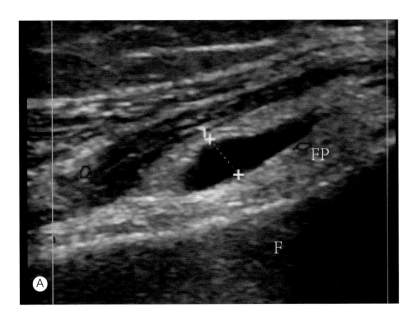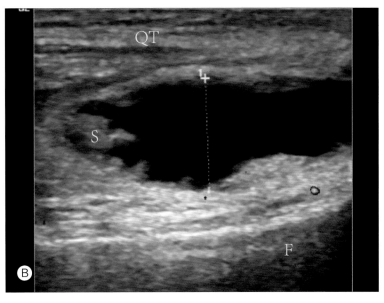

图 1-25. 类风湿关节炎患者膝关节超声检查

图 A： 髌上囊少量积液（+……+）

图 B： 髌上囊中等量积液（+……+）；QT：股四头肌腱。FP：脂肪垫；F：股骨；S：增生的滑膜

（2）滑膜增生

表现为滑膜均匀或不均匀性增厚，或呈绒毛状向关节腔内突出，边缘不清，积液较多时可见滑膜叶在关节积液内漂动。彩色多普勒成像和彩色多普勒能量图可显示增厚的滑膜内部及周边血流增多，滑膜血管阻力指数减低，收缩期有持续血流存在。治疗好转后增生的滑膜可变薄，滑膜内血流信号减少，甚至消失。

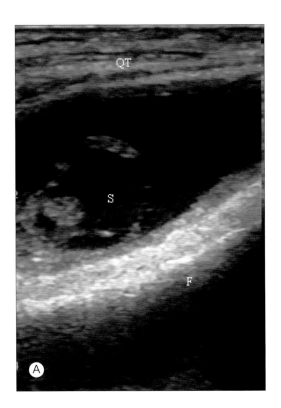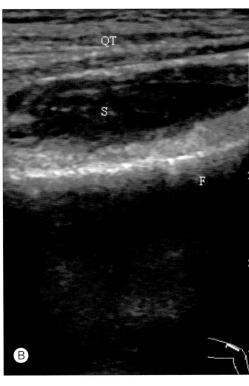

图 1-26. 类风湿关节炎患者膝关节超声检查

图 A： 髌上囊积液、滑膜增生

图 B： 探头加压后积液被压缩推移到其他位置，但滑膜不会被压缩

QT：股四头肌腱；F：股骨；S：增生的滑膜

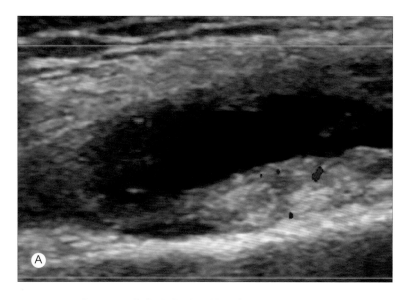

图 1-27. 类风湿关节炎患者膝关节超声检查，显示髌上囊内积液、滑膜增生

图 A： 彩色多普勒成像显示滑膜内少量血流信号

图 B： 彩色多普勒能量图显示滑膜血流信号丰富，彩色多普勒能量图能提高滑膜血流信号的检出率

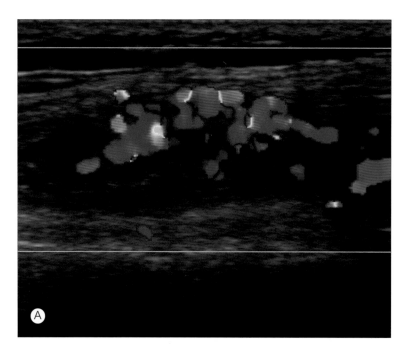

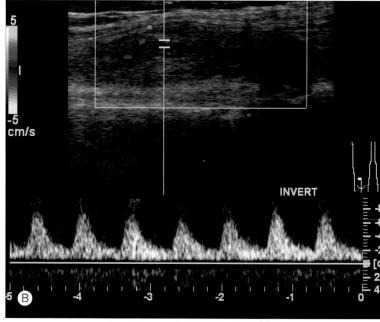

图 1-28. 类风湿关节炎患者膝关节超声检查

图 A： 膝关节髌上囊积液，滑膜增生，滑膜内血流信号丰富

图 B： 滑膜内低速血流频谱

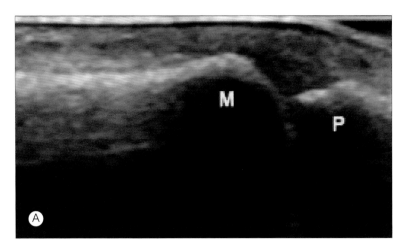

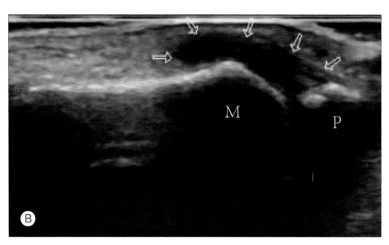

图1-29. 类风湿关节炎患者双侧第1掌指关节纵切面声像图

图A： 左侧掌指关节正常

图B： 右侧掌指关节腔内可见低回声滑膜（箭头）。M：掌骨头；P：近节指骨底

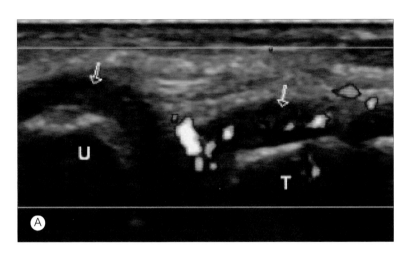

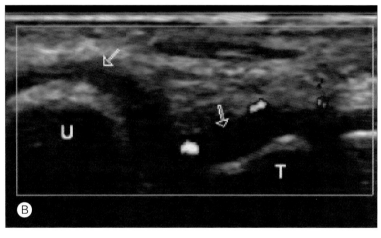

图1-30. 类风湿关节炎患者腕关节超声检查

图A： 腕关节背侧纵切面扫查可见滑膜增生，滑膜内血流信号丰富，提示滑膜炎

图B： 治疗1周后，滑膜内血流信号明显减少。U：尺骨；T：三角骨

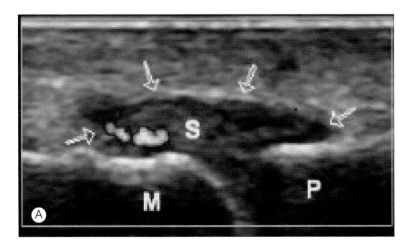

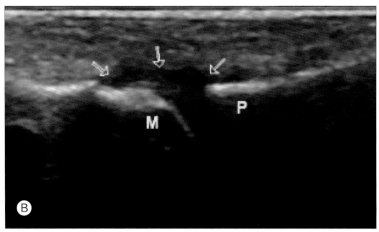

图1-31. 类风湿关节炎患者跖趾关节超声检查

图A： 第2跖趾关节背侧纵切面扫查显示关节内滑膜增生（箭头），增生的滑膜内可见血流信号

图B： 治疗1月后，关节腔缩小，滑膜厚度变薄，滑膜内血流信号消失。M：跖骨头；P：近节趾骨底；S：滑膜

（3）关节软骨病变

正常关节软骨前后边缘光滑完整，透明软骨透声性好，为均匀的低到无回声，纤维软骨为中等或高回声。厚度依不同关节而异。关节软骨轻度破坏时可见软骨厚度稍变薄，回声偏强，清晰度稍差，前缘稍模糊，但尚可分辨；重度破坏时软骨厚度明显变薄，回声增强，清晰度很差，前缘模糊不清，甚至难以辨认。

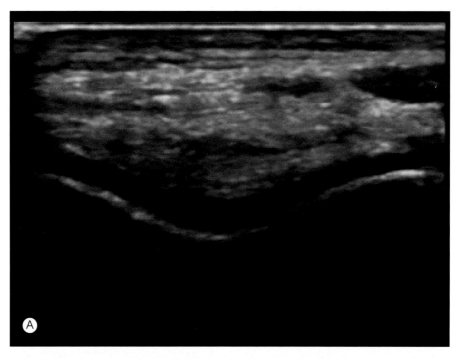

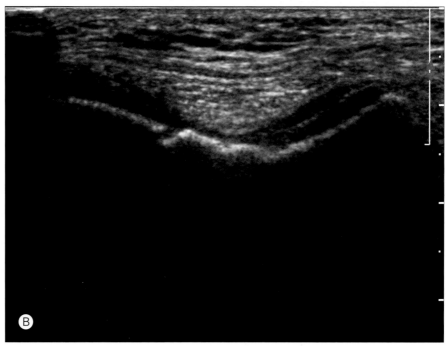

图 1-32. 膝关节最大屈曲位横切面髁间软骨声像图
图 A： 正常软骨声像图
图 B： 类风湿关节炎患者软骨厚薄不均，髁间窝处骨软骨破坏

（4）关节骨破坏

正常骨皮质显像为连续性好、平直光滑、致密的强回声带，后方见声影。出现骨侵蚀时，在两个垂直平面上见到骨皮质不连续。轻度破坏时骨表面局部不光滑，连续性中断，可见缺损部位。重度破坏时可见较大范围的骨质表面凹凸不平，缺损明显。

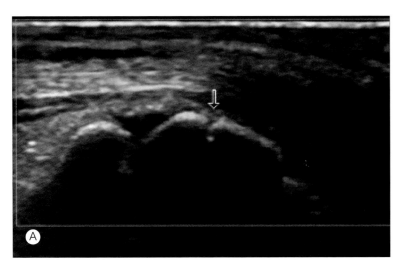
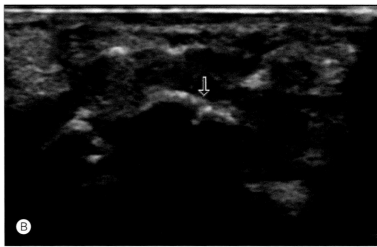

图 1-33. 类风湿关节炎患者腕关节超声图像
图 A，**图 B：** 腕关节纵切面及横切面，显示骨表面连续性中断，可见骨侵蚀缺损

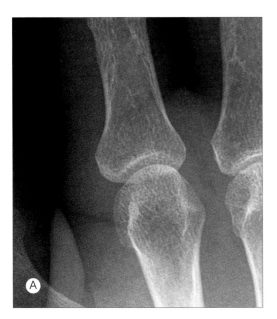
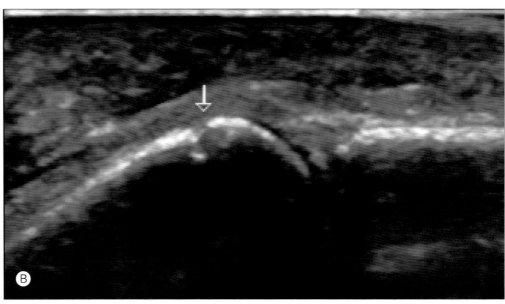

图 1-34. 类风湿关节炎患者掌指关节影像检查
图 A： 第二掌指关节 X 线片，未见异常　　**图 B：** 该关节纵切面声像图，显示掌骨头处骨侵蚀。因超声可多切面扫查，而手部 X 线平片为前后位的重叠影像，因此在骨侵蚀的检出上超声比平片敏感

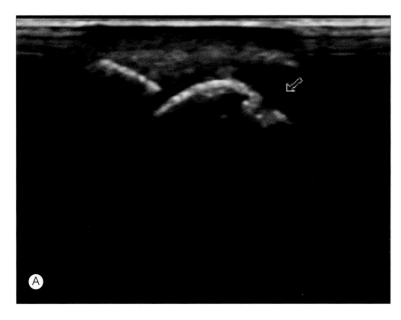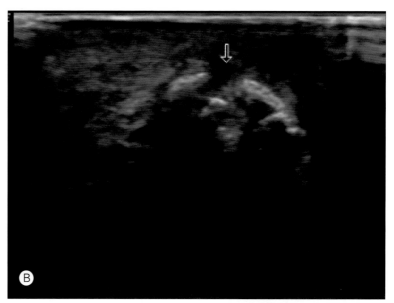

图 1-35. 类风湿关节炎患者跖趾关节超声检查

图 A、图 B: 跖趾关节的纵切面和横切面，显示骨侵蚀

（5）关节及其邻近软组织肿胀

受累关节周围软组织水肿、增厚、层次模糊、回声不均匀。滑囊积液表现为在正常固有的滑囊解剖部位出现圆形或椭圆形无回声暗区，边界清楚，后部回声增强。

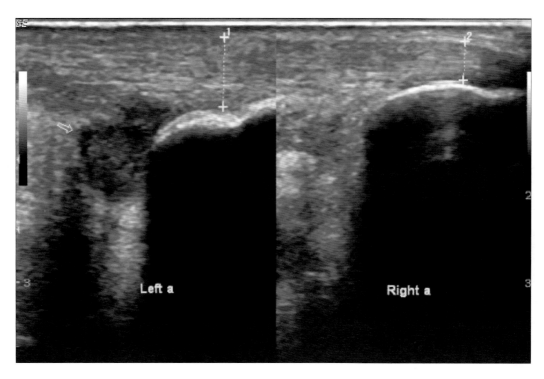

图 1-36. 类风湿关节炎患者跟腱炎及跟骨后滑囊炎超声图像。跟腱纵切面超声检查显示右侧跟腱正常，左侧跟腱肿胀，左侧跟骨后滑囊内可见增生滑膜（箭头所指处）

（6）肌腱病变

在声束垂直于肌腱纵行扫查时，正常肌腱呈均匀束带形纤维状，中等回声或强回声，厚度均一；内部被走行规则的线状低回声分隔，边界清晰，其周围的少量滑液和腱鞘形成极薄的无回声层。横切面时，正常肌腱呈圆形、椭圆形或半月形，中强回声，有清楚的边界，关节运动时可见肌腱在腱鞘内自由滑动。肌腱病变包括腱鞘炎、肌腱炎、肌腱部分或全部撕裂等，超声表现为腱鞘增宽、肌腱正常的纤维状结构消失或中断、肌腱边缘不规则或模糊、腱旁水肿、肌腱内见弥漫或局限性的低回声区、局灶性或弥漫性肌腱增厚，肌腱部分或完全撕裂。

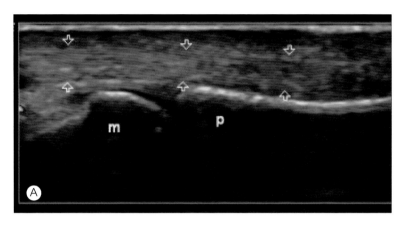

图 1-37. 健康人手指屈肌腱声像图
图 A： 指屈肌腱长轴（箭尖之间），呈均匀束带形纤维状中强回声，厚度均一，内部有走行规则的线状低回声分隔

图 B： 指屈肌腱短轴，呈圆形中强回声，有清楚的边界，周围为少量滑液和腱鞘形成极薄的无回声层。t: 肌腱；m: 掌骨头；p: 近节指骨底

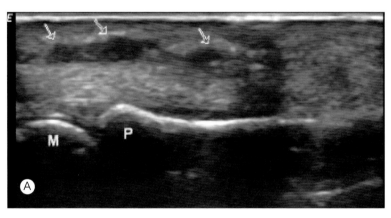

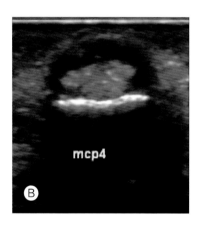

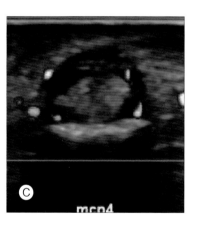

图 1-38. 类风湿关节炎患者指屈肌腱腱鞘炎超声图像
图 A（纵切面）、**图 B**（横切面）：显示指屈肌腱腱鞘增厚（箭头所指处）
图 C： 彩色多普勒能量图显示腱鞘内可见血流信号
图 D（纵切面）和**图 E**（横切面）：治疗 3 个月后超声复查，显示腱鞘明显变薄。T: 肌腱；M: 掌骨头；P 近节指骨底

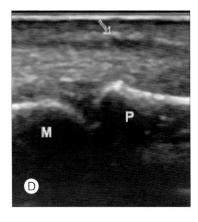

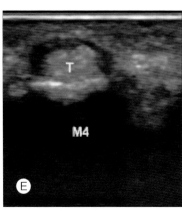

3. CT 扫描检查

一般不常选用此项检查。相比 X 线平片而言，CT 可以显示类风湿关节炎骨关节病变的细微结构变化。对手腕 X 线片阴性者，行腕关节 CT 检查有助于早期发现 X 线片所不能显示的骨侵蚀病变。类风湿关节炎 CT 表现主要以骨质疏松为主，伴有关节面下小的囊性变，关节间隙早期可增宽或正常，中、晚期变窄。CT 还可同时显示关节周围滑膜囊肿。类风湿关节炎累及寰枢关节相对多见，CT 检查有助于显示此处齿状突骨侵蚀、脊髓受压、关节脱位及错位改变。

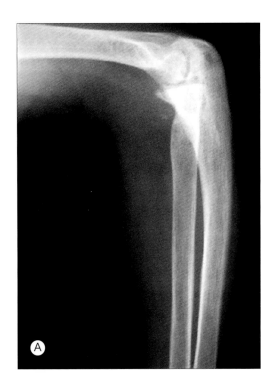

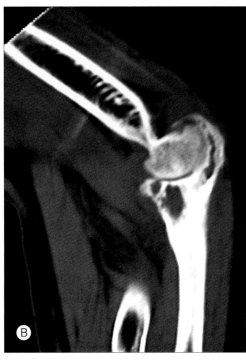

图 1-39. 类风湿关节炎患者

图 A（肘关节平片）及 **图 B**（CT 扫描后重建）：显示肱骨远端关节面破坏，尺骨鹰嘴窝凹凸不平，关节下可见破坏及囊变区

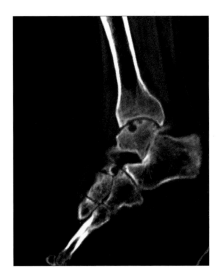

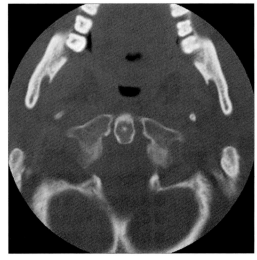

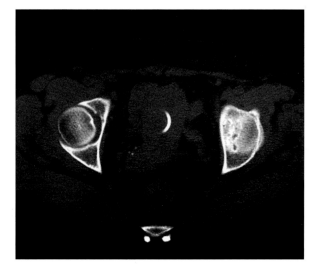

图 1-40. 类风湿关节炎患者踝关节 CT 扫描检查，显示胫距关节及距舟关节可见破坏及囊变区

图 1-41. 类风湿关节炎患者颈椎 CT 扫描检查，显示枢椎齿突与寰椎侧块间距不等，提示寰枢椎旋转性半脱位可能

图 1-42. 类风湿关节炎患者髋关节 CT 轴位平扫图像，显示右侧髋关节间隙存在，关节面光滑。左侧髋关节间隙消失，左侧髂臼及股骨头内见多处囊性低密度影及骨质硬化带

4. 磁共振成像检查

X 线平片是评价类风湿关节炎的基础检查方法，能够显示病变晚期的骨质侵蚀和关节破坏，却无法显示早期滑膜炎症及骨髓水肿。MRI 具有优越的软组织分辨率，能够任意方向成像以显示关节的整体结构，可早期发现类风湿关节炎的骨和软组织异常（包括关节积液、滑膜炎、腱鞘炎、骨髓水肿、软骨和骨的破坏），可用于类风湿关节炎的早期诊断、疾病活动度评估及预后判断。

（1）骨髓水肿

骨髓水肿是活动性类风湿关节炎的特征之一，提示骨髓炎症的存在，可能与骨邻近的滑膜炎相关。在 T2 加权像（T2WI）和脂肪抑制序列上表现为骨髓腔内边缘模糊的高信号影，增强 T1 加权像（T1WI）可见明显强化。水肿可发生在骨质破坏周边，也可独立发生，是预示骨质破坏的重要指标。

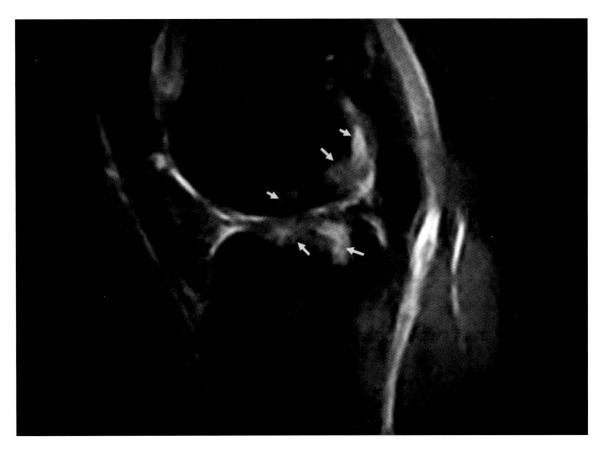

图 1-43. 类风湿关节炎患者右膝关节矢状位 MRI，T2 压脂像，显示右股骨远端、胫骨近端关节面下骨髓水肿，右膝关节少量积液

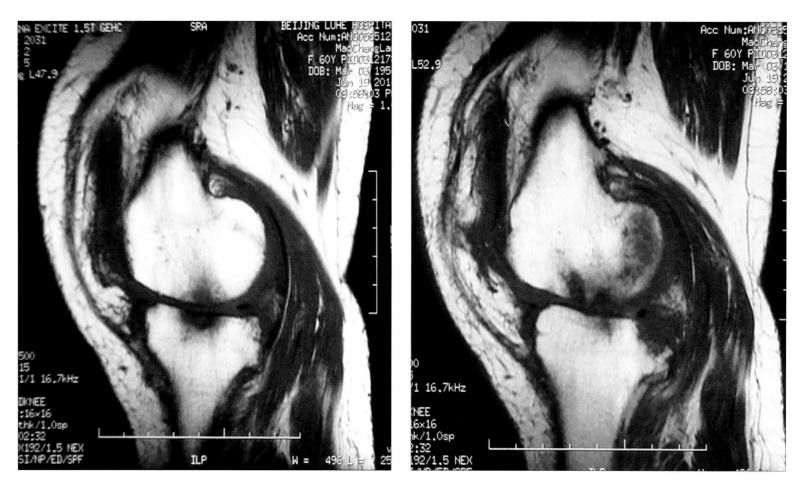

图1-44. 类风湿关节炎患者膝关节 MRI 检查，以上左右两图均显示矢状位 T1WI，显示滑膜增生，侵蚀内侧半月板、股骨和胫骨软骨、软骨下骨

（2）滑膜病变

滑膜病变表现为，病变区的滑膜与正常区域的滑膜比较，呈现异常强化和增厚。在 RA 早期和活动期，滑膜内产生富含毛细血管的肉芽组织，关节内液体增多，在 T1WI 像上呈中等信号，T2WI 和短时间反转回复序列（short-tau inversion recovery，STIR）呈高信号，增强扫描后有明显强化。慢性期或静止期，增生的滑膜内纤维组织成分增多，关节内液体减少，在 T1WI 像上呈中等信号，STIR 像上亦呈中等信号，增强扫描后无明显强化。

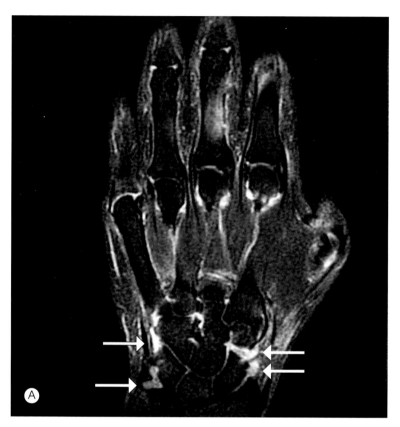
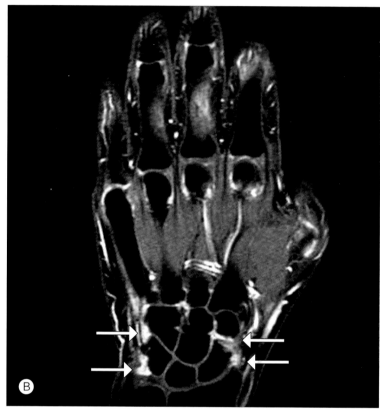

图 1-45. 类风湿关节炎患者腕关节滑膜炎 MRI 检查（腕掌关节冠状面）

图 A： T2 压脂像，显示腕关节间隙滑膜增厚，可见高信号积液影　　　**图 B：** T1 增强压脂像，显示增厚的滑膜信号增强

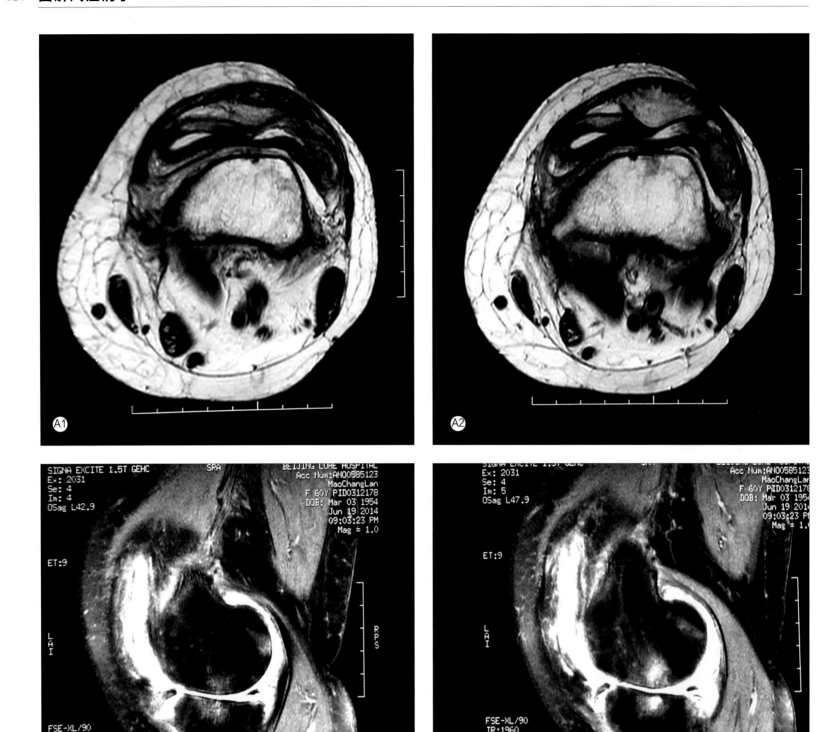

图 1-46. 类风湿关节炎患者膝关节 MRI 检查

图 A(轴状位 T1 像)、**图 B**(矢状位压脂像)：显示膝关节髌上囊滑膜明显增生，侵蚀半月板、软骨和软骨下骨

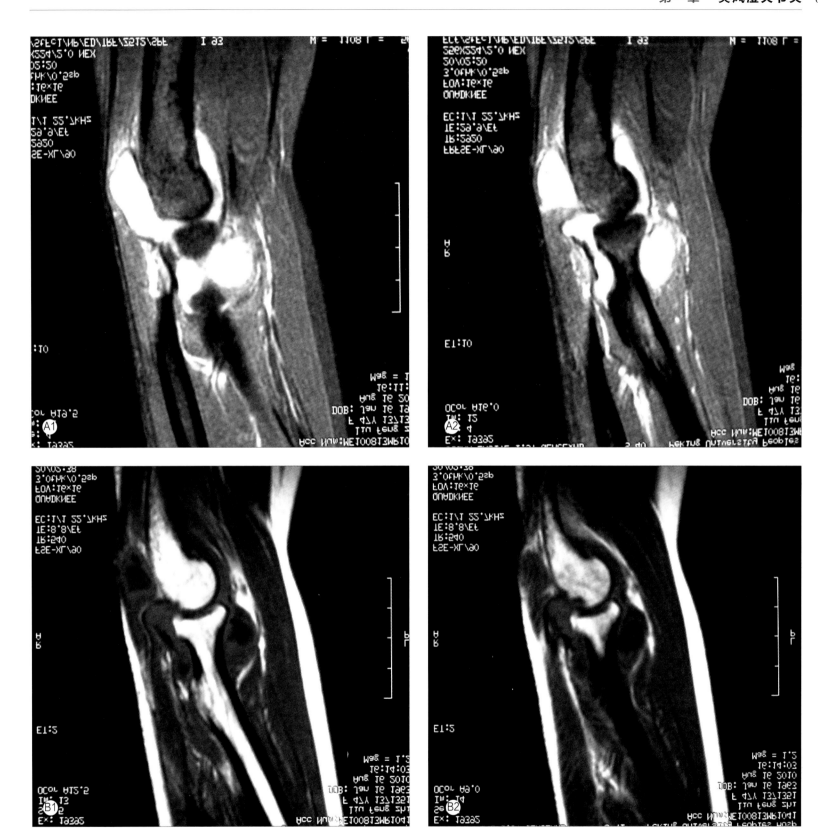

图 1-47. 类风湿关节炎患者肘关节 MRI 检查

图 A(矢状位压脂像)、**图 B**(矢状位 T2 像)：显示肘关节滑膜明显增生，以桡骨小头周围增生为主，并有大量关节积液

（3）关节软骨及骨质破坏

早期关节软骨病变表现为层次模糊和信号异常，T1WI呈中等强度信号，T2WI呈不规则高信号影，软骨表面可见毛糙和轻微的高低不平或小囊性变。骨侵蚀表现为局部骨皮质信号中断和骨质缺损，T1WI上呈低信号，T2WI上低或稍高信号，增强扫描由于缺损区血管翳结构的存在可见强化。

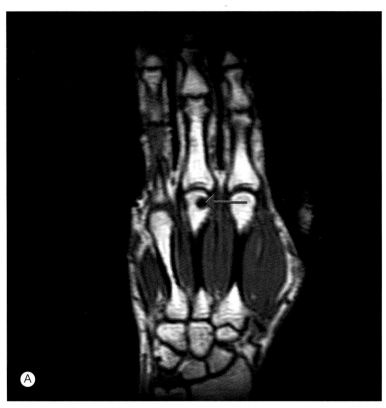

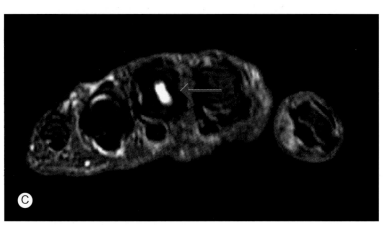

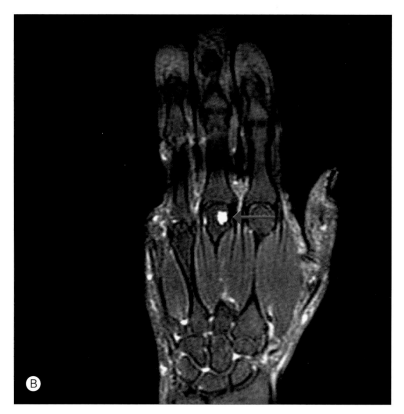

图 1-48. 类风湿关节炎患者掌骨头 MRI 检查

图 A（冠状位 T1WI）、**图 B**（冠状位 T2 压脂像）及**图 C**（横断面 T2 压脂像）：显示第 3 掌骨头内可见长 T1 信号囊状影（箭头），T2 压脂像呈高信号，提示有骨侵蚀

（4）腱鞘炎和肌腱炎

　　腱鞘炎 MRI 表现为腱鞘明显增厚且显著强化或腱鞘内积液，增强扫描能够显示增厚的滑膜，T2 脂肪抑制图像对腱鞘积液较为敏感。肌腱炎 MRI 表现为肌腱信号不均匀增高或连续性部分或完全中断。

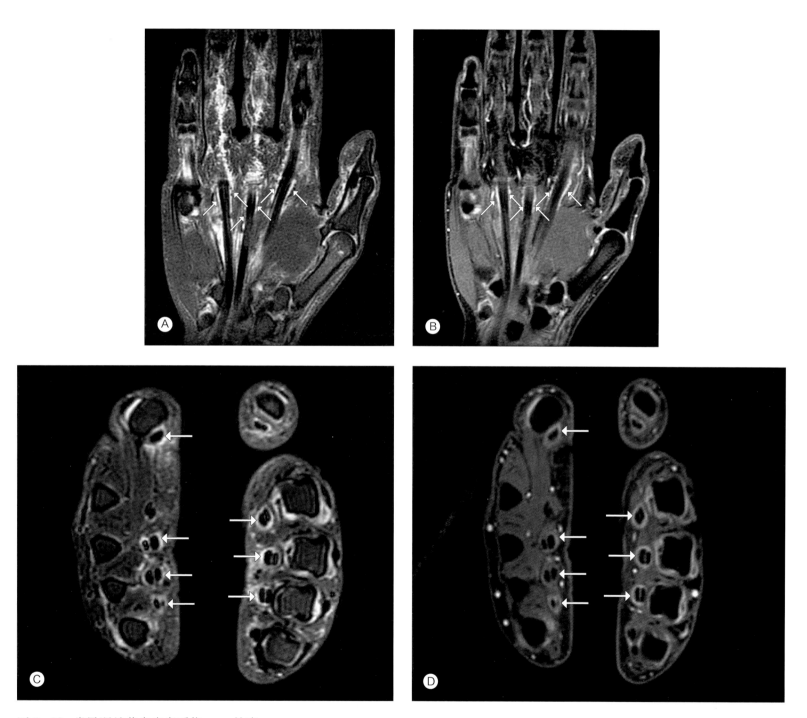

图 1-49. 类风湿关节炎患者手指 MRI 检查

图 A（腕掌冠状面）、**图 C**（横断面）：T2 压脂像，指屈肌腱腱鞘明显增厚

图 B（腕掌冠状面）、**图 D**（横断面）：T1 增强压脂像，增厚腱鞘强化。提示指屈肌腱腱鞘炎

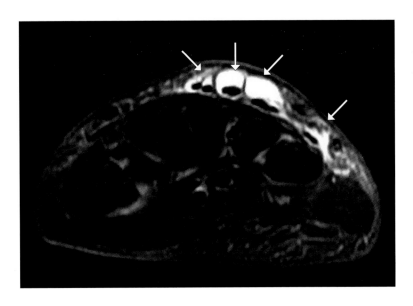

图 1-50. 类风湿关节炎患者腕关节 MRI 检查，腕部横断面 T2 压脂像，指伸肌腱腱鞘增厚，腱鞘内可见高信号积液影，提示腕指伸肌腱腱鞘炎

―――― **5. 同位素骨扫描** ――――

同位素骨扫描是通过放射性核素检测骨组织的代谢异常，能在 X 线和 CT 扫描出现异常之前显示某些骨组织病变。可用于骨骼炎性病变的诊断及随访。骨扫描的特点是敏感性很强，但特异性不高，检测病变定位准确，但定性困难。

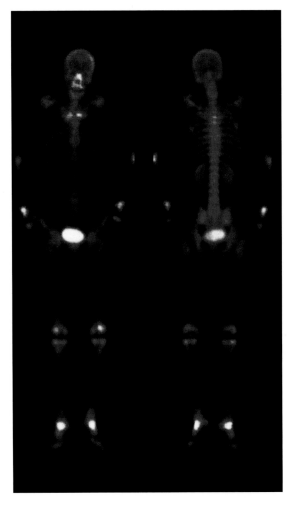

图 1-51. 类风湿关节炎患者骨显像，可见双肘关节、腕关节、膝关节、踝关节对称性放射性浓聚

6. 正电子发射断层 / 计算机断层显像
（positron emission tomography / computed tomography，PET/CT）

作为先进的医学影像技术，正电子发射断层显像（PET）的应用日益广泛。特别是近年来 PET 与 CT 互补结合发展形成 PET/CT 技术以后，给临床提供的帮助更大。PET/CT 主要靠 PET 药物来显示病变的代谢或受体等改变，^{18}F-脱氧葡萄糖（^{18}FDG）是目前最常用的 PET 药物，占临床应用的 90% 以上。^{18}FDG 通过葡萄糖转运蛋白进入细胞，然后被己糖激酶磷酸化，但由于 2 位上的羟基被氟取代，不能被进一步降解，也不容易去磷酸化再回到血液，从而在细胞内浓集，反映组织对葡萄糖的需要量（也称利用率或代谢率）。^{18}FDG PET/CT 不仅广泛应用于肿瘤、心脏和脑部疾病，而且在慢性炎性病变，包括感染和免疫性疾病检出中的价值也日益突出。

在类风湿关节炎方面，PET/CT 的价值主要体现在以下几个方面：① 通过全身显像全面了解病变的范围，包括受累的关节滑膜和腱鞘，以及反应性淋巴结增生情况；② 根据病变局部的代谢活性判断病变的严重程度；③ 根据病变治疗后代谢程度的变化判断疗效。

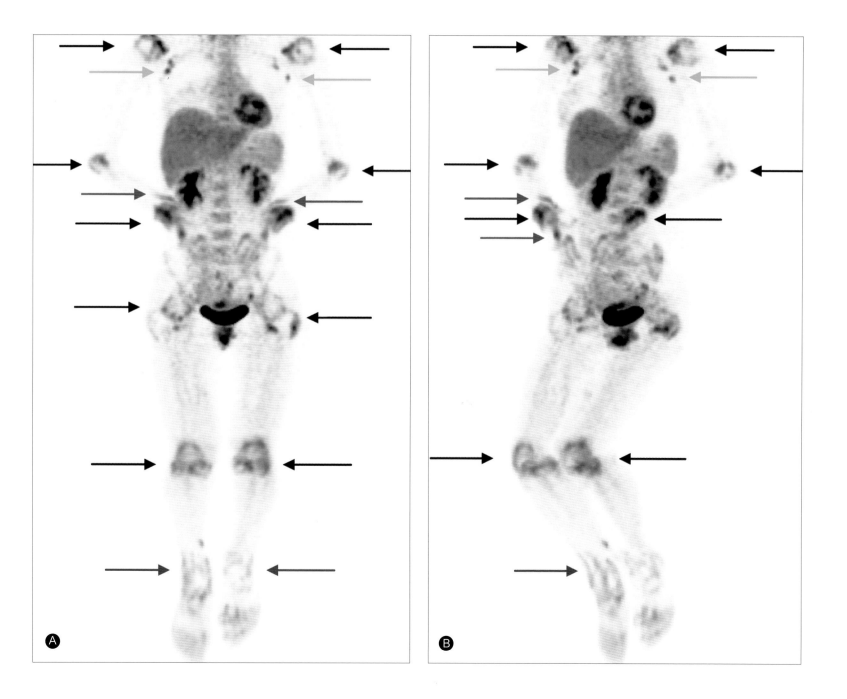

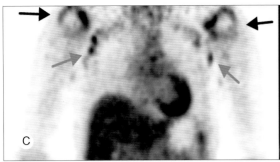
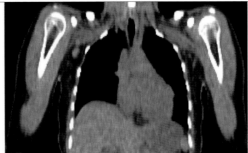
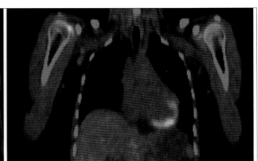

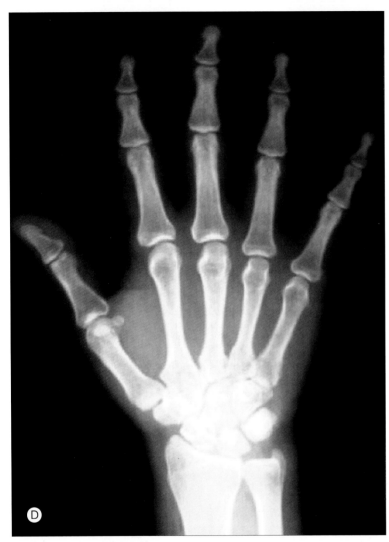

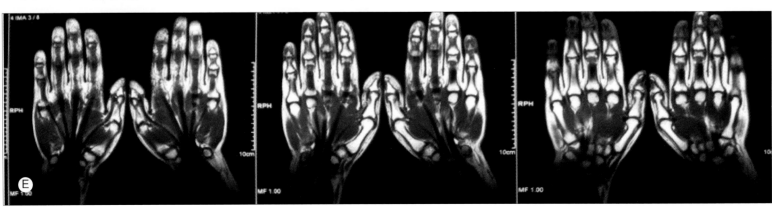

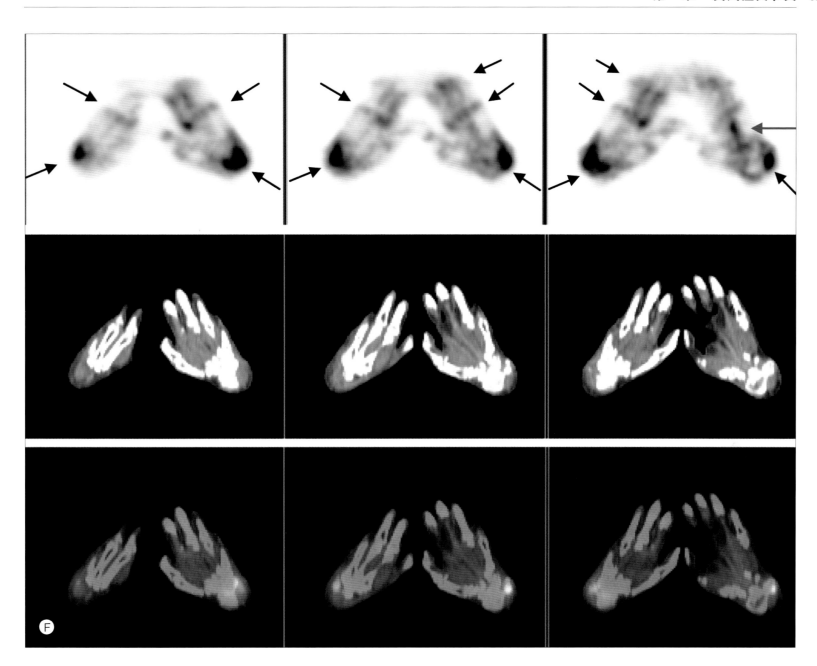

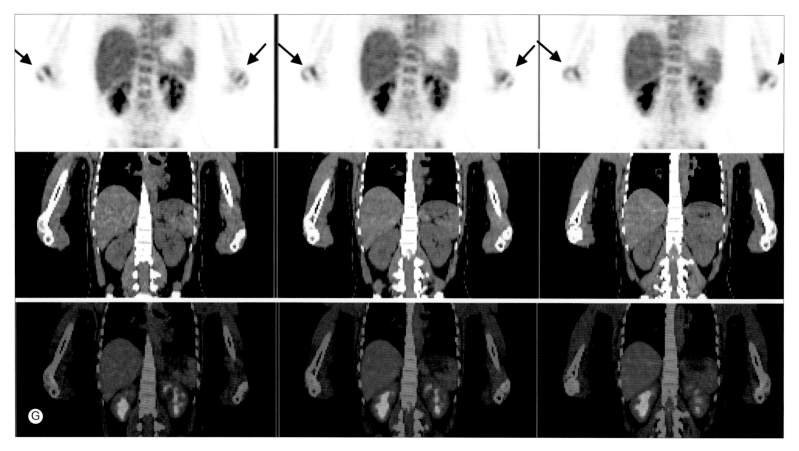

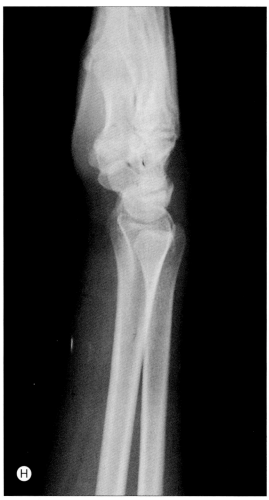

图 1-52. 类风湿关节炎患者，PET/CT 扫描检查

图 A、图 B: PET 最大值投影正位和左前斜位图像，显示全身病变受累情况，表现为大小关节滑膜（黑色箭头）及手腕和足踝腱鞘（蓝色箭头）均受累，伴多发淋巴结炎（绿色箭头）

图 C: 肩部冠状面 PET、CT 和 PET/CT 融合图像，显示双肩关节滑膜受累（黑色箭头）和双腋下淋巴结代谢增高（绿色箭头）

图 D（右手 X 线片）、**图 E**（双手 MRI 图像）和**图 F**（双手 PET、CT 和 PET/CT 融合图像）：除了显示腕、掌指和指间关节受累外（黑色箭头），还可见手掌腱鞘受累（蓝色箭头）

图 G（双肘冠状面 PET、CT 和 PET/CT 融合图像）、**图 H**（右肘 X 线片）：显示肘关节滑膜代谢增高（黑色箭头）

三、类风湿关节炎的关节病变

1. 手和腕关节病变

腕关节、掌指关节、近端指间关节是类风湿关节炎最常见和最早受累的关节。

腕关节受累主要表现为手腕背部的弥漫性软组织肿胀和压痛，是由指伸肌腱腱鞘的滑膜炎症引起，同时还可出现滑膜囊积液，且在腕背屈运动时更加明显。尺侧腕伸肌腱受累引起的尺骨茎突周围炎对诊断早期类风湿关节炎有重要的意义，表现为尺骨茎突周围软组织肿胀和压痛。腕部掌面滑膜炎和腱鞘炎常形成可触及的包块，与腕横韧带压迫两者之间的正中神经，引起"腕管综合征"的症状。

近端指间关节受累常呈梭形肿胀，掌指关节肿胀明显时常导致关节间的生理凹陷消失。手指屈肌腱鞘和伸肌腱鞘均可在早期受累，前者是导致握力下降的主要原因之一，表现为手指掌面弥漫肿胀，患者做握拳运动时，可感知腱鞘运动所产生的摩擦。随着滑膜对骨骼、韧带、肌腱的侵蚀逐渐加重，多部位的关节脱位、韧带断裂以及肌力不平衡，最终导致 RA 特征性的畸形。

（1）软组织肿胀、滑膜炎、腱鞘炎

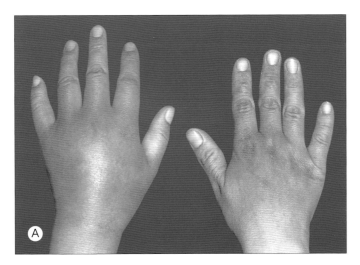 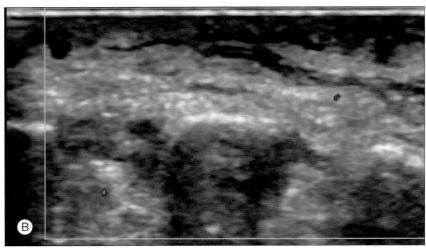

图 1-53. 类风湿关节炎患者双手相及超声检查

图 A: 左手背软组织明显肿胀　　　　**图 B:** 超声显示左手背皮下软组织团块状水肿

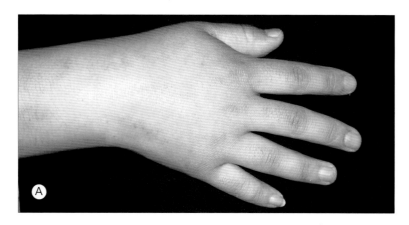

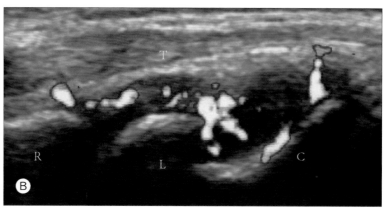

图 1-54. 类风湿关节炎患者右手相及超声检查

图 A： 腕关节背侧肿胀

图 B： 腕关节背侧纵切面超声显示滑膜增生，可见丰富血流信号，提示腕关节滑膜炎。R：桡骨；L：月骨；C：头状骨；T：腕伸肌腱

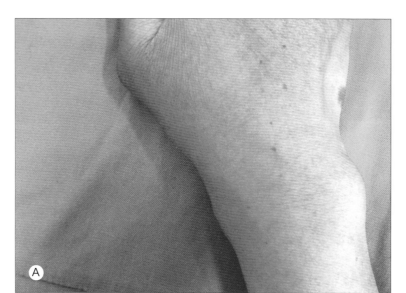

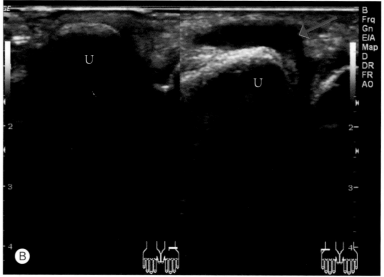

图 1-55. 类风湿关节炎患者右手相及超声检查

图 A： 右侧尺骨茎突周围肿胀

图 B： 超声显示右侧尺骨茎突周围积液、滑膜增生（箭头所指），左侧正常。U：尺骨

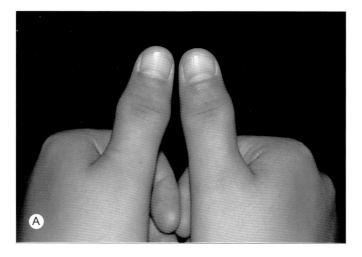

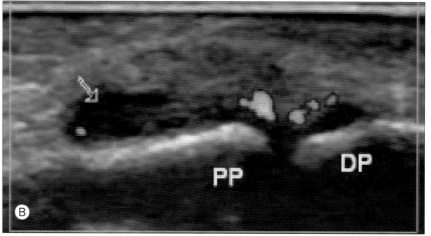

图 1-56. 类风湿关节炎患者双手拇指相及超声检查

图 A： 拇指指间关节肿胀

图 B： 超声显示右侧拇指指间关节滑膜增生，滑膜内可见血流信号，提示拇指指间关节滑膜炎。PP：近节指骨；DP：远节指骨

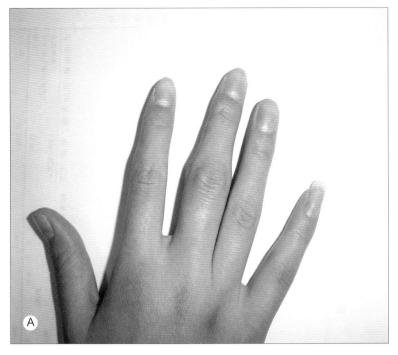

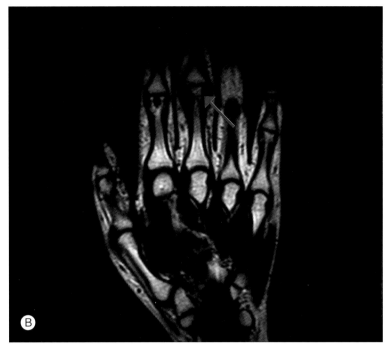

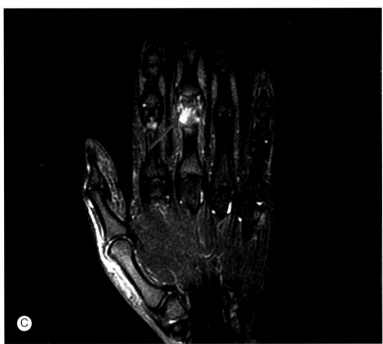

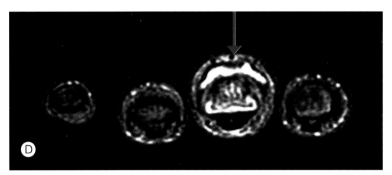

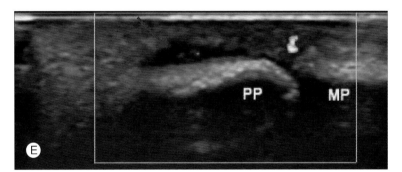

图 1-57. 类风湿关节炎患者第 3 近端指间关节炎

图 A： 第 3 近端指间关节肿胀

图 E： 第 3 近端指间关节背侧纵切面超声检查，显示关节内滑膜增生，可见血流信号，提示近端指间关节滑膜炎。PP：近节指骨；MP：中节指骨

图 B(MRI 冠状位 T1WI)、**图 C**(MRI 冠状位 T2 压脂像) 及**图 D**(MRI 横断面 T2 压脂像)：显示第 3 近端指间关节周围软组织明显肿胀，关节周围可见低信号影 (T1WI) 或高信号影 (T2 压脂像)

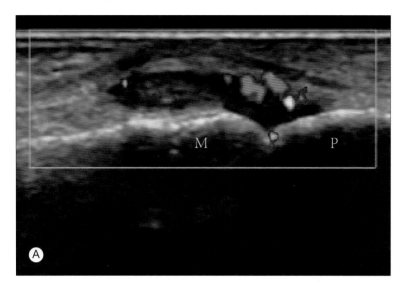
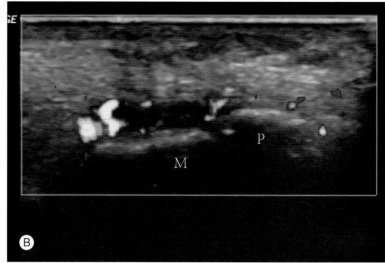

图 1-58. 类风湿关节炎患者掌指关节超声检查

图 A（掌指关节背侧纵切面）及**图 B**（掌指关节掌侧纵切面）：均显示关节内滑膜增生，滑膜内可见丰富血流信号，提示掌指关节滑膜炎。M：掌骨头；P：近节指骨底

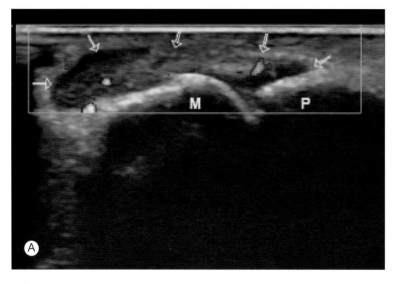
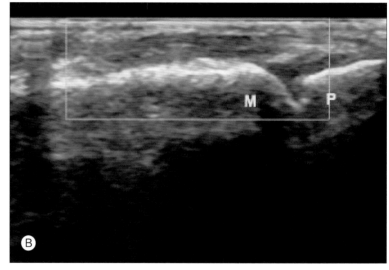

图 1-59. 类风湿关节炎患者掌指关节滑膜炎治疗前后的超声检查

图 A：第 2 掌指关节滑膜增生（箭头），滑膜内可见丰富的血流信号

图 B：治疗 1 个月后，关节腔缩小，增生滑膜减少，血流信号消失。M：掌骨头；P：指骨底

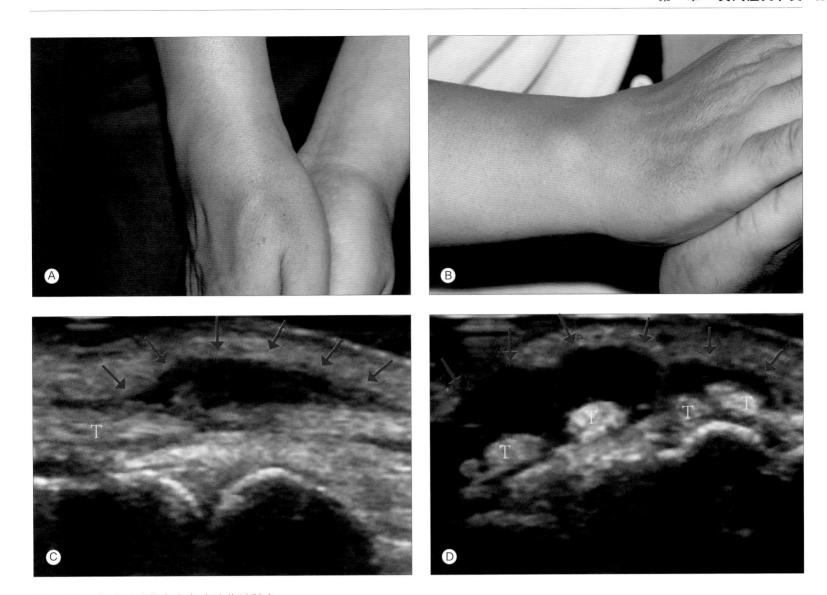

图 1-60. 类风湿关节炎患者腕关节腱鞘炎

图 A、图 B： 腕关节背侧肿胀，在腕背屈运动时更加明显

图 C、图 D： 腕关节背侧纵切面和横切面超声检查，显示示指伸肌腱及指伸肌腱腱鞘增宽，内可见无回声积液及低回声滑膜（箭头），提示腕关节腱鞘炎。T：肌腱

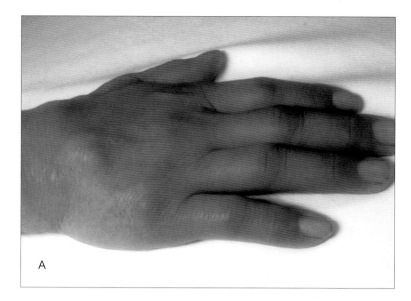

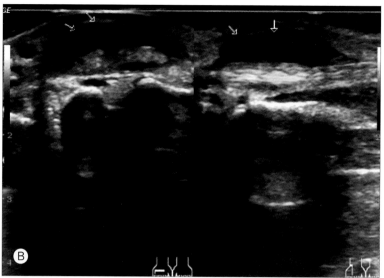

图1-61. 类风湿关节炎患者腕关节腱鞘炎

图A： 手腕背侧囊性肿物

图B： 超声检查，显示指伸肌腱腱鞘内积液

图C： 腕关节横断面 MRI，T2 压脂像，显示指伸肌腱腱鞘内可见高信号积液影，提示指伸肌腱腱鞘积液

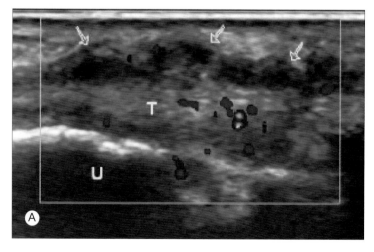

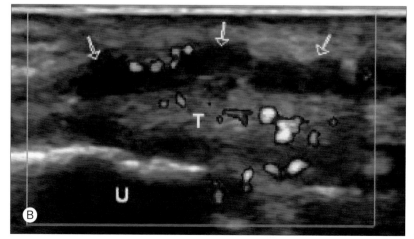

图1-62. 类风湿关节炎患者尺侧腕伸肌腱纵切面声图像

图A（彩色多普勒成像）、**图B**（彩色多普勒能量图）：显示腱鞘不规则增厚，回声不均匀，肌腱及腱鞘内血流信号丰富（箭头），提示尺侧腕伸肌腱炎及腱鞘炎。T：肌腱；U：尺骨

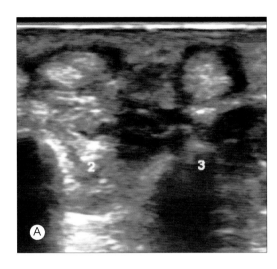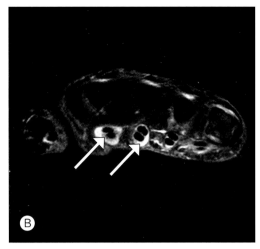

图 1-63. 类风湿关节炎患者指屈肌腱腱鞘炎影像检查

图 A： 掌指关节处横切面超声检查，显示第 2、3 指屈肌腱腱鞘积液

图 B： MRI T2WI 检查，显示第 2、3 指屈肌腱腱鞘增宽，鞘内见高信号

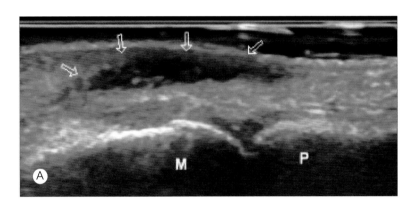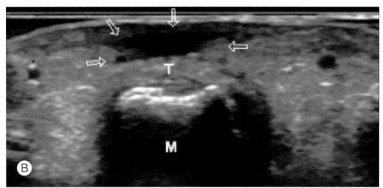

图 1-64. 类风湿关节炎患者掌指关节背侧超声检查

图 A（纵切面）、**图 B**（横切面）：显示指伸肌腱周围可见低回声区，提示指伸肌腱周围炎。T：肌腱；M：掌骨头；P：近节指骨底

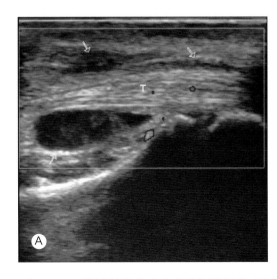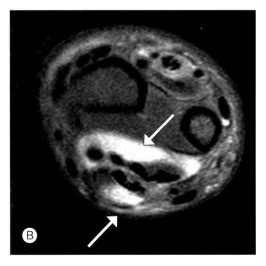

图 1-65. 类风湿关节炎患者腕屈肌腱腱鞘炎超声及 MRI 检查

图 A： 腕关节屈侧纵切面超声检查示腕屈肌腱腱鞘积液（箭头）

图 B： 前臂下份横断面 MRI T2 压脂像检查示腕屈肌腱腱鞘明显增厚，腱鞘内见高信号积液影（箭头），提示腕屈肌腱腱鞘积液。T：腕屈肌腱

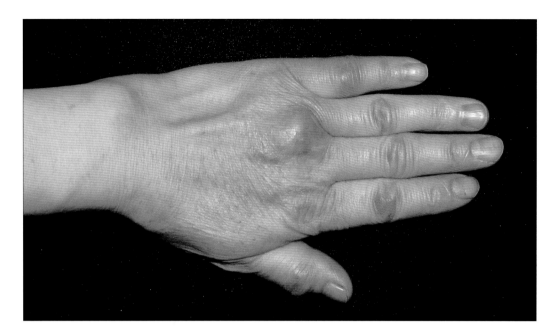

图 1-66. 类风湿关节炎患者手背部腱
鞘囊肿

（2）骨侵蚀

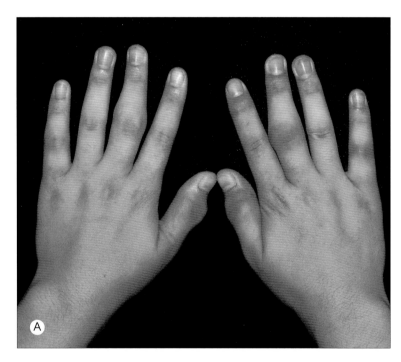

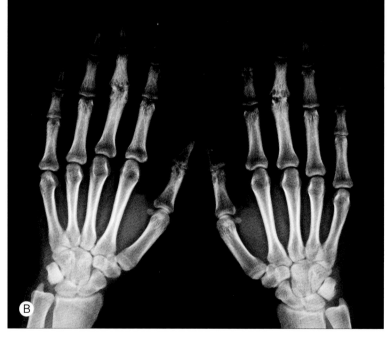

图 1-67. 类风湿关节炎患者双手相及双手 X 线平片

图 A： 双侧拇指指间关节、第 3 近端指间关节梭形肿胀

图 B： 双手 X 线平片显示双侧第 3 近端指间关节间隙消失，双侧拇指指间
关节、双侧第 2 近端指间关节、第 2 远端指间关节囊性变

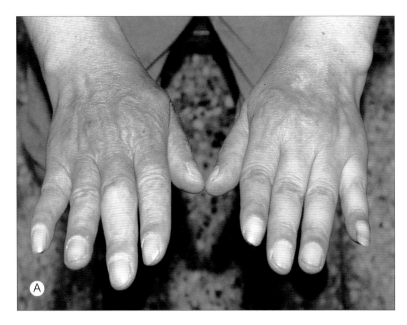
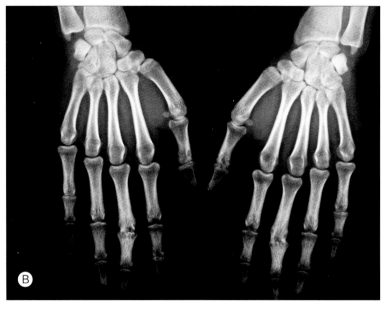

图 1-68. 类风湿关节炎患者双手相及双手 X 线平片

图 A： 右侧第 3 近端指间关节肿胀，左侧第 2、3 掌指关节肿胀，左侧尺骨茎突肿胀

图 B： 双手 X 线片显示右侧第 3、左侧第 2 近端指间关节间隙变窄，关节面下囊性变，左手尺骨茎突骨侵蚀，左侧第 2、3 掌指关节掌侧半脱位，双腕关节间隙变窄

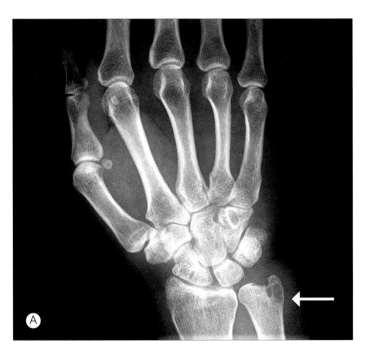
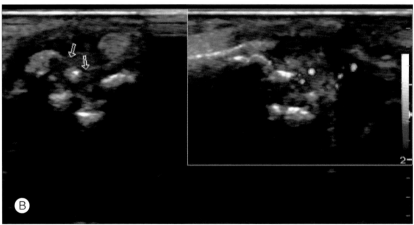

图 1-69. 类风湿关节炎患者右手影像学检查

图 A： 右手 X 线平片显示右侧尺骨茎突骨侵蚀

图 B： 右侧尺骨茎突横断面及纵断面超声检查，均可见骨表面不连续，多处骨侵蚀

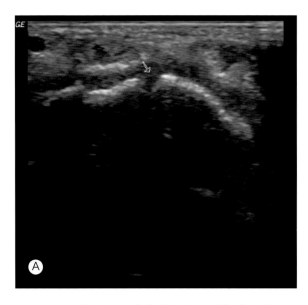

图 1-70. 类风湿关节炎患者腕骨骨侵蚀声像图

图 A： 腕关节背侧横切面声像图，显示腕骨表面线状
回声不连续，骨质缺损，缺损骨质内可见低回声增生
滑膜侵入（箭头所指处）

图 B： 滑膜血流信号丰富

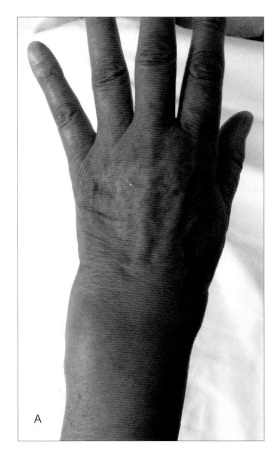

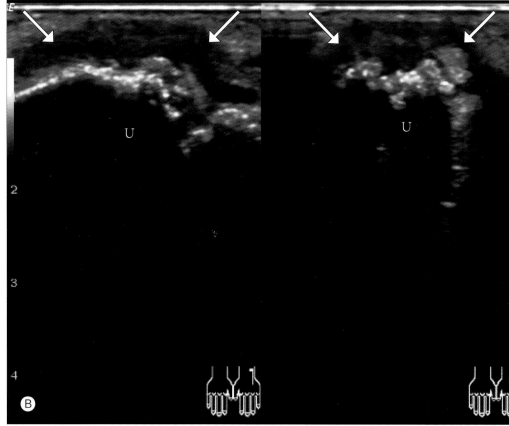

图 1-71. 类风湿关节炎患者左腕相及左腕关节超声检查

图 A： 左腕关节尺侧肿胀

图 B： 超声显示尺骨茎突周围滑膜增生（箭头所指处）、骨侵蚀。U: 尺骨

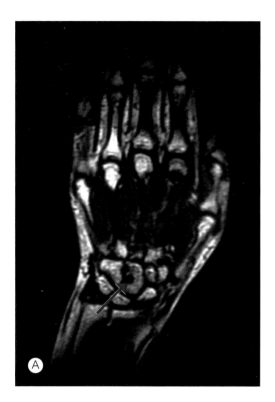
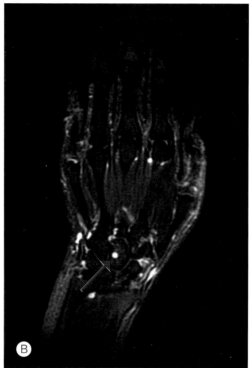
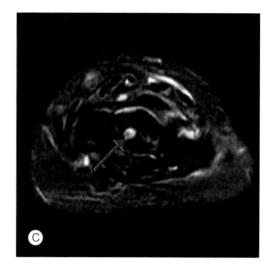

图 1-72. 类风湿关节炎患者腕关节 MRI 检查

图 A（冠状位 T1WI）、**图 B**（冠状位 T2 压脂像）及 **图 C**（横断面 T2 压脂像）：显示头状骨内可见长 T1 信号囊状影（箭头），T2 压脂像呈高信号，提示有骨侵蚀

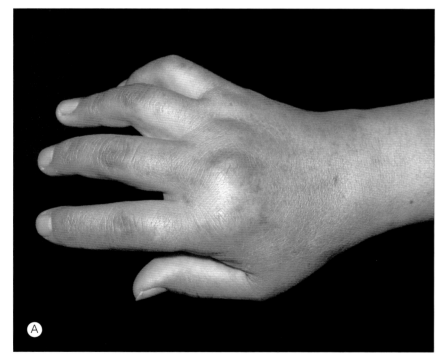
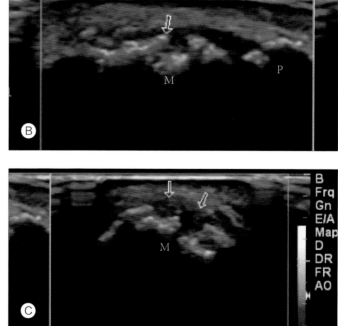

图 1-73. 类风湿关节炎患者右手相及右手第二掌指关节超声检查

图 A：右手第 2 掌指关节肿胀

图 B、图 C：第 2 掌指关节背侧纵切面及横切面超声检查显示骨侵蚀（箭头）。M：掌骨头；P：近节指骨底

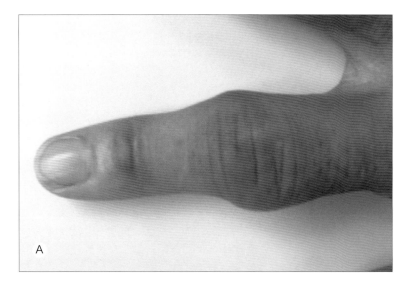

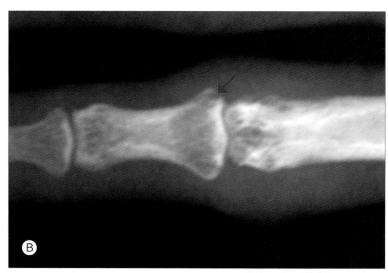

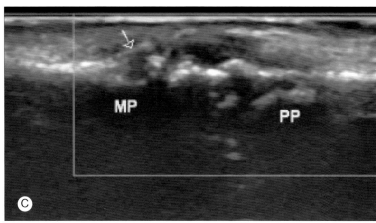

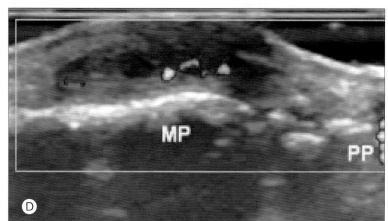

图 1-74. 类风湿关节炎患者近端指间关节病变

图 A: 右侧第 2 近端指间关节肿胀

图 C: 近端指间关节尺侧纵切面声像图显示骨侵蚀（箭头）

图 B: X 线片显示第 2 近端指间关节软组织肿胀、中节指骨末端及近节指骨头可见骨质缺损（箭头）及囊性变

图 D: 背侧纵切面声像图显示关节内滑膜增生，滑膜内可见丰富血流信号。

MP：中节指骨；PP：近节指骨

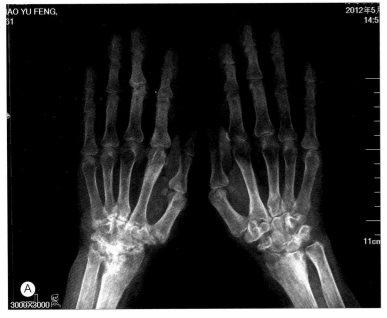
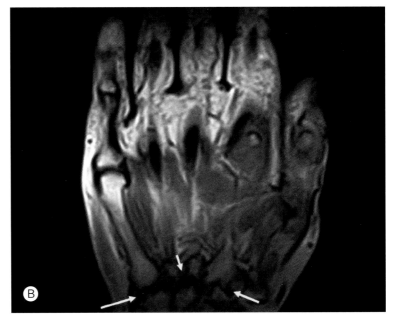
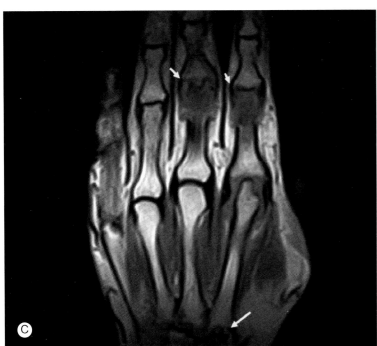
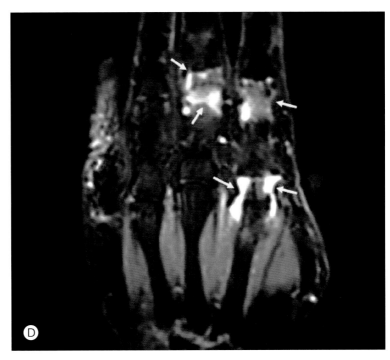

图 1-75. 类风湿关节炎患者双手 X 线平片像及 MRI 检查

图 A： 双手 X 线正位片，显示双手腕关节间隙模糊毛糙，大部分消失，左腕关节融合，诸骨结构紊乱，左手第 2、3 近端指间关节间隙消失，骨质破坏，右手第 2、3、4 近端指间关节间隙变窄，双腕及双手骨质疏松

图 C： 左手冠状位 MRI T1WI，显示左手第 2、3 近端指间关节间隙消失，骨端明显骨质破坏，腕掌关节骨质破坏

图 B： 左手冠状位 MRI T1WI，显示腕掌关节骨质破坏，关节面粗糙，骨侵蚀

图 D： 左手冠状位 MRI T2 压脂像，显示左手第 2、3 近端指间关节，第 2 掌指关节和腕关节炎性高信号，软组织肿胀，2、3 近端指间关节可见骨髓水肿高信号

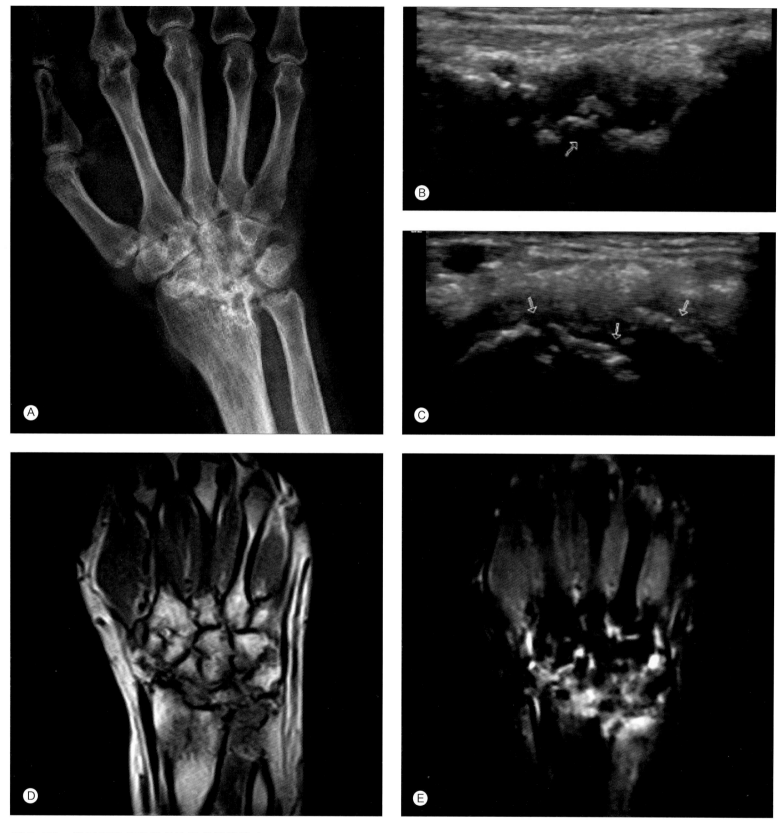

图 1-76. 类风湿关节炎患者腕关节影像检查

图 A: 右腕关节 X 线图像，显示骨质破坏，间隙模糊毛糙，部分融合　　**图 B**(纵切面) 及**图 C**(横切面)：超声检查显示腕关节滑膜增厚、骨侵蚀

图 D(T1WI) 及**图 E**(T2 压脂像)：MRI 图像显示，腕关节滑膜增厚，骨侵蚀

(3) 晚期关节畸形

(i) 腕关节畸形

旋后半脱位：腕部的病变通常以尺侧较重，由于远端桡尺关节松弛，滑膜侵蚀三角韧带，腕部向掌侧、桡侧脱位，尺骨头向背侧移动，使尺骨茎突更加突出，可被检查者压下放松后又向上回复，同时伴有疼痛。同时，手掌以桡背侧韧带为轴旋转，形成旋后半脱位畸形。

"Z" 型手 (zigzag deformity)："Z" 型手表现为腕关节的桡侧偏移和掌指关节尺侧偏移。手和腕部的反向偏移构成了特征性的 "Z" 字畸形。

腕管综合征：腕骨掌面的滑膜增生，形成可触及的包块，并与腕横韧带压迫两者之间的正中神经，引起第 1、2、3 指和 4 指的桡侧麻木、刺痛，腕掌侧痛，大鱼际肌无力和萎缩。尺神经在腕部受到压迫后出现第 5 指和第 4 指的尺侧麻木，以及骨间肌的无力和萎缩。

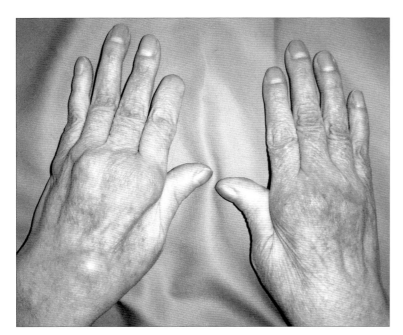

图 1-77. 类风湿关节炎患者，大鱼际肌和骨间肌萎缩

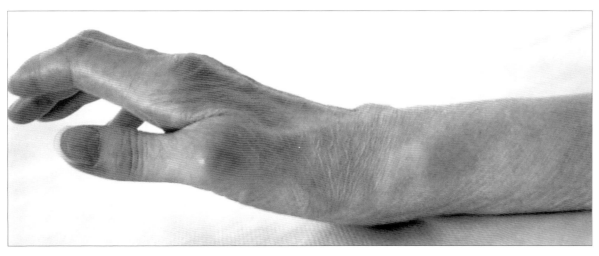

图 1-78. 类风湿关节炎患者，右腕关节僵直、肿胀，右侧第 1、2、3 指和第 4 指桡侧麻木、刺痛，大鱼际肌萎缩

(ii) 掌指关节畸形

掌侧半脱位：掌指关节囊破坏后，近节指骨被力量较强的屈肌拉向掌侧，形成掌侧半脱位。

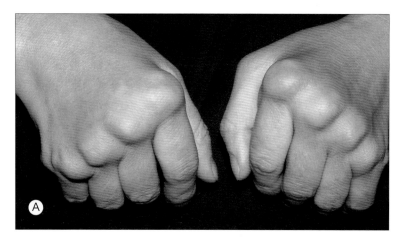
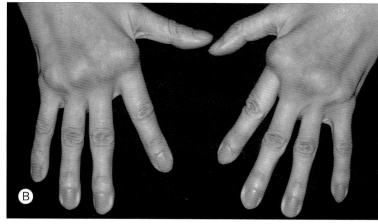

图 1-79. 类风湿关节炎患者双手相及双手 X 线平片，显示双手 2~5 指掌侧半脱位

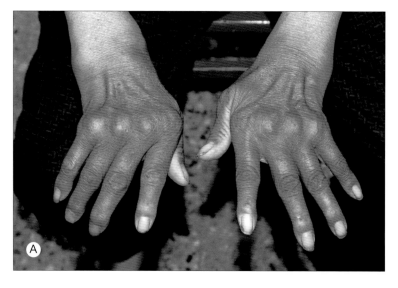

尺侧偏斜 (ulnar deviation)：尺侧腕伸肌出现萎缩，为保持肌腱与桡骨平行，手指向尺侧代偿性移位。这是类风湿关节炎手部的特征性表现

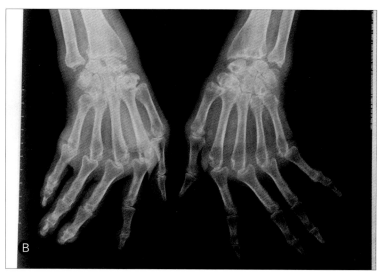

图 1-80. 类风湿关节炎患者双手相及双手 X 线平片，显示双手第 2~5 掌指关节尺侧偏斜

(iii) 指间关节畸形

天鹅颈畸形 (swanneck deformity)：表现为近端指间关节过度伸展且远端指间关节过度屈曲。这是由于近端指间关节长期炎症，导致近端指间关节掌侧的掌板韧带 (volar plate) 张力减弱，正常的情况下掌板韧带防止近端指间关节过度伸展，当其张力减弱的时候，在背侧伸肌腱作用下，近端指间关节过度伸展，远端指间关节呈屈曲状是继发改变。近端指间关节过伸呈"弓形"后，背侧伸肌腱相对延长，其作用在远端指间关节的力量减弱，掌侧屈肌腱力量相对较强，远端指间关节屈曲。有时，天鹅颈畸形也可继发于指浅屈肌腱的断裂。天鹅颈畸形是类风湿关节炎的中、晚期较为特征的表现。

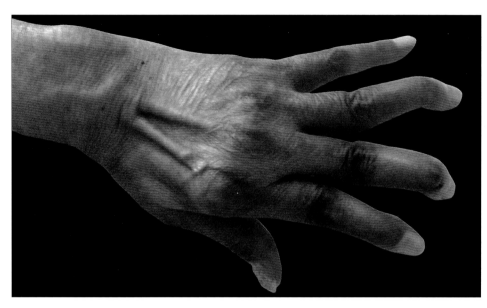

图 1-81. 类风湿关节炎患者，左手腕关节僵直，第 2~4 指"天鹅颈"样畸形，手背指伸肌腱间的凹面加深，是骨间肌萎缩所致

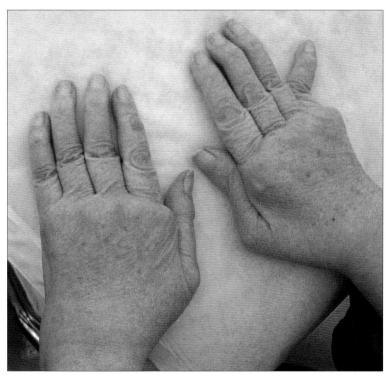

图 1-82. 类风湿关节炎患者，左手第 3~5 指，右手 2~5 指天鹅颈畸形

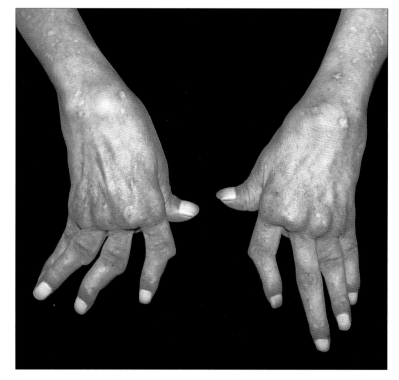

图 1-83. 类风湿关节炎患者，右手第 2~4 指，左手第 2 指天鹅颈畸形。双手拇指纽扣花畸形。双手 2~5 掌指关节半脱位、3~5 掌指关节尺侧偏斜

纽扣花畸形 (boutonniere deformity)：表现为近端指间关节屈曲和远端指间关节过伸，发生机制是因为近端指间关节的滑膜炎破坏了该处的指伸肌腱帽，指伸肌腱侧束从关节背外侧脱位至指掌侧，这样指伸肌腱对于近端指间关节的作用由伸展变为屈曲。同时错位的肌腱对远端指间关节的伸展作用力加强，使其出现过伸。

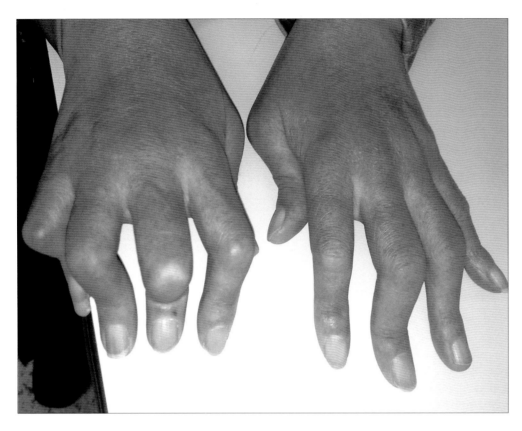

图 1-84. 类风湿关节炎患者手指畸形，左手 1~5 指，右手 2~5 指纽扣花畸形

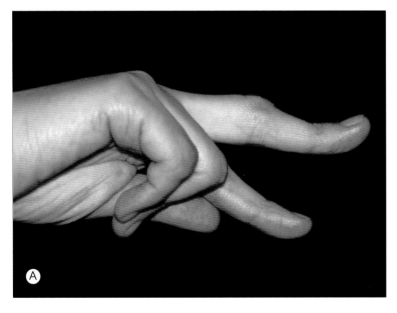

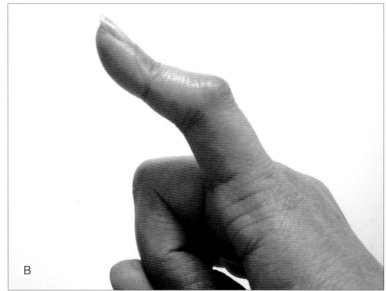

图 1-85. 类风湿关节炎患者，右手第 3 指 (**图 A**)、左手小指 (**图 B**) 纽扣花畸形

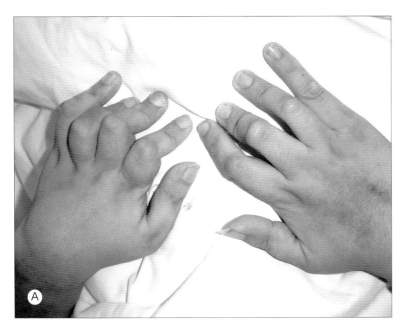

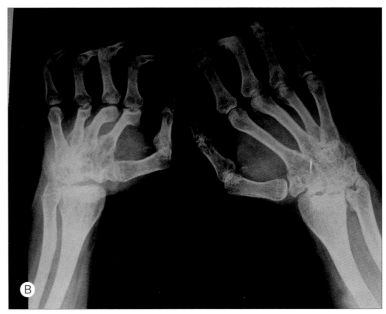

图 1-86. 类风湿关节炎患者手指畸形

图 A: 左手 2~5 指，右手 2~4 指纽扣花样畸形

图 B: 双手正位片显示左手 2~5 指，右手 2~4 指近端指间关节扭曲，远端指间关节过伸

槌状指 (mallet finger)：由于伸肌腱不完全撕裂使得肌腱延长，造成远端指间关节屈曲。

望远镜手 (telescope finger)：由于骨质吸收导致手指被拉长或缩短。

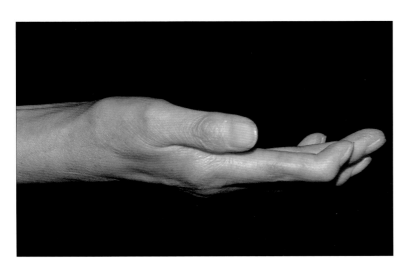

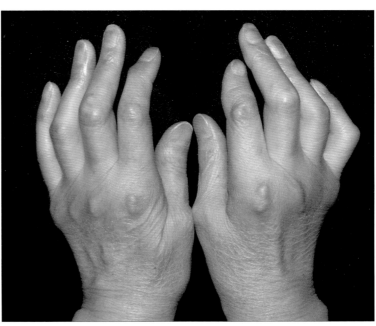

图 1-87. 类风湿关节炎患者，右手第 2 指呈槌状指

图 1-88. 类风湿关节炎患者，右手第 2 指呈望远镜征

(iv) 拇指畸形

连枷指：滑膜炎破坏了指间关节旁的侧副韧带，导致指间关节松动，当患者做捏持的动作时，远节指骨发生脱位，患者依靠近节指骨完成捏夹的动作。

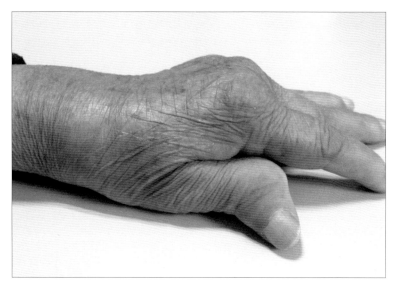

图 1-89. 类风湿关节炎患者，连枷指（拇指远节指骨脱位）

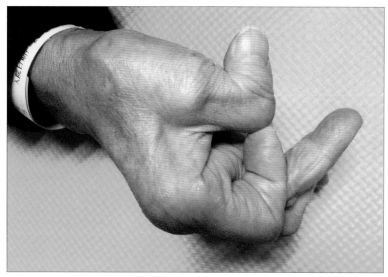

图 1-90. 类风湿关节炎患者，连枷指

纽扣花畸形：掌指关节处的滑膜炎累及拇短伸肌附着点，使掌指关节的伸展力减弱，造成该关节屈曲，指间关节表现继发性的过伸。

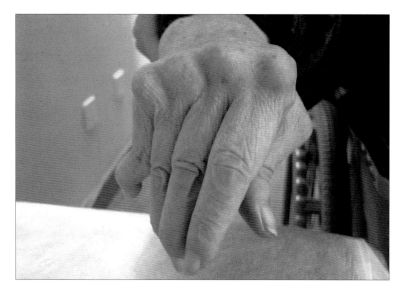

图 1-91. 类风湿关节炎患者，右手拇指纽扣花畸形，掌指关节掌侧半脱位，小指天鹅颈畸形

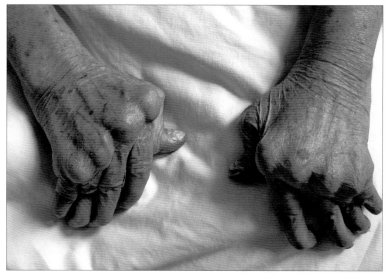

图 1-92. 类风湿关节炎患者，拇指纽扣花畸形，掌指关节掌侧半脱位及尺侧偏斜

掌侧半脱位或内收畸形：腕掌关节炎症使得拇指收肌挛缩，该关节产生掌侧半脱位或内收畸形。

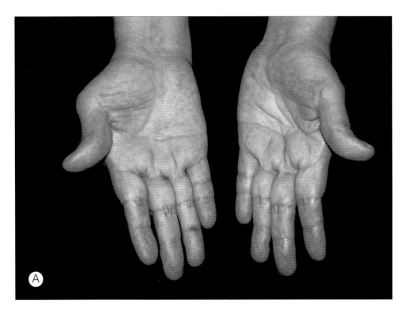

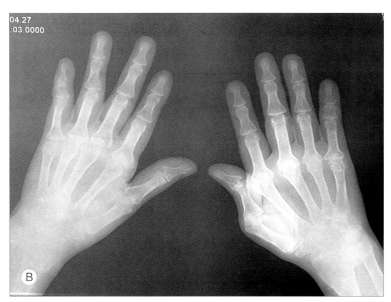

图 1-93. 类风湿关节炎患者手指掌侧半脱位畸形
图 A： 双手 2~5 指、右手拇指掌侧半脱位

图 B： 双手正位片显示双手 2~5 指、右手拇指掌侧半脱位

鸭嘴兽畸形 (duckbill deformity) 继发于腕掌关节病变，常与第一掌骨过度内收相伴，表现为掌指关节过伸而指间关节屈曲。

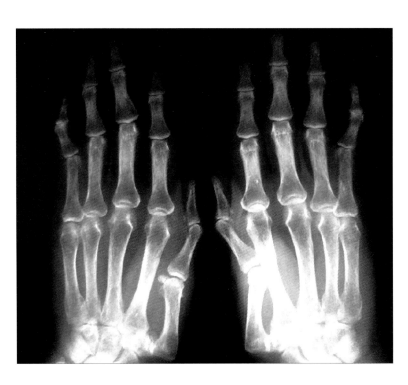

图 1-94. 类风湿关节炎患者，双手 x 线平片，显示双手拇指鸭嘴兽畸形，第 1 掌骨过度内收，掌指关节过伸而指间关节屈曲。双侧第 5 指天鹅颈畸形

2. 肘关节病变

类风湿关节炎患者的肘关节病变并不少见，但由于腕关节和肩关节的代偿作用，肘关节病变的表现较为隐匿。不少患者呈"无症状性"肘关节炎，直至出现明显肘关节伸直受限才引起关注。肘关节受累的早期临床表现主要为关节肿胀、压痛，伸肘受限，而肘部的屈曲、旋前、旋后等运动障碍出现得较晚。尺骨鹰嘴和桡骨头之间常出现关节积液。有时，尺骨鹰嘴处的滑膜囊肿可以是最为突出的临床症状。增生的滑膜挤压肘窝前的脂肪组织，形成肘前的软组织包块。类风湿关节炎晚期时，肘关节间软骨变薄，关节间隙狭窄，尺骨向肱骨远端移位阻碍了关节运动，发生于尺骨冠突、桡骨头、肱骨远端的骨侵蚀和畸形，是类风湿关节炎的特异表现之一。

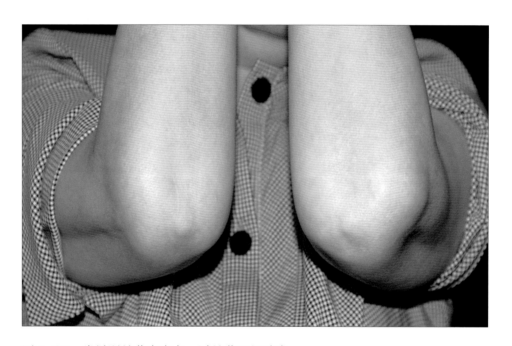

图 1-95. 类风湿关节炎患者，肘关节明显肿胀

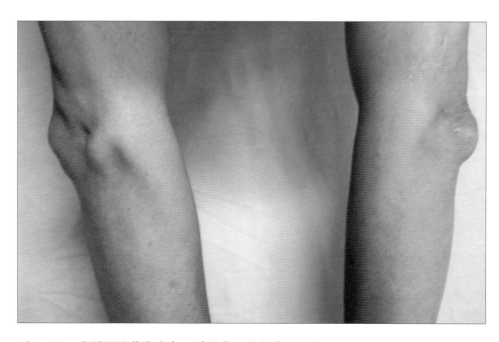

图 1-96. 类风湿关节炎患者，肘关节尺骨鹰嘴处囊肿

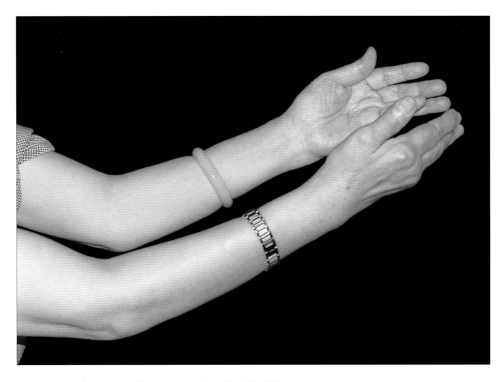

图 1-97. 类风湿关节炎患者，肘关节伸直受限

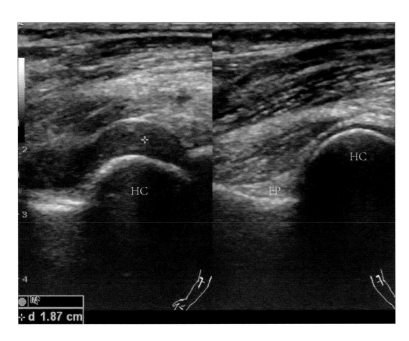

图 1-98. 类风湿关节炎患者右肘关节隐窝处纵切面超声检查，显示肘关节积液 (*)，左肘关节正常。HC：肱骨小头；FP：脂肪垫

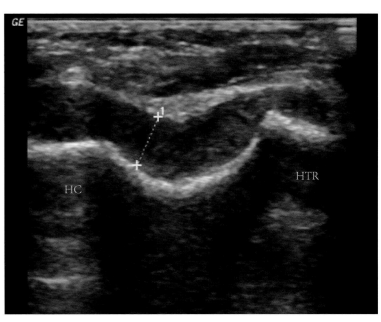

图 1-99. 类风湿关节炎患者，肘前区横切面超声图像，显示关节内低回声滑膜 (+……+)；HC：肱骨小头；HTR：肱骨滑车

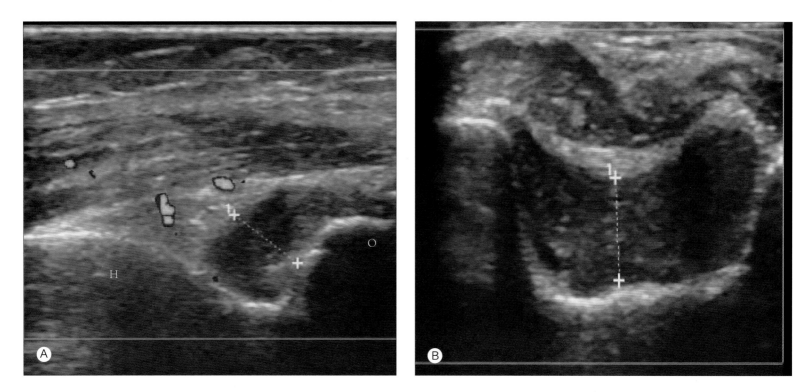

图 1-100. 类风湿关节炎累及肘关节患者，肘关节后区纵切面及横切面超声检查，显示鹰嘴窝积液及滑膜增生 (+……+)。O: 鹰嘴; H: 肱骨

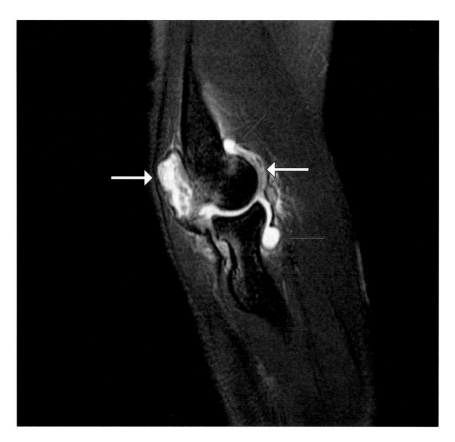

图 1-101. 类风湿关节炎患者肘关节 MRI 检查，矢状面 (T2 压脂像)，显示肘关节内滑膜增厚 (白色箭头)，并可见高信号积液 (红色箭头)，提示肘关节滑膜炎

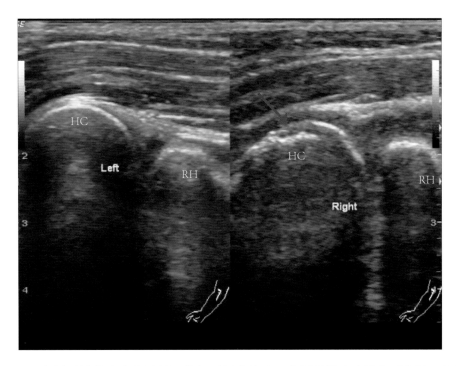

图 1-102. 类风湿关节炎患者肘前区纵切面超声检查。左侧肱骨小头骨表面光滑；右侧肱骨小头可见骨侵蚀（箭头）。HC：肱骨小头；RH：桡骨头

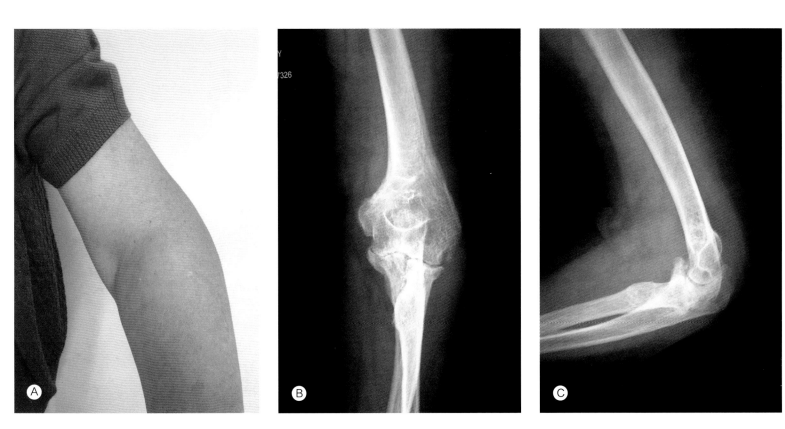

图 1-103. 类风湿关节炎患者左肘关节相及影像检查

图 A： 类风湿关节炎患者左肘关节不能伸直

图 B、图 C： 左肘关节 X 线正侧位片，显示骨质疏松、关节间隙狭窄、骨侵蚀

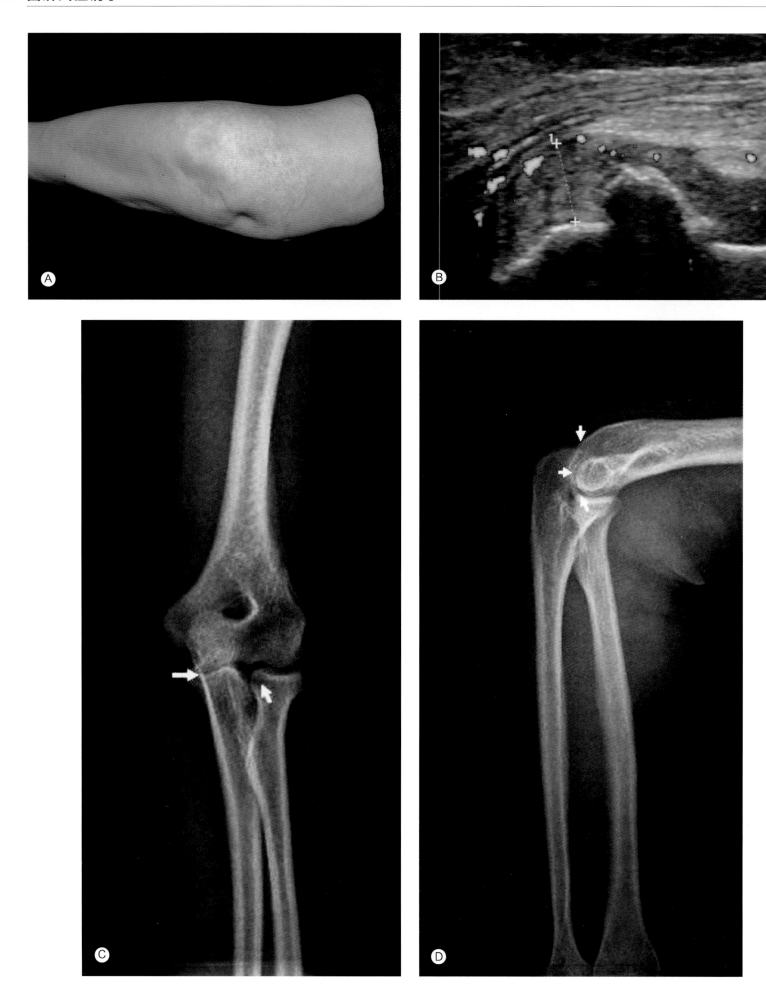

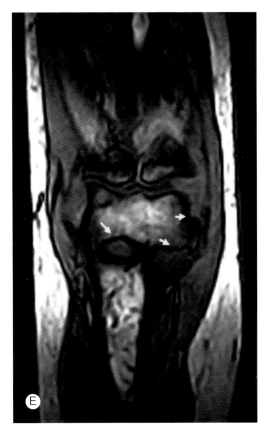
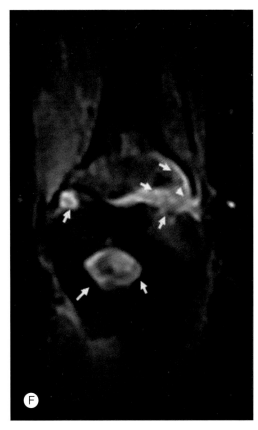
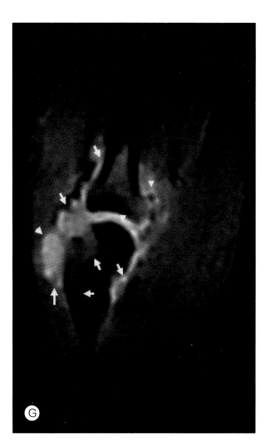

图 1-104. 类风湿关节炎患者左肘关节相及影像检查

图 A： 左肘关节肿胀

图 C、图 D： 左肘关节 X 线正、侧位片，显示关节间隙略狭窄，关节面硬化，桡尺关节面下可见囊性变

图 F： 左肘关节 MRI，冠状位 T2 压脂像，显示左肱骨远端及桡骨近端可见囊性变，骨髓水肿，关节腔积液

图 B： 肘关节外侧纵切面超声检查，显示肘关节内滑膜增生 (+……+)，血流信号丰富，骨表面不规则，提示肘关节滑膜炎及骨侵蚀

图 E： 左肘关节 MRI，冠状位 T1WI 检查，显示左肱骨远端多发囊性变及骨质破坏

图 G： 左肘关节 MRI，矢状位 T2 压脂像，显示左肘关节滑膜增厚，信号增高，左肱骨远端骨髓水肿

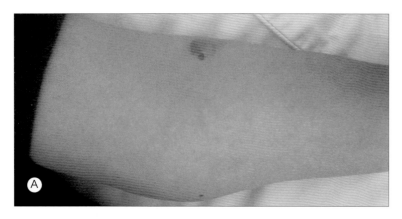

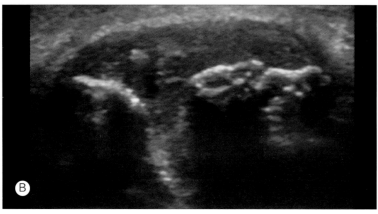

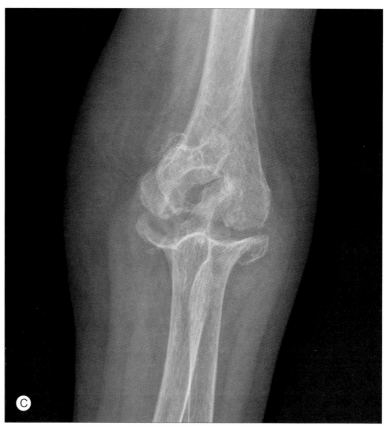

图 1-105. 类风湿关节炎患者左肘关节相及影像检查

图 A: 左肘关节肿胀

图 B: 左肘关节内侧纵切面超声检查显示关节内滑膜增生，骨表面凹凸不平，骨质破坏

图 C: X 线平片显示左肘关节间隙变窄，关节内可见囊状低密度影

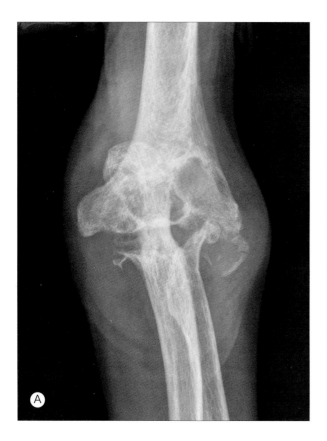

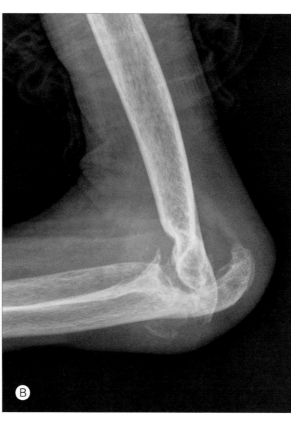

图 1-106. 类风湿关节炎患者肘关节 X 线平片像，显示肘关节骨质破坏，关节脱位

3. 膝关节病变

类风湿关节炎病程早期即可出现股四头肌萎缩和伸膝受限，两者都与关节积液有关。早期出现少量的积液表现为"膨出征"，当用手轻推髌骨外下方时，可见其内侧出现隆起，是积液移动的结果。随着积液量的增加，"膨出征"消失，"浮髌征"出现。患者膝关节积液增多后影响伸膝，被迫保持屈膝位，其行走和站立均感费力。久之可发展成为固定的关节畸形。同时，由于积液对腱反射作用的抑制和下肢活动减少，可导致股四头肌和股内侧肌萎缩。

(1) 膝关节积液及滑膜炎

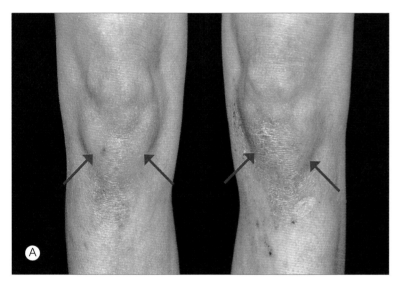
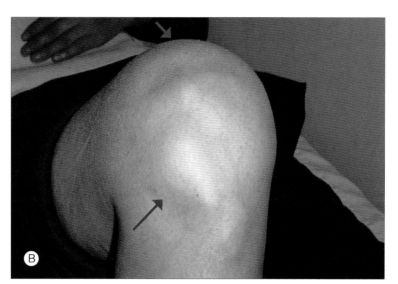

图 1-107. 类风湿关节炎患者膝关节肿胀

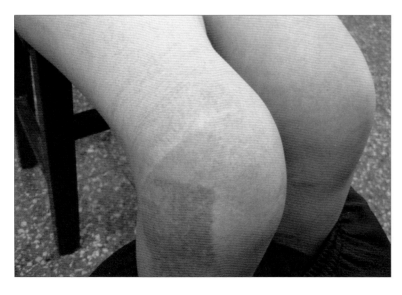
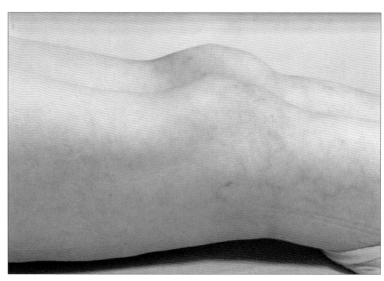

图 1-108. 类风湿关节炎患者膝关节弥漫性肿胀　　**图 1-109.** 类风湿关节炎患者双侧股四头肌萎缩

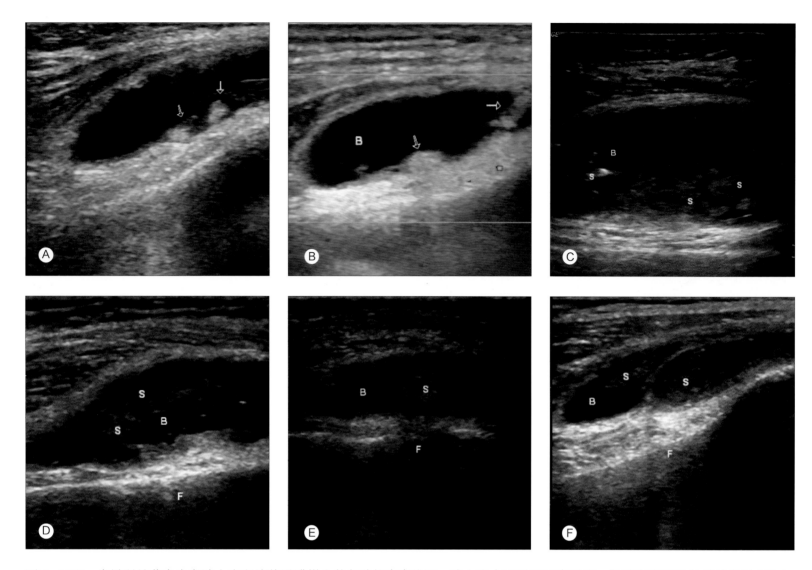

图1-110. 类风湿关节炎患者髌上囊积液伴滑膜增生的各种超声声像图。髌上囊内可见无回声积液，低回声滑膜呈结节状突起 (**图A**、 **图B**) 或团块状 (**图E**、 **图F**)，或呈条带状、绒毛状向关节腔内突出，边缘不清，积液较多时可见滑膜在关节积液内漂动 (**图C**)；有的髌上囊呈分隔状 (**图D**、 **图F**)。 B: 髌上囊；S: 滑膜血管翳；F: 股骨

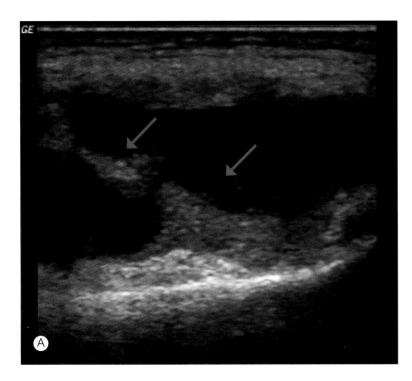 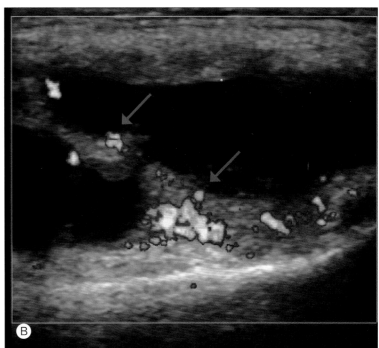

图 1-111. 类风湿关节炎患者，膝关节超声检查

图 A： 髌上囊积液、滑膜增生

图 B： 彩色多普勒能量图显示增厚的滑膜内有丰富的血流信号

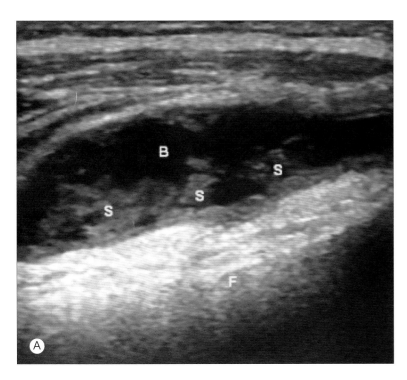 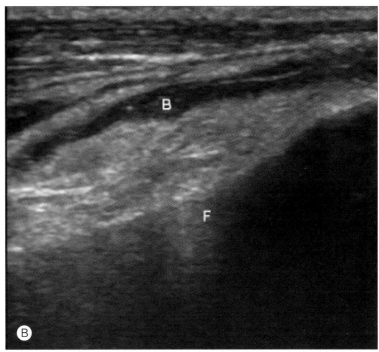

图 1-112. 类风湿关节炎患者膝关节超声检查

图 A： 髌上囊扩张，内可见无回声积液及呈团块状增生的滑膜

图 B： 治疗 1 个月后，髌上囊内积液及滑膜均减少。B：髌上囊；S：滑膜；F：股骨

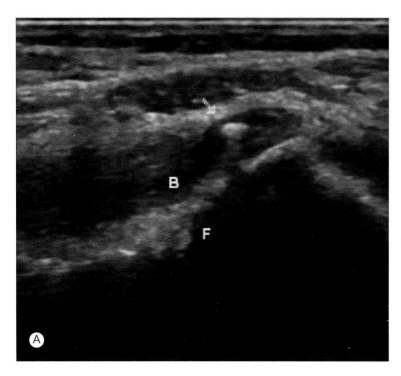 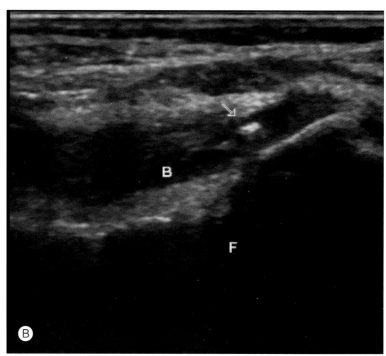

图 1-113. 类风湿关节炎患者膝关节超声检查

图 A： 声像图显示髌上囊内斑块状强回声，后方伴声影

图 B： 探头加压后强回声可移动，提示为游离体。B：髌上囊；F：股骨

(2) 膝关节软骨和骨侵蚀

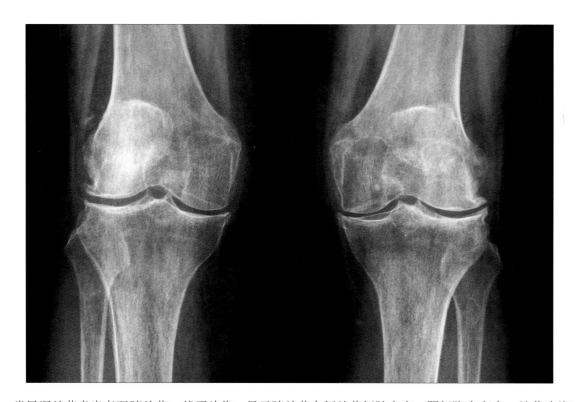

图 1-114. 类风湿关节炎患者双膝关节 X 线平片像，显示膝关节内侧关节间隙变窄，髁间隆突变尖，关节边缘可见骨质增生

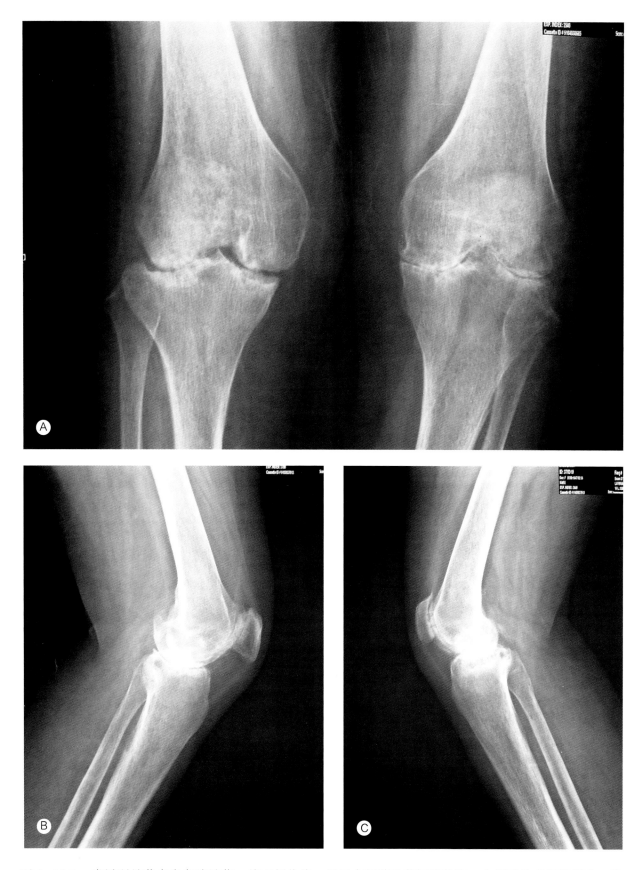

图 1-115. 类风湿关节炎患者膝关节 X 线正侧位像，显示右侧膝关节间隙狭窄，左侧膝关节间隙消失，关节面下骨质囊性变，关节边缘可见骨质增生

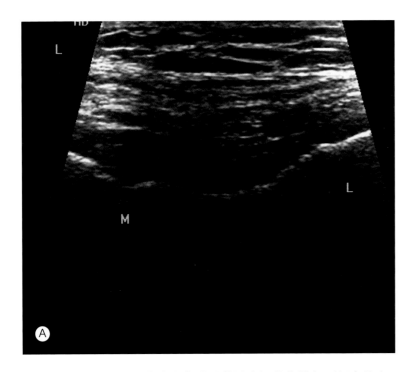

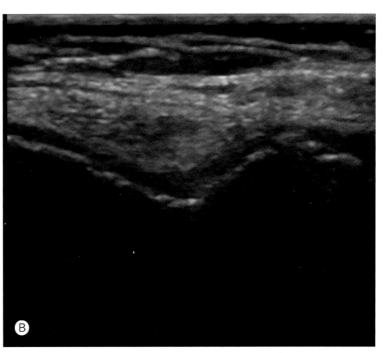

图 1-116. 类风湿关节炎患者膝关节最大屈曲位横切面超声检查

图 A： 左膝内外髁处骨软骨均破坏

图 B： 膝关节髁间软骨厚度不均，回声增强，清晰度差，软骨下骨侵蚀。
M：股骨内侧髁；L：股骨外侧髁

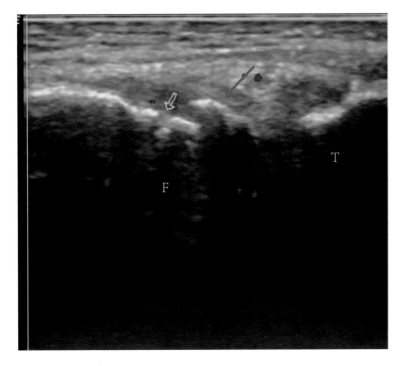

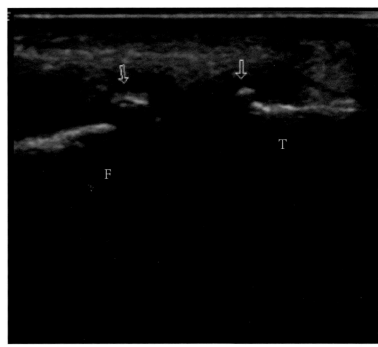

图 1-117. 类风湿关节炎患者膝关节超声检查，外侧纵切面，显示骨侵蚀（黄色箭头）及骨质增生（红色箭头）。F：股骨；T：胫骨

图 1-118. 类风湿关节炎患者膝关节超声检查，显示膝关节骨质增生（箭头）。F：股骨外侧髁；T：胫骨

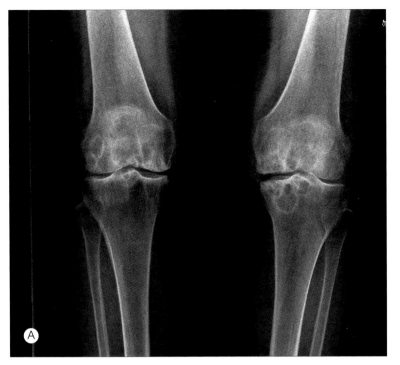
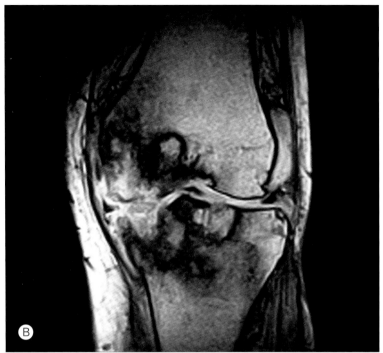
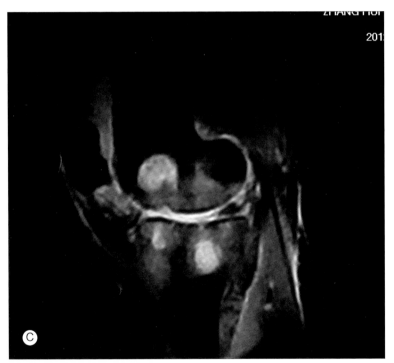
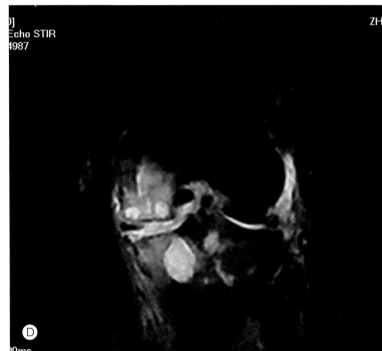

图 1-119. 类风湿关节炎患者膝关节影像检查

图 A：双膝 X 线正位片，显示双膝诸组成骨边缘骨质增生，双股骨、胫骨内可见囊状透光区，双膝关节间隙变窄

图 C：左膝关节矢状位 MRI T2 压脂像检查，显示左膝关节间隙变窄，左股骨远端、胫骨近端关节面下骨髓水肿、囊性变，左膝关节积液

图 B：左膝关节冠状位 MRI T1WI 检查，显示左膝关节股骨远端可见囊变，骨质信号不均，胫骨近端关节面多发囊性变、骨质破坏、软骨受损、半月板变性，左膝关节间隙变窄

图 D：左膝关节冠状位 MRI T2 压脂像检查，显示左股骨远端、胫骨近端关节面下骨髓水肿、囊性变，左膝关节积液

(3) 腘窝囊肿 (Baker's scyst)

腘窝囊肿是膝关节腔内有中到大量关节积液时，关节腔内压力显著升高，引起的后部关节囊疝。其形成过程中，增生的滑膜组织起到了活瓣的作用，使得关节液只能从膝关节前腔向后单向流动。囊肿增大后可向下延伸至腓肠肌内侧，甚至踝内侧。患者感到膝部饱胀，浅静脉受压而致静脉曲张和腿部水肿，囊内压力过高时，囊肿会突然破裂，关节液流入腓肠肌间隙，产生与急性血栓性静脉炎相似的症状，表现为小腿红、肿、压痛和发热，以及白细胞计数升高的全身症状。踝部新月型的瘀斑是囊肿破裂的特异表现。

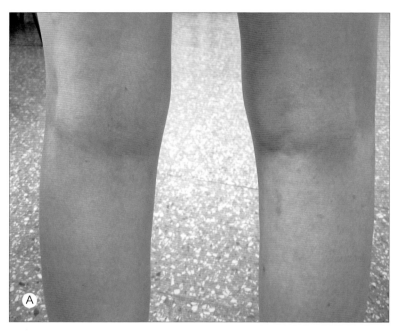

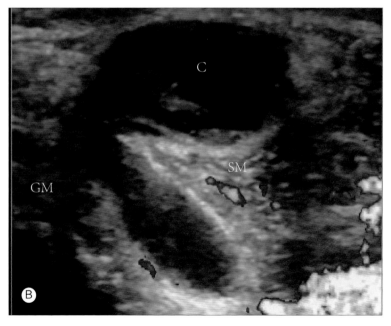

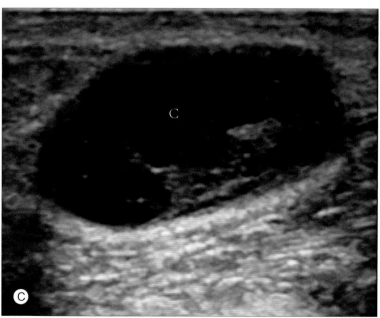

图1-120. 类风湿关节炎患者腘窝囊肿

图A： 左侧腘窝饱满

图B、图C： 左侧腘窝横切面及纵切面超声检查显示腘窝囊肿，位于半膜肌腱和腓肠肌内侧头之间，内部回声不均匀。SM：半膜肌腱；GM：腓肠肌内侧头；C：腘窝囊肿

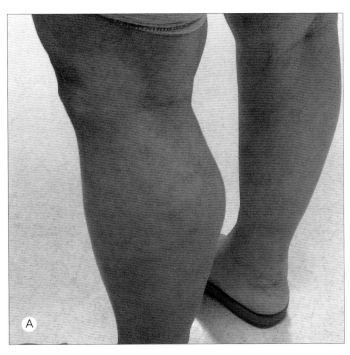

图 1-121. 类风湿关节炎患者巨大腘窝囊肿

图 A： 左侧膝关节、小腿明显肿胀

图 B： 左侧腘窝至小腿纵切面连续超声检查，显示右侧巨大腘窝囊肿，向下延伸至腓肠肌内侧，内部回声不均匀

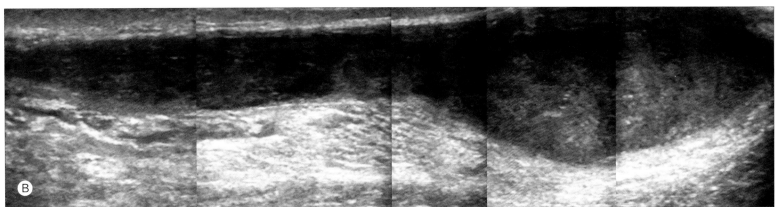

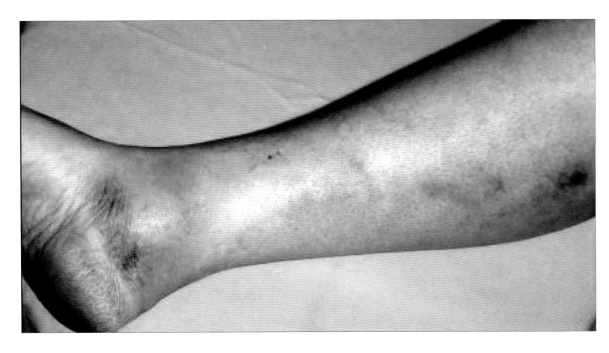

图 1-122. 类风湿关节炎患者，腘窝囊肿破裂导致下肢末端出现肿胀、瘀斑，踝和足部出现新月形瘀斑

4. 踝关节病变

在少关节型和轻症的类风湿关节炎患者中，踝关节很少受累，不过，重症进展型的本病患者出现踝关节病变比较常见。主要表现为踝关节疼痛、内外侧肿胀及囊性结构形成。踝关节的稳定主要取决于将腓骨固定在胫骨上及将胫腓骨固定在距骨上的韧带的完整性。在病程后期，炎症和增殖性病变通过对胶原韧带的拉伸和侵蚀使连接松弛，导致关节结构的不协调，最终出现足内旋和外翻畸形。

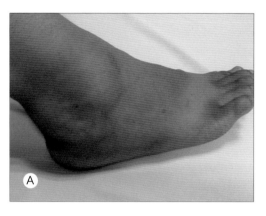 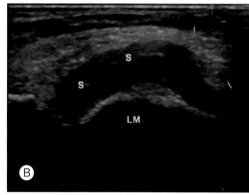 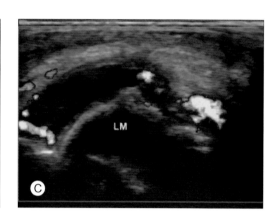

图 1-123. 类风湿关节炎患者踝关节滑膜炎

图 A： 外侧踝关节周围肿胀

图 B： 踝关节外侧横切面超声检查，显示踝关节积液，滑膜增殖 (S)

图 C： 彩色多普勒能量图显示增厚的滑膜内血流信号丰富，提示踝关节滑膜炎；LM：外踝

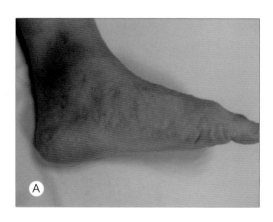 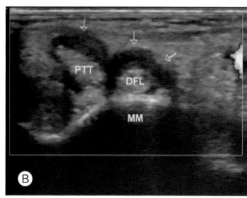 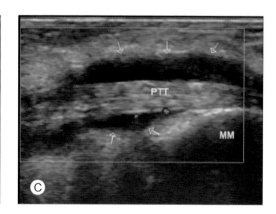

图 1-124. 类风湿关节炎患者踝关节内侧腱鞘炎

图 A： 踝关节内侧肿胀

图 B（横切面）**及图 C**（纵切面）：超声检查显示胫骨后肌腱和趾长屈肌腱腱鞘不规则增厚（箭头），内部回声不均匀，可见血流信号，提示腱鞘炎。MM：内踝；PTT：胫骨后肌腱；DFL：趾长屈肌腱

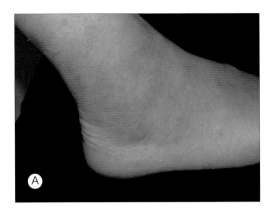
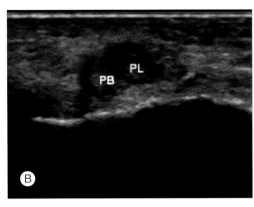
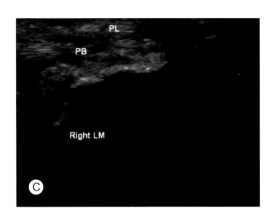

图 1-125.　类风湿关节炎患者踝关节外侧腱鞘炎

图 A: 外踝肿胀

图 B(横切面) 及 **图 C**(纵切面): 外踝超声检查显示腓肌腱腱鞘不规则增厚，提示腱鞘炎。PL: 腓骨长肌腱；PB: 腓骨短肌腱

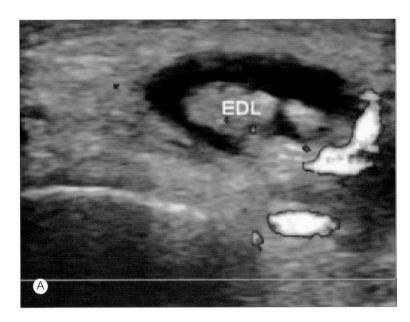
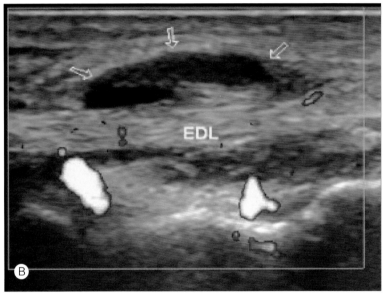

图 1-126.　类风湿关节炎患者踝关节前区超声检查

图 A(横切面)、**图 B**(纵切面): 踝关节前区趾伸肌腱腱鞘增厚，内可见无回声积液及低回声滑膜，提示腱鞘炎。EDL: 趾伸肌腱

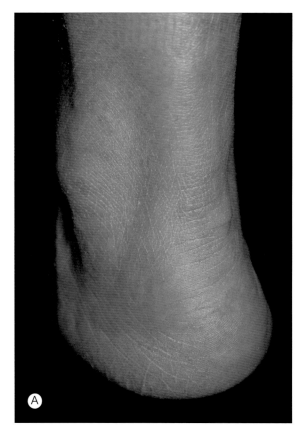

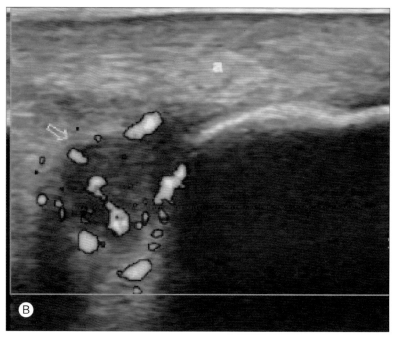

图 1-127. 类风湿关节炎患者跟腱炎及跟骨后滑囊炎

图 A: 左侧足跟肿胀

图 B: 左侧跟腱纵切面声图像，显示跟腱肿胀，跟骨后滑囊内滑膜增生，可见血流信号，提示跟腱炎和跟骨后滑囊炎

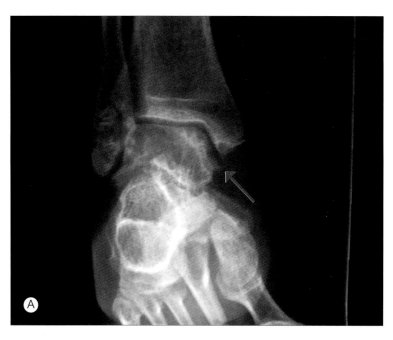

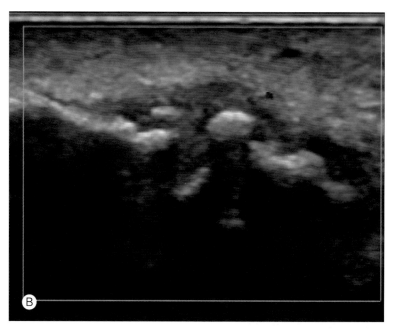

图 1-128. 类风湿关节炎患者踝部影像检查

图 A: X 线平片，显示踝关节内骨质可见囊性变，关节边缘骨质增生

图 B: 踝内侧区超声检查，显示内踝骨表面不规则，可见骨质缺损及骨质增生

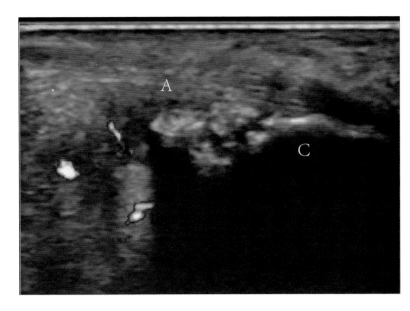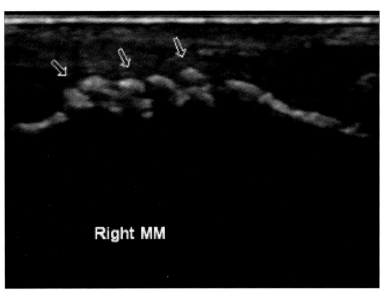

图 1-129. 类风湿关节炎患者跟骨超声检查，显示跟骨骨侵蚀及跟骨后滑囊炎。A：跟腱；C：跟骨

图 1-130. 类风湿关节炎患者踝关节超声检查，显示踝关节骨质增生

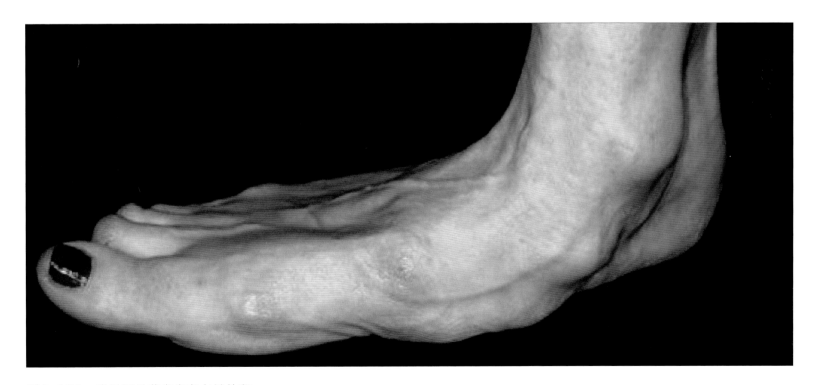

图 1-131. 类风湿关节炎患者右足外翻

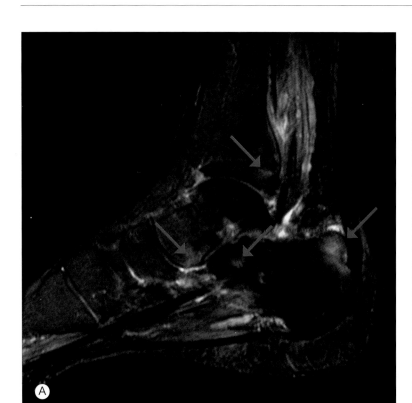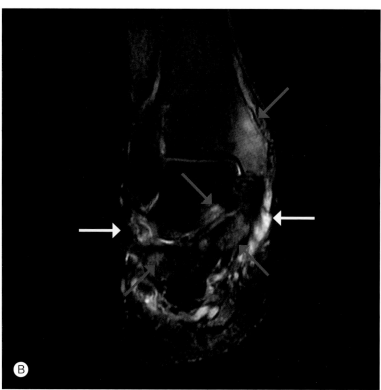

图 1-132. 类风湿关节炎患者踝关节 MRI T2 压脂像检查
图 A(矢状位)、**图 B**(冠状位)：显示胫骨下端、距骨、跟骨骨髓水肿 (红色箭头)，踝关节滑膜增生 (白色箭头)

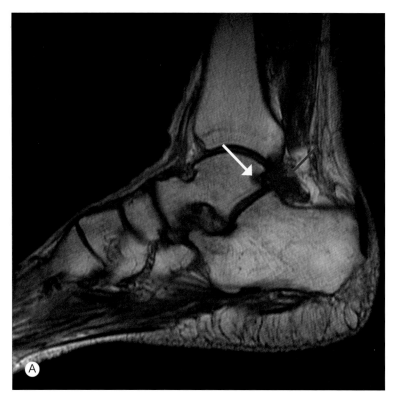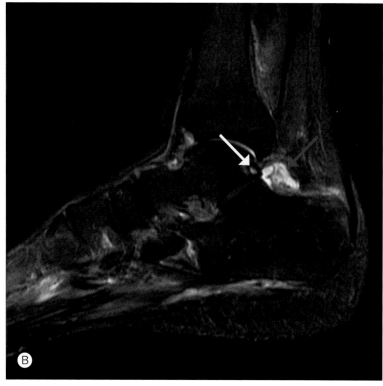

图 1-133. 类风湿关节炎患者踝关节 MRI 检查
图 A(T1WI)、**图 B**(T2 压脂像)：显示踝关节滑膜增生 (红色箭头)，骨侵蚀 (白色箭头)

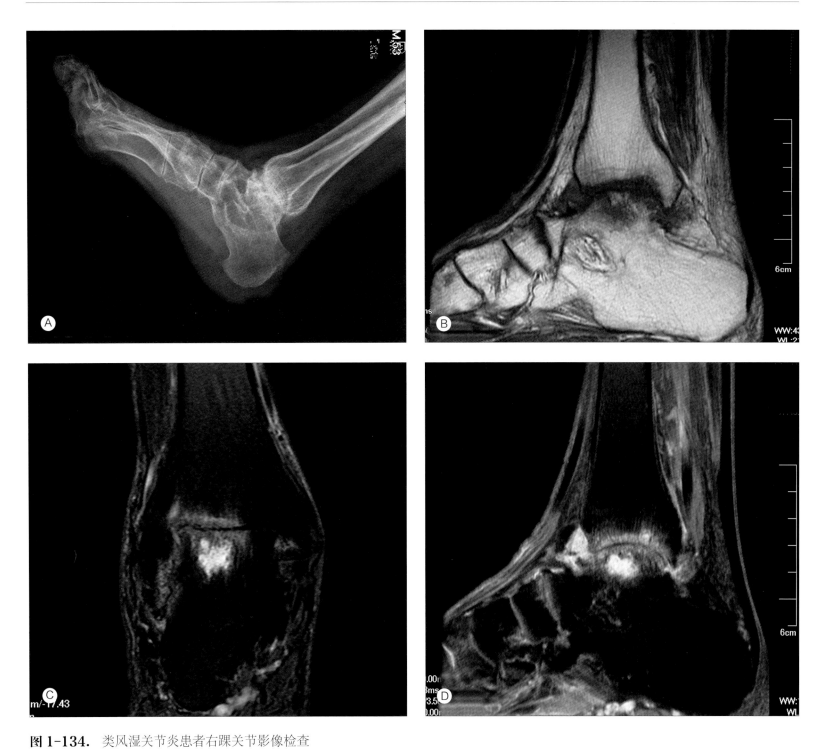

图 1-134.　类风湿关节炎患者右踝关节影像检查

图 A: X 线侧位像，显示踝关节骨质增生、关节面硬化、关节间隙变窄，关节面下骨质可见囊性变

图 B(矢状位 MRI T1WI)、**图 C**(冠状位 MRI T2 压脂像) 及**图 D**(矢状位 MRI T2 压脂像)：显示右踝关节间隙变窄，关节面软骨破坏，软骨下囊性变、骨髓水肿

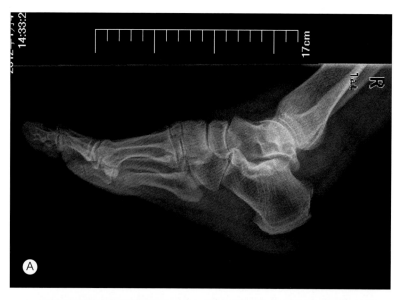

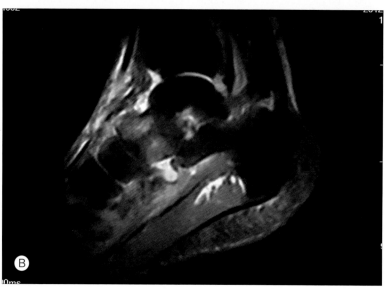

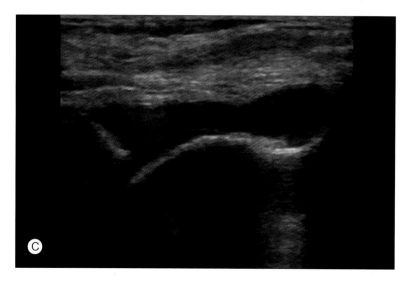

图 1-135. 类风湿关节炎患者右踝关节影像检查

图 A: 右踝关节 X 线侧位像，可见跟骨骨质增生

图 B: 右踝关节 MRI T2 压脂像检查，显示距骨前缘骨髓水肿，关节积液，关节前方软组织水肿

图 C: 踝关节前区纵切面超声图像，显示胫距关节积液

—— 5. 足部病变 ——

类风湿关节炎早期即可有足受累。跖趾关节常累及，由于疼痛，行走步态将发生改变。跖趾关节的炎症以及跖骨间韧带受到牵拉使得足面变宽，患者常诉"鞋不合脚，穿着疼痛"。距舟关节、距下关节受累时表现为足后部的疼痛、发僵和关节错位，类风湿关节炎患者步行出现脚痛的症状时，提示距下关节可能受累。足跟痛可见于类风湿关节炎患者，是由于跟腱滑囊的滑膜炎或跟腱的类风湿结节。

随着类风湿关节炎病情进展，跖趾关节在滑膜炎和重力的作用下逐渐出现背侧半脱位。由于跖趾关节脱位，屈肌腱受到牵拉，近端趾间关节向背侧突出，称为"锤状趾"（hammer toes）。病变进一步发展，跖骨头向足跖面移动，第二、三跖骨头成为主要的足跖部承重点，患者常有疼痛。同时，足底的纤维脂肪垫向前移位，局部胼胝形成。由于疼痛，患者将足最大限度地背屈，并以足跟撑地行走。拇趾主要表现外翻畸形，严重者拇趾叠于第二、三趾之上或之下。跖骨远端的滑膜炎侵蚀骨骼形成囊性改变。滑膜性肉芽肿的扩大以及骨骼的塌陷都促使局部形成胼胝和囊肿。拇囊炎发生第一跖趾关节的内侧面，小趾囊炎发生于第五跖趾关节的外侧面。囊肿表面皮肤可破溃形成窦道。屈肌腱鞘突出的囊肿常出现在跖趾关节的下方。跖骨头半脱位的患者可发生足底表面的压力性坏死，锤状趾向背侧突出的近端趾间关节常由于摩擦发生溃疡。足部韧带由于增生性病变而松弛伸展，造成足弓扁平。

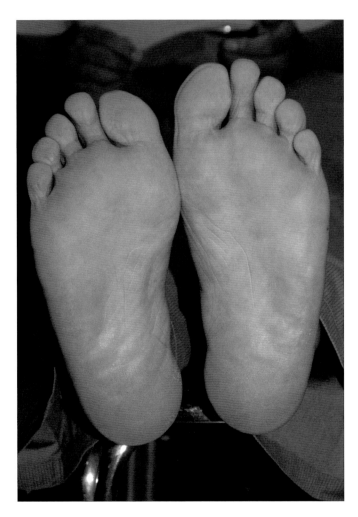

图 1-136. 类风湿关节炎患者左足足掌变宽，可见压痕

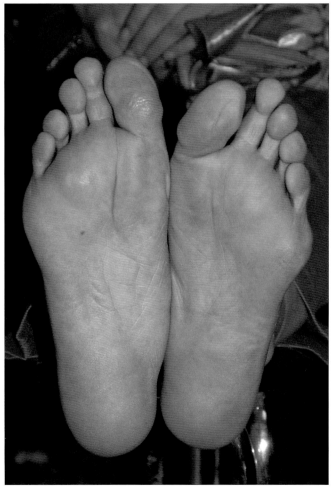

图 1-137. 类风湿关节炎患者双足拇趾内侧、右足掌、左足第五跖趾关节外侧可见胼胝

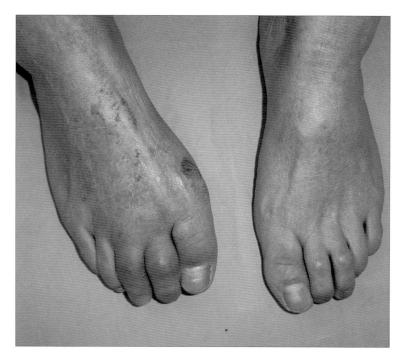

图 1-138. 类风湿关节炎患者右侧第 2、3 近端趾间关节肿胀

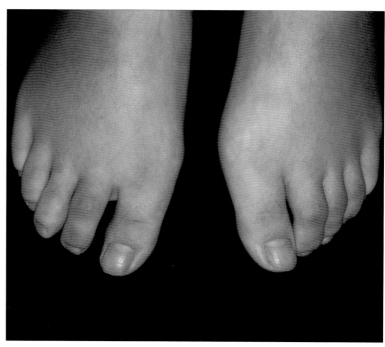

图 1-139. 类风湿关节炎患者足背肿胀，左侧第 2~4、右侧第 2 近端趾间关节肿胀

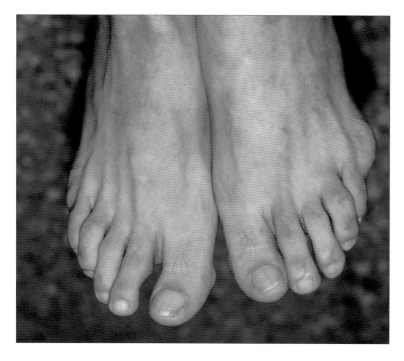

图 1-140. 类风湿关节炎患者左足第 5 跖趾关节的外侧面的小趾囊炎

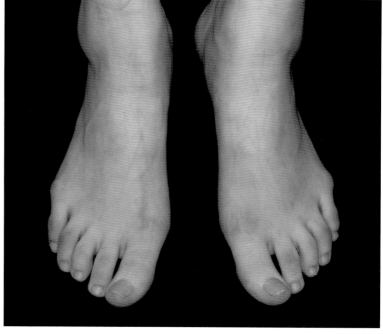

图 1-141. 类风湿关节炎患者双足小趾囊炎，右足第 4，左足第 2、4 近端趾间关节肿胀

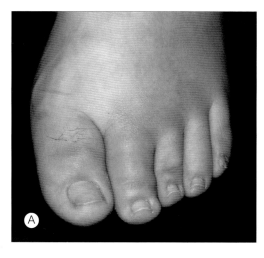
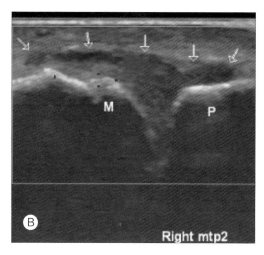
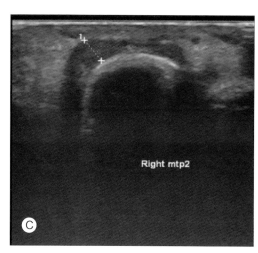

图 1-142. 类风湿关节炎患者足趾关节病变

图 A： 第 2、3 跖趾关节肿胀，第 2、4 近端趾间关节肿胀

图 B、图 C： 第 2 跖趾关节背侧纵切面和横切面超声检查，显示跖趾关节滑膜增生（箭头）。M：跖骨头；P：近节趾骨底

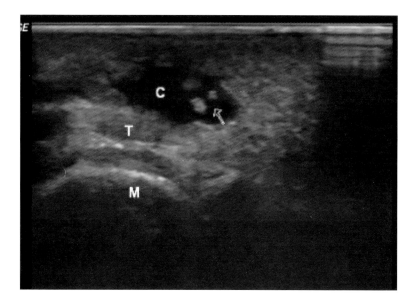
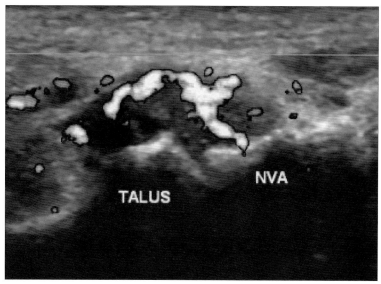

图 1-143. 类风湿关节炎患者右足第 1 跖趾关节掌侧纵断面超声图像，显示无回声囊性肿物 (C)，内有小团块状强回声，囊肿与肌腱相邻，符合腱鞘囊肿。T：肌腱；M：第一跖骨头

图 1-144. 类风湿关节炎患者距舟关节超声检查，显示距舟关节滑膜增生，滑膜内血流信号丰富。TALUS：距骨；NVA：舟骨

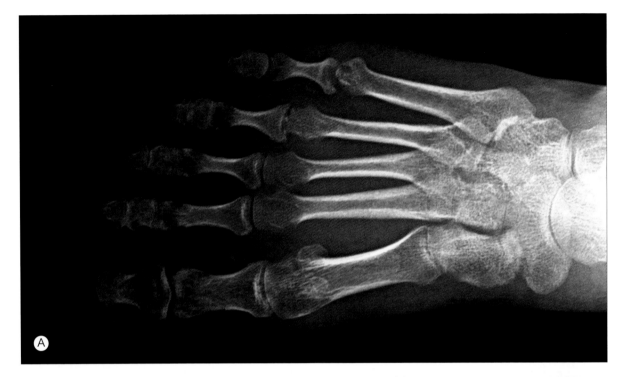

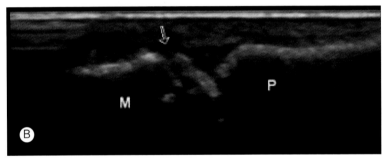

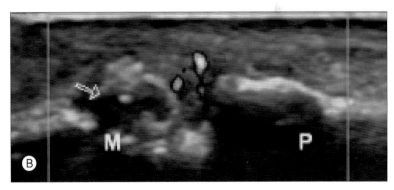

图 1-145. 类风湿关节炎患者右足影像检查

图 A: 类风湿关节炎患者右足 X 线正斜位像，显示右足诸趾骨可见不同程度骨质疏松改变，第 4、5 跖骨头及趾骨基底部骨质可见不规则骨质破坏

图 B、图 C: 右足第 5 跖趾关节背侧纵切面及横切面超声图像，显示跖骨头骨侵蚀

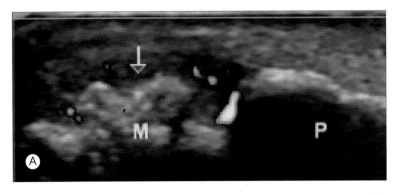

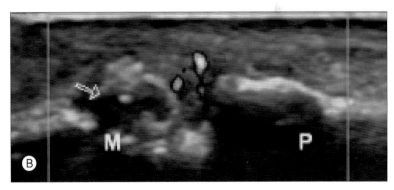

图 1-146. 类风湿关节炎患者跖趾关节超声检查，第 1 跖趾关节背侧（**图 A**）及第 1 跖趾关节外侧纵切面（**图 B**）超声检查，显示滑膜增生，血流信号丰富，跖骨头骨侵蚀（箭头）。M：跖骨头；P：近节趾骨底

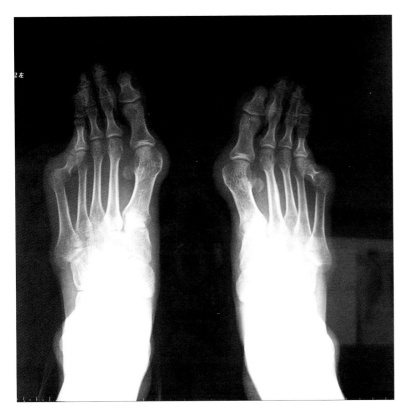

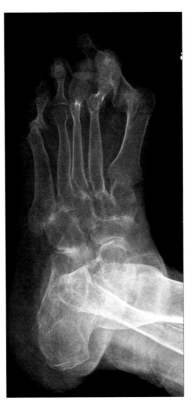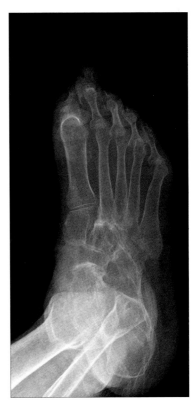

图 1-147. 类风湿关节炎患者双足 X 线平片像，显示小趾跖趾关节脱位

图 1-148. 类风湿关节炎患者双足 X 线像，显示双足骨质疏松，跖趾关节半脱位畸形

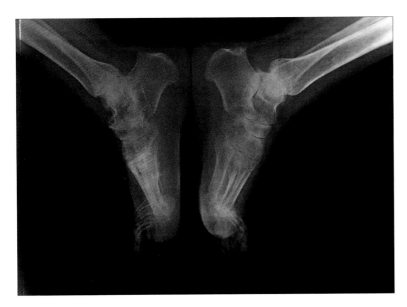

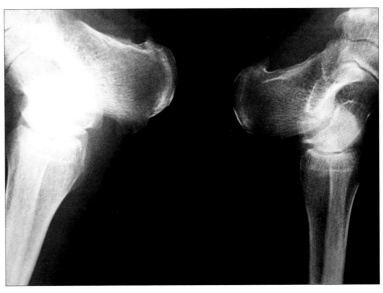

图 1-149. 类风湿关节炎患者 X 线像，显示右足跟距关节、距跗关节骨侵蚀，左足跟骨骨侵蚀

图 1-150. 类风湿关节炎患者双足跟部 X 线像，显示跟骨骨质增生

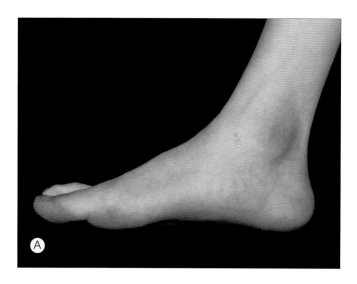
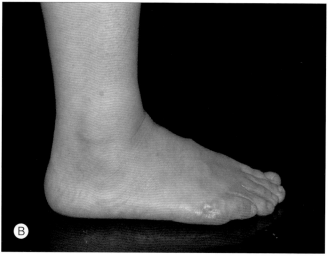

图 1-151. 类风湿关节炎患者，其足部韧带由于增生性病变而松弛伸展，造成足弓扁平

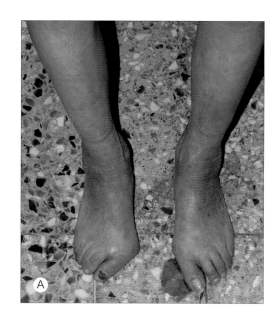
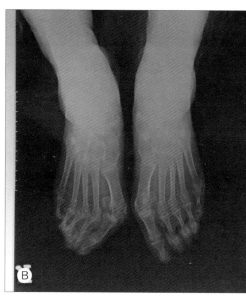

图 1-152. 类风湿关节炎患者拇外翻畸形，尤以右足明显，X 线像显示右足 1~3 跖 趾 关节半脱位

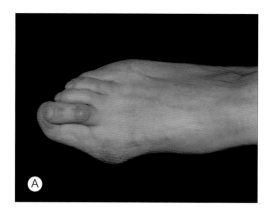
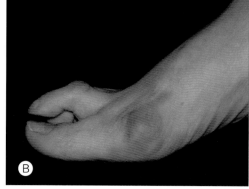
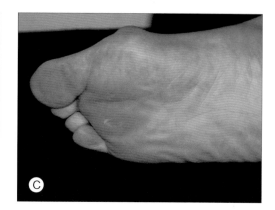

图 1-153. 类风湿关节炎患者拇趾半脱位，叠于第 2 趾之下，第 2 趾呈锤状趾，近端趾间关节伸侧囊肿，足掌可见胼胝

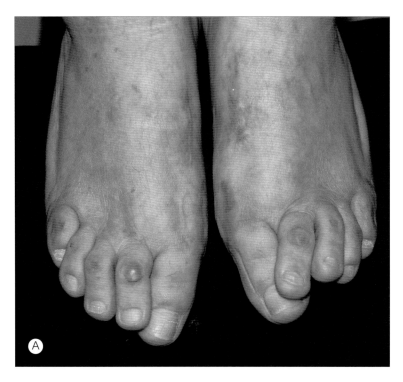

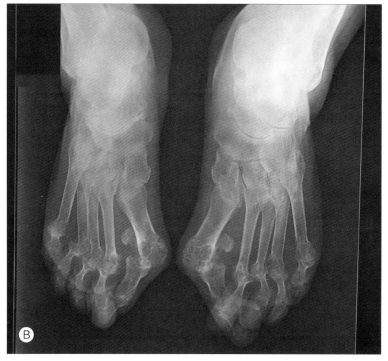

图 1-154. 类风湿关节炎患者双足趾畸形

图 A：双足拇外翻，第 2~5 趾呈"锤状趾"，近端趾间关节伸侧囊肿

图 B：X 线像显示双侧第 1~5 跖趾关节半脱位、囊性变

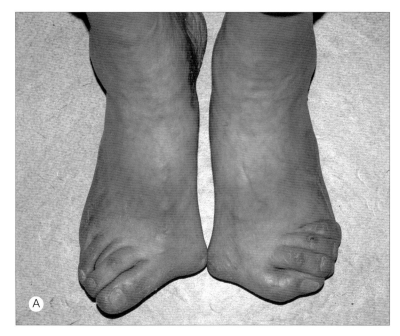

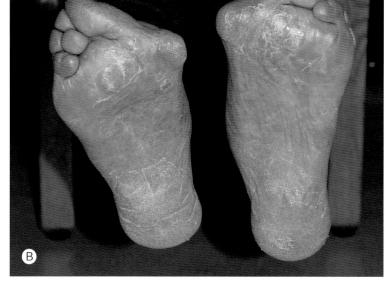

图 1-155. 类风湿关节炎患者拇趾外翻畸形

图 A、图 B：右足第 2 趾叠于第 3 趾之上，左足拇趾、小趾叠于第 2、3、4 趾之下；足掌可见胼胝。左侧第 2、3、4 趾呈锤状趾，第 2、3 趾向背侧突出的近端趾间关节伸侧溃疡

6. 其他关节病变

(1) 肩关节

肩关节受累时，患者肩部活动受限，侧卧时疼痛，病变不仅影响盂肱关节、喙锁关节、肩锁关节的滑膜，还影响锁骨外侧 1/3。慢性肩峰下囊炎可导致肩部前外侧软组织肿胀，但并不影响肩关节活动范围或引起疼痛。三角肌下囊滑膜炎性增生可引起锁骨远端下表面的吸收，肩关节囊肌腱套的作用是在关节盂中固定肱骨头，病变时可产生向上半脱位，部分患者可出现肌腱磨损，严重时可撕裂，撕裂后可引起疼痛和活动受限。

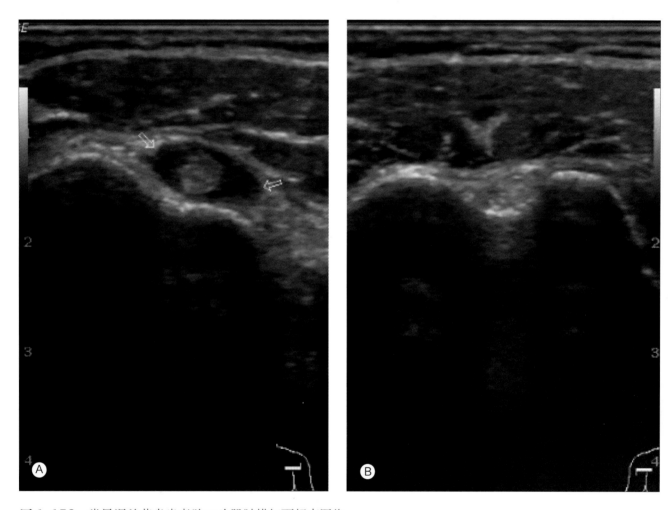

图 1-156. 类风湿关节炎患者肱二头肌腱横切面超声图像

图 A： 左侧肱二头肌腱腱鞘积液 **图 B：** 右侧正常

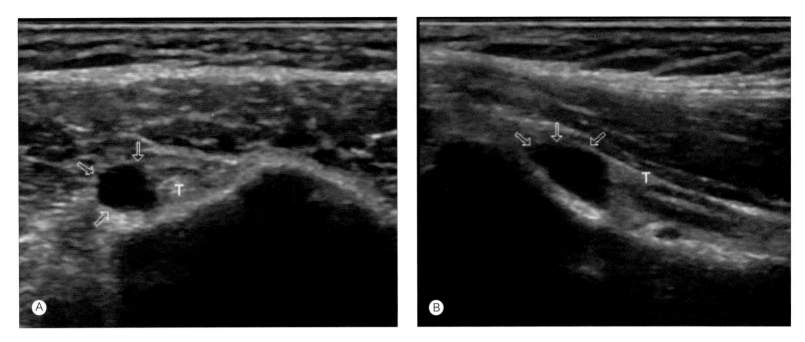

图 1-157. 类风湿关节炎患者肩关节超声检查（**图 A**：横切面；**图 B**：纵切面），显示肱二头肌腱腱鞘积液（箭头）。T：肌腱

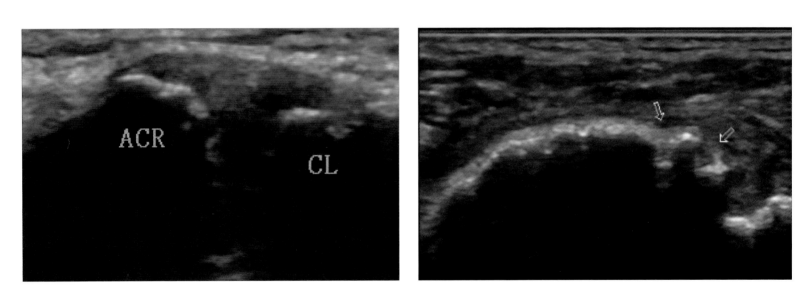

图 1-158. 类风湿关节炎患者超声检查，显示肩锁关节肩峰及锁骨表面不光滑。ACR：肩峰；CL：锁骨

图 1-159. 类风湿关节炎患者超声检查，显示肱骨大结节骨侵蚀

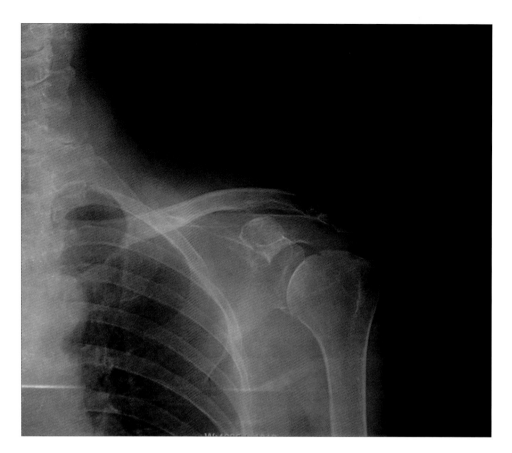

图 1-160. 类风湿关节炎患者左肩部 X 线像，显示左侧肱骨头骨侵蚀

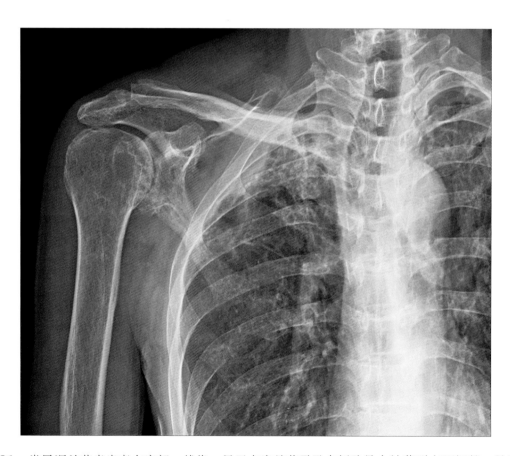

图 1-161. 类风湿关节炎患者右肩部 X 线像，显示右肩关节盂及右侧肱骨大结节形态不规整，骨质破坏

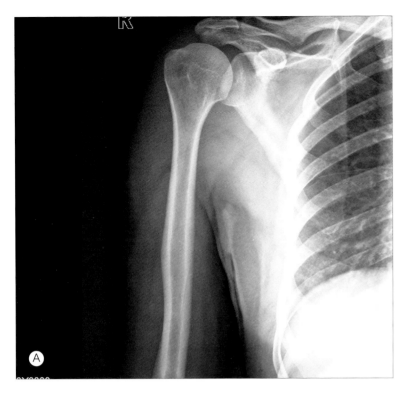
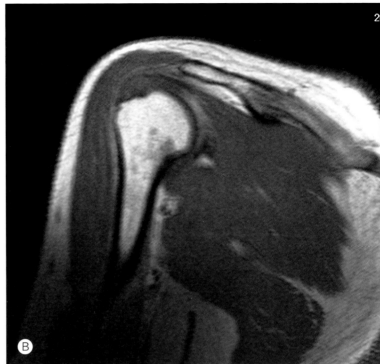
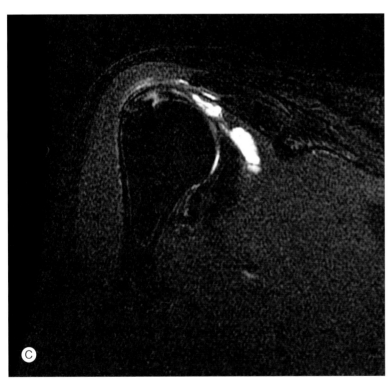
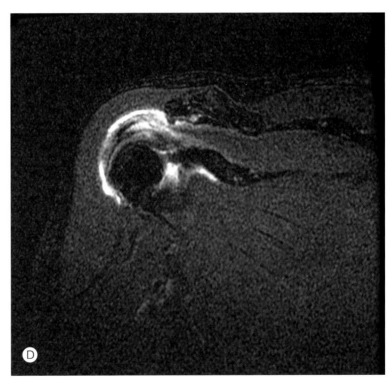

图 1-162. 类风湿关节炎患者同一肩关节部位的不同影像比较

图 A: 右肩关节 X 线正位像，未见异常

图 C、图 D: MRI T2 压脂像冠状位，显示肩关节滑膜增生

图 B: MRI T1WI 冠状位检查，显示肱骨头囊性变

(2) 胸锁关节

胸锁关节有滑膜组织和软骨盘，受累时表现为局部有压痛，肿胀常不明显，侧卧位时胸锁关节偶有疼痛。

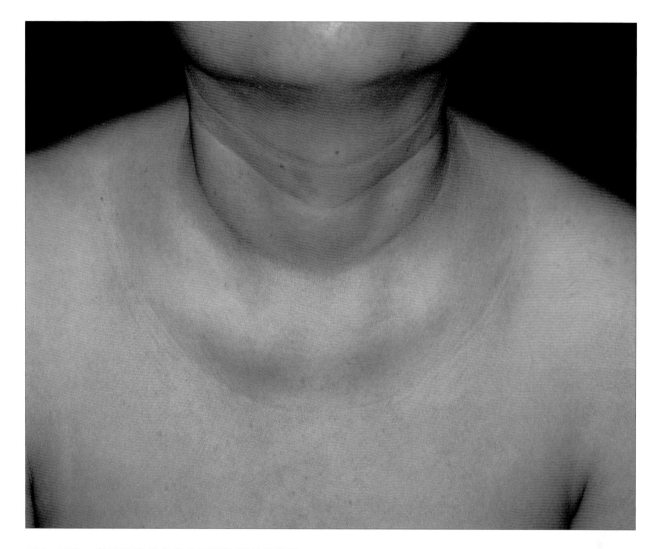

图 1-163. 类风湿关节炎患者双侧胸锁关节肿胀

(3) 寰枢关节

寰枢关节属于可动滑膜关节，在脊柱关节中是最常受累的关节。重症患者可因侵蚀性关节破坏及周围肌肉和韧带萎缩，出现寰枢关节半脱位，临床上以向前半脱位多见，其次为向后脱位，可导致一侧或双侧上肢麻木、肌力下降、眩晕、吞咽困难、偏瘫等，枕骨大孔周围骨质增生和滑膜破坏。除寰枢关节外，其他颈椎关节、胸及腰椎关节受累者比较少见。

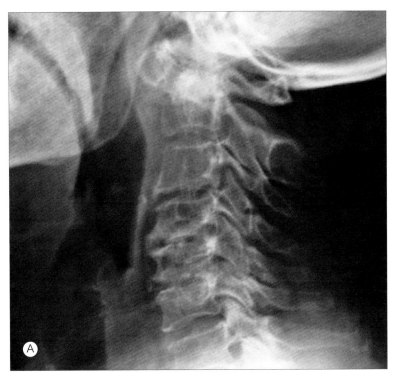

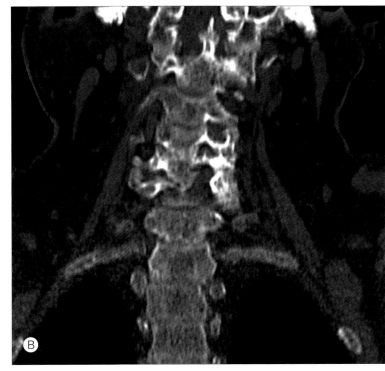

图 1-164. 类风湿关节炎患者寰枢关节部位影像检查

图 A： 颈部 X 线侧位像，显示枢椎齿状突和寰椎前结节轮廓模糊，间隙增宽，C3-6 椎体骨质增生，椎间隙变窄

图 B： 颅颈部 CT 轴位平扫，显示齿突形态不规则，寰椎侧块边缘模糊，齿状突与两侧块间距不对称

图 C： 颅颈部 CT 冠状位重建图像，显示齿状突形态不规则，与寰椎侧块间距不等，提示寰枢关节半脱位

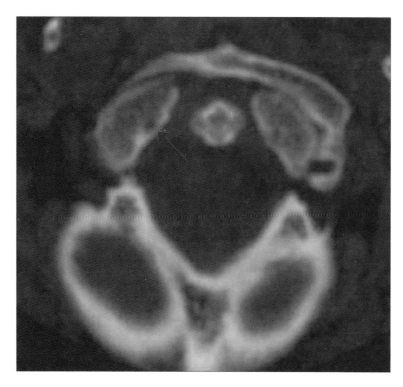 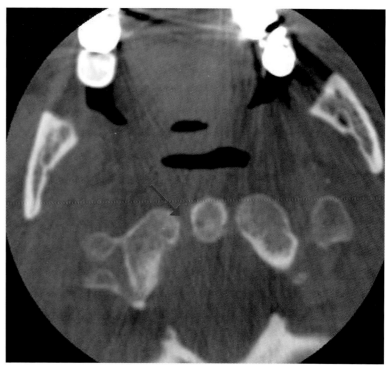

图 1-165. 类风湿关节炎患者寰枢关节部位 CT 扫描检查，显示枢椎齿突与寰椎侧块间距不对称。寰椎侧块骨皮质毛糙，骨质囊性变

图 1-166. 类风湿关节炎患者颅颈部 CT 轴位平扫检查，显示枢椎齿突骨侵蚀

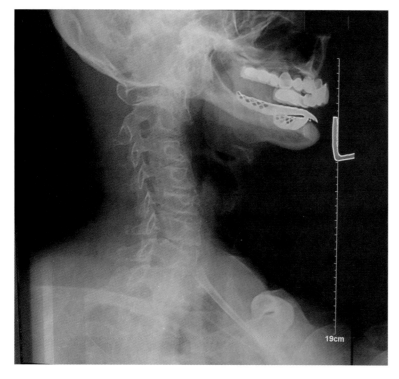 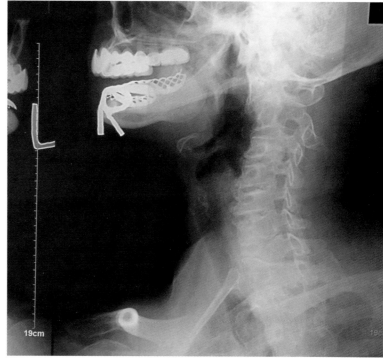

图 1-167. 类风湿关节炎患者颈部 X 线斜位平片像，显示各椎体不同程度骨质增生，下颈椎椎间孔不同程度狭窄

（4）环杓关节

类风湿关节炎患者中，约 25% 伴发环杓关节炎。环杓关节发生炎症时，常表现为喉咽部痛伴有声嘶，严重时可有呼吸困难。喉镜下可见一侧或双侧环杓关节黏膜充血、肿胀，关节运动受限，声门闭合不全。慢性期表现为环杓关节运动受限。

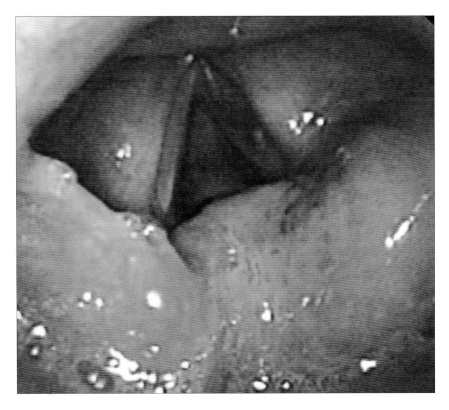

图 1-168. 类风湿关节炎合并环杓关节炎患者纤维喉镜检查，显示右声带、披裂黏膜充血、肿胀，右声带运动受限

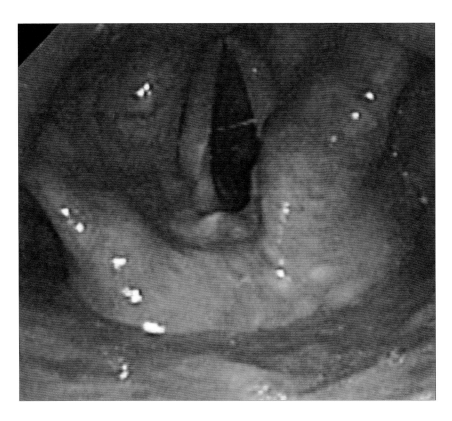

图 1-169. 类风湿关节炎患者纤维喉镜检查，显示右杓状软骨黏膜肿胀，右声带固定，声带较左侧松弛，诊断为环杓关节炎

（5）颞颌关节

　　在类风湿关节炎中，颞颌关节受累者比较常见，表现为张口受限和关节疼痛，晚期可出现下颌缩短或"呆下巴"畸形（gump jaw）。患者颞颌关节部位有触痛，张口和闭口运动时可感到摩擦感。颞颌关节的影像表现包括骨骼侵蚀及囊性变、骨质疏松、颞骨关节盂变平等。

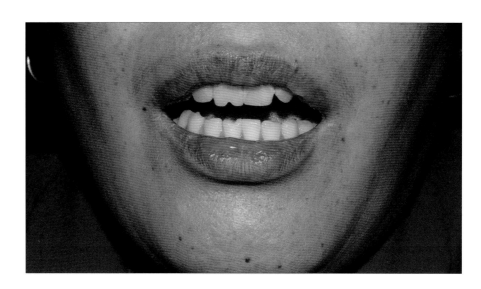

图 1-170. 类风湿关节炎患者颞颌关节受累，引起张口受限

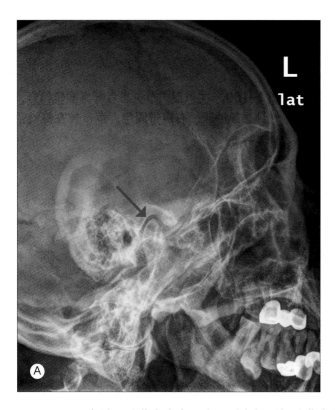
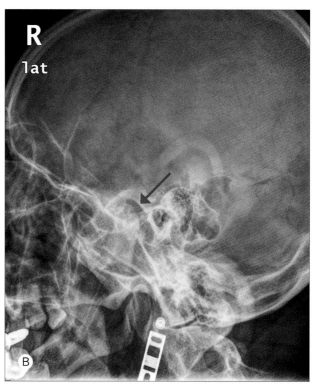

图 1-171. 类风湿关节炎患者，张口时右侧颞颌关节疼痛，局部有压痛，头颅 X 线侧位像

图 A： 左侧颞颌关节正常　　　　　　　　　　　　　　　**图 B：** 右侧颞颌关节间隙增宽，可见骨侵蚀

（6）髋关节

早期的类风湿关节炎患者较少有髋关节受累，进展期时有髋关节受累的患者可达50%以上。表现为腹股沟区疼痛，行走和起立困难，大腿内旋受限。疼痛可沿大腿前内侧向膝部放射，患者为了舒适，患肢常处于轻度屈曲和外旋状态。

髋部放射学改变有：股骨头出现塌陷和吸收，髋臼变形，向中间推进，导致髋臼前突。股骨头发生囊性变，且与关节腔相通。

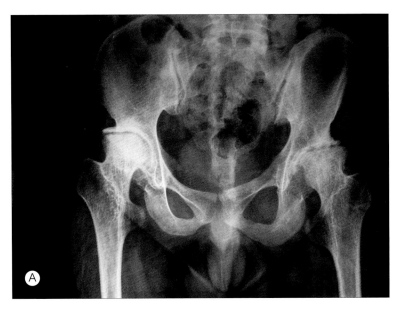

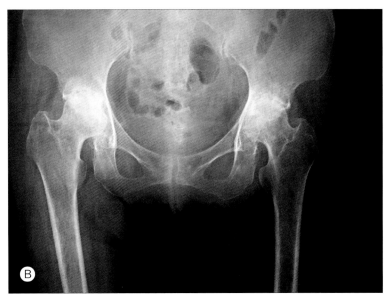

图 1-172. 不同类风湿关节炎患者骨盆 X 线正位平片像
图 A： 双侧髋关节间隙均明显变窄，股骨头及髋臼明显骨质增生，并少许骨破坏。双侧髋关节均呈现半脱位

图 B： 双侧髋关节间隙均明显变窄、消失，并少许骨破坏

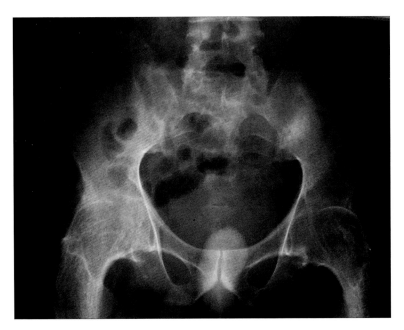

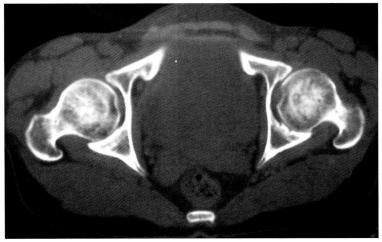

图 1-173. 类风湿关节炎患者骨盆 X 线正位平片像，显示双髋关节骨质融合

图 1-174. 类风湿关节炎患者髋关节 CT 轴位平扫图像，显示双侧髋关节间隙均变窄，左侧髋臼可见骨侵蚀，左侧股骨头密度不均匀

四、类风湿关节炎骨质疏松

类风湿关节炎患者由于炎症和废用导致病变关节骨质吸收大于骨的合成，出现受累关节骨质疏松。晚期患者常由于活动减少、年龄、药物影响（尤其是糖皮质激素）出现全身性骨质疏松。

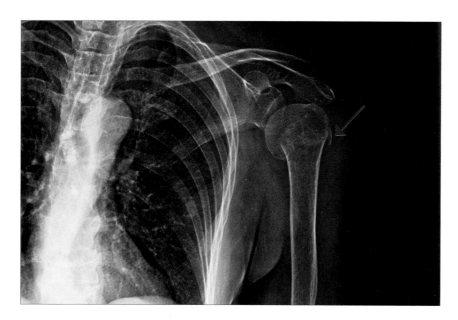

图 1-175. 类风湿关节炎患者左肩部 X 线像，显示左肩关节骨质疏松，左肱骨外髁颈骨折

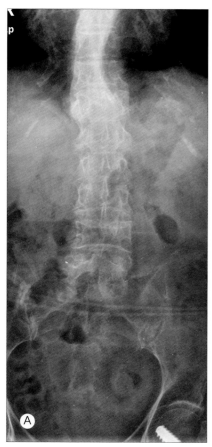

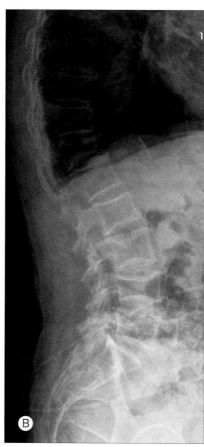

图 1-176. 类风湿关节炎患者胸腰椎 X 线像，显示胸腰椎骨质疏松，胸、腰椎多发压缩性骨折，引起脊柱侧弯畸形

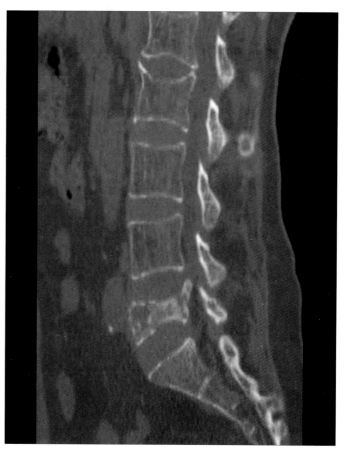

图 1-177. 类风湿关节炎患者腰椎 CT 扫描检查，显示腰椎椎体及附件骨质疏松，第 5 腰椎体压缩变扁

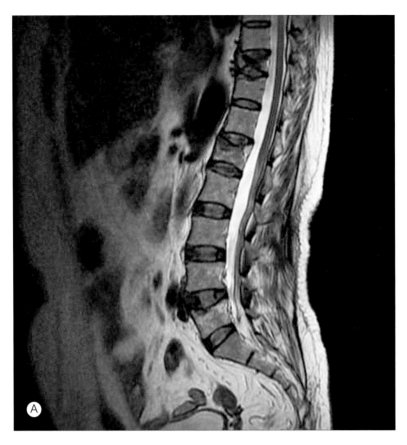

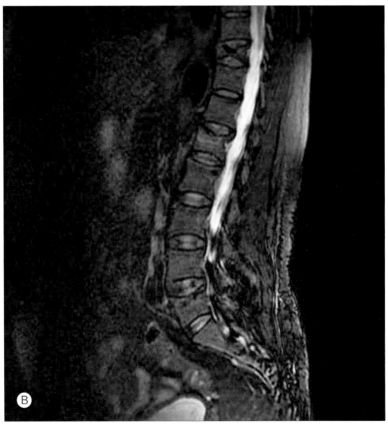

图 1-178. 类风湿关节炎患者胸腰椎 MRI（**图 A**：T1 像；**图 B**：T2 压脂像）检查，显示胸 10、腰 1 椎体压缩性骨折

五、类风湿关节炎的关节外表现

1. 类风湿结节

　　类风湿结节是本病患者常见的关节外病变，见于约 20% 的类风湿关节炎患者。结节为圆形或椭圆形肿物，可单发，亦可多发，质地较硬，大小由几毫米至数厘米不等，一般不痛。易发生在经常受压或摩擦部位的皮下、肌腱或骨膜上，如枕部、肘部、尺骨近端鹰嘴、足跟、坐骨结节等处，也可位于肺、

胸膜、心包、心肌等内脏部位。病理常显示结节中心部为纤维素样坏死组织和含有 IgG 免疫复合物的无结构物质，周围是呈栅栏状排列的成纤维细胞，外周浸润着单核细胞、淋巴细胞和浆细胞。类风湿结节与疾病活动性有关，病情缓解时结节也可随之消失。

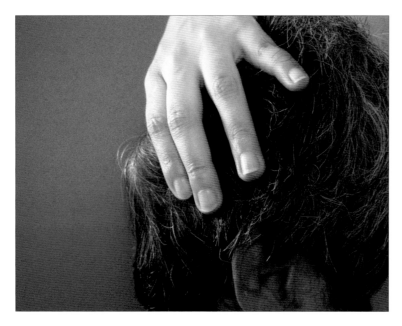

图 1-179. 类风湿关节炎患者枕部出现较大的类风湿结节

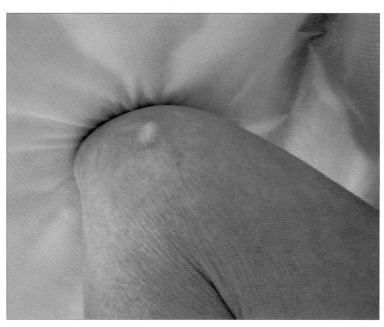

图 1-180. 类风湿关节炎患者肘关节周围类风湿结节

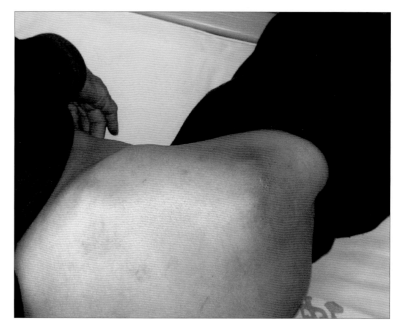

图 1-181. 类风湿关节炎患者髋关节外侧类风湿结节

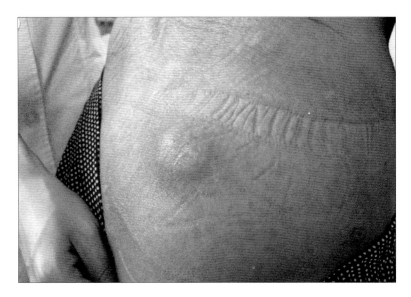

图 1-182. 类风湿关节炎患者骶部类风湿结节

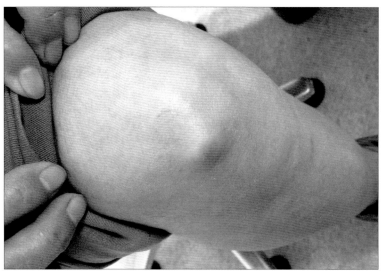

图 1-183. 类风湿关节炎患者膝关节伸侧类风湿结节

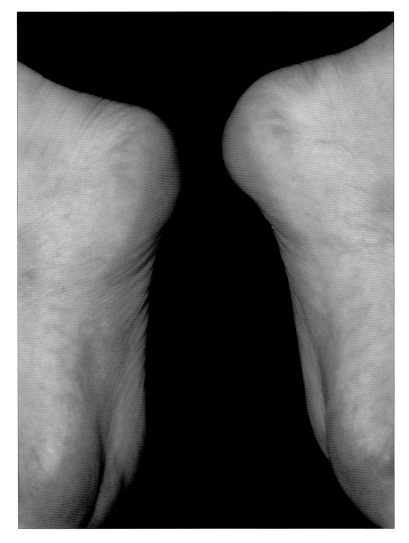

图 1-184. 类风湿关节炎患者左侧跟骨处类风湿结节

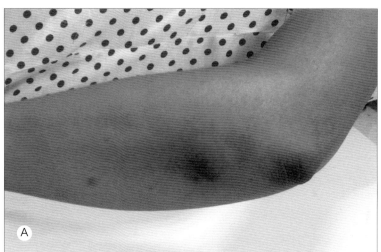

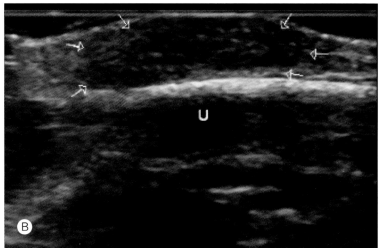

图 1-185. 类风湿关节炎患者肘部类风湿结节

图 A: 前臂伸侧可见花生米大小皮下结节，质硬，不能活动

图 B: 超声显示为皮下长圆形低回声结节，边界清楚。U: 尺骨

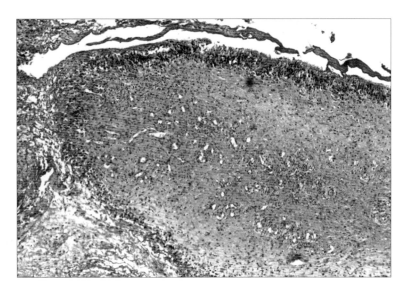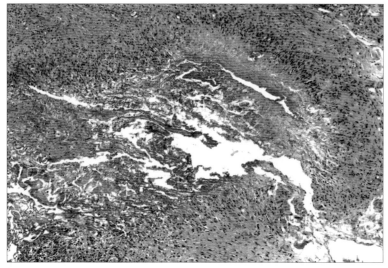

图 1-186. 类风湿关节炎患者肘关节类风湿结节病理检查，显示中央由纤维蛋白和免疫复合物沉积形成的坏死性物质，呈均质性红染，边缘为栅栏状排列的组织细胞，周围是单个核细胞浸润的肉芽肿组织，最外层环绕胶原囊，并伴血管周围慢性炎症细胞浸润

─────── **2. 血管炎** ───────

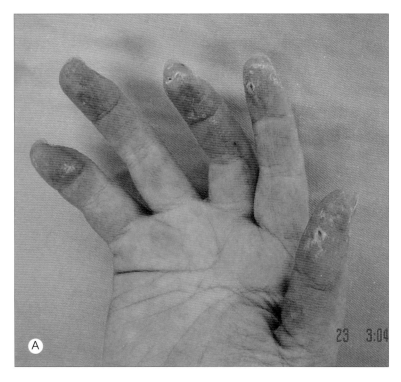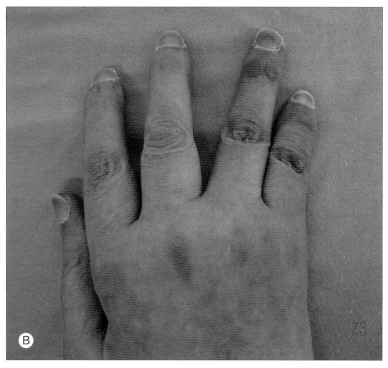

图 1-187. 类风湿关节炎患者手部血管炎病变

图 A： 指腹血管炎样皮疹，小灶梗死愈合后遗留的瘢痕

图 B： 指关节伸侧红斑，甲周红斑，第 4 指指甲下出血

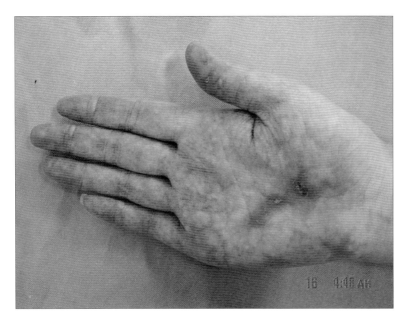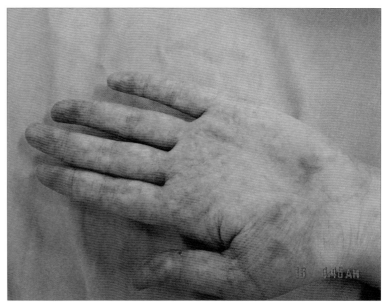

图 1-188. 类风湿关节炎患者双手掌面因血管炎引起红斑、皮肤梗死愈合后遗留的瘢痕

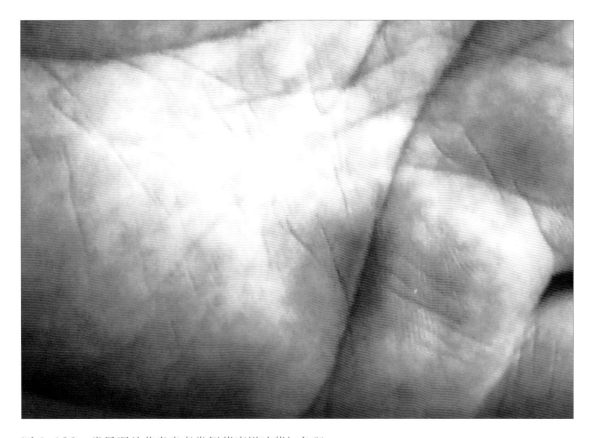

图 1-189. 类风湿关节炎患者掌侧紫癜样暗紫红色斑

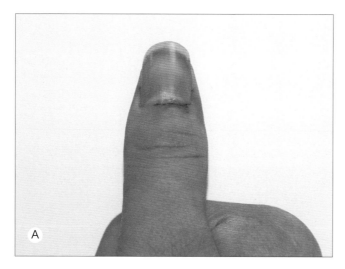
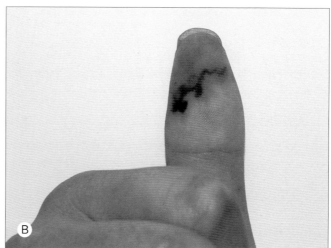

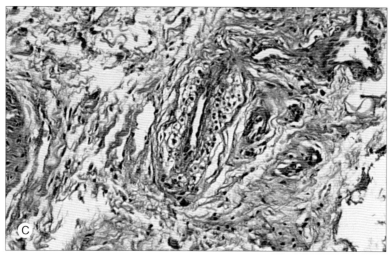

图 1-190. 患者右手拇指发凉、疼痛半个月。化验 RF 及抗 CCP 抗体阳性。3 个月后出现掌指关节及近端指间关节肿痛伴晨僵，诊断为类风湿关节炎

图 A、图 B: 右拇指局部发绀，缺血坏死，右指腹凹陷

图 C: 右拇指局部坏死部位手术切除，切除标本病理检查，显示血管腔狭窄，内皮细胞肿胀，黏液样变性，管壁见有淋巴细胞浸润

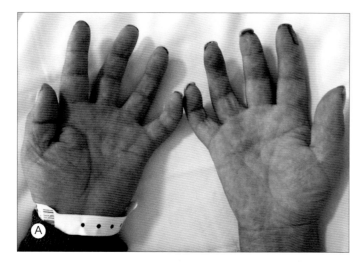
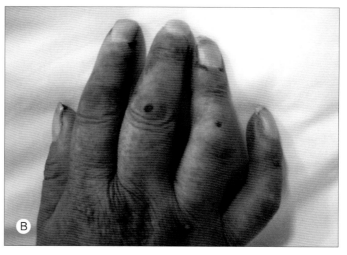

图 1-191. 类风湿关节炎患者甲周、手指伸侧可见坏死灶，为血管炎的表现

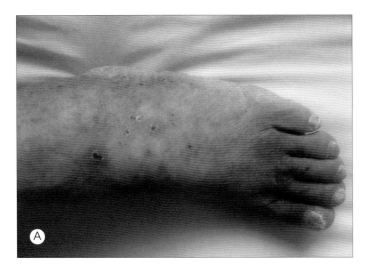

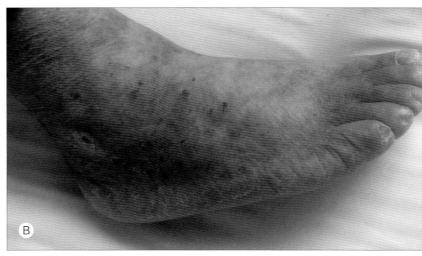

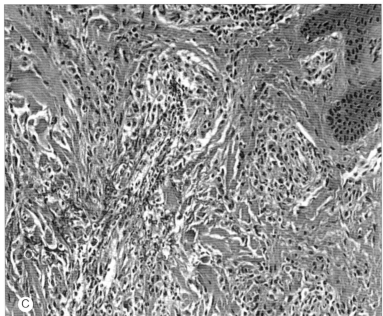

图 1-192. 类风湿关节炎患者足部血管炎

图 A、图 B: 足部皮肤血管炎样皮疹

图 C: 皮肤活检，显示真皮层及真皮浅层小血管内皮增生、肿胀，血管壁及血管周围见淋巴细胞、中性粒细胞及少 数嗜酸细胞浸润，并见核尘样颗粒

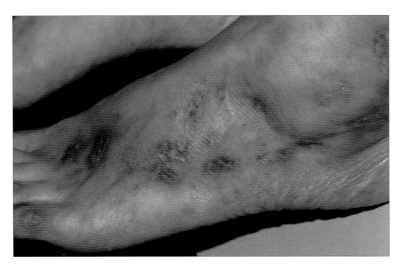

图 1-193. 类风湿关节炎患者，足踝部皮肤血管炎，溃烂愈合后形成瘢痕

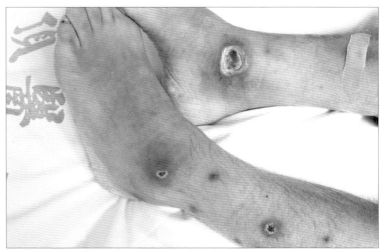

图 1-194. 类风湿关节炎患者，足踝部及小腿皮肤血管溃疡

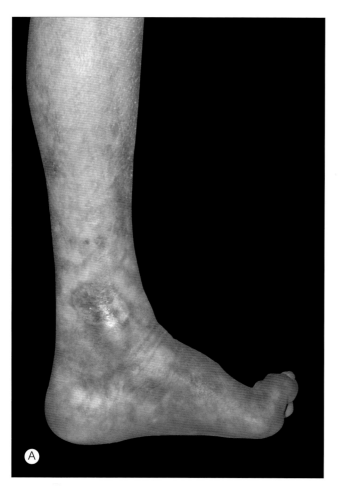
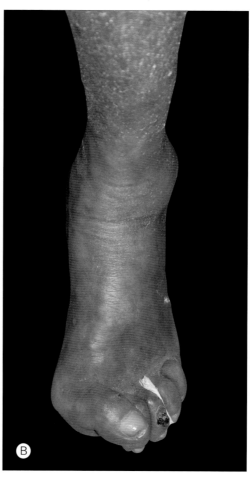

图 1-195. 类风湿关节炎患者，小腿可见网状青斑样皮疹，是由于局部的血管 远端闭塞而引起的供应皮肤表层的血管呈代偿性扩张所致。踝部、小腿腹可见皮肤溃疡愈合后瘢痕

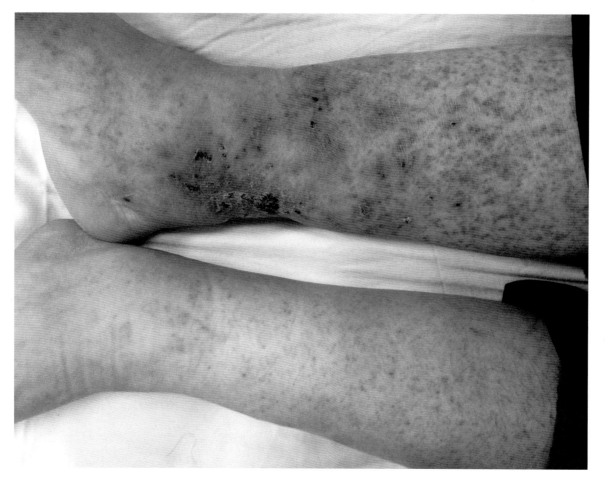

图 1-196. 类风湿关节炎患者，双下肢可见紫癜样皮疹，右下肢更为显著，右内踝可见皮肤坏死结痂

3. 呼吸系统病变

类风湿关节炎肺部病变至少有六种表现形式: (1) 胸膜炎; (2) 肺间质纤维化; (3) 结节性肺病; (4) 支气管炎; (5) 肺动脉高压; (6) 小气道病变。

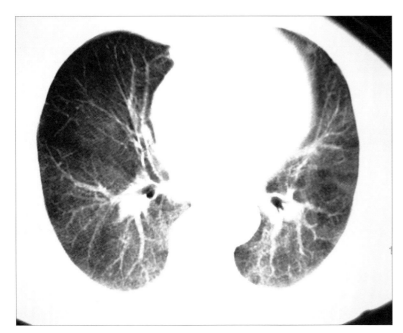

图1-197. 类风湿关节炎患者伴有弥漫性肺间质病变，胸部CT肺窗扫描检查，显示双肺弥漫的磨玻璃样阴影

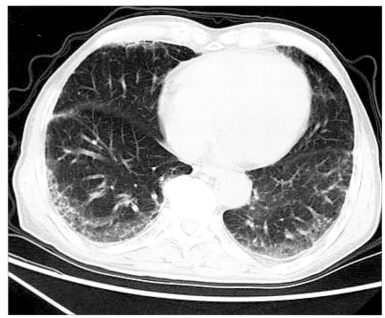

图1-198. 类风湿关节炎合并间质性肺炎患者，胸部CT扫描检查，显示双下肺外带网格状影

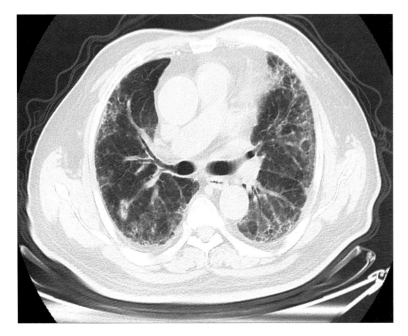

图1-199. 类风湿关节炎合并间质性肺炎患者，胸部CT扫描检查，显示双肺弥漫性网格状影

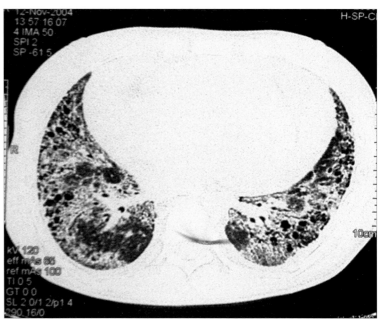

图1-200. 类风湿关节炎合并间质性肺炎患者，胸部CT扫描检查，显示双肺可见网格状影及多发肺大疱

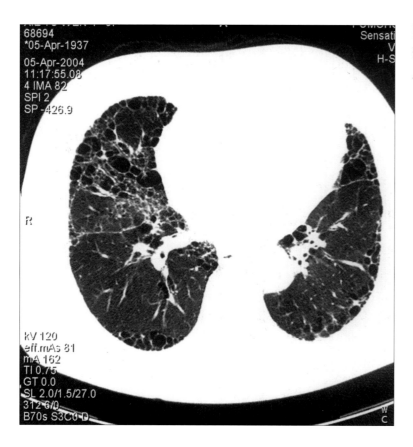

图1-201. 类风湿关节炎合并肺间质纤维化患者胸部CT扫描检查，显示双肺弥漫的圆形薄壁透亮影、蜂窝影，以胸膜下为著，双肺见多处索条影及弥漫的网格线影，双侧胸膜增厚

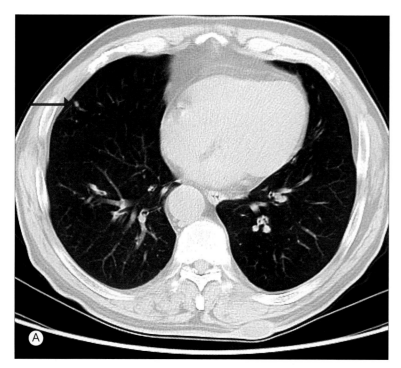
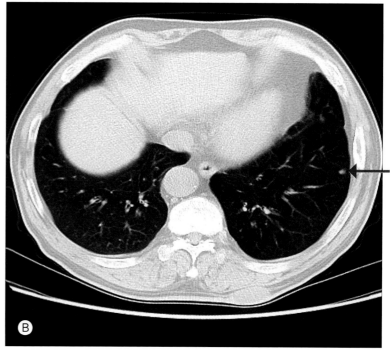

图1-202. 类风湿关节炎患者胸部CT扫描，显示肺内多发结节影，考虑类风湿结节

4. 心血管病变

心脏病变包括心包炎、心肌炎、心内膜炎、传导阻滞、冠状动脉炎、肉芽肿性主动脉炎及瓣膜疾病等。心血管疾病是 RA 患者最重要的致死病因，RA 患者的心血管疾病风险也明显高于正常人群。其中的机制可能与慢性炎症和动脉粥样硬化的紧密联系相关。

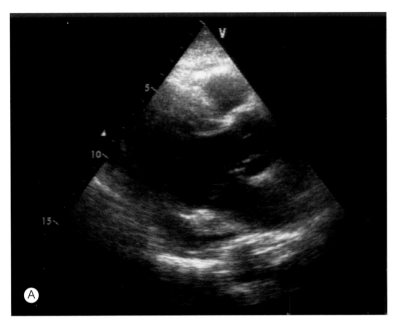
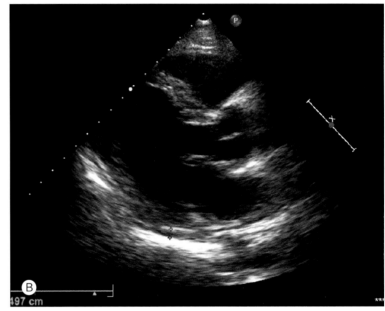

图 1-203. 类风湿关节炎患者，除关节肿痛外，伴有明显心悸症状。心电图显示窦性心动过速，超声心动图检查显示心包积液（**图 A**）。给予泼尼松治疗 1 周后，心悸减轻，复查心脏彩超显示心包积液明显减少（**图 B**）

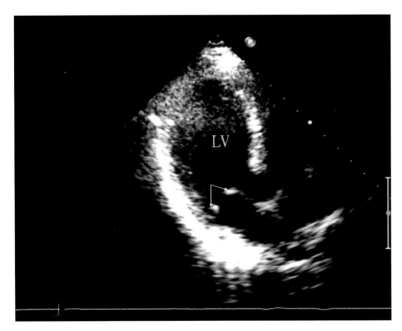
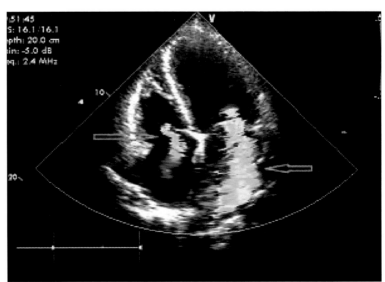

图 1-204. 类风湿关节炎患者超声心动图检查，显示二尖瓣前后叶瓣尖增厚，回声增强（箭头所指），与风湿性心脏病二尖瓣病变类似，但程度轻微。LV：左心室

图 1-205. 类风湿性关节炎患者，心脏彩超检查，显示二尖瓣由于增厚关闭不全，导致二尖瓣大量反流（右侧箭头所指），三尖瓣少量反流（左侧箭头所指）

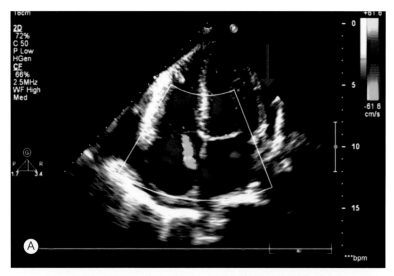
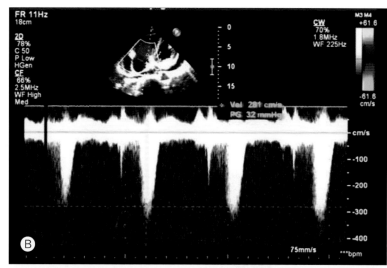
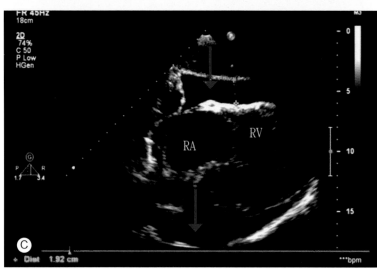
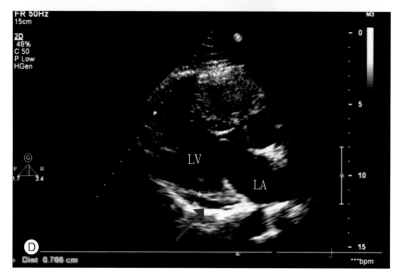

图1-206. 类风湿关节炎患者,病史20余年,关节经常肿痛,活动时常常气短,下肢轻度水肿,超声心动图检查,显示心包有中至大量积液,并有轻度肺动脉压升高,经泼尼松、雷公藤等药物治疗后,关节肿痛和气短明显减轻, 心包积液消失

图A: 三尖瓣少量反流和心包积液 (箭头所指液性暗区)

图C: 右心室游离壁心包积液厚 19mm (箭头所指)

图B: 连续多普勒测量三尖瓣反流速度 3.0m/s,估测肺动脉收缩压 41mmHg

图D: 治疗 3 个月后复查仅在左室下后壁残留少量心包积液 (箭头所指,测量为7.6mm)。RA: 右心房;RV: 右心室;LA: 左心房;LV: 左心室

─────── **5. 淋巴结肿大** ───────

淋巴结增大常见于类风湿关节炎病情活动期，在腋窝、滑车上均可触及肿大、活动、无明显压痛的淋巴结。随病情好转，肿大的淋巴结可逐渐缩小。

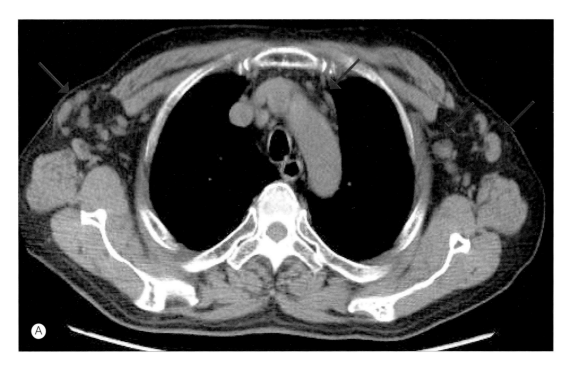

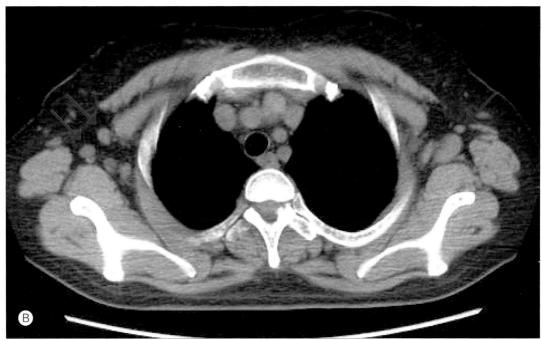

图 1-207. 类风湿关节炎患者胸部 CT 扫描检查，显示腋下及纵隔淋巴结肿大（**图 A、图 B**）

6. 肾脏病变

类风湿关节炎的肾脏病变主要分为肾淀粉样变、免疫复合物性肾炎及药物治疗相关的肾损害三类。长期慢性炎症的作用导致 AA 型肾脏淀粉样变，多见于类风湿关节炎病史长于 10 年以上的患者。淀粉样蛋白物质可发生于肾小球、肾小管基底膜、肾间质及小血管壁等处，表现为浅粉染均质状物质呈团块状沉积，刚果红染色阳性，电镜下显示直径 8~11nm 的纤维丝结构。与源自免疫球蛋白轻链的 AL 型淀粉样变在形态上难以区分，可以通过免疫组化染色进行鉴别。抗血浆淀粉样蛋白 A（SAA）染色为阳性，而免疫球蛋白和轻链的染色为阴性。类风湿关节炎相关的肾小球肾炎，主要表现为系膜增生肾小球肾炎、膜性肾病和 IgA 肾病等病理类型，也可见局灶增生性或坏死性肾小球肾炎、肾小球微小变、局灶节段性肾小球硬化症等，其病理改变与原发性肾小球肾炎相似。治疗类风湿性关节炎的药物也可导致相应的肾脏损害，常见的有金制剂及青霉胺所致的膜性肾病、解热镇痛药引起的肾乳头坏死和慢性间质性肾炎、非类固醇类抗炎药（NSAIDs）导致的急性肾小管坏死、急性间质性肾炎伴或不伴肾小球微小病变等。也有报道环孢素或与非甾体抗炎药共同使用导致的肾损害，表现为肾小管空泡变性、肾间质纤维化及小动脉内膜增厚等。

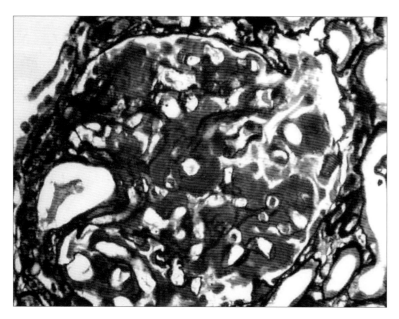

图1-208. 类风湿关节炎患者继发性淀粉样变的肾活检病理检查，显示肾小球系膜区及节段性基底膜无细胞性增宽（PASM 染色）

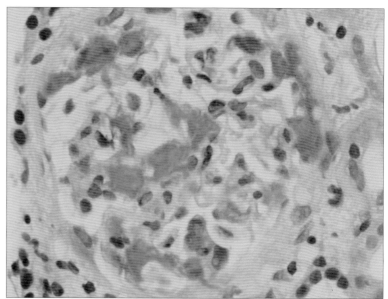

图1-209. 类风湿关节炎患者肾活检病理检查，显示肾小球系膜区沉积物，刚果红染色阳性，提示肾脏有淀粉样变（刚果红染色）

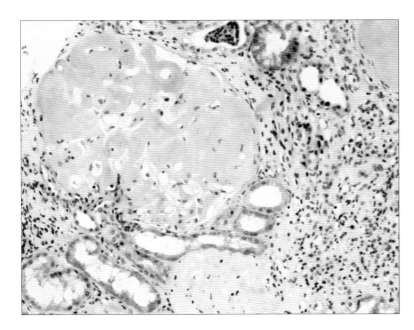

图 1-210. 类风湿关节炎患者肾脏组织病理检查，显示肾小球结构破坏，可见大量团块状嗜伊红物质沉积（HE 染色）

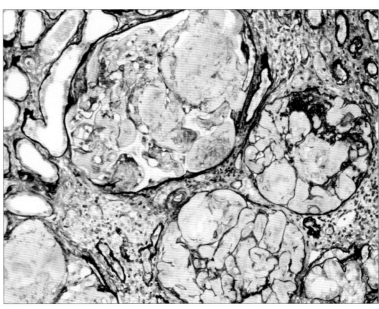

图 1-211. 类风湿关节炎患者肾脏组织病理检查，显示肾小球结构破坏，大量团块状均质性物质沉积（HE 染色）

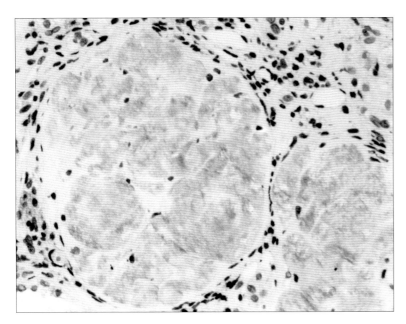

图 1-212. 类风湿关节炎患者肾脏组织病理检查，显示肾小球内的沉积物，刚果红染色阳性，提示肾脏淀粉样变（刚果红染色）

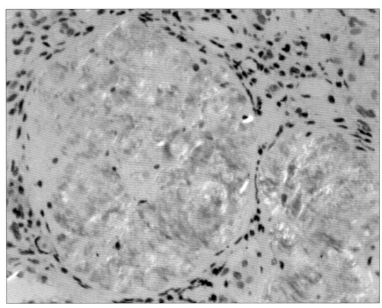

图 1-213. 类风湿关节炎患者肾脏组织病理检查，显示肾小球内刚果红染色阳性的沉积物，偏振光下呈苹果绿折光（刚果红染色）

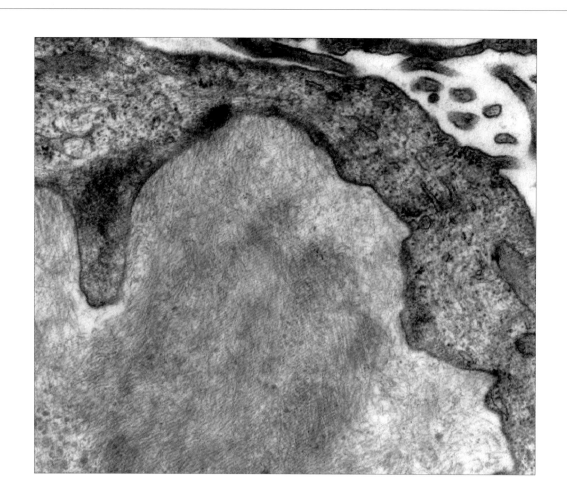

图 1-214. 类风湿关节炎患者，电镜下观察肾脏组织的病理改变，显示肾小球内的淀粉样变物质，呈直径 8~10nm 的细纤维结构（电镜 ×40000）

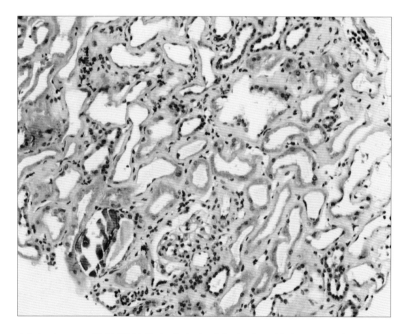

图 1-215. 类风湿关节炎患者肾脏组织病理检查，显示肾小管上皮细胞变性，刷状缘脱落，部分细胞崩解、钙化伴灶状再生（HE 染色）

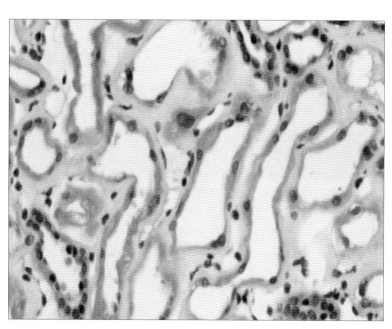

图 1-216. 类风湿关节炎患者肾脏组织病理检查，显示肾小管上皮细胞崩解及灶状再生（HE 染色）

─────── **7. 神经系统病变** ───────

类风湿关节炎神经系统损害多由血管炎引起，出现多个或单个肢体局部性感觉缺失、垂腕征、垂足征。局部组织肿胀明显压迫神经时可导致嵌压性周围神经病，如腕管综合征。

寰枢关节脱位压迫脊髓时可出现颈肌无力、颈部疼痛和步态异常。硬脑膜类风湿结节可引起脑膜刺激征。

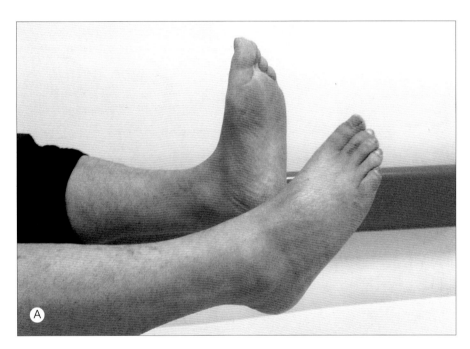

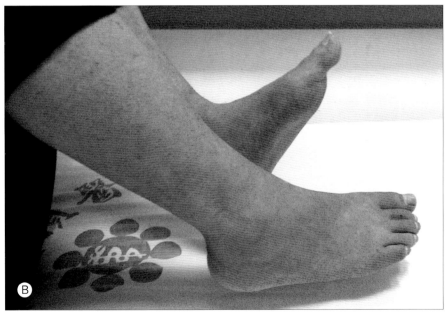

图 1-217. 类风湿关节炎患者，左足活动自如，右足不能背屈。肌电图检查，显示右腓总神经损害

8. 眼部病变

    类风湿关节炎患者可出现干燥性角结膜炎。类风湿结节累及巩膜时，可引起巩膜外层炎、巩膜炎、巩膜软化或穿孔。眼底血管炎可引起视力障碍或失明。

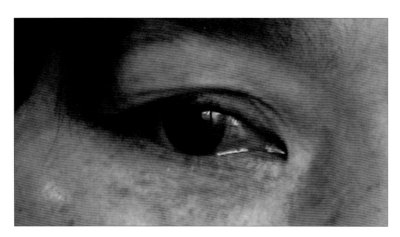

图 1-218. 类风湿关节炎患者并发结膜炎，右眼结膜混合性充血

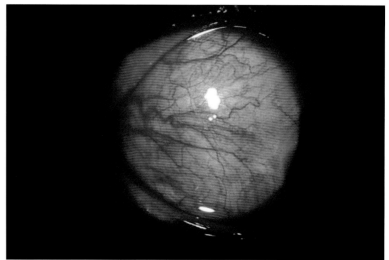

图 1-219. 类风湿关节炎患者，巩膜血管弥漫性充盈扩张，提示并发巩膜炎

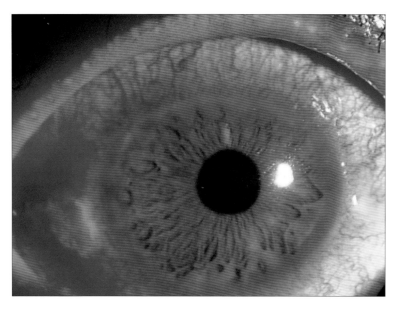

图 1-220. 类风湿关节炎患者，结膜和巩膜血管充血扩张，提示眼结膜炎和巩膜炎

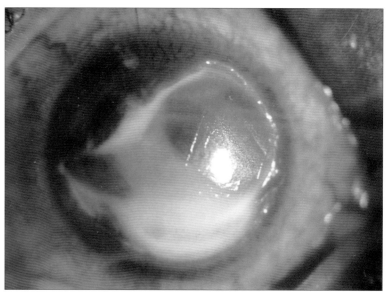

图 1-221. 患者，女性；58 岁，患类风湿关节炎 29 年。双眼畏光、磨砂感 2 个月，视力逐渐出现减退。眼科检查：左眼结膜充血，左眼角膜局限白色浑浊，中下方角膜变薄；右眼无明显异常。诊断：类风湿关节炎，并发左眼角膜炎及角膜溃疡

六、相关的自身抗体

类风湿关节炎相关自身抗体谱

自身抗体	靶抗原	敏感性（%）	特异性（%）	临床意义
抗核抗体（ANA）	各种细胞核及细胞浆抗原成分	33~72	不高	RA 非特异性抗体，多种结缔组织病的筛选实验
类风湿因子（RF）	变性的免疫球蛋白 G Fc 段成分	60~78	76~86	RA 分类标准实验室指标之一，RA 非特异性抗体，RA 的筛选实验，与患者病情活动及关节外表现相关
隐性类风湿因子（HRF）	变性的免疫球蛋白 GFc 段成分	50~75	70~90	RA 相关性抗体，与患者病情活动相关
核周因子（APF）	位于人颊黏膜上皮细胞胞质内的透明角质颗粒内，具体成分尚不清楚	49~86	78~90	RA 特异性抗体，疾病早期及 RF 阴性患者血清中可出现。与 AKA 密切相关
角蛋白抗体（AKA）	出现于人表皮细胞分裂晚期的聚角蛋白微丝蛋白（filaggrin）	33~73	87~95	RA 特异性抗体，疾病早期可出现。可作为疾病活动度和预后判断的指标
抗聚角蛋白微丝蛋白抗体（AFA）	人类表皮细胞胞浆内的聚丝蛋白	36~54	94~99	RA 相关性抗体，疾病早期可出现
环瓜氨酸肽（CCP）抗体	人工合成的环瓜氨酸肽	42~72	97~99	RA 特异性抗体，RA 的早期诊断、疾病活动度及预后判断的首选指标。可能参与 RA 发病
抗突变型瓜氨酸波形蛋白（MCV）抗体	58kD 的可瓜氨酸化的波形蛋白	70~82	91~95	RA 特异性抗体，敏感性、特异性较高
抗 Sa 抗体	瓜氨酸化的波状蛋白（vimentin）	27~40	79~98	RA 特异性抗体，早期诊断指标，与病情活动性相关。与 RF、AKA、APF 均有相关性
抗 RA33 抗体	异质性核糖核蛋白 A2（hnRNA-A2）	25~47	85~99	RA 特异性抗体，可出现于不典型的早期 RA 患者。与 RA36 同时出现
抗瓜氨酸化纤维蛋白原抗体（ACF）	瓜氨酸化的纤维蛋白原（fibrinogen）	56~67	85~93	RA 特异性抗体，早期诊断指标，与血沉、抗 CCP 抗体、AKA 相关

RA：类风湿关节炎

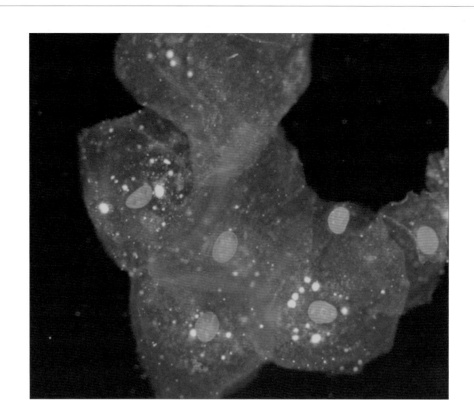

图 1-222. 抗核周因子抗体阳性（人颊黏膜细胞抗原基质）

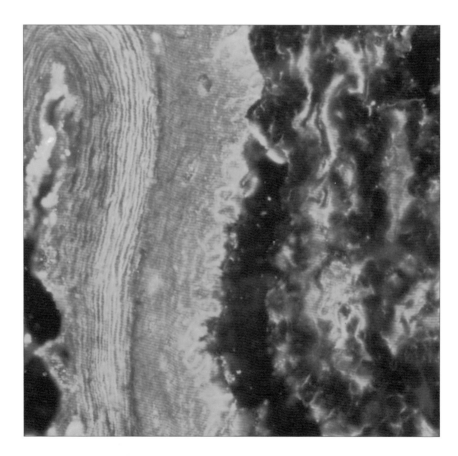

图 1-223. 抗角蛋白抗体阳性（大鼠食管组织抗原基质）

（蒋　明　王少坤　孙铁铮　薛华丹　初从秋　苏厚恒　朱朝晖　王素霞）

第二章 干燥综合征

概　论

干燥综合征（Sjogren's syndrome，SS）是一个主要累及外分泌腺体的慢性炎症性自身免疫病。临床表现包括口干燥症、眼干症及其他外分泌腺体受累表现，以及脏器受累而引起的全身症状。血清中常可查到多种自身抗体，伴有高免疫球蛋白血症。

其致病因素和发病机制还不完全明了，可能在遗传基因、病毒感染、性激素异常等多种因素共同作用下，导致自身免疫功能障碍，通过各种细胞因子和炎症介质而引起相关组织受损。此病的基本病理改变是淋巴细胞浸润多种外分泌腺体，导致受侵的腺体外分泌功能受损而出现各种临床表现。最易受侵的外分泌腺有唇腺、唾液腺、泪腺。胰腺、胃肠道黏膜、肾间质和肺间质等处腺体也可以受到损害。

干燥综合征分为原发性和继发性两种。前者指不伴有其他疾病的单纯性干燥综合征，后者是指伴有另一诊断明确的结缔组织病，如系统性红斑狼疮、类风湿关节炎、系统性硬化等。本文主要论述原发性干燥综合征。

原发性干燥综合征在我国人群的患病率为0.13%~0.17%，在老年人群中患病率为3%~4%。女性多见，男女之比为1:（9~20）。发病年龄多在40~50岁，但也可见于儿童。

干燥综合征患者中，唾液腺和泪腺最易受损，引起唾液和泪液分泌减少，腮腺肿大。所以口干、眼干和腮腺肿大是其最常见的症状，也是诊断此病的主要依据之一。此外患者还可有多饮、口角皲裂、舌光滑或干裂、猖獗齿、吞咽困难、眼异物磨擦感、泪少、眼分泌物粘稠等。其他浅表部位如鼻、硬腭、阴道粘膜的外分泌腺体均可受累，使其分泌减少而出现相应症状。

除口、眼干燥表现外，患者还可出现全身症状如乏力、低热等。约有2/3的患者可以出现系统损害。常见受损的脏器有肺、胃肠道、肾、神经系统、血液和肌肉骨骼等。

本病患者常有皮肤病变，包括紫癜样皮疹、雷诺现象、结节红斑、皮肤血管炎等。关节痛较为常见，多为非侵蚀性关节炎。约有5%的患者有肌炎的表现。

肺部受损比较常见。可因呼吸道干燥而致痰液黏稠，不易咳出。肺部的主要病理改变为间质性病变，部分出现弥漫性肺间质纤维化，少数患者可因此而呼吸功能衰竭导致死亡。早期肺间质病变在肺部X线片上并不明显，只有高分辨肺CT扫描时方能发现。患者肺部出现肺大泡者也比较常见。另有小部分患者出现肺动脉高压。有肺纤维化及重度肺动脉高压者预后不佳。

消化系统受累可出现萎缩性胃炎、小肠吸收功能和胰腺外分泌功能减退。大约有25%的干燥综合征患者合并原发性胆汁性肝硬化。慢性胰腺炎亦非罕见。

原发性干燥综合征患者肾脏受损的最突出表现是远

端肾小管间质淋巴细胞浸润而致远端肾小管泌酸功能和钾回吸收功能减退，结果出现远端肾小管酸中毒和低血钾性周期性麻痹，严重者可出现肾钙化、肾结石及软骨病。少部分患者出现较明显的免疫复合物介导的肾小球损害，临床表现为大量蛋白尿、低白蛋白血症甚至肾功能不全。

大约有 10% 的干燥综合征患者有神经系统受损，中枢神经和周围神经均可累及，但以后者为多见。

本病与甲状腺疾病有一定关系。文献报告，10%~15% 的干燥综合征患者可合并甲状腺功能低下，20% 左右伴有自身免疫性甲状腺炎。

本病血液系统受累时，表现为白细胞减少或（和）血小板减少，血小板严重减少时可并发出血。

干燥综合征的特点之一是易合并淋巴组织增生性疾病。

5%~10% 的患者可有淋巴结肿大，文献报告本病患者容易并发淋巴瘤，有些上腹部不适的患者，胃镜检查可能发现有黏膜相关淋巴组织（MALT）淋巴瘤。不少患者在体内可出现淋巴结肿大，淋巴组织增生，病理检查则仍属正常，称之为假性淋巴瘤。少数假性淋巴瘤随着病程的延长，有可能发展为淋巴瘤，所以，有些学者认为，干燥综合症患者的假性淋巴瘤有可能是淋巴瘤的前期阶段。我国干燥综合征患者合并淋巴瘤者并不十分多见，但在随诊中必须密切观察其变化。

近几年来，对 IgG4 相关性疾病的研究有很大的进展，发现过去认为是干燥综合征的患者中，有些是 IgG4 相关性疾病。所以遇到干燥综合征患者时，应该做 IgG4 相关性疾病的必要检查，以免误诊。

诊断要点

干燥综合症缺乏特异性的诊断方法，早期诊断有一定困难。北京协和医院风湿免疫科分析报告 126 例原发性干燥综合征患者，由出现初发症状至确诊的间隔时间，平均为 9.8 年，最长者达 20 年之久，从中可以看出诊断本病的难度。所以，第一，对本病应提高认识和警惕性；其次，遇见疑似病例时，需综合患者的 临床表现、实验室检查、泪液和唾液分泌功能检测、腮腺管造影、唇腺活检检查等结果，排除其他可以引起口干、眼干的因素，认真分析，以便及时确诊。

干燥综合征患者的临床表现中，口、眼干燥是其主要症状，不少患者也是首发症状，但并非特异。唾液腺和淋巴结肿大、龋齿是本病比较常见的体征。高球蛋白血症是本病的特点之一。抗 SSA 和抗 SSB 抗体的阳性率较高，分别为 75% 和 50% 左右，其中抗 SSB 抗体的特异性高于抗 SSA 抗体。唾液腺流量测定和腮腺造影检查是本病较为敏感的指标。唇腺活检病理检查是诊断干燥综合征较敏感和特异的检查方法。取至少包括四个腺体小叶的唇黏膜活检组织，特征性表现为腺体内簇状淋巴细胞、浆细胞浸润，腺体萎缩，导管狭窄等特征。浸润细胞数 $\geqslant 50$ 为一个病灶，若在 $4mm^2$ 内能见到 1 个以上病灶则为阳性。

国际学术机构分别制定有数个有关干燥综合症的诊断标准，但尚未得到统一。目前，多数学者认为 2002 年修订的干燥综合症国际分类标准相对较为完善。

2002 年国际干燥综合征分类标准

1. 口腔症状：三项中有一项或一项以上

    （1）每日感到口干持续 3 个月以上

    （2）成人腮腺反复或持续肿大

    （3）吞咽干性食物时需用水帮助

2. 眼部症状：三项中有一项或一项以上

    （1）每日感到不能忍受的眼干持续 3 个月以上

    （2）反复感到有砂子进眼或磨砂感

    （3）每日需用人工泪液 3 次或 3 次以上

3. 眼部体征：下述检查任一项或一项以上阳性

    （1）在非麻醉条件下，Schirmer 试验阳性（≤ 5mm/5min）

    （2）角膜染色阳性（≥ 4 Van Bijsterveld 计分法）

4. 组织学检查：

    下唇腺淋巴细胞灶 ≥ 1（指 $4mm^2$ 组织内至少有 50 个淋巴细胞聚集于唇腺间质者为一个灶）

5. 唾液腺受损：下述检查任一项或一项以上阳性

    （2）腮腺造影显示腮腺导管扩张。

    （3）唾液腺同位素检查显示示踪剂摄取减慢、浓度减低和（或）分泌延迟

6. 自身抗体：抗 SSA 抗体或抗 SSB 抗体阳性（双扩散法）

1. 原发性干燥综合征：无任何潜在疾病情况下，按下述两条诊断。

（1）符合上述条目中的四条或四条以上，但条目中的组织学检查和自身抗体检测至少有 1 条阳性。

（2）条目 3、4、5、6 的 4 条中任 3 条阳性。

2. 继发性干燥综合征：患者有潜在的疾病（如任一结缔组织病），符合条目 1 和条目 2 中的任一条，同时符合条目 3、4、5 中任两条。

3. 诊断原发性或继发性干燥综合征者必须除外：颈头面部放疗史，丙肝病毒感染，艾滋病，淋巴瘤，结节病，移植物抗宿主病，应用乙酰胆碱药物（如阿托品、莨菪碱、溴丙胺太林、颠茄等）。

在 2012 年，ACR 又制定了新的干燥综合征分类标准，用可靠的客观检查更加严格地限定了干燥综合征的分类。

2012 年国际干燥综合征分类标准

具有干燥综合征相关症状 / 体征的患者，以下 3 项客观检查满足 2 项或 2 项以上，可以诊断为干燥综合征

1. 抗 SSA/Ro 和（或）抗 SSB/La 抗体阳性，或类风湿因子阳性同时伴 ANA ≥ 1:320

2. 唇腺病理活检示淋巴细胞灶 ≥ 1 个 /4mm^2

3. 干燥性角结膜炎伴 OSS 染色评分 ≥ 3 分（患者目前未因青光眼每日应用眼药水治疗且过去五年里未做过角膜手术或眼睑整容手术）

必须除外头面部和颈部放射治疗史，丙型肝炎病毒感染，获得性免疫缺陷综合征，结节病，淀粉样变性，移植物抗宿主病，IgG4 相关性疾病

备注

1. 4mm^2 腺体面积 ≥ 50 个淋巴细胞为 1 个灶，每 4mm^2 的灶的数量即为灶性指数 (Focus Score，FS)，12 个灶 /4mm^2 为 FS 的最高限；

2. 眼染色评分 (OSS)：是一个 0 ～ 6 分的角膜荧光素染色和 0 ～ 3 分的鼻侧及颞侧球结膜丽丝胺绿染色的总和，单侧评分总和 0 ～ 12 分。

图 解

一、口腔病变

---

1. 舌部病变

因唾液腺分泌功能受损，唾液减少而引起口干，舌质改变，口角糜烂，舌乳头萎缩，舌面光滑无光泽，有时出现口腔溃疡。

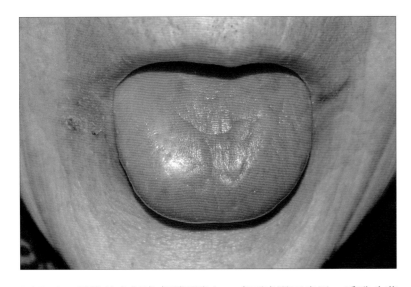

图 2-1. 干燥综合征患者舌面发红，表面光滑无光泽，舌乳头萎缩或消失

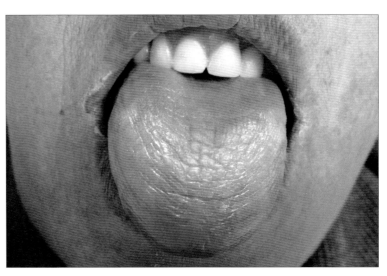

图 2-2. 干燥综合征患者舌面干燥无光泽，舌乳头萎缩或消失，口角糜烂，牙齿为义齿

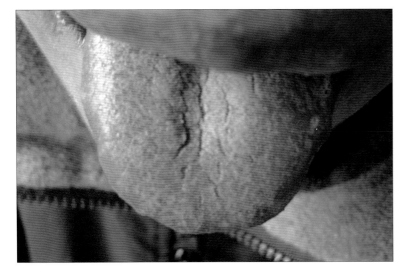

图 2-3. 干燥综合征患者舌周色红，舌面粗糙，有薄白苔和开裂

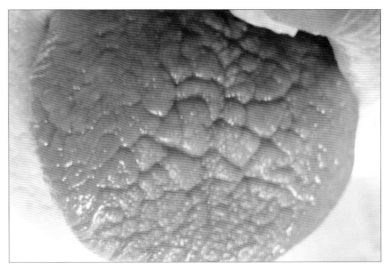

图 2-4. 干燥综合征患者舌面明显皲裂，呈"酱牛肉样"，属病程较晚期的临床表现

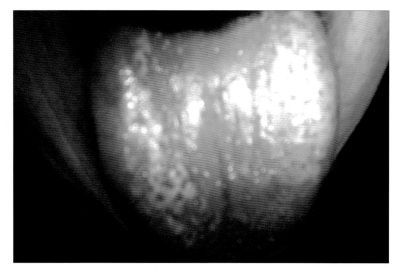

图 2-5. 干燥综合征患者舌红、光滑，舌面有白色渗出物，为白色念珠菌感染所致，这也是本病较常见的并发症

图 2-6. 干燥综合征患者，因口、唇干燥而引起口角炎

2. 牙齿病变

由于唾液腺受损，唾液分泌量减少，使口腔自洁功能下降，可导致患者出现严重龋齿，牙齿常出现小片状脱落，龋齿常见于牙齿邻面或牙颈部，严重者仅残留牙根，即"猖獗龋"。龋齿是本病常见的临床表现。

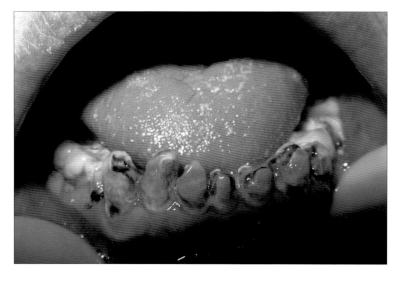

图 2-7. 干燥综合征患者，因为唾液减少，影响口腔清洁，容易发生龋齿，干燥综合征患者的这种严重龋齿称之为"猖獗龋"

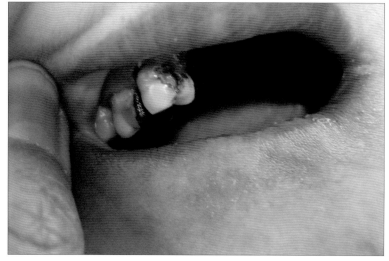

图 2-8. 干燥综合征患者的"猖獗龋"，多数牙齿脱落

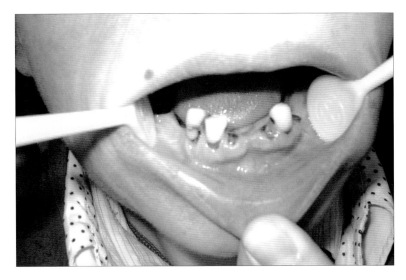

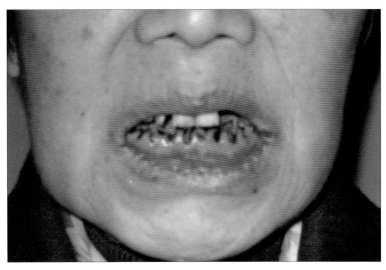

图 2-9. 干燥综合征患者的"猖獗龋"，残存牙根，近牙龈处发黑

图 2-10. 干燥综合征患者的"猖獗龋"，下牙仅残存黑色牙根

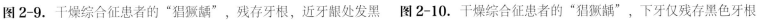

二、唾液腺病变

　　唾液腺包括腮腺、颌下腺和涎腺。本病患者腮腺或颌下腺常常急性肿大，反复发作，也可为慢性肿大，间断加重，呈对称性，表面光滑，不硬，伴疼痛和压痛，腮腺重度肿大时形成"松鼠样脸"。腮腺造影时，常可见腮腺导管及腺泡呈现异常改变，是诊断干燥综合征的重要指标之一。

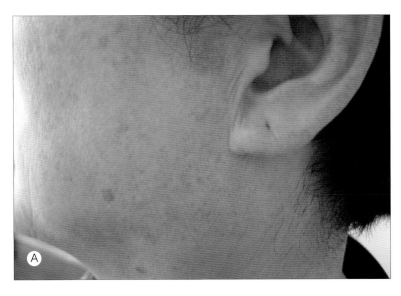

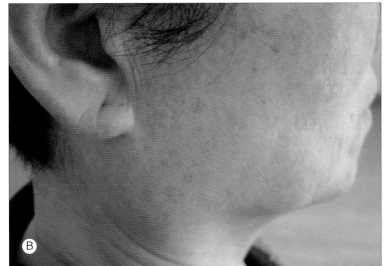

图 2-11. 干燥综合征患者双侧腮腺对称性肿大，表面光滑，皮肤不红

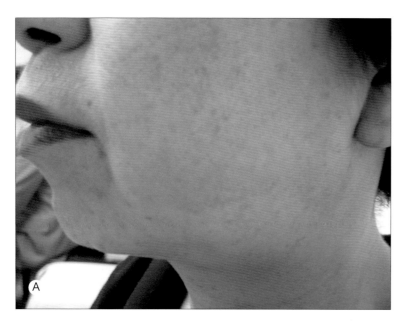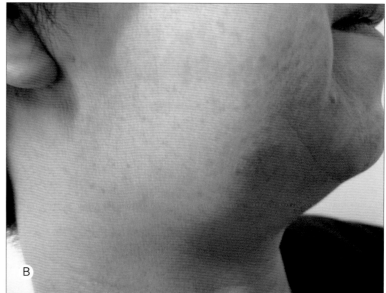

图 2-12. 干燥综合征患者双侧颌下腺对称性肿大，表面光滑，皮肤表面不红

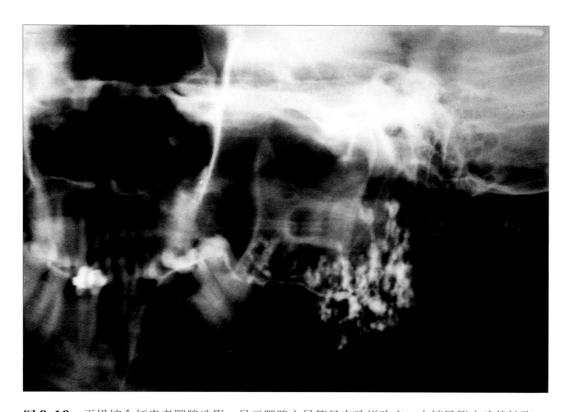

图 2-13. 干燥综合征患者腮腺造影，显示腮腺主导管呈串珠样改变，末梢导管小球状扩张

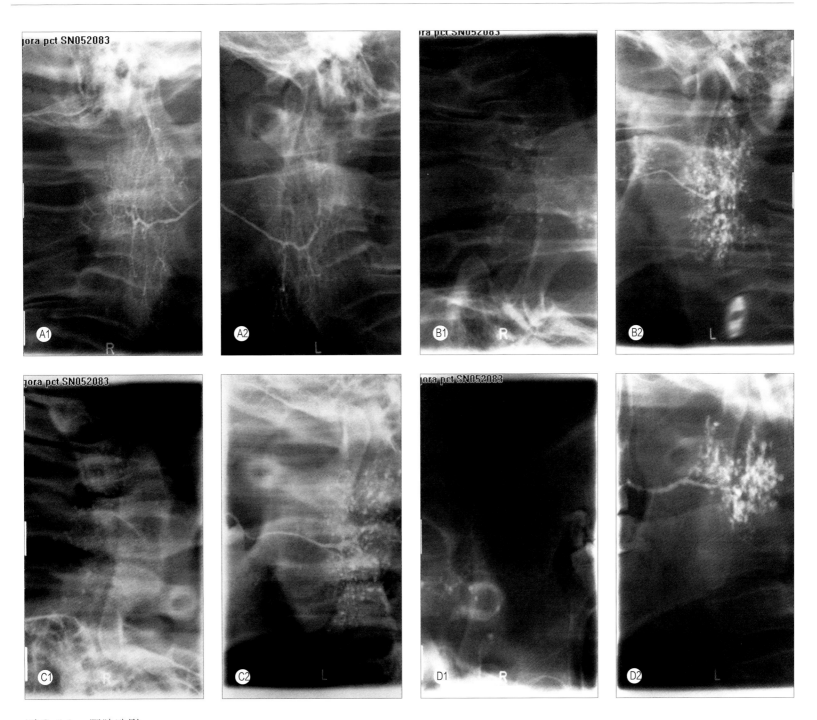

图 2-14. 腮腺造影

图 A： 正常腮腺造影

图 C： 干燥综合征患者腮腺造影显示主导管正常，分支导管不显影，末梢导管斑点到小球状扩张，排空功能延迟

图 B： 干燥综合征患者腮腺造影显示主导管正常，分支导管显影减少，末梢导管 斑点状扩张，排空功能延迟

图 D： 干燥综合征患者腮腺造影显示主导管扩张，分支导管不显影，末梢导管小球状扩张，腔洞形成，排空功能延迟

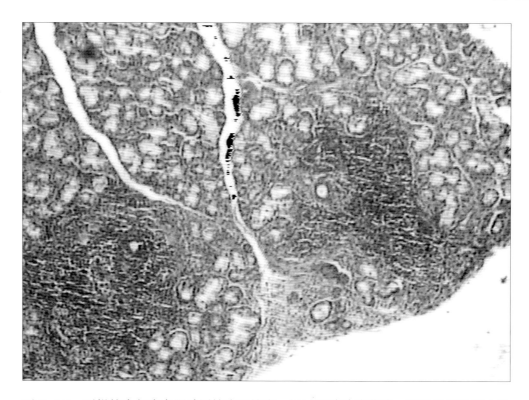

图 2-15. 干燥综合征患者腮腺活检病理检查，显示腮腺腺体萎缩，残留导管周围大量淋巴细胞、浆细胞簇状浸润，部分呈淋巴滤泡样结构

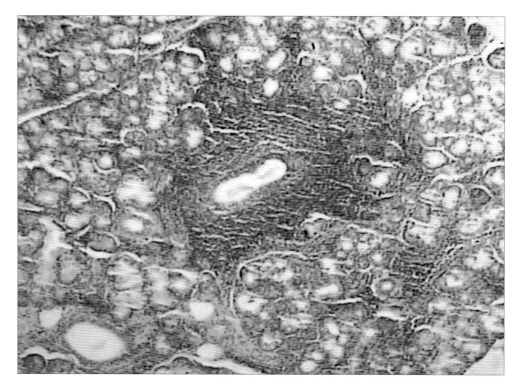

图 2-16. 干燥综合征患者腮腺活检病理检查，显示腮腺多灶性淋巴细胞浸润，腺泡破坏明显，可见多个导管残留

三、眼部病变

干燥综合征患者的泪腺因淋巴细胞浸润而导致腺体功能受损，泪液分泌量减少，使角膜、结膜上皮受到损伤。患者常出现眼部干涩、畏光、烧灼感、异物感、泪少等症状，甚至视力下降，伤心时"欲哭无泪"。部分患者有眼睑缘反复化脓性感染、结膜炎、角膜炎等。角膜上皮细胞脱落、可有角膜浑浊、严重者角膜溃疡或穿孔，部分患者可出现泪腺肿大。

眼部检查可以发现泪膜破碎时间缩短（BUT 检查），泪液分泌量减少（Schirmer 试验等）。用荧光素钠、孟加拉红或丽丝胺绿进行角膜、结膜上皮的活体染色时，常呈现阳性反应，用钴蓝灯光下观察时，病变显示更为清晰。病情轻者为少量的染色，染色点比较细小，主要在角膜下 1/3；病情重者染色范围大，占角膜 2/3 或以上，染色点大甚至融合成斑状，个别患者还可出现丝状角膜病变。重症患者还可能发生角膜缘新生血管和角膜溃疡等。

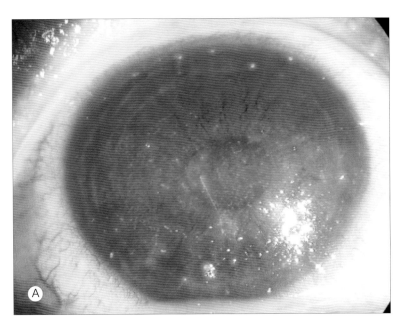

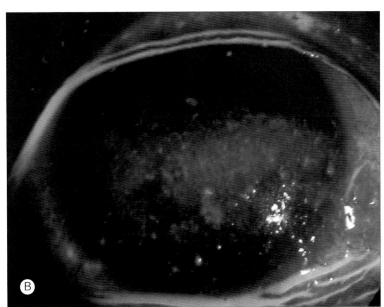

图 2-17. 干燥综合征患者眼部检查
图 A： 干燥导致的角膜上皮点状混浊

图 B： 角膜荧光素染色，在钴蓝光激发下可见黄绿色的角膜上皮染色

图 2-18. 干燥综合征患者角膜干燥斑（箭头所指）

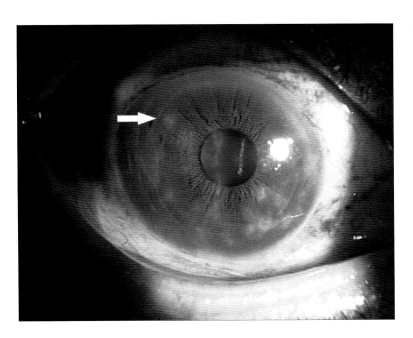

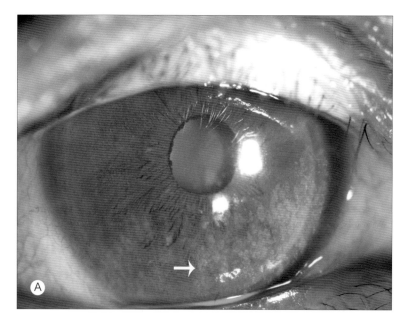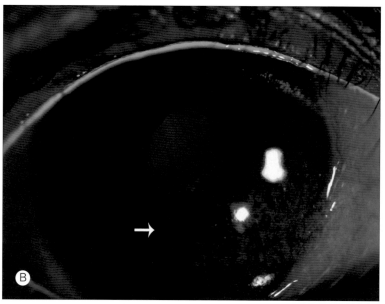

图 2-19.　干燥综合征患者眼部检查

图 A: 白光下角膜下方 1/2 范围内，有绿色的荧光素染色（白色箭头），表明患者角膜有损伤

图 B: 钴蓝光下角膜下方 1/2 范围内荧光素染色（白色箭头）

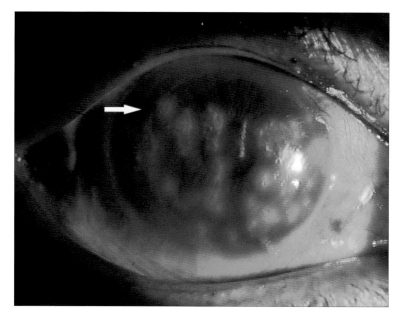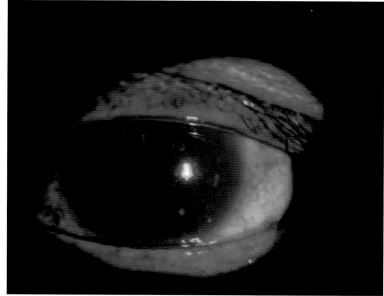

图 2-20.　干燥综合征患者，角膜表面可见斑状荧光素染色的干燥斑（白色箭头），突出于角膜表面

图 2-21.　干燥综合征患者，左眼荧光素染色钴蓝光下前节照相，显示角膜中央及颞侧局限小片状荧光素染色

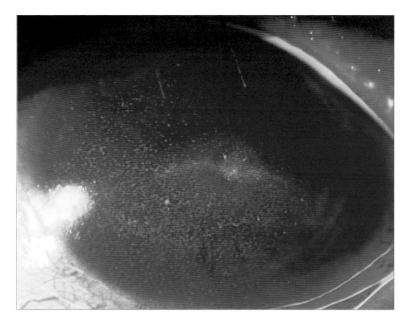

图 2-22. 干燥综合征患者，左眼荧光素染色钴蓝光下前节照相，显示较弥漫的角膜上皮点状缺损，占 2/3 角膜

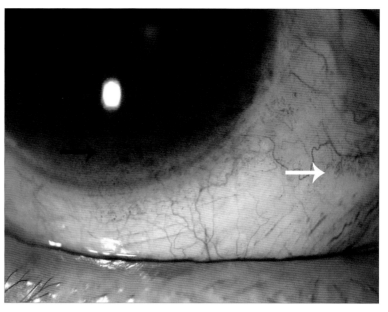

图 2-23. 干燥综合征患者，角膜下方象限和周围结膜上可见深绿色点状丽丝胺绿染色，提示干燥综合征既有角膜上皮的病变，也存在结膜上皮的病变

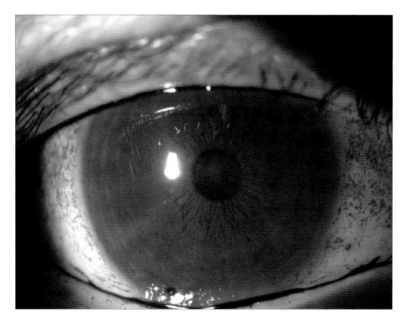

图 2-24. 干燥综合征患者，右眼弥散光丽丝胺绿染色前节正位照相，角膜散在点状染色，结膜弥漫大量染色，提示患者的角膜和结膜均受损伤

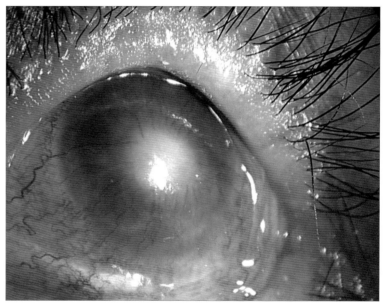

图 2-25. 干燥综合征患者，长期干燥导致角膜白色混浊，新生血管长入角膜

四、皮肤病变

干燥综合征患者可以出现多种皮肤病变，其中，皮肤汗腺受累时表现为皮肤干燥。紫癜样皮疹在本病患者中比较常见，往往与高 γ-球蛋白血症有关。有人认为，主要由于高 γ-球蛋白血症可引起血管炎及血管脆性增加所致。高球蛋白性紫癜主要分布于下肢，也可以发生在臀部或腹部。紫癜大小不等，直径 0.1~0.4cm 之间，散在分布或融合成片，可以反复出现。少数患者亦可有结节红斑、荨麻疹、皮肤溃疡及雷诺现象。

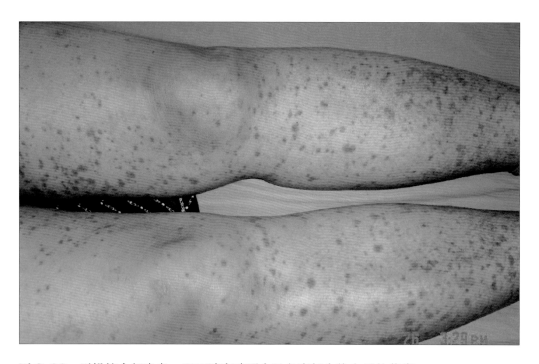

图 2-26. 干燥综合征患者，双下肢高球蛋白及免疫复合物介导的紫癜

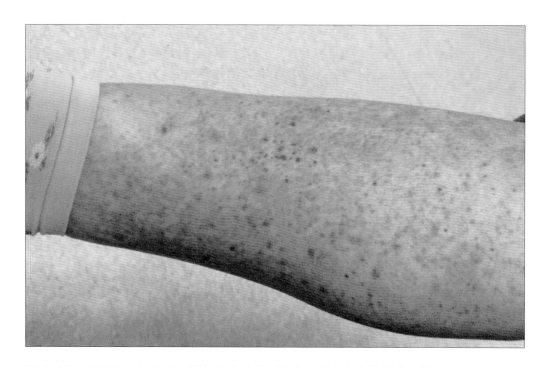

图 2-27. 干燥综合征患者，反复发作的双下肢高球蛋白血症性紫癜，新旧不一

五、呼吸系统病变

干燥综合征患者的鼻黏膜受累时，鼻腔干燥。咽喉部分泌黏液减少而引起干燥时，可声音嘶哑。耳鼓管干燥可引起浆液性中耳炎。也可累及气管、支气管、肺间质、胸膜等。其中以肺间质性病变最为常见，可表现为胸膜下磨玻璃影和细小蜂窝状改变，随病情进展可以表现为较严重的肺间质纤维化。可出现大小不一的肺大泡和弥漫性囊状改变，需要与其它弥漫性肺部囊性病变相鉴别。患者可能出现限制性换气障碍及气体弥散功能异常，这是导致患者死亡的原因之一。

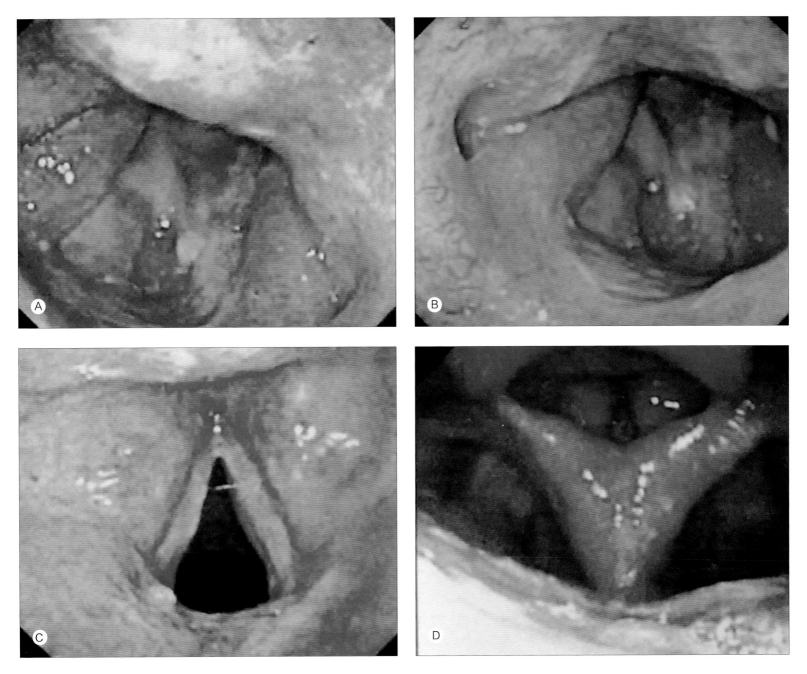

图 2-28. 干燥综合征患者纤维喉镜检查，显示鼻腔、鼻咽、下咽和喉黏膜干燥充血，表面附有黏稠的分泌物，双侧声带室带水肿

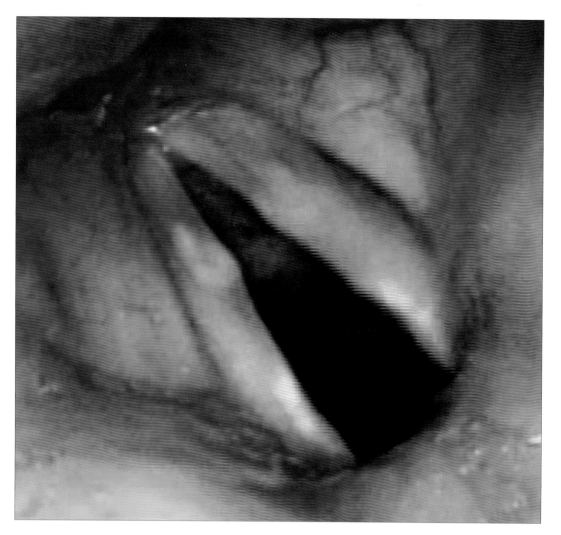

图 2-29. 干燥综合征患者纤维喉镜检查，显示左声带前中部黏膜下结节状隆起。声带类风湿结节是自身免疫性喉病的一个特异的表现，可见于类风湿关节炎、干燥综合征、系统性红斑狼疮、硬皮病患者中。病变特点为喉镜下一侧或双侧声带黏膜下结节状隆起，多位于声带中部，少数在近声带突处

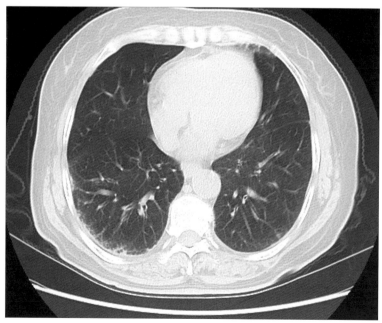

图 2-30. 干燥综合征患者胸部 CT 扫描，显示双下肺模糊的斑片、索条影

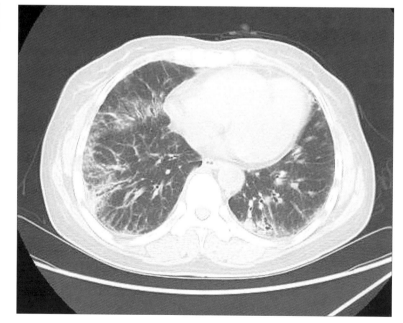

图 2-31. 干燥综合征患者胸部 CT 扫描，双肺可见斑片、索条及网格影，右肺胸膜下更为明显

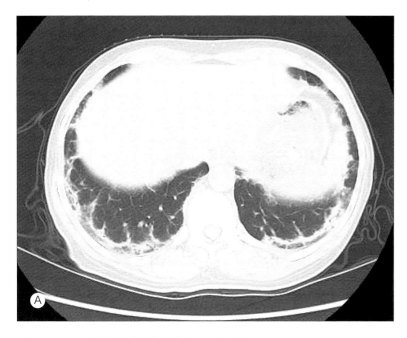

图 2-32. 干燥综合征患者胸部 CT 扫描

图 A： 双肺胸膜下见索条影、网格线及胸膜下线，边缘模糊，提示肺间质病变

图 B： 给予泼尼松治疗，1 月后复查显示病变较前吸收

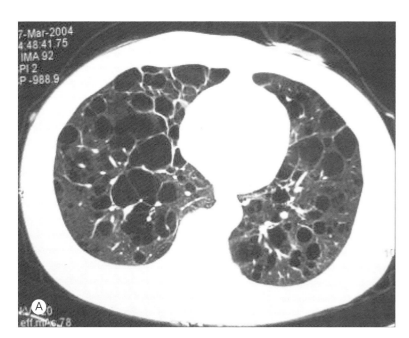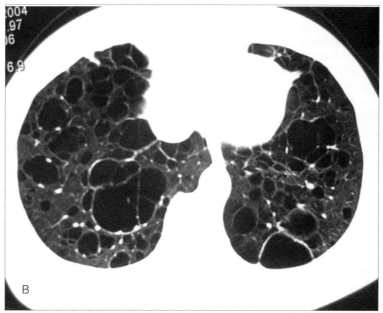

图 2-33. 干燥综合征患者胸部 CT 扫描，显示双肺弥漫的圆形薄壁透亮影，提示多发肺大疱。肺大疱是干燥综合征患者比较常见的肺部损害

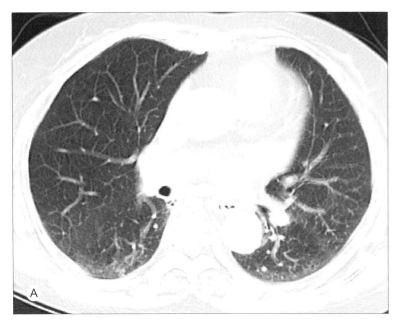
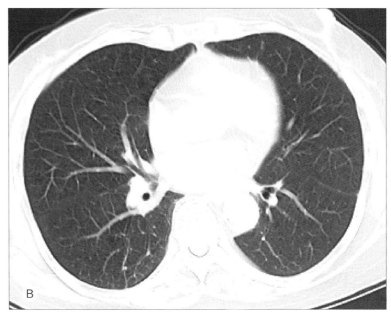

图 2-34. 干燥综合征患者，治疗前后胸部 CT 扫描

图 A: 治疗前双下肺间质炎性改变

图 B: 治疗后复查，肺内间质炎症明显吸收

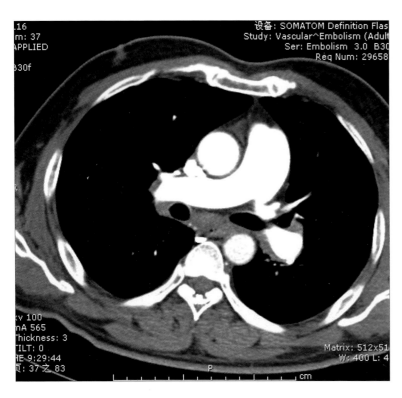

图 2-35. 干燥综合征患者胸部 CT 扫描，主肺动脉增宽，直径超过胸主动脉，提示并发有肺动脉高压

六、消化系统病变

在人体内，胃肠道和胰腺是外分泌腺体丰富的器官，因之，干燥综合征患者也可以呈现胃肠和胰腺外分泌功能障碍的临床表现，不过，以往这方面的文献报道资料比较少，对此了解得还不是很深入。北京协和医院曾经观察了44例干燥综合征患者的胃酸分泌、小肠吸收功能、胰腺外分泌功能以及胃肠黏膜病理学的改变。研究结果表明，在44例该病患者中，萎缩性胃炎的患病率为70.5%，低或无胃酸分泌者分别为36.4%和13.6%，有2.5%的患者显示小肠吸收功能低下。18例空肠黏膜活检组织，通过光镜、解剖显微镜和扫描电镜下观察，均显示空肠绒毛肿胀粗短，单位面积内的绒毛数量明显少于正常对照组，绒毛的总厚度和高度低于正常对照组，有较多的淋巴细胞和散在的浆细胞及嗜酸性粒细胞浸润，部分黏膜内有淋巴管扩张，其中2例的绒毛有萎缩征象。有7.1%的病例小肠脂肪吸收功能低下。15%的患者显示胰腺外分泌功能低下。这些结果提示，干燥综合征对消化器官的分泌功能有明显影响。干燥综合征患者并发的萎缩性胃炎，不论症状或胃镜下所见，与非干燥综合征的萎缩性胃炎患者无明显差别。少数患者出现小肠吸收功能低下，或胰腺外分泌腺功能减退，不过受累较轻，患者常无明显临床表现。

干燥综合征患者可伴有原发性胆汁性肝硬化及自身免疫性肝炎，其临床表现可以轻重不一，早期时可能无明显临床表现，病程后期可出现梗阻性黄疸及肝功能损害，以及门静脉高压的症候。伴有原发性胆汁性肝硬化的干燥综合征患者血清中，常可呈现高滴度的抗线粒体抗体，检出率约为90%左右。现已知抗线粒体抗体至少有9种抗原（M1-M9），在原发性胆汁性肝硬化患者血清中检出的抗线粒体抗体靶抗原主要是M2，所以，抗线粒体抗体M2对原发性胆汁性肝硬化更具有临床意义。由于原发性胆汁性肝硬变是一种慢性进行性疾病，其肝组织在病程中的病理改变是不同的，通常分为4期：Ⅰ期，非化脓性胆管炎期；Ⅱ期，胆管消失期；Ⅲ期，纤维化期；Ⅳ期，肝硬化期。干燥综合征患者还可合并有自身免疫性肝炎，患者血清中虽可检测出多种自身抗体，但其特异性并不高，主要依靠肝组织病理检查，在鉴别诊断中需除外病毒性肝炎。

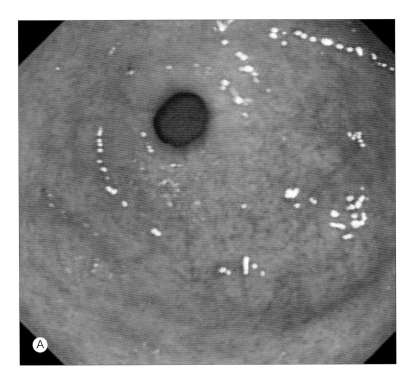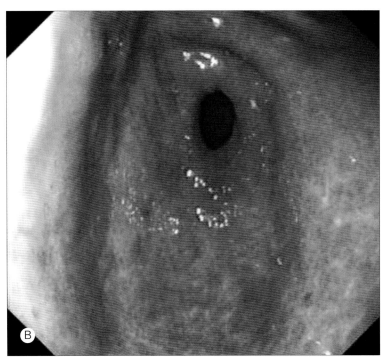

图 2-36. 干燥综合征患者纤维胃镜检查

图 A：胃窦部黏膜红白相间，黏膜下血管透露，符合萎缩性胃炎

图 B：除与图 A 相同的特征外，还可见多处小片状糜烂。干燥综合征患者的萎缩性胃炎在胃镜下表现与一般萎缩性胃炎患者相似，不能区分

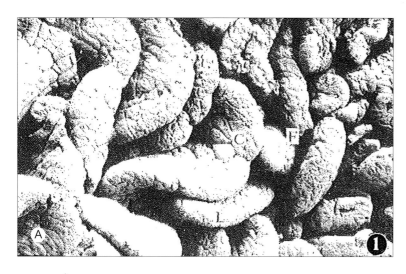

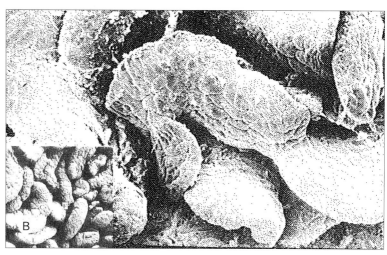

图 2-37. 干燥综合征患者空肠黏膜活检扫描电镜检查（中倍）

图 A： 正常人空肠黏膜绒毛密集，绒毛呈指状、叶状或脑回状，绒毛表面有方向不规则的深浅不一的沟，横贯或围绕绒毛表面，将绒毛划分成不规则的小区

图 B： 干燥综合征患者空肠黏膜，其绒毛肿胀粗短，呈叶状或舌状，单位面积内绒毛数量较正常对照为少

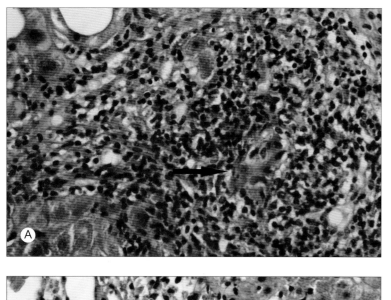

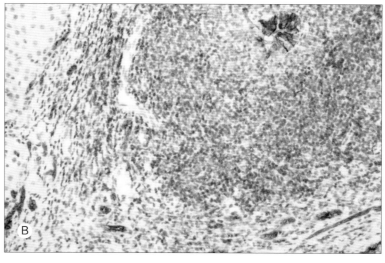

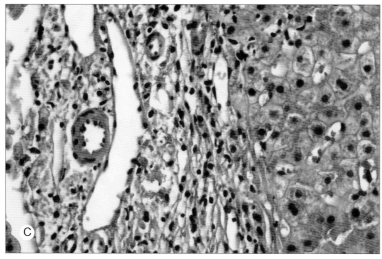

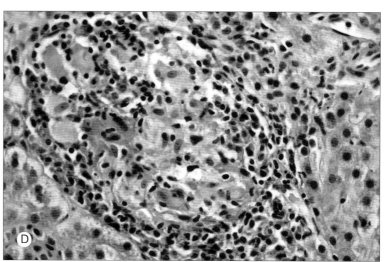

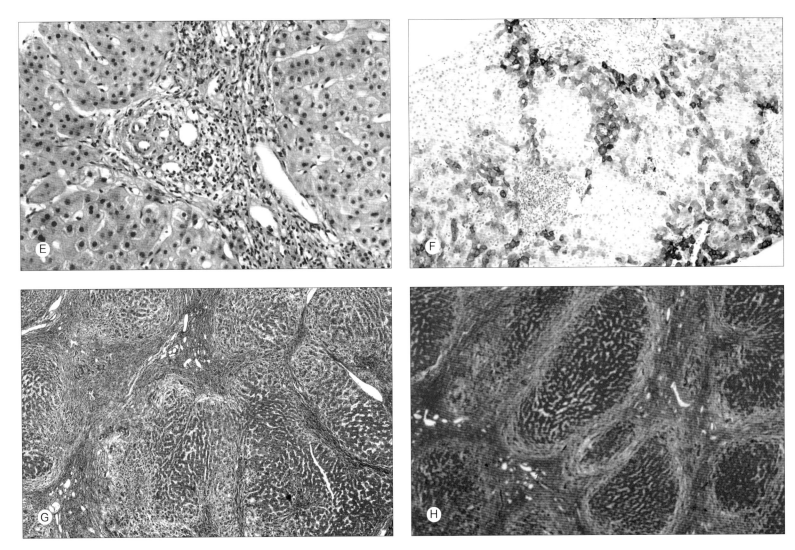

图 2-38. 干燥综合征患者可以合并原发性胆汁性肝硬化（PBC），在不同的病程中，其肝组织可以分别显示原发性胆汁性肝硬化不同期的病理改变

图 A: PBC Ⅰ 期（非化脓性胆管炎期），显示汇管区混合炎细胞浸润，胆管上皮形态不整，胞质空泡变性（箭头所示，HE 染色）

图 B: PBC Ⅰ 期（非化脓性胆管炎期），密集淋巴细胞围绕并破坏小叶间胆管，胆管上皮内淋巴细胞浸润，周围细胆管反应性增生（CK7 标记，DAB 染色）

图 C: PBC Ⅱ 期（胆管消失期），汇管区小叶间胆管数目减少，小叶间动脉和小叶间门静脉缺乏伴行胆管（HE 染色）

图 D: PBC Ⅱ 期（胆管消失期），损伤胆管周围上皮样细胞聚集形成非坏死性肉芽肿（HE 染色）

图 E: PBC Ⅲ 期（纤维化期），汇管区多数小叶间胆管消失，汇管区纤维化并扩大相连，形成纤维隔（HE 染色）

图 F: PBC Ⅲ 期（纤维化期），周围肝细胞呈慢性胆盐淤积改变（CK7 标记，DAB 染色）

图 G: PBC Ⅳ 期（肝硬化期），纤维化沿汇管区延伸，分隔包绕肝小叶呈结节状（Masson 染色）

图 H: PBC Ⅳ 期（肝硬化期），纤维间隔周边组织疏松，呈晕环样淡染带（HE 染色）

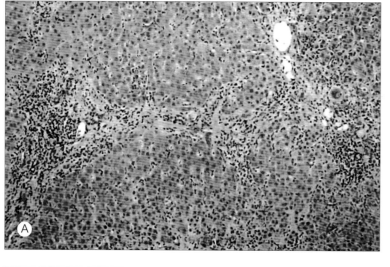

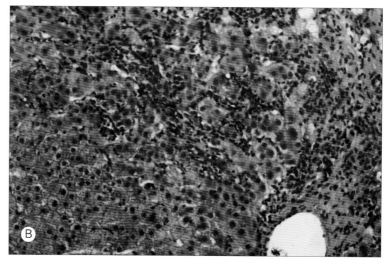

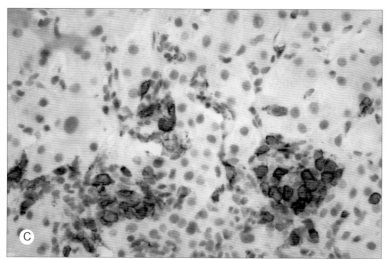

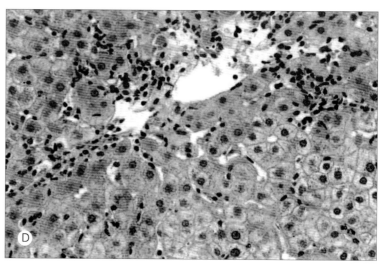

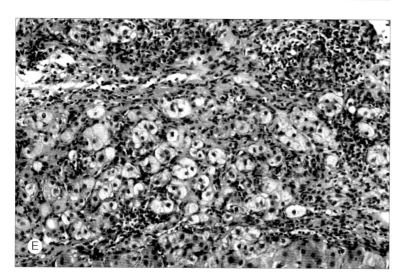

图 2-39. 干燥综合征患者可以合并自身免疫性肝炎（AIH），在不同的病程中，其肝组织的病理改变的轻重程度会有所区别

图 A： 汇管区炎症、界面炎及小叶内炎症（HE 染色）

图 B： 重度界面炎，界面淋巴细胞、浆细胞浸润，炎症伸向小叶内(HE 染色)

图 C： CD38 免疫标记示界面浆细胞成簇分布（DAB 染色）

图 D： 中央静脉周围肝细胞坏死消失，单个核细胞及浆细胞浸润，并见凋亡小体（HE 染色）

图 E： 增生的肝细胞围成菊形团结构，周围见受挤压的肝窦、纤维组织增生和炎细胞浸润（HE 染色）

七、肾脏病变

远端肾小管病变是干燥综合征特征性病变之一，主要表现为间质性肾炎，可见肾间质灶状或多灶状淋巴细胞、单个核细胞及浆细胞浸润，并可伴有不同程度的间质纤维化。肾小管可见相应的萎缩。肾小球多无病变，当出现严重的肾小管间质病变时，肾小球发生继发性硬化。主要临床表现为尿液浓缩稀释功能及酸化功能障碍，临床表现为Ⅰ型肾小管性酸中毒，低血钾周期性麻痹、代谢性骨病、肾脏结石等。

少数病例可发生免疫复合物介导的肾小球肾炎，病理类型包括系膜增生性、局灶增生性肾小球肾炎及膜性肾病，多见于继发性干燥综合症。膜增生性肾小球肾炎见于合并冷球蛋白血症病例。

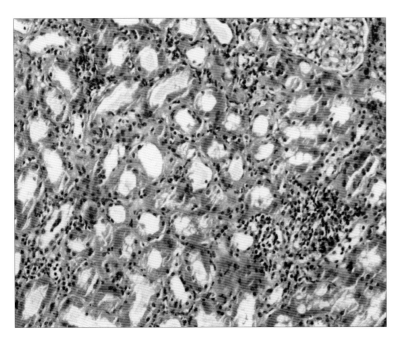

图 2-40. 干燥综合征患者肾组织病理检查，显示肾间质内灶状淋巴细胞、单个核细胞及浆细胞浸润（HE 染色）

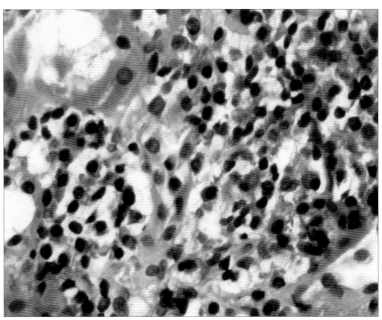

图 2-41. 干燥综合征患者肾组织病理检查，显示肾间质内可见淋巴细胞及浆细胞浸润（HE 染色）

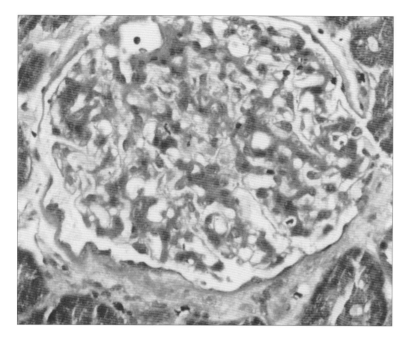

图 2-42. 干燥综合征患者肾组织病理检查，显示肾小球系膜细胞和基质轻度增生，系膜区可见嗜复红蛋白沉积（Masson 染色）

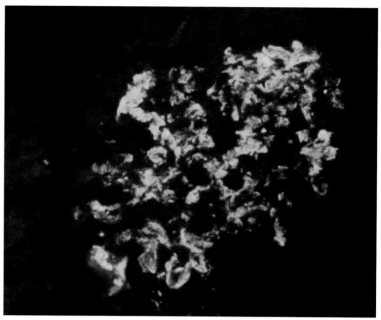

图 2-43. 干燥综合征患者肾组织免疫荧光染色检查，可见 IgA 沿系膜区团块状沉积。荧光 FITC 标记

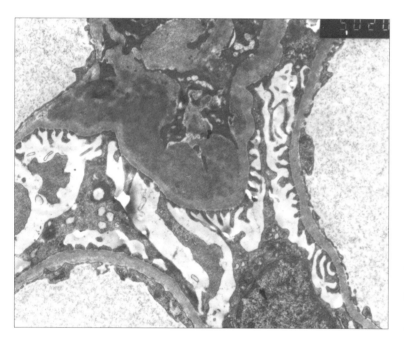

图 2-44. 干燥综合征患者肾组织电镜检查，可见肾小球系膜区团块状电子致密物沉积（电镜 ×5000）

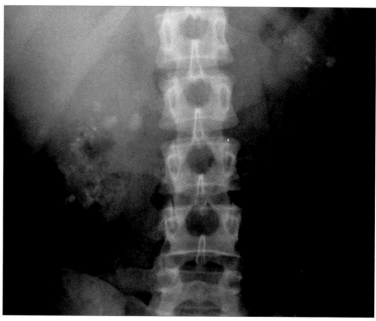

图 2-45. 干燥综合征患者腹部 X 线平片，可见肾脏钙化、多发结石形成

八、心血管病变

干燥综合征累及心脏时，可出现心包积液，也可并发肺动脉高压。

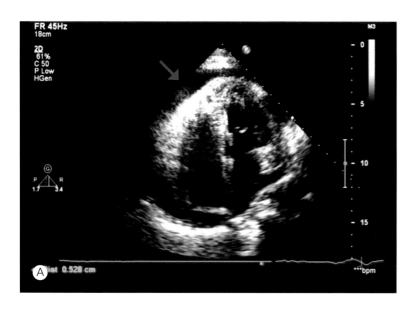

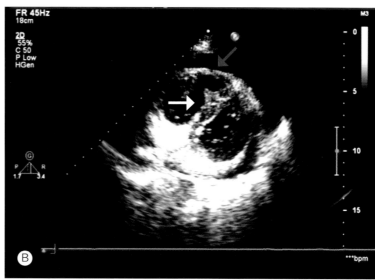

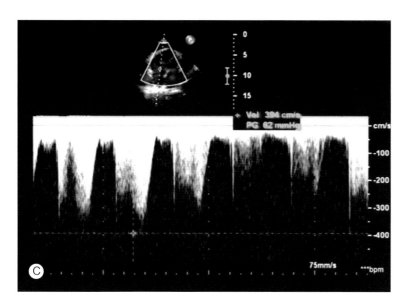

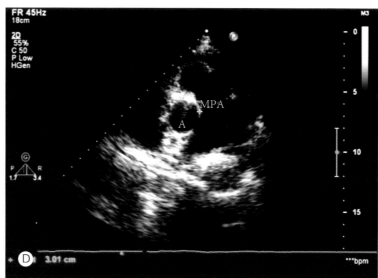

图 2-46. 干燥综合征患者合并肺间质病变和肺动脉高压，超声心动图检查

图 A：心尖四腔心切面右房比例大于左房，提示右房增大。同时可见心包积液，在心尖部测量为 5mm（红色箭头）

图 B：由于肺动脉压升高，室间隔偏向左室（白色箭头），左室短轴呈轻微 D 字型。同时可见心包积液（红色箭头所指液性暗区）

图 C：连续多普勒测量，三尖瓣反流束最大流速 3.9m/s，估测肺动脉收缩压 67mmHg，提示肺动脉压中度升高

图 D：由于肺动脉压增高，主肺动脉增宽，宽度超过主动脉根部。A：主动脉根部；MPA：主肺动脉

九、淋巴结病变

干燥综合征患者常易合并淋巴结病变，包括淋巴结肿大或假性淋巴瘤。5%～10%的干燥综合征患者有淋巴结肿大，所谓假性淋巴瘤是指患者淋巴结快速显著增大，而病理仅显示淋巴样结构增生，无恶性淋巴瘤的征象。干燥综合症的假性淋巴瘤可能是恶性淋巴瘤的中间阶段。干燥综合征患者淋巴瘤发生率较正常人高出多倍，有人认为，干燥综合征的假性淋巴瘤可能是淋巴瘤生成的中间阶段。所以，干燥综合征患者出现淋巴结明显肿大或有假性淋巴瘤时，应该密切随诊观察。干燥综合征患者出现淋巴瘤前，常呈现巨球蛋白血症或单克隆高 γ- 球蛋白血症，当发生恶性淋巴瘤后，血清 γ- 球蛋白水平可能下降至正常。

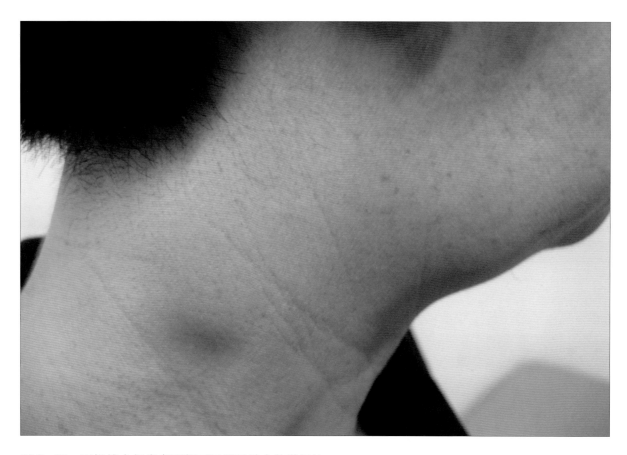

图 2-47. 干燥综合征患者颈部可见明显肿大的淋巴结

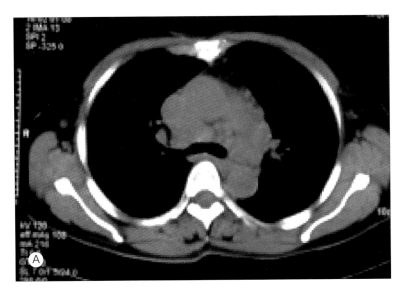
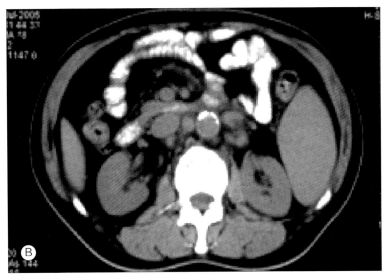

图 2-48. 干燥综合征患者，胸腹部 CT 扫描，显示体内多发肿大淋巴结，淋巴结活检病理示反应性增生，符合假性淋巴瘤

图 A: 胸部 CT 扫描，显示纵隔多发肿大淋巴结　　　　**图 B:** 腹部 CT 扫描，显示腹膜后多发肿大淋巴结

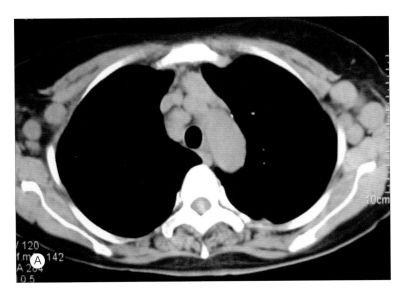
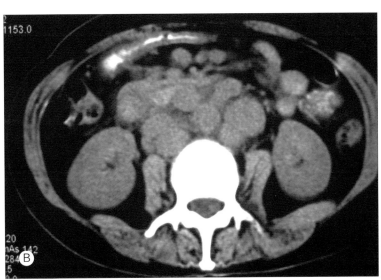

图 2-49. 干燥综合征患者，胸腹部 CT 扫描，显示体内多发肿大淋巴结，病理检查为恶性淋巴瘤。干燥综合征患者发现有淋巴结肿大时，应考虑并发恶性淋巴瘤或 IgG4 相关性疾病的可能性，需作相关检查

图 A: 胸部 CT 纵隔窗扫描，示双侧腋窝、气管前间隙多发肿大淋巴结　　　　**图 B:** 腹部 CT 扫描，显示腹膜后肿大淋巴结

十、相关的自身抗体

干燥综合征相关自身抗体谱

自身抗体	靶抗原	敏感性（%）	特异性（%）	临床意义
抗核抗体（ANA）	各种细胞核及细胞质抗原成分	60~70	不高	SS 非特异性抗体，多种结缔组织病的筛选实验
抗 SSA 抗体	hY RNA 的蛋白复合物，主要有 60kD 和 52kD	50~70	85	SS 的诊断指标之一，SS 的相关性自身抗体，主要与血管炎和（或）白细胞减少相关
抗 SSB 抗体	48kD 的 hYRNA 的蛋白复合物	20~40	89	SS 的诊断指标之一，SS 的相关性自身抗体，与 SSA 抗体有一定的相关性
抗 α- 胞衬蛋白（α-fodrin）抗体	120kD 的胞衬蛋白的裂解产物	78.50	96	SS 特异性抗体，对 SS 的早期诊断及回顾性诊断均有意义
抗毒蕈碱受体 3（M3）抗体	人工合成的 M3 受体 25 肽	80~90	90	pSS 相关性抗体，诊断较好的指标；但也能见于其他自免病（SLE、RA 等）
抗唾液腺及排出道 / 腮腺导管上皮抗体	唾液腺及排出道 / 腮腺导管上皮细胞	40~60	不详	SS 相关性抗体，SS 的协助诊断指标
类风湿因子（RF）	变性的免疫球蛋白 G Fc 段成分	60~80	50	SS 非特异性自身抗体

SS：原发性干燥综合征

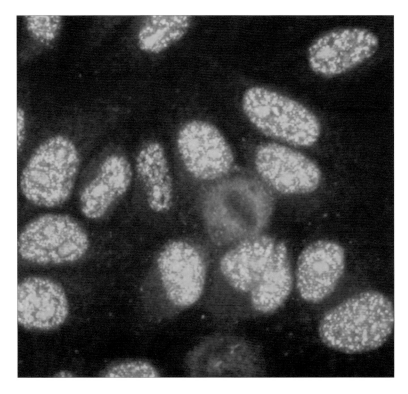

图 2-50. 抗 SSA / SSB 抗体阳性，抗核抗体阳性颗粒型 （HEp-2 细胞基质）

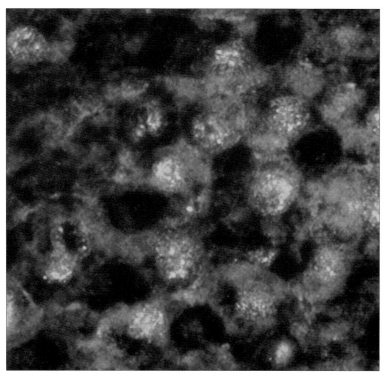

图 2-51. 抗 SSA / SSB 抗体阳性，抗核抗体阳性颗粒型 （猴肝组织抗原基质）

图 2-52. 抗唾液腺及排出道 / 腮腺导管上皮抗体阳性 （猴腮腺抗原基质）

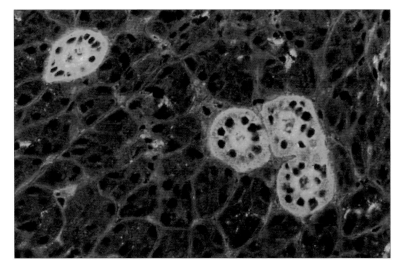

（蒋 明 罗 岩 王欣欣 杜德顺 吴海燕）

第三章 系统性红斑狼疮

概 论

系统性红斑狼疮（systemic lupus erythematosus，SLE）是一种因全身免疫紊乱引起的慢性自身免疫病，自身抗体产生和免疫复合物沉积为主要致病因素，往往多系统、多器官受累，呈现多种临床表现。

系统性红斑狼疮的患病率在黑人与亚裔人中较高，我国为30~（70/10）万人口。男女比例约为1:9，以生育期女性最为常见。本病的发病机制非常复杂，为多种易感基因与环境因素相互作用的结果。雌激素、紫外线照射、感染、某些药物、食物和化学物质可以诱发或加重病情。在这些因素的相互作用下，机体可出现细胞损伤和自身抗原释放，T细胞激活，进而激活B细胞，产生自身抗体，形成免疫复合物，并有凋亡细胞清除障碍。自身抗体的产生常早于临床症状的出现，长期的慢性炎症反应，最终导致全身多器官组织损伤。

皮肤损伤可能由于免疫复合物沉积于皮肤所导致。系统性红斑狼疮的皮损以蝶形红斑最为典型。蝶形红斑中，主要为急性水肿性红斑，部分也可以是慢性盘状红斑。皮肤损伤还常表现为光过敏，可能与紫外线诱导下的DNA断裂和细胞凋亡有关。炎症累及黏膜可导致溃疡，尤以口腔及鼻部较为常见。此外，部分皮肤病变为血管炎表现，常见于手和指甲下，严重者可导致坏死。

病变累及关节滑膜时，引起滑膜组织增生、炎症、充血、水肿、新生血管翳形成，导致关节痛和关节炎。其分布与类风湿关节炎相似，近端指间关节、腕关节和膝关节最常受累。严重者可导致Jaccoud关节病，表现为掌指关节尺侧偏斜。但很少侵蚀骨和软骨，引起关节畸形者很少见，以此可与类风湿关节炎鉴别。腱鞘滑膜受累时还可导致腱鞘炎。

肾脏是容易被侵犯的脏器之一，系统性红斑狼疮患者的肾脏损害称之为狼疮性肾炎。狼疮性肾炎的病变比较复杂，其病理变化轻重不一，轻者病理改变轻微，接近正常，重者有坏死和弥漫增殖病变。同时病变常表现多样性，同一病人的肾小球病变，虽然以一种病理类型为主，也可以合并有其他类型的病变。

受累的血管多为小血管，主要病变是血管壁坏死性炎症和血栓形成。病变累及冠状动脉时，可引起心肌供血不足或心肌梗塞。累及肺脏时，可导致肺出血、肺动脉高压、肺栓塞、狼疮性肺炎。累及脑血管时，可诱发脑梗塞，也可出现头痛、癫痫、运动障碍等多种中枢神经系统症状。累及胃肠道血管时，可引起胃肠道黏膜炎症、糜烂、溃疡及相应的并发症等。累及眼部视网膜血管时，则可引起视力障碍或其他眼部病变。血管损害后，还常累及各脏器的浆膜，导致胸膜炎、心包炎或腹膜炎，引起浆膜腔渗出性积液。炎症累及肌肉时，可导致广泛肌痛和四肢近端肌炎。累及膈肌时可导致膈肌无力并抬高，表现为呼吸困难，称为肺减缩综合征。

免疫复合物沉积于心内膜和瓣膜时，可导致心内膜炎伴赘生物形成，即 Libman-Sack 心内膜炎。患 SLE 的孕妇，其体内产生的抗 SSA（Ro）抗体可穿过胎盘，导致新生儿先天性心脏传导阻滞。

日光照射可导致 11%~58% SLE 患者的皮疹加重。国外报告，73% 的 SLE 患者有光过敏（photo sensitivity）病史。光过敏的发病率受人种和性别的影响，白种人高于西班牙裔和亚洲人，女性高于男性。光过敏的病因仍存在争论，通常认为日光中紫外线可导致光过敏。有研究表明，抗 SSA/Ro 抗体阳性的患者易出现光过敏。有人认为紫外线可激活 ds-DNA 的抗原性而导致光过敏。另有报道，将狼疮病人的血清经紫外线照射后注入几内亚豚鼠体内，可导致皮肤损害。皮肤内前列腺素 E 的增加也被认为与光过敏有关。日光照射可导致 SLE 患者出现皮疹或使原有的皮疹加重，大多数患者再次经日光曝晒后皮疹可复发。皮疹大多为红色斑疹、丘疹或片状丘疹，伴有灼热、痒和刺痛，有时可出现多形红斑、固定性荨麻疹、盘状红斑和大疱性皮疹。皮疹通常分布在暴露部位，但也可向非暴露区蔓延。皮损的严重程度与光照射的强度及照射时间成正比。狼疮光过敏所致皮疹不易与光敏性皮炎区别，皮肤活检进行病理组织学检查对诊断有重要意义。光敏性皮炎伴有 CD1+ 细胞（朗格汉斯细胞）浸润，这在 SLE 病人中较少见。同时狼疮带阴性也可用于两者的鉴别。光过敏无特异性，并非所有光过敏患者均患有 SLE。避免日光照射是防止光过敏的有效方法。

SLE 还常导致血液系统症状，包括溶血性贫血、白细胞减少、血小板减少等。

在 SLE 诸多种自身抗体中，抗核抗体具有高敏感性，抗 ds-DNA 抗体和抗 Sm 抗体具有高特异性，可用于疾病的筛查和临床诊断。

诊断要点

目前，对 SLE 的诊断依据应用最普遍的是美国风湿病学会（ACR）在 1982 年修订的 SLE 分类标准。

1982 年美国风湿病学会系统性红斑狼疮分类标准

标准	说明
1. 颊部红斑	遍及颊部或高出皮肤的固定性红斑，常不累及鼻唇沟部位
2. 盘状红斑	隆起的红斑上覆有角质性鳞屑和毛囊栓塞，旧病灶可有萎缩性疤痕
3. 光过敏	日光照射引起皮肤过敏
4. 口腔溃疡	口腔或鼻咽部无痛性溃疡
5. 关节炎	非侵蚀性关节炎，累及 2 个或 2 个以上的外周关节，关节肿痛或积液
6. 浆膜炎	1）胸膜炎：胸痛、胸膜摩擦音或胸膜渗液 2）心包炎：心电图异常，心包摩擦音或心包渗液
7. 肾脏病变	1）蛋白尿：大于 0.5 克 / 天或 >+++ 2）管型：可为红细胞、血红蛋白、颗粒管型或混合型管型
8. 神经系统异常	1）抽搐：非药物或代谢紊乱，如尿毒症、酮症酸中毒或电解质紊乱所致 2）精神病：非药物或代谢紊乱，如尿毒症、酮症酸中毒或电解质紊乱所致
9. 血液学异常	1）溶血性贫血伴网织红细胞增多，或 2）白细胞减少，两次或两次以上检测中少于 $4.0 \times 10^9/L$，或 3）淋巴细胞减少，两次或两次以上检测中少于 $1.5 \times 10^9/L$，或 4）血小板减少，少于 $100 \times 10^9/L$，除外药物影响
10. 免疫学异常	1）LE 细胞阳性或 2）抗 ds-DNA 抗体阳性，或 3）抗 Sm 抗体阳性，或 4）梅毒血清试验假阳性
11. 免疫荧光抗核抗体滴度异常或相当于该法的其他试验滴度异常，排除了药物诱导的"狼疮综合征"	

在上述 11 项标准中，符合其中 4 项或 4 项以上者即可诊断为系统性红斑狼疮。不过在临床上，有少数病人的临床表现很像 SLE，但并不能达到上述诊断标准。在本诊断标准中，抗磷脂抗体阳性取代了 LE 细胞阳性。

上述美国风湿病学会于 1982 年制定的 SLE 分类标准在实施过程中发现不够完善，在 2009 年，系统性红斑狼疮国际合作组（SLICC）重新制定了 SLE 分类标准。

2009 年 SLICC 系统性红斑狼疮分类标准

一、临床标准	二、免疫学标准
1. 急性或亚急性皮肤型狼疮	1. ANA 阳性
2. 慢性皮肤型狼疮	2. 抗 ds-DNA 高于实验室参考值范围（如用 ELISA 法，需高于实验室 参考值的两倍，并需 2 次阳性）
3. 口腔 / 鼻溃疡	3. 抗 Sm 抗体阳性
4. 不留瘢痕的脱发	4. 抗磷脂抗体阳性
5. 炎症性滑膜炎，内科医生观察到的两个或两个以上关节肿胀或伴晨 僵的关节触痛	① 狼疮抗凝物阳性
6. 浆膜炎：胸膜炎和心包炎	② 梅毒血清学试验假阳性
7. 肾脏：24 小时尿蛋白大于 0.5g 或有红细胞管型	③ 抗心磷脂抗体至少高于正常值的两倍或中高滴度
8. 神经系统：癫痫发作，精神病，多发性单神经炎，脊髓炎，外周或颅神经病变，急性精神混乱状态	④ 抗 β 2-GP1 抗体阳性
9. 溶血性贫血	5. 低补体
10. 至少一次白细胞减少（<4×10⁹/L）或淋巴细胞减少（<1×10⁹/L）	① 低 C3　② 低 C4　③ 低 CH50
11. 至少一次血小板减少（<100×10⁹/L）	6. 在无溶血性贫血者，直接 Coombs 试验阳性

1. 满足上述 4 项标准，包括至少 1 项临床标准和 1 项免疫学标准；或

2. 肾活检证实狼疮肾炎，同时 ANA 阳性或抗 ds-DNA 抗体阳性。

2009 年 SLICC 制定的分类标准与 1982 年 ACR 制定的分类标准比较，前者诊断 SLE 的敏感性为 94%，特异性为 92%；后者诊断 SLE 的 敏感性为 86%，特异性为 93%。SLICC 标准的诊断敏感性高于 ACR 标准，两者比较有统计学的显著差异（$P=0.0082$）。

图　解

一、皮肤病变

75%~88% 系统性红斑狼疮患者出现多种不同的皮肤损害，大致可分为急性红斑、亚急性红斑、慢性红斑、皮肤血管病变等。慢性红斑中，包含盘状红斑、肥厚性红斑（疣状红斑）、深在性红斑（狼疮性脂膜炎）、肿胀性红斑、冻疮样红斑。皮肤血管病变中，则包含皮肤血管炎、甲周红斑、网状青斑、紫癜、雷诺现象等。皮肤损害病变可分布全身的不同部位，损害的轻重因人而异，与病情的严重程度有一定关系。

——— 1. 急性红斑 ———

水肿性红斑位于面部者称蝶形红斑，是系统性红斑狼疮的特征性皮损。它常发生在面颊部和鼻梁，形如蝶状，故名蝶形红斑，可融合成片，甚至扩展到整个面部，但很少累及鼻唇沟。皮疹呈红色或暗红色，略凸出于皮面，边缘常较清楚，可伴有糜烂、渗出、脱屑、结痂。大多数颊部红斑愈合后不留疤痕或色素沉着。面颊部水肿性蝶形红斑的出现往往与系统性红斑狼疮的病情活动相平行，可由日光或紫外线照射诱发并加重。水肿性红斑也可发生在身体其他部位。

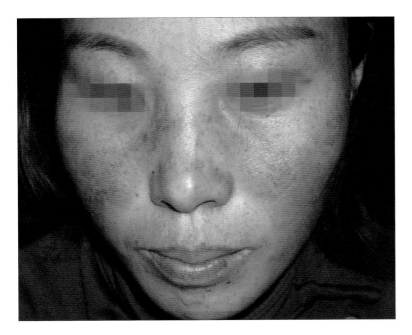

图 3-1. 系统性红斑狼疮患者蝶形红斑，累及两颊及鼻梁部位的水肿性斑，鼻唇沟未受累，这是比较典型的蝶形红斑表现

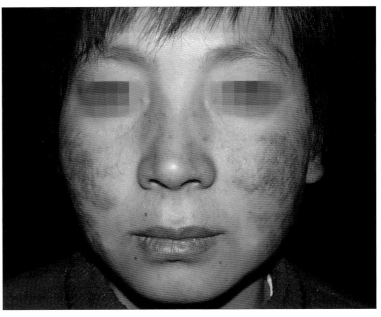

图 3-2. 系统性红斑狼疮患者蝶形红斑，累及两颊的水肿性红斑

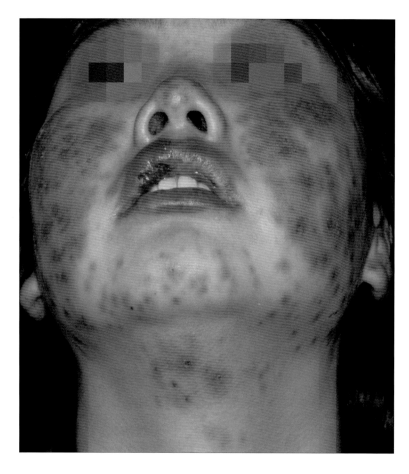

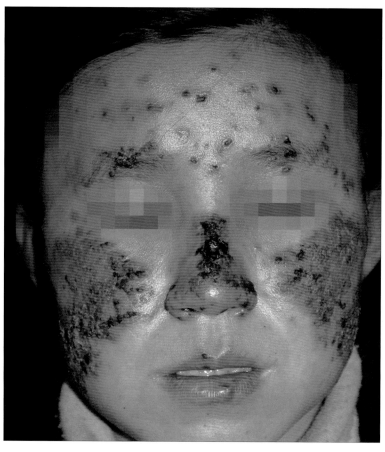

图3-3. 系统性红斑狼疮患者蝶形红斑,这例患者的蝶形红斑较重,分布范围较广,累及两颊及下颌、颌下部位的水肿性红斑,鼻唇沟则未受累。系统性红斑狼疮患者的蝶形红斑,出现在双颊部最为常见,本例的蝶形红斑分布较广,除颊部外,也延及下颌、耳部及颈部上段

图3-4. 系统性红斑狼疮患者蝶形红斑,累及两颊、鼻梁及前额部位的红斑,高出皮面且伴有糜烂、渗出、破溃、结痂

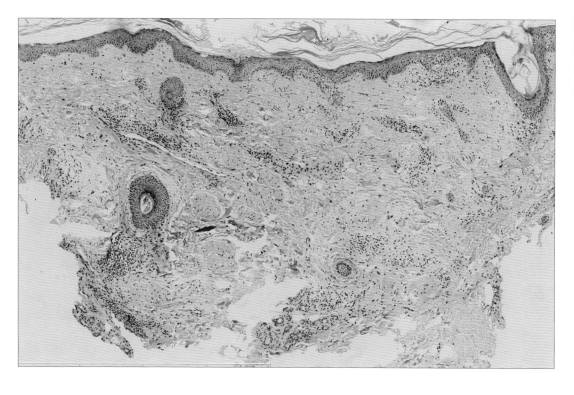

图3-5. 系统性红斑狼疮患者的皮肤组织病理改变,显示表皮萎缩,真皮水肿,血管和附属器周围有炎症细胞浸润

—— 2. 亚急性红斑 ——

约 10% 的红斑狼疮患者可以出现亚急性红斑，随着红斑狼疮病情的进展，在亚急性红斑狼疮中，约有 15% 的患者可以演变为急性红斑狼疮，另有 15% 的患者可以进展为慢性红斑。亚急性红斑是一类介于盘状红斑和急性红斑之间的狼疮皮肤损害，皮损分布较广泛，对称，好发于曝光部位，如面部、颈前 V 形区、肩部、上肢伸侧、手背等，皮损消退后不遗留皮肤萎缩和瘢痕。亚急性红斑具有两种不同的皮损表现，一种为环形红斑型皮损，另一种为丘疹鳞屑型皮损。环形红斑型皮损周边的部分为红色浸润斑，内缘稍有鳞屑，中心皮肤相对正常，有时可融合呈环形或弧形。丘疹鳞屑型皮损为红色丘疹或斑疹，表面有鳞屑，无角栓，鳞屑较厚时呈银屑病样改变。亚急性红斑的病理改变与盘状红斑相似，基底细胞常伴有液化，角化较轻，毛囊角栓常不明显，血管及附属器周围的淋巴细胞浸润较盘状红斑为轻。亚急性皮肤型红斑狼疮病情较轻，可有脱发，甲周红斑，很少有内脏损害。

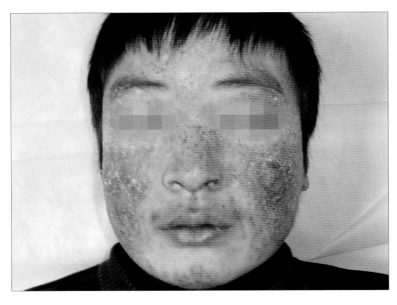

图 3-6. 亚急性皮肤型红斑狼疮患者，面部弥漫性红斑，表面有鳞屑，累及前额、眼眶周围、颊部、下颌

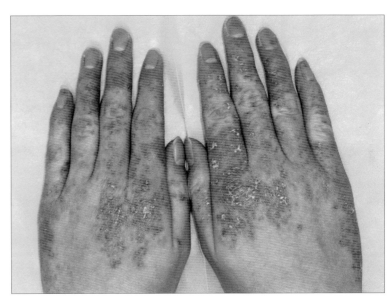

图 3-7. 亚急性皮肤型红斑狼疮患者，双手背及手指有鳞屑性丘疹，融合成片

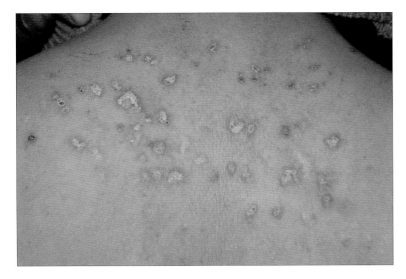

图 3-8. 亚急性皮肤型红斑狼疮患者，背部呈现散在的丘疹鳞屑型皮损，其红斑表面覆盖白色鳞屑，皮损外表类似银屑病，但无角栓

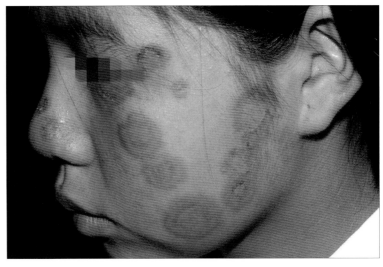

图 3-9. 亚急性皮肤型红斑狼疮患者，其面部呈现典型的多发的环形红斑，红斑周边稍隆起，有红色浸润斑及少许鳞屑，红斑中央的皮肤相对正常

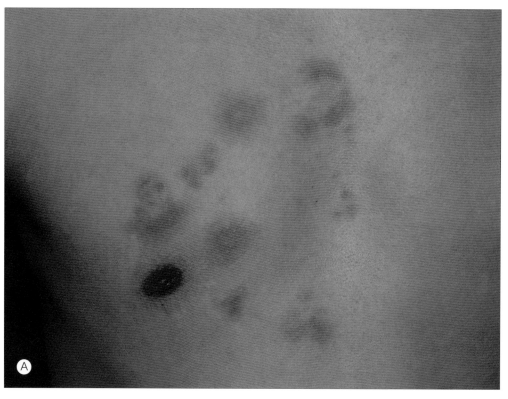

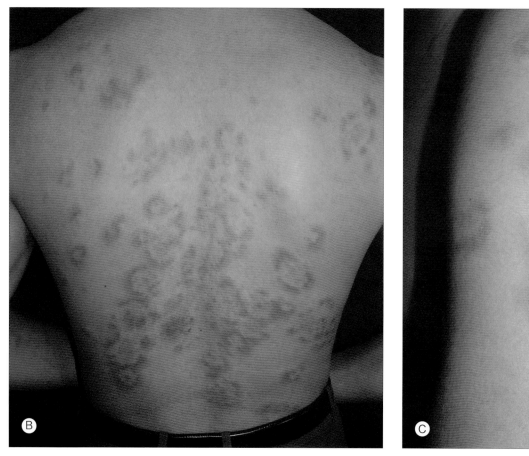

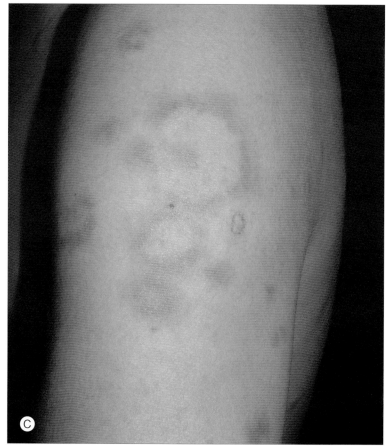

图 3-10. 亚急性皮肤型红斑狼疮患者，环形红斑分布于前胸（**图 A**）、后背（**图 B**）、上臂部（**图 C**），周边稍隆起，红斑中央的皮肤接近正常

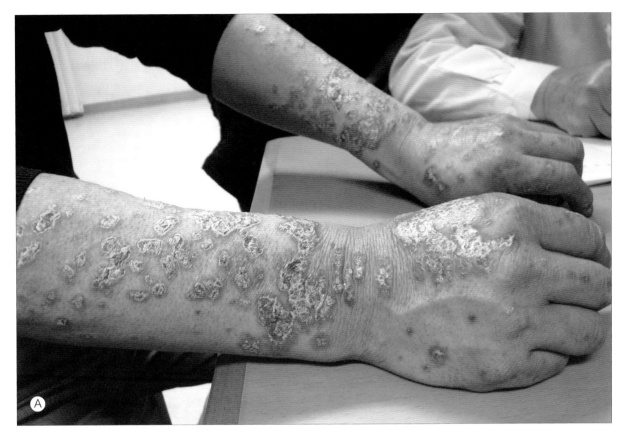

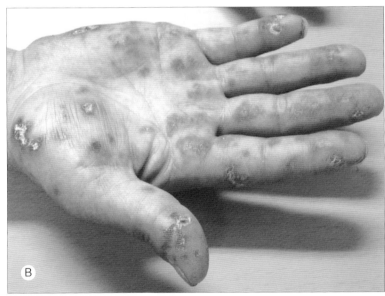

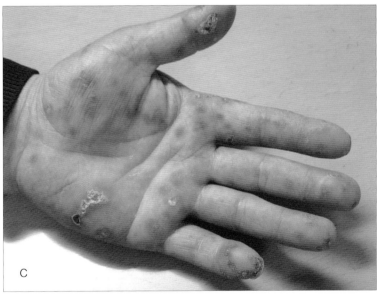

图 3-11. 亚急性皮肤型红斑狼疮患者，其双前臂（**图 A**）和手掌（**图 B**、**图 C**）有较重的丘疹鳞屑型皮损，前臂的皮损表面的鳞屑样改变很像银屑病，但两者的病理特征完全不同

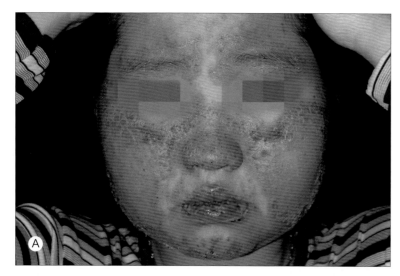

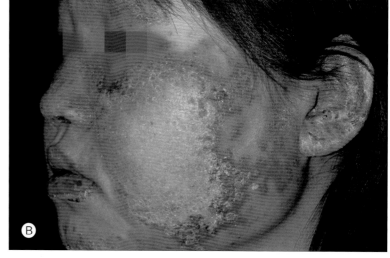

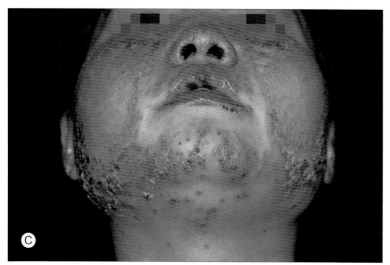

图3-12. 亚急性皮肤型红斑狼疮患者，颜面、耳郭水肿性红斑伴有大量皮肤鳞屑和破溃、结痂，鼻唇沟未受累（**图A、图B**）。鼻腔、上唇内侧溃疡（**图C**）

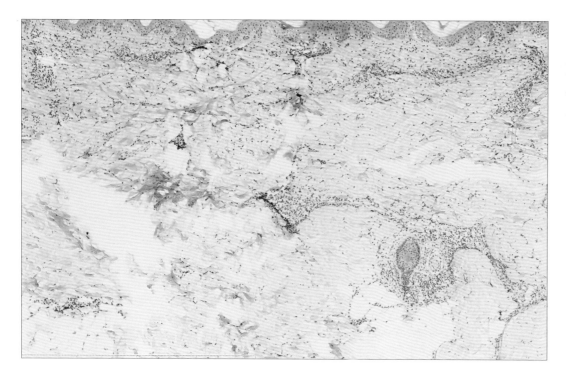

图3-13. 亚急性皮肤型红斑狼疮患者的皮肤活检病理检查，显示表皮萎缩，棘细胞轻度水肿，基底细胞液化变性，真皮毛囊和血管周围淋巴细胞浸润，可见嗜碱性变和黏液变性

3. 慢性红斑

（1）盘状红斑

在系统性红斑狼疮中，有面部盘状红斑者约占 20%。临床上，盘状红斑分为局限性和播散性两类，有盘状红斑者不一定表明患有系统性红斑狼疮，大约 1% 的局限性盘状红斑和 5% 的播散性盘状红斑可能发展为系统性红斑狼疮。典型的盘状红斑边界清楚，常呈紫红色斑片，毛囊扩张，表面黏着鳞屑，鳞屑下面有角栓，毛细血管扩张，剥去覆盖的鳞屑可见毛囊内角化栓的突起，皮损中央则色素减退。局限性盘状红斑好发于头面部，播散性盘状红斑皮损除头面部外，亦可累及全身其他部位，出现于手掌者比较少见。两者常对光敏感。盘状红斑病理组织学表现为角化过度，毛囊内角化栓塞，萎缩，固有层损害，基底膜增厚，炎症细胞浸润。有盘状红斑皮损的系统性红斑狼疮的病程常呈慢性，患者病情较轻，并发肾损害者少见，预后相对较好。

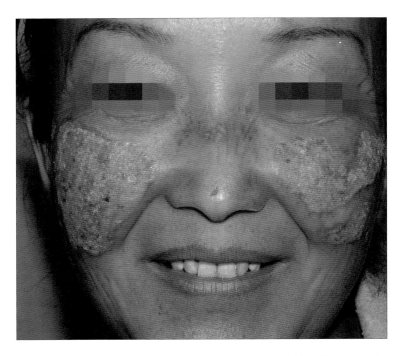

图 3-14. 系统性红斑狼疮患者，其面颊呈现对称性盘状红斑，表面覆盖油腻鳞屑，表皮萎缩

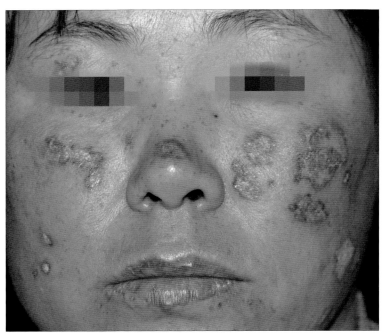

图 3-15. 系统性红斑狼疮患者，其面部呈现播散性盘状红斑，皮损中央萎缩，色素减退，周边呈紫红色，分布较广泛

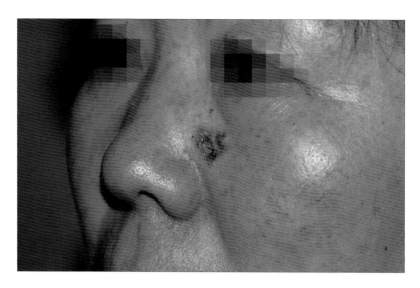

图 3-16. 系统性红斑狼疮患者，其鼻左侧呈现盘状红斑，皮损中央萎缩，表面结痂，周边隆起，色素沉着

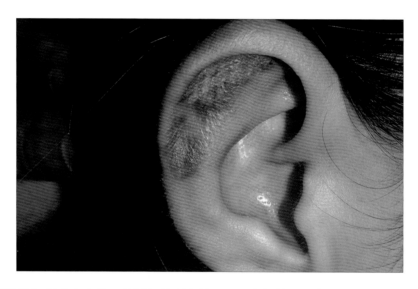

图 3-17. 系统性红斑狼疮患者，外耳郭呈现盘状红斑，皮损萎缩，中央色素减退，周边色素增加

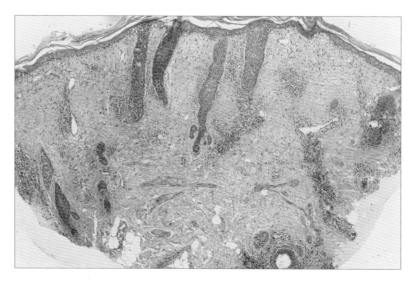

图 3-18. 系统性红斑狼疮患者的盘状红斑皮肤组织病理检查，显示表皮毛囊角栓，棘层萎缩，基底层液化变性，真皮血管及附属器周围淋巴细胞浸润

（2）肥厚性红斑（疣状红斑）

肥厚性盘状红斑又称疣状红斑，是盘状红斑狼疮的一种特殊亚型，约 2% 的盘状红斑狼疮患者中出现疣状皮损。表现为疣状、角化过度性斑块，好发于面部、头皮、四肢及手掌和足底。有些在播散性盘状红斑狼疮的皮损中，出现疣状皮损。慢性皮损可发生皮肤鳞状细胞癌。

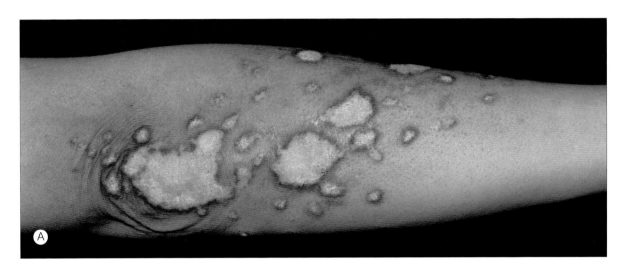

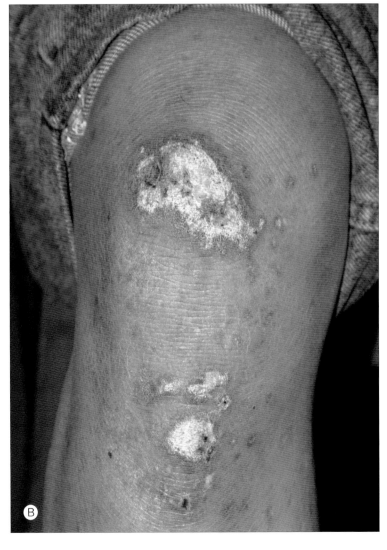

图 3-19. 疣状红斑狼疮患者，其前臂（**图 A**）和下肢膝关节处及关节下（**图 B**）皮肤散在分布的增生性皮损，皮损呈现疣状、角化过度性斑块

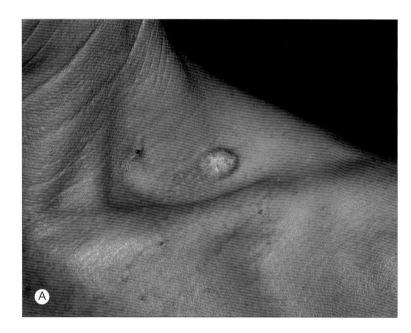

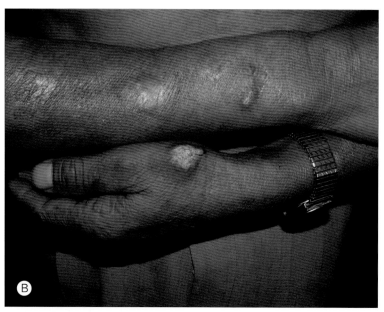

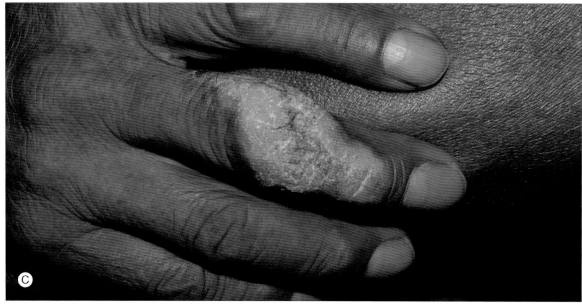

图3-20. 疣状红斑狼疮患者，其肩部（**图A**），前臂和手（**图B**），以及手指（**图C**）可见散在疣状皮疹，皮疹略高于皮面，表面粗糙，色素减退

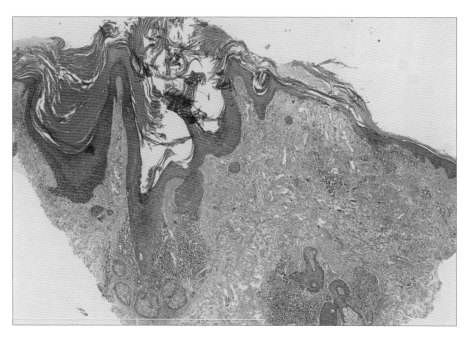

图3-21. 疣状红斑狼疮患者的皮肤活检病理检查，显示表皮疣状增生，毛囊角栓，棘层肥厚，基底层液化变性，真皮血管、附属器周围大量淋巴细胞浸润

（3）深在性红斑（狼疮性脂膜炎）

深在性红斑（lupus erythematosus pro-fundus）又称狼疮性脂膜炎 (lupus panniculitis)，在系统性红斑狼疮中比较少见，只出现于 2%~3% 的 SLE 患者中，常发生在系统性红斑狼疮症状出现之前。皮损表现为深部皮下结节或硬块，常见于面部、颈部、肩部、四肢和躯干，分布不对称。结节坚实，边缘清楚，可移动，常有压痛。病程晚期时，皮损中央常萎缩、凹陷，可伴有疤痕形成。结节大小不一，小者如蚕豆，大者可达直径 10cm 左右。结节表面皮肤可以正常，也可呈现红色或色素加深、萎缩、角化过度和毛细血管扩张等改变。皮损组织的 病理常为结节状、隔状或叶状脂膜炎，以脂肪的透明性坏死伴有淋巴细胞浸润为特点。

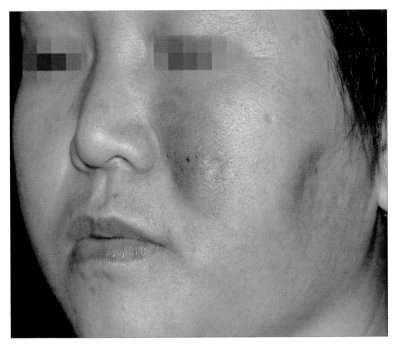

图 3-22. 深在性红斑狼疮患者，其鼻左侧深在浸润性红斑块，质硬，此皮损左侧脂肪萎缩，皮肤凹陷，表面皮肤正常

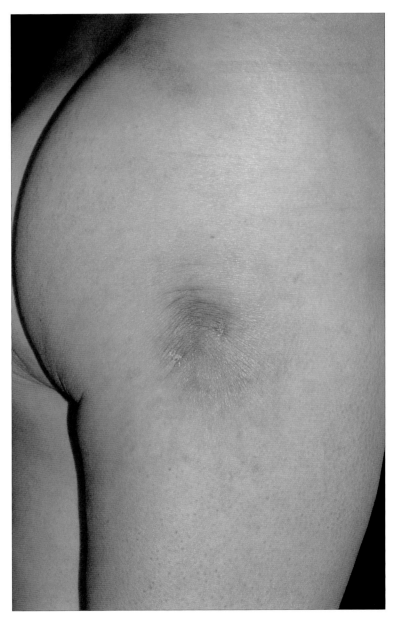

图 3-23. 深在性红斑狼疮患者，其臀部皮肤呈现浸润性红斑块，局部凹陷，表面萎缩、结痂

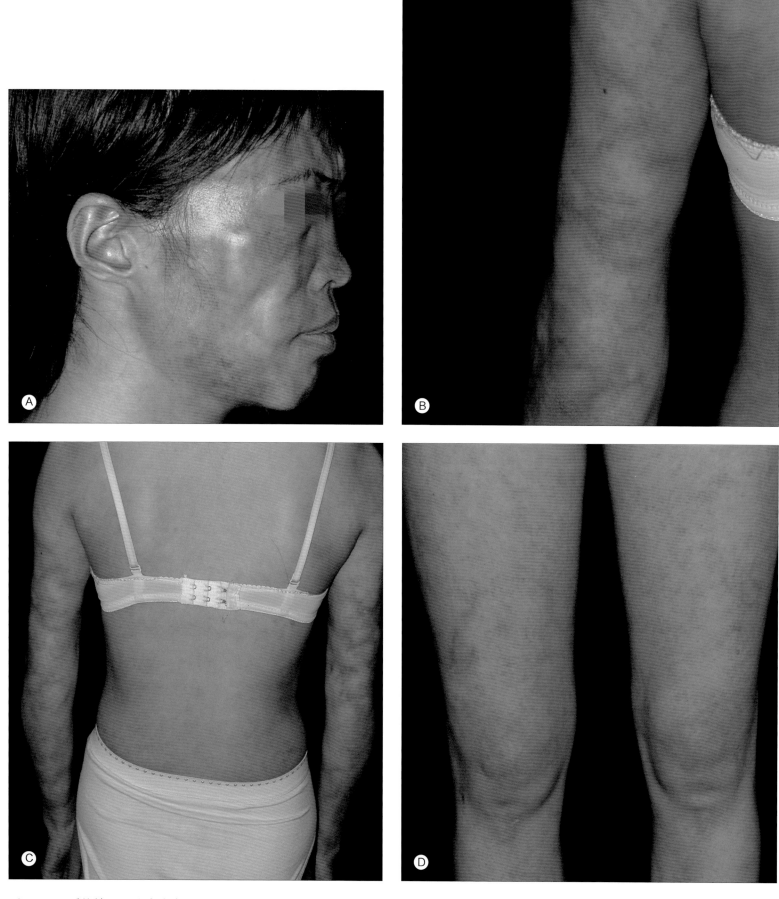

图3-24. 系统性红斑狼疮患者合并深在性红斑患者，其面颊部（**图A**）红色结节，局部皮肤萎缩、凹陷；双上肢（**图B、图C**）狼疮性脂膜炎，脂肪坏死后遗留局部瘢痕萎缩；双侧大腿（**图D**）狼疮性脂膜炎，局部皮肤发红，边界不清

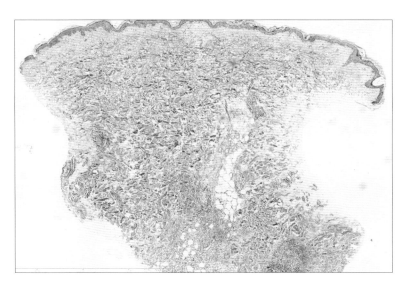

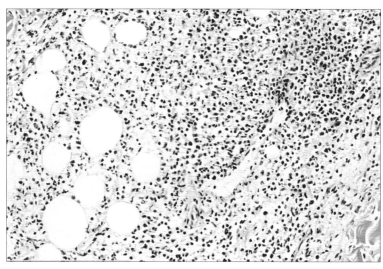

图 3-25. 深在性红斑狼疮患者的皮肤活检病理检查，显示脂肪间隔增宽，脂肪小叶密集淋巴细胞、组织细胞及浆细胞浸润

图 3-26. 深在性红斑狼疮患者的皮肤活检病理检查，脂肪小叶中以淋巴细胞为主的炎性细胞浸润，血管壁轻度纤维素样变性

（4）肿胀性红斑
（Lupus Erythematosus Tumidus，LET）

系统性红斑狼疮患者有肿胀性红斑者比较少见。这种皮损常出现在面部、颈及躯干曝光部位，表现为浸润性红斑，边界清楚，表面光滑。皮损完全消退后无瘢痕和萎缩。肿胀性红斑的一个主要特征是对光敏感，其组织病理的主要特点是真皮网状层黏蛋白沉积，直接免疫荧光检测为阴性。

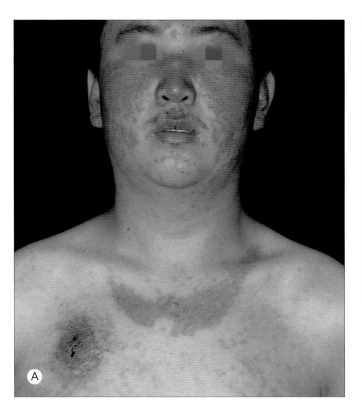

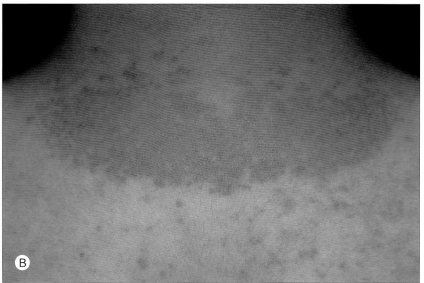

图3-27. 系统性红斑狼疮伴有肿胀性红斑患者,其面部和前胸皮肤**(图A)**、项背部皮肤**（图B）**曝光部位浸润性红斑，边界清楚

（5）冻疮样红斑

大约 10%~15% 的系统性红斑狼疮患者有冻疮样红斑皮损，主要发生在指（趾）、足跟、鼻、肘、膝等部位。皮损表现类似冻疮，呈现紫红色斑块或结节，伴有瘙痒或疼痛，愈合后可能形成瘢痕。有些冻疮样红斑皮损可能发展为盘状红斑皮损。

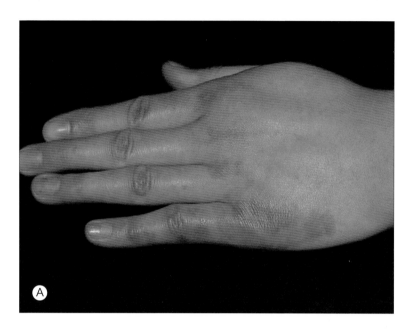
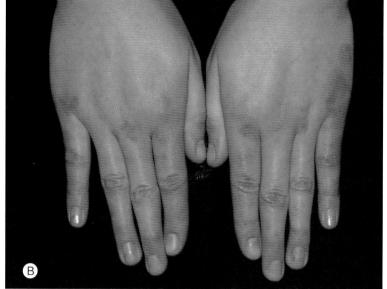

图 3-28. 系统性红斑狼疮伴有冻疮样红斑皮损患者，其手指及左手背外侧紫红色斑片（**图A**、**图B**），外观类似冻疮

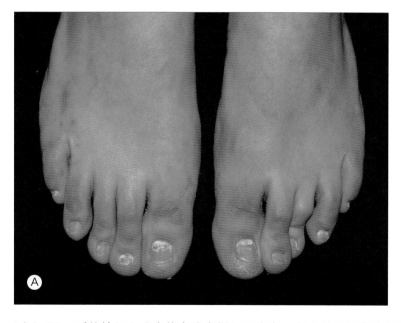
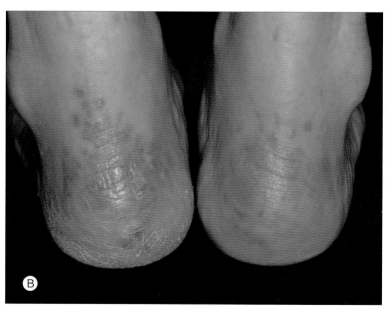

图 3-29. 系统性红斑狼疮伴有冻疮样红斑患者，右小趾及足背外侧紫红色斑片（**图A**）；双足跟部呈现冻疮样皮疹（**图B**）

—— 4. 皮肤血管病变 ——

血管炎性皮肤病变在系统性红斑狼疮的发生率为10%~30%，常与系统性红斑狼疮的活动性相平行。血管炎性皮损的临床表现不一，可为结节红斑、瘀斑、溃疡或网状青斑、紫癜或溃疡。紫癜常见于下肢，可发生中心性坏死。血管炎性皮肤病变亦可表现为手掌或指端红色压痛性硬斑，甲周红斑，后者是由于甲周皮下弯曲的血管扩张所致。这类皮损初为红色斑丘疹，由于局部缺血可呈青紫色，严重时可出现溃疡，皮损出现在指尖可发生坏死，有时伴有雷诺现象。

（1）皮肤血管炎

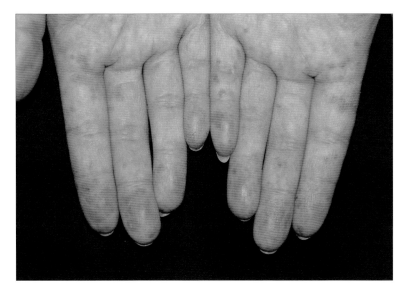

图 3-30. 系统性红斑狼疮患者，其手指伴有血管炎样皮疹，指端呈现红斑样皮损

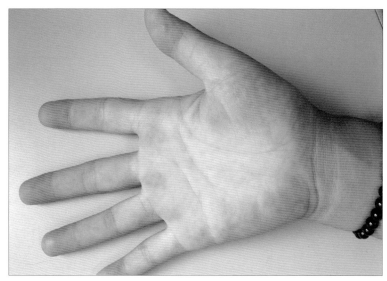

图 3-31. 系统性红斑狼疮伴有皮肤血管炎患者，其大小鱼际及掌指关节掌侧、手指腹可见红色斑丘疹，高起皮面，有触痛

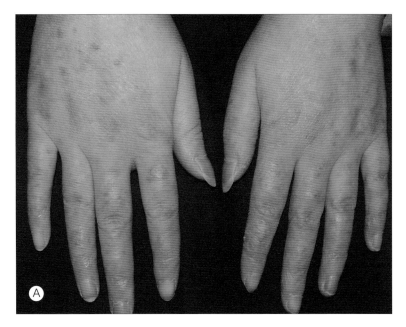

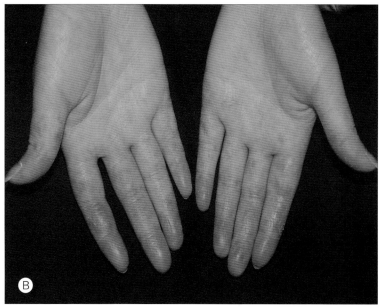

图 3-32. 系统性红斑狼疮伴有血管炎性皮肤病变患者，其双手背、手指背侧和屈侧、指腹呈现充血性斑丘疹

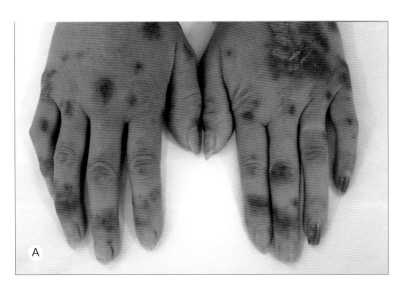

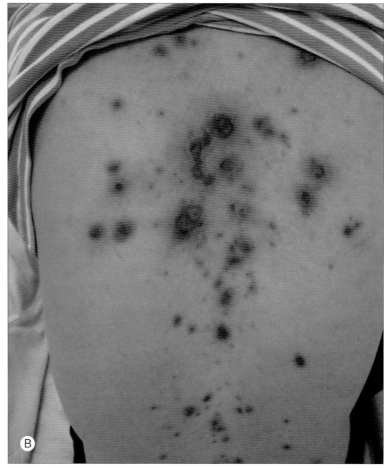

图 3-33. 系统性红斑狼疮伴有皮肤血管炎患者，其双手背和手指背侧（**图 A**）以及背部（**图 B**）有较多暗红色红斑，局部有压痛，部分红斑表面破溃结痂

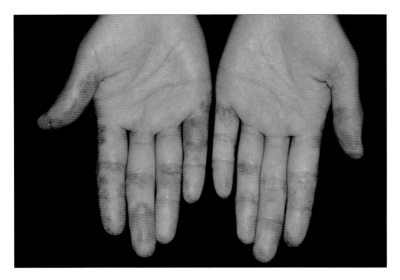

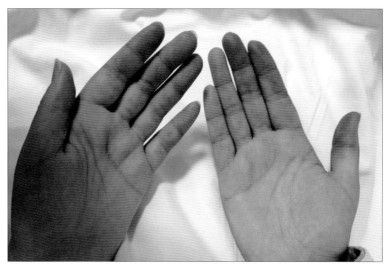

图 3-34. 系统性红斑狼疮伴有皮肤血管炎患者，其双手掌和手指掌侧有充血性紫红色斑疹，部分呈片状。部分手指指腹末端局部有坏死和结痂

图 3-35. 系统性红斑狼疮伴有皮肤血管炎患者，其指端呈深紫色、局部皮肤温度低，如病情进展，会导致坏死

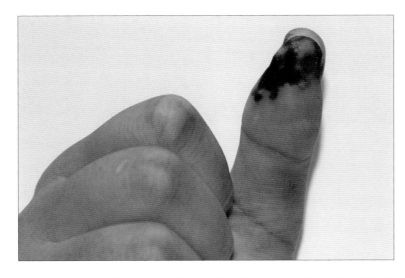

图 3-36. 系统性红斑狼疮伴有皮肤血管炎患者，其左手拇指指端坏死，局部肤色发黑

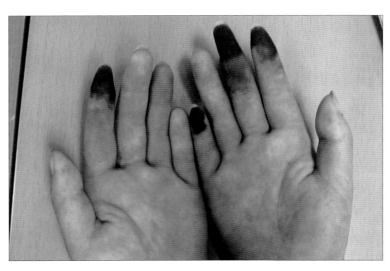

图 3-37. 系统性红斑狼疮患者指端坏疽

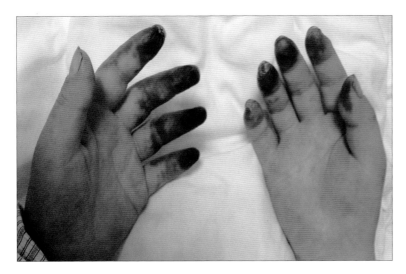

图 3-38. 系统性红斑狼疮患者指端坏疽

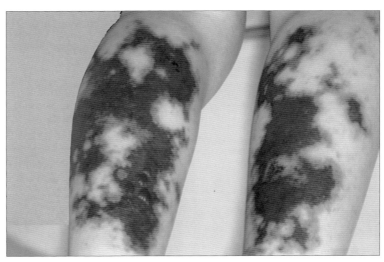

图 3-39. 系统性红斑狼疮患者皮肤血管炎引起的小腿皮肤水泡、坏死

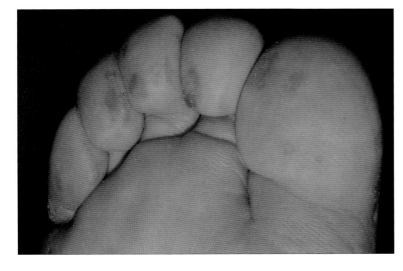

图 3-40. 系统性红斑狼疮伴有皮肤血管炎患者，其左足足趾皮肤有散在红斑，局部有轻度压痛

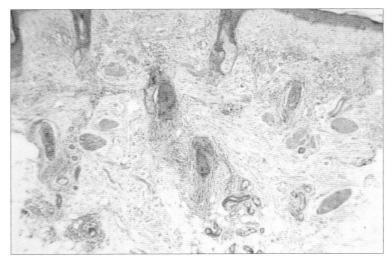

图 3-41. 系统性红斑狼疮伴有皮肤血管炎患者的皮肤活检病理检查，显示表皮萎缩，真皮水肿，血管和附属器周围炎症细胞浸润

（2）甲周红斑

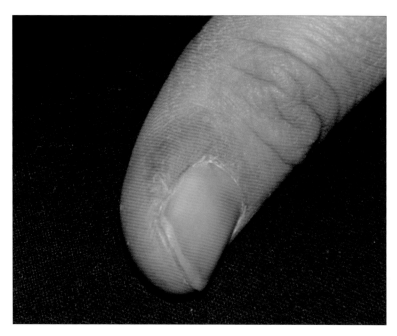

图 3-42. 系统性红斑狼疮患者甲周红斑

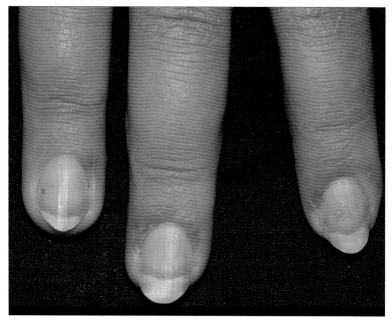

图 3-43. 系统性红斑狼疮伴有甲周红斑患者，其甲周皮肤呈现弧形环状充血性红斑

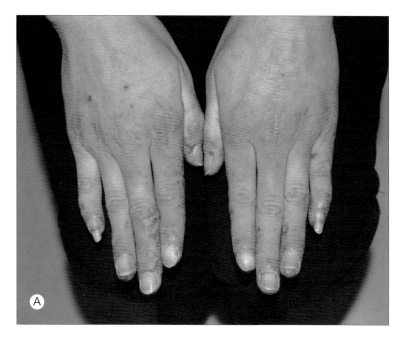

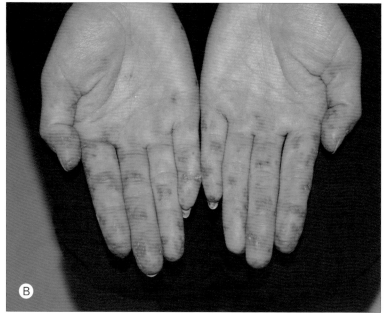

图 3-44. 系统性红斑狼疮伴有甲周红斑和皮肤血管炎患者，手指端甲周皮肤充血性红斑（**图 A**），双手背面和掌面有散在分布的充血性红斑（**图 A、图 B**）

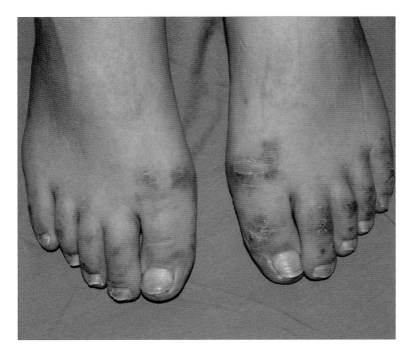

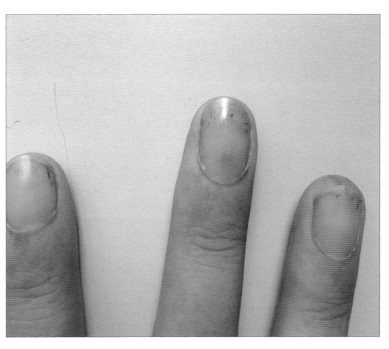

图 3-45. 系统性红斑狼疮伴有皮肤血管病变患者，其双足背及足趾背侧皮肤红斑、结痂、脱屑，并伴有甲周红斑

图 3-46. 系统性红斑狼疮伴有皮肤血管病变患者，其指甲下可见线形出血

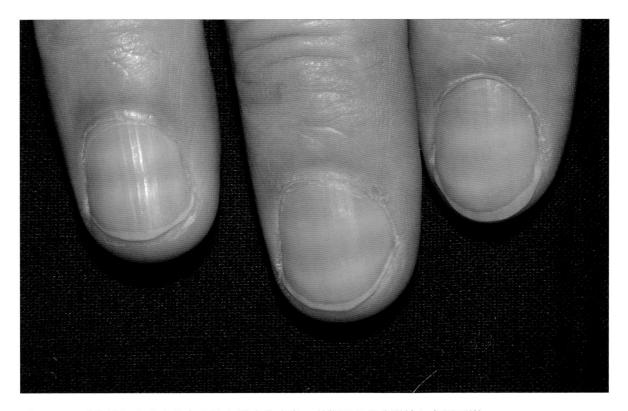

图 3-47. 系统性红斑狼疮伴有皮肤血管病变患者，其指甲呈现弥漫性红色甲弧影

（3）网状青斑

网状青斑（livedo reticularis）产生的原因是真皮小动脉升支痉挛使皮肤浅层水平静脉血管丛的血流增多，造成皮肤表面特征性网状紫红色斑点，压之可以褪色。寒冷、冷凝集素、冷球蛋白血症以及结缔组织病患者可以出现网状青斑。在系统性红斑狼疮中，网状青斑多分布于上肢、大腿及关节周围的皮肤，尤其是膝、踝和肘关节处。网状青斑通常是无痛的，一般无皮肤血管炎的症状。网状青斑与抗磷脂抗体有关，在出现网状青斑的系统性红斑狼疮患者中，抗磷脂抗体的阳性率可达81%。

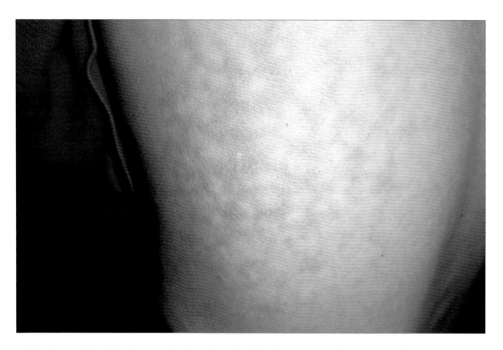

图3-48. 系统性红斑狼疮伴有皮肤血管病变患者，其胸背侧呈现网状青斑

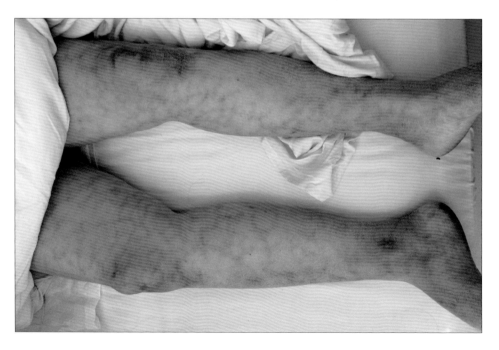

图3-49. 系统性红斑狼疮伴有皮肤血管病变患者，其双下肢可见明显的网状青斑

（4）雷诺现象

雷诺现象（Raynaud phenomena）是 SLE 经常出现的临床表现。文献报告，雷诺现象发生率从 10%~45% 不等。只有约 2% 的患者以雷诺现象为 SLE 的首发症状。典型的雷诺现象包括 3 个时期：首先，小至中等大小动脉痉挛引起甲床、手指、脚趾苍白，并伴有疼痛。接着，血管痉挛使局部组织缺血，上述部位皮肤变为紫色。最后，如果缺血持续，局部二氧化碳积蓄增多，到一定程度时，引起血管扩张，则原来发紫皮肤变为红色并伴疼痛。寒冷、吸烟和情绪变化等因素常可诱发雷诺现象。发作时间自数分钟至数小时不等。血管痉挛一般不会造成永久损伤，但如果持续时间过长，可引起患者皮肤坏死，甚至可发生肢体坏疽。

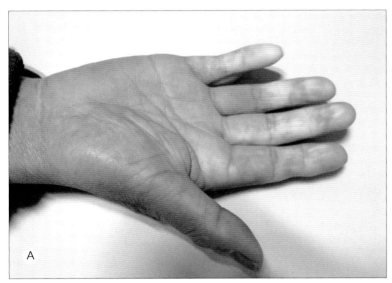

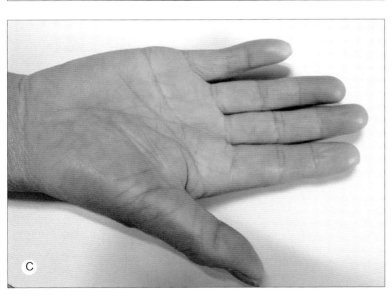

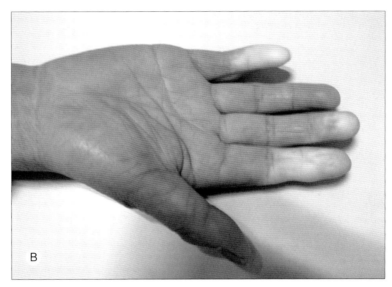

图 3-50. 系统性红斑狼疮患者，手指遇冷后变白、变紫、变红 2 年

图 A： 就诊时手指开始变白

图 B： 8 分钟后明显变白

图 C： 11 分钟后手指末端变紫

此例患者手指遇冷后，其指端皮肤色泽呈现典型的雷诺现象

（5）紫癜

紫癜的产生缘于小血管的血管炎，临床特点是紫癜和紫癜性丘疹呈鲜红色或紫红色，压之不褪色。

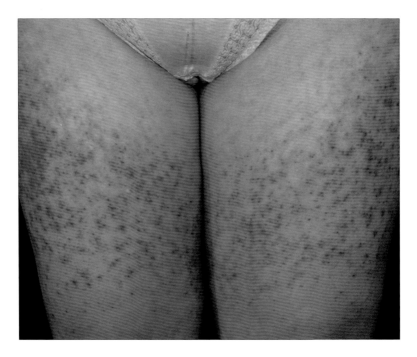

图 3-51. 系统性红斑狼疮伴有皮肤血管病变患者，其双大腿均有紫癜样皮疹

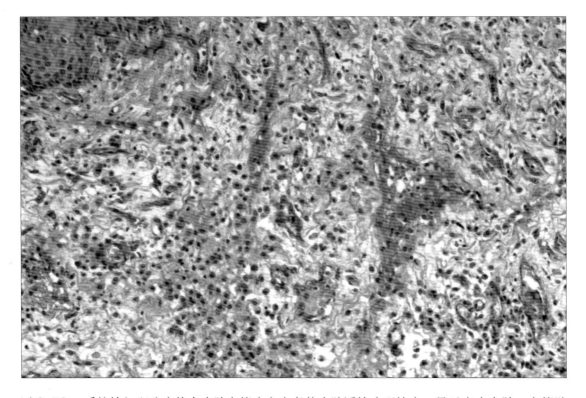

图 3-52. 系统性红斑狼疮伴有皮肤血管病变患者的皮肤活检病理检查，显示真皮水肿，血管壁纤维素样变性，血管壁及其周围较多中性粒细胞及核尘

二、口腔黏膜及咽喉部病变

在系统性红斑狼疮患者中，出现口腔黏膜病变者比较常见，而且可能是首发症状。除口腔粘膜外，其他部位黏膜也可累及。常见的黏膜病变为黏膜充血、出血、糜烂、浅表溃疡。溃疡常无痛。盘状红斑侵犯黏膜时，可表现为不规则萎缩性红斑，边界银白色角化，亦可伴有糜烂或溃疡。

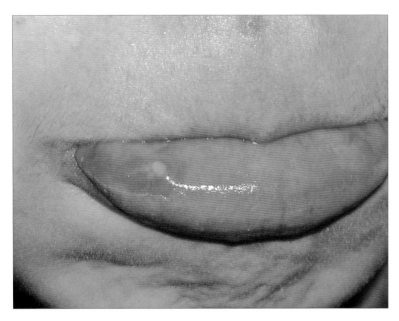

图 3-53. 系统性红斑狼疮患者，下唇右侧边缘圆形浅溃疡

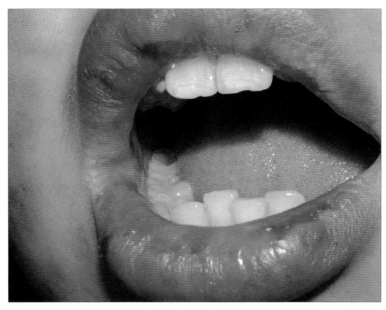

图 3-54. 系统性红斑狼疮患者，口唇黏膜充血、糜烂

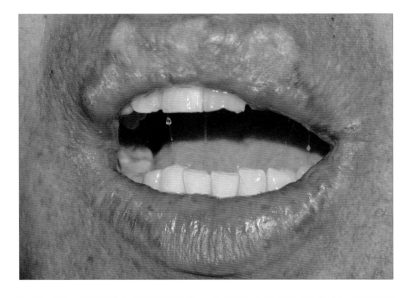

图 3-55. 系统性红斑狼疮患者，上唇黏膜盘状红斑病变，不规则萎缩性红斑，边界呈现银白色角化

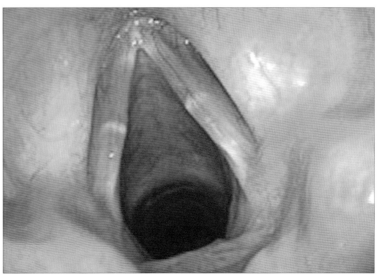

图 3-56. 系统性红斑狼疮并声带竹节病患者，纤维喉镜检查显示双侧声带中部横行条状黏膜下沉积物。声带竹节病是自身免疫性疾病喉部病变中的一个特异性表现，见于各种自身免疫病病人或抗核抗体增高的病人

三、脱发

约 20% 系统性红斑狼疮患者伴有脱发，可发生于头发、眉毛、睫毛、体毛。脱发可分为弥漫性脱发、狼疮发及瘢痕型脱发。弥漫性脱发表现为梳理时头发大量脱落。狼疮发表现为头发脆性增加、前额发际出现参差不齐的短发，外观混乱，以前额发际部及头顶部明显，前额头发容易折断。瘢痕型脱发是因盘状红斑引起毛囊破坏，造成永久性斑片状脱发，脱发后头皮出现盘状红斑皮损。

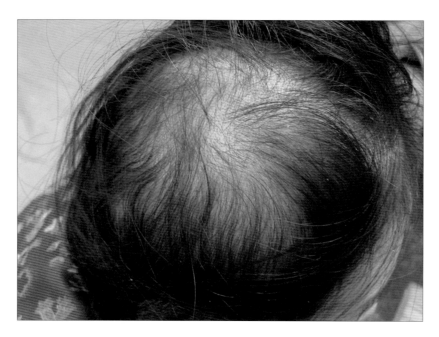

图 3-57. 系统性红斑狼疮患者，头顶部弥漫性脱发

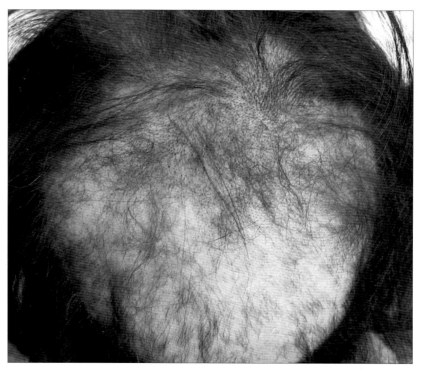

图 3-58. 系统性红斑狼疮患者弥漫性脱发，脱发出现在头顶部，残留头发散乱，脆性增加

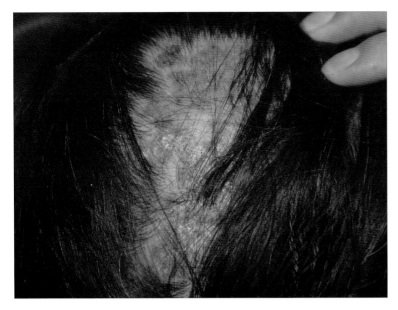

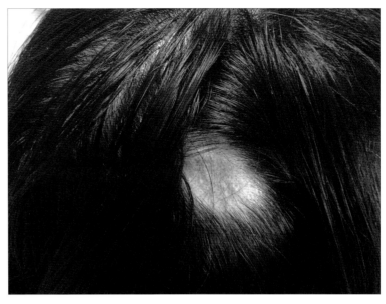

图 3-59. 系统性红斑狼疮患者瘢痕型脱发，头顶部片状脱发，头皮表面有油腻鳞屑脱发

图 3-60. 系统性红斑狼疮患者，头顶部片状瘢痕型脱发

四、肾脏病变

肾脏是系统性红斑狼疮最常见的受累脏器之一，几乎所有的 SLE 患者在病程中均可有肾脏损害，肾小球、肾小管及肾血管均可累及。临床表现不一，从隐匿性狼疮肾炎到尿毒症均能见到，呈现不同程度的蛋白尿、血尿、管型尿、水肿、高血压、肾功能不全等临床表现。肾功能衰竭是本病患者严重的并发症，是导致死亡的重要原因。

狼疮性肾炎的病变较为复杂，病理变化轻重不一，可自轻微病变至严重的坏死及弥漫增生病变等不同表现。原发性肾小球肾炎的各种病理类型均可见于狼疮肾炎，但与原发性肾小球肾炎相比，其病理特点又有所不同，如原发性膜性肾病只表现为基底膜增厚，而膜型狼疮性肾炎除基底膜增厚外，常伴有系膜增生或节段性内皮细胞增生等。狼疮性肾炎的病变常表现为多样性，同一个病例的肾小球病变虽然以一种病理类型为主，但其他一些肾小球或同一肾小球的不同节段，可表现为类型不同、新旧不等的病变。

1. 肾脏病变的分型

随着对大量狼疮性肾炎病例的临床病理观察，不断对其分型进行修改，最新的病理分型由国际肾病学会 (International Society of Nephrology, ISN) 和肾脏病理学会工作组 (Renal Pathology Society Working Group, RPS) 的专家于 2003 年制定。新的分型标准更加详细，注重临床与病理的紧密联系，强调了病变活动性与慢性化的分型特征。

狼疮性肾炎的病理分型（ISN/RPS，2003）

Ⅰ型　轻微系膜型
光镜下肾小球正常，免疫荧光（和/或电镜）显示系膜区免疫复合物沉积

Ⅱ型　系膜增生型
光镜下单纯系膜细胞不同程度的增生或伴有系膜基质增生，伴系膜区免疫复合物沉积；免疫荧光和电镜可见少量的上皮下或内皮下免疫复合物沉积

Ⅲ型　局灶型
活动性或非活动性病变，呈局灶性、节段性或球性的肾小球内增生病变，或新月体形成，但受累肾小球少于全部的50%，可见局灶性的内皮下免疫复合物 沉积，伴有或无系膜增生
Ⅱ（A）活动性病变：局灶增生性病变
Ⅱ（A/C）活动性和慢性病变：局灶增生和硬化性病变
Ⅱ（C）慢性非活动性病变伴有肾小球硬化：局灶硬化性病变

Ⅳ型　弥漫型
活动性或非活动性病变，呈弥漫性节段性或球性的肾小球内增生性病变，或新月体形成，受累肾小球超过全部的50%，可见弥漫性内皮下免疫复合物沉积， 伴有或无系膜增生。又分两种亚型：Ⅳ-S：超过50%的肾小球的节段性病变；Ⅳ-G：超过50%的肾小球的球性病变。轻度或无细胞增生但出现弥漫性白金 耳样病变时，也归入Ⅳ型
Ⅳ-S（A）活动性病变：弥漫性节段性增生性病变
Ⅳ-G（A）活动性病变：弥漫性球性增生性病变
Ⅳ-S（A/C）活动性和慢性病变：弥漫性节段性增生和硬化性病变
Ⅳ-G（A/C）活动性和慢性病变：弥漫性球性增生和硬化性病变
Ⅳ-S（C）慢性非活动性病变伴有硬化：弥漫性节段性硬化性病变
Ⅳ-G（C）慢性非活动性病变伴有硬化：弥漫性球性硬化性病变

Ⅴ型　膜型
肾小球基底膜弥漫增厚，可见球性或节段性上皮下免疫复合物沉积，伴有或无系膜增生。Ⅴ型膜性LN可合并Ⅲ型或Ⅳ型病变，则应作出复合性诊断，如Ⅲ + Ⅴ，Ⅳ + Ⅴ等，并可进展为硬化型

Ⅵ型　晚期硬化型
超过90%的肾小球呈现球性硬化，不再有活动性病变

对狼疮肾炎定义的注释：

Ⅰ型轻微系膜型 LN （minimal mesangial LN），光镜下表现接近正常或病变轻微，免疫荧光和电镜可见系膜区免疫复合物沉积。若光镜、免疫荧光和电镜均表现正常，则不诊断为狼疮性肾炎。

Ⅱ型系膜增生型 LN （mesangial proliferative LN），光镜下可见系膜细胞或（和）基质轻度增生，系膜区免疫复合物沉积，免疫荧光和电镜检查除可见系膜区的免疫复合物沉积外，尚可见少量上皮下和内皮下的免疫复合物沉积，后者可作为与原发性系膜增生性肾小球肾炎的鉴别之处。肾小管、肾间质及肾血管无明显病变。

Ⅲ型局灶型 LN （focal LN），光镜下表现为局灶性或局灶节段性病变，受累肾小球小于全部的 50%。可表现为纤维素样坏死性、细胞增生性（Ⅲ -A）或硬化性病变（Ⅲ -C）；或活动性和硬化性病变同时并存（Ⅲ -A/C）。免疫荧光和电镜可见系膜区和上皮下、内皮下的免疫复合物沉积。可见局灶性肾小管萎缩和肾间质炎细胞浸润伴纤维化。

Ⅳ型弥漫型 LN （diffuse LN），光镜下表现为肾小球的弥漫性病变，包括活动性（Ⅳ -A）、慢性（Ⅳ -C）或活动性和慢性并存性病变 （Ⅳ -A/C），受累肾小球大于全部的 50%。以弥漫节段性病变为主时，属于Ⅳ -S 型；以弥漫球性病变为主时，属于Ⅳ -G 型。活动性病变表现为重度系膜增生性、毛细血管内增生性、膜增生性及新月体性肾小球肾炎等增生性病变，而增生病变不明显，但因大量免疫复合物沉积形成弥漫性白金耳时，也属于弥漫活动性病变；慢性病变包括肾小球硬化病变。在肾小球弥漫性增生病变的病例，部分肾小球可见节段性纤维素样坏死、苏木素小体、新月体形成、毛细血管内白金耳或微血栓等严重活动性病变。免疫荧光多表现为各种免疫球蛋白和补体沉积的"满堂亮"现象，尤其是Ⅳ -A 或Ⅳ -A/C 型；电镜检查可见内皮细胞下大块电子致密物沉积，并伴有上皮细胞下、基底膜内及系膜区的多部位电子致密物沉积。有时在电子致密物内可见特殊的有形结构如指纹状或管状结构形成；有的病例肾小球内皮细胞胞质内可见管网状结构，这种结构也可见于 HIV 感染者的肾小球和血管的内皮细胞内，可能与病毒感染有关。肾小管和肾间质也表现为多灶状或弥漫性病变，肾小管上皮细胞变性及刷状缘脱落，肾间质水肿伴淋巴、单核细胞及多形核白细胞浸润；也可见肾小管萎缩和间质纤维化等慢性病变；小动脉管壁增厚，部分病例可见血管纤维素样坏死伴中性白细胞浸润，形成坏死性血管炎。

Ⅴ型膜型 LN （membranous LN），光镜下表现为肾小球毛细血管基底膜弥漫性增厚，常伴有系膜细胞和基质增生。若同时合并局灶节段性病变，包括局灶增生、坏死或硬化性病变，则诊断为 Ⅴ + Ⅲ （A，A/C，C）型；若同时表现有弥漫增生性病变，则诊断为 Ⅴ + Ⅳ （A，A/C，C）型，其中以毛细血管内弥漫性增生病变为主。免疫荧光多表现为各种免疫球蛋白和补体沉积的"满堂亮"现象。电镜检查可见上皮细胞下、基底膜内及系膜区的电子致密物沉积；合并Ⅲ或Ⅳ型病变时，可见内皮下大量电子致密物沉积。肾小管可见灶状至多灶状萎缩，肾间质灶状至多灶状淋巴、单核细胞伴纤维化。

Ⅵ型晚期硬化型 LN （advanced sclerosis LN），90% 以上的肾小球呈现硬化或趋于硬化，肾小管弥漫萎缩伴间质纤维化，小动脉管壁增厚，临床上已失去治疗价值。

狼疮性肾炎的各病理类型之间可发生相互转化，取决于患者机体的状态、抗原和抗体的消长、治疗的干预等因素。当各种诱因作用或不当的治疗时，可使病变加重，Ⅱ或Ⅲ型可进展为 Ⅳ型，也可转化为Ⅴ型；经过积极而正确的治疗，Ⅳ型可转化为Ⅱ型、Ⅲ型或Ⅴ型。因此，治疗过程中进行重复肾活检可以明确病人的病理类型变化，对于指导临床的治疗和预后判断有重要意义。

狼疮性肾炎的病理诊断除进行病理分型外，还应注意活动性和非 活动性病变的程度。活动性病理指标包括严重的细胞增生、坏死、新月体形成、中性白细胞浸润及核碎裂、白金耳和微血栓等；慢性化指标包括肾小球硬化、纤维性新月体、肾小管萎缩、肾间质纤维化及肾血管硬化等。进一步对这些指标进行半定量评分，根据活动性和慢性化病变的分值高低，对病人的病情轻重和缓急作出客观的评估，可为临床医师判断病情程度及制定治疗方案提供重要依据。

─── **2. 肾脏病变的病理改变** ───

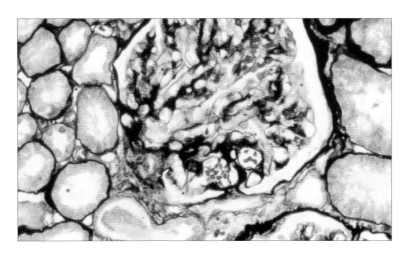

图 3-61. Ⅰ 型狼疮肾炎，肾小球病变轻微（PASM 染色）

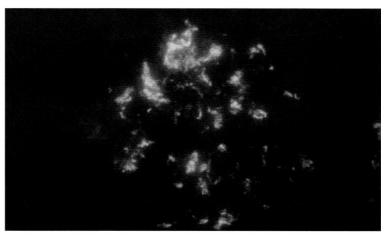

图 3-62. Ⅰ 型狼疮肾炎，IgM 在肾小球系膜区团块状沉积（IF 染色）

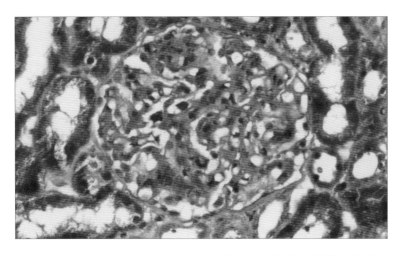

图 3-63. Ⅱ 型狼疮肾炎，肾小球系膜细胞和基质轻度增生伴嗜复红蛋白沉积（Masson 染色）

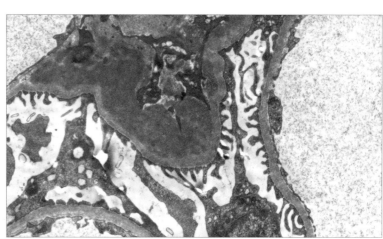

图 3-64. Ⅱ 型狼疮肾炎，肾小球系膜区电子致密物沉积（电镜 ×5000）

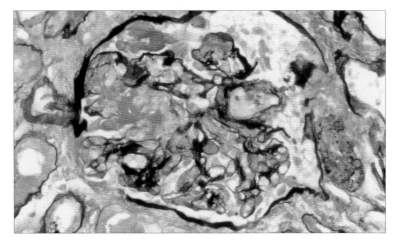

图 3-65. Ⅲ-A 型狼疮肾炎，肾小球局灶节段性纤维素样坏死（PASM 染色）

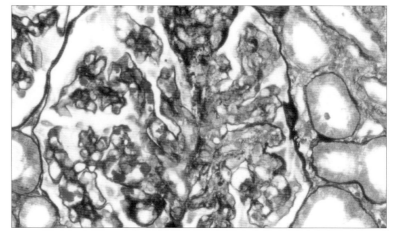

图 3-66. Ⅲ-A 型狼疮肾炎，肾小球局灶节段性系膜细胞和内皮细胞增生（PASM 染色）

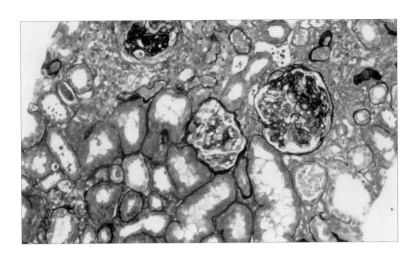

图 3-67. Ⅲ-A/C 型狼疮肾炎，肾小球局灶节段性细胞增生，部分呈球性或节段性硬化（PASM 染色）

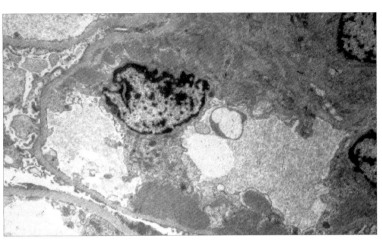

图 3-68. Ⅲ-A 型狼疮肾炎，电镜可见系膜区和节段性内皮下电子致密物沉积（电镜 ×5000）

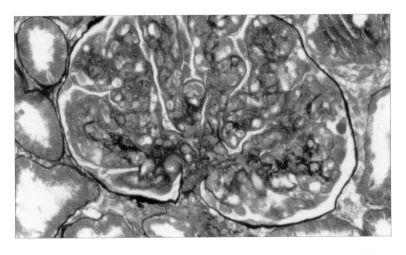

图 3-69. Ⅳ-G（A）型狼疮肾炎，肾小球毛细血管内细胞弥漫增生，伴内皮下白金耳形成（PASM+Masson 染色）

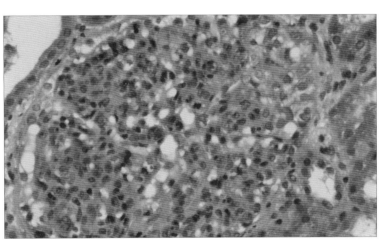

图 3-70. Ⅳ-G（A）型狼疮肾炎，肾小球毛细血管内皮细胞和系膜细胞弥漫增生伴多形核白细胞浸润（HE 染色）

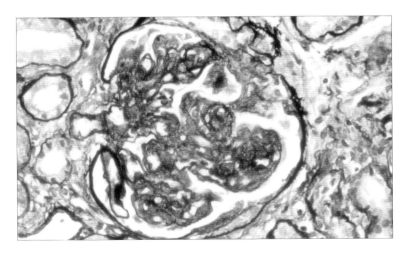

图 3-71. Ⅳ-G（A）型狼疮肾炎，肾小球呈膜增生性病变（PASM 染色）

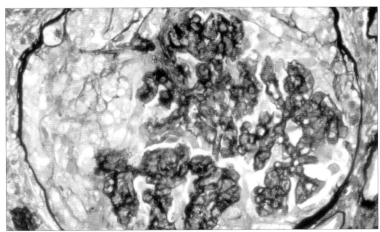

图 3-72. Ⅳ-G（A）型狼疮肾炎，肾小球可见细胞性新月体形成（PASM 染色）

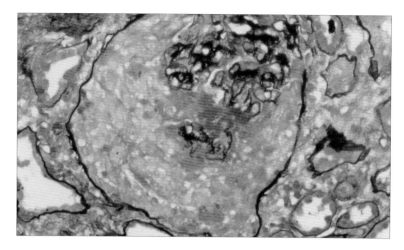

图 3-73. Ⅳ-G（A）型狼疮肾炎，肾小球毛细血管襻节段性纤维素样坏死，伴细胞性新月体形成（PASM 染色）

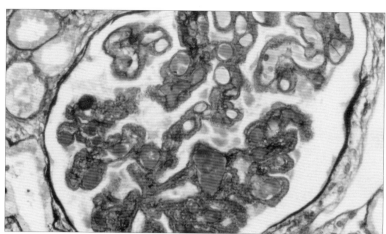

图 3-74. Ⅳ-G（A）型狼疮肾炎，肾小球毛细血管腔内多数微血栓形成（PASM 染色）

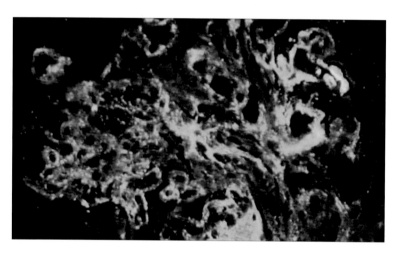

图 3-75. Ⅳ-G（A）型狼疮肾炎，IgG 沿肾小球毛细血管壁及系膜区呈颗粒样和团块状沉积（IF 染色）

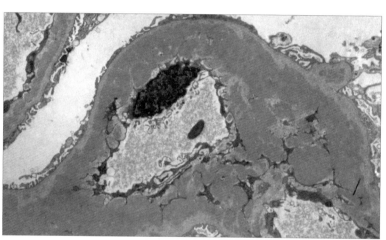

图 3-76. Ⅳ-G（A）型狼疮肾炎，肾小球内皮下条带状大量电子致密物沉积（电镜 ×4000）

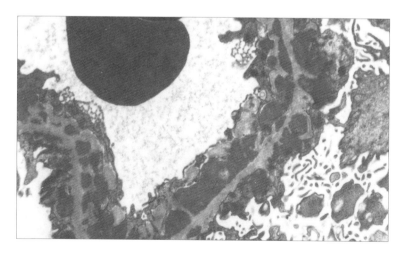

图 3-77. Ⅳ-G（A）型狼疮肾炎，肾小球上皮下及内皮下可见电子致密物沉积（电镜 ×5000）

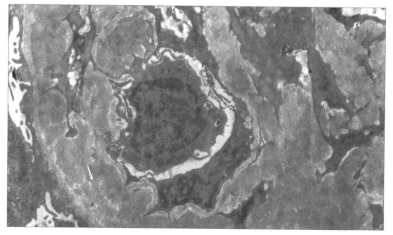

图 3-78. Ⅳ-G（A）型狼疮肾炎，肾小球系膜区及内皮下大量电子致密物沉积（电镜 ×5000）

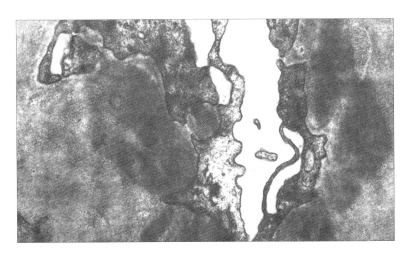

图 3-79. Ⅳ-G（A）型狼疮肾炎，肾小球上皮下电子致密物形成指纹状结构（电镜 ×14000）

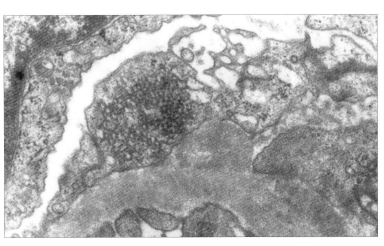

图 3-80. Ⅳ-G（A）型狼疮肾炎，肾小球内皮细胞胞质内管网状结构（电镜 ×20000）

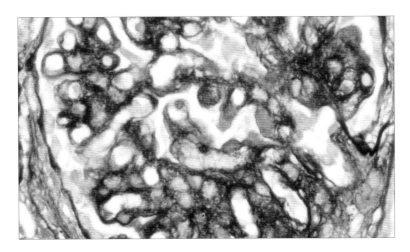

图 3-81. Ⅴ型狼疮肾炎，肾小球基底膜增厚，钉突或链环形成（PASM 染色）

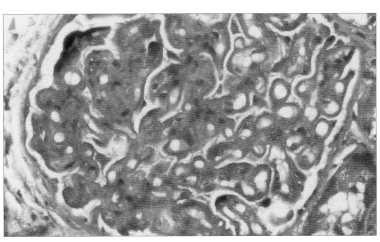

图 3-82. Ⅴ型狼疮肾炎，肾小球基底膜增厚，上皮下和系膜区嗜复红蛋白沉积（Masson 染色）

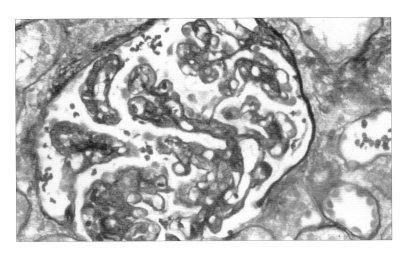

图 3-83. Ⅲ+Ⅴ型狼疮肾炎，肾小球基底膜增厚，节段性内皮细胞增生（PASM 染色）

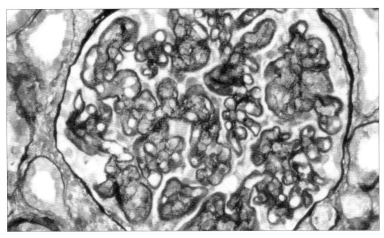

图 3-84. Ⅳ+Ⅴ型狼疮肾炎，肾小球基底膜增厚，系膜细胞和内皮细胞增生（PASM 染色）

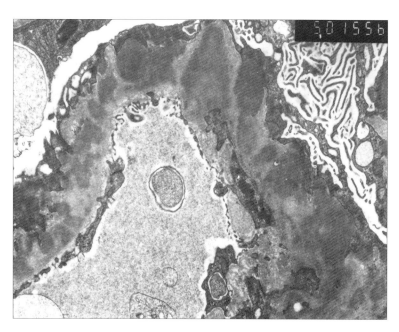

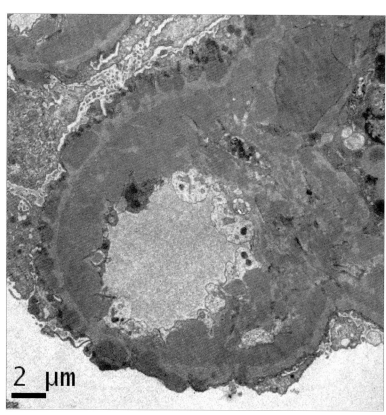

图 3-85. V型狼疮肾炎，肾小球上皮下及基底膜内多数块状电子致密物沉积（电镜 ×5000）

图 3-86. Ⅳ + V型狼疮肾炎，肾小球上皮下及内皮下可见电子致密物沉积（电镜 ×6000）

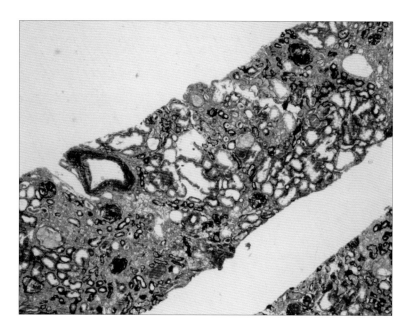

图 3-87. Ⅵ型狼疮肾炎，肾小球硬化，肾小管弥漫性萎缩伴间质纤维化（PASM 染色）

五、呼吸系统病变

系统性红斑狼疮并发呼吸系统病变者比较多见，约占50%，病变包括胸膜炎、急性狼疮性肺炎、慢性肺间质病变、肺动脉高压、出血性肺泡炎、肺栓塞、膈肌功能障碍等，其中胸膜炎更为常见。肺动脉高压多发生于红斑狼疮病程的晚期。其他病变常常出现于红斑狼疮病情加重时，或病程的晚期。

1. 狼疮性胸膜炎

系统性红斑狼疮患者的呼吸系统中胸膜受累最为常见，有时可能是狼疮的首发症状。胸腔积液可为双侧或单侧，积液多为中小量渗出液，出现大量胸腔积液者较少见。本病的胸腔积液中，糖含量与血糖近似，有别于类风湿关节炎的胸腔积液，后者的糖含量明显低于血糖水平。

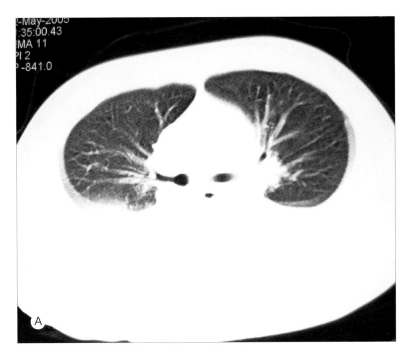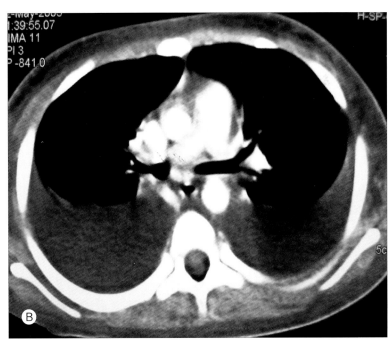

图 3-88. 系统性红斑狼疮患者，**图 A** 和**图 B** 为胸部 CT 肺窗及增强 CT 纵隔窗扫描，显示双侧中等量胸腔积液

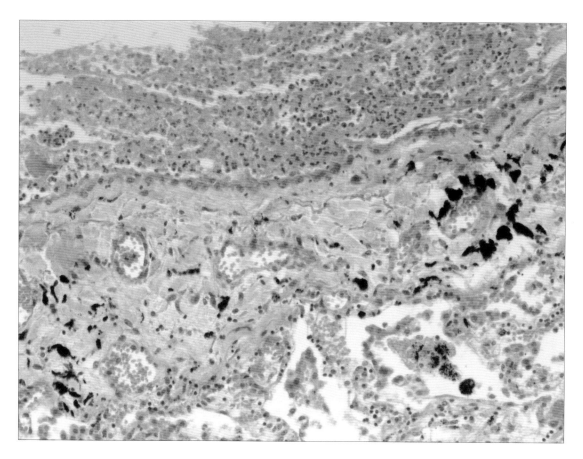

图 3-89. 系统性红斑狼疮患者胸膜活检病理显示胸膜增厚，纤维组织增生；胸膜表面大量纤维素样渗出物，其中有炎细胞浸润及细胞核碎片

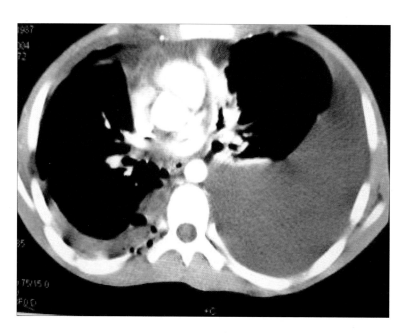

图 3-90. 系统性红斑狼疮患者胸部 CT 增强扫描，双侧胸腔积液，左侧更为显著，并伴有少量心包积液

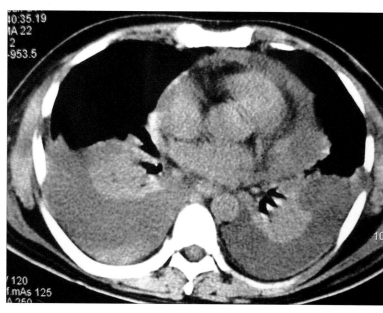

图 3-91. 系统性红斑狼疮患者胸部 CT 扫描检查，显示双侧胸腔积液、心包积液，两下肺膨胀不全

2. 急性狼疮性肺炎

急性狼疮性肺炎在系统性红斑狼疮中并不多见，其发病率为 1%~10%。临床表现发病急，发热，咳嗽，呼吸困难及缺氧血症，常见于系统性红斑狼疮病情活动期。病情缓解后，常遗留肺间质病变。严重者可发生肺出血或呼吸窘迫综合征，死亡率较高。系统性红斑狼疮患者遇有急性肺实质浸润病变时，不一定能诊断急性狼疮性肺炎，需除外微生物感染的可能。

急性狼疮性肺炎的肺部病理改变不特异，多显示为肺间质淋巴细胞浸润，肺泡透明变性，很少有血管炎改变。

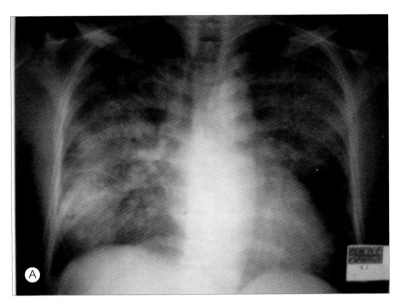
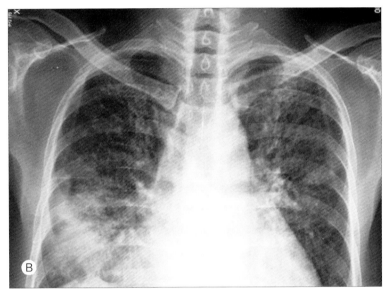

图 3-92. 系统性红斑狼疮并发急性狼疮性肺炎患者，治疗前后胸部 X 线平片检查

图 A： 治疗前胸部 X 线平片显示两肺大片模糊斑片影，右肺中下大片高密度影，心影增大

图 B： 经甲基泼尼松龙冲击治疗后，复查胸部 X 线平片，显示两肺大片模糊斑片影和右肺中下叶片状高密度影较前均有所吸收

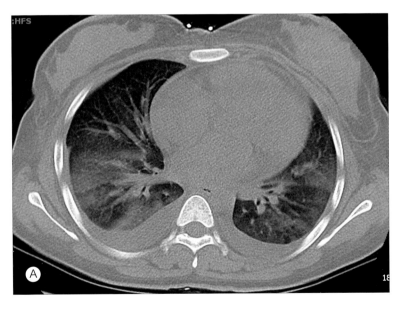
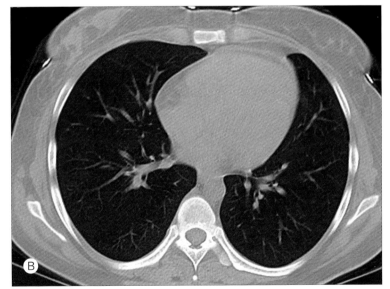

图 3-93. 系统性红斑狼疮并发急性狼疮性肺炎患者，发热、咳嗽 3 天

图 A： 胸部 CT 扫描检查显示，双肺斑片状阴影，右肺中下叶及左肺支气管血管束增粗，可见沿其走行的斑片影，伴双侧胸腔积液

图 B： 经甲基泼尼松龙和丙种球蛋白冲击治疗后，体温恢复正常，10 天后复查胸部 CT 扫描，显示肺部阴影和胸水消失

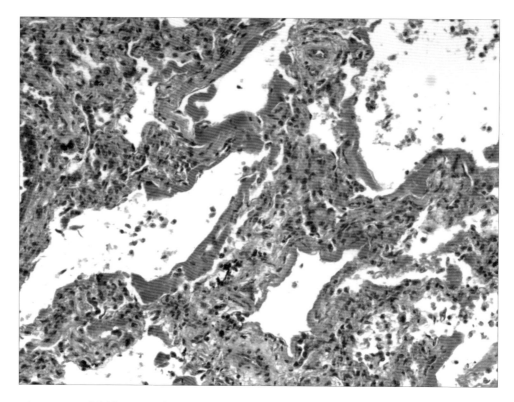

图 3-94. 系统性红斑狼疮患者肺活检病理检查，显示肺泡间隔增宽，纤维组织增生伴炎细胞浸润，肺泡腔内可见纤维素样物沉积

---

3. 慢性狼疮性肺炎 ---

慢性狼疮性肺炎是一种慢性间质性肺部疾病，多见于病程较长的系统性红斑狼疮患者，少部分病人是由急性狼疮性肺炎转变而来。大部分患者起病缓慢，初期症状不特异。在病程长或病变发展迅速的患者可出现双肺蜂窝状改变，肺大疱，肺底盘状不张和膈肌抬高。放射学检查常显示为弥漫性颗粒状、网状或网状结节样改变，尤以双肺底部位明显。

图 3-95. 系统性红斑狼疮患者胸部 CT 扫描检查，双肺呈弥漫性蜂窝样改变，可见肺大疱

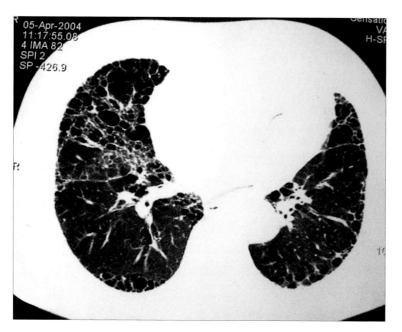

─── 4. 弥漫性出血性肺泡炎 ───

弥漫性出血性肺泡炎是系统性红斑狼疮的一种严重的临床表现，但比较少见。起病急骤，突然出现发热、发绀、咳嗽、痰中带血或咯血，伴有呼吸急促、低氧血症。有些患者病情虽重，但无血痰及咯血，临床上容易误诊。胸片或胸部CT扫描显示双肺野浸润影，下肺多见，可能限于单侧肺叶。

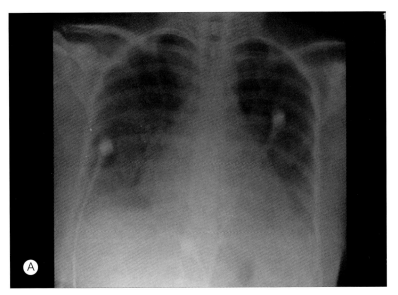

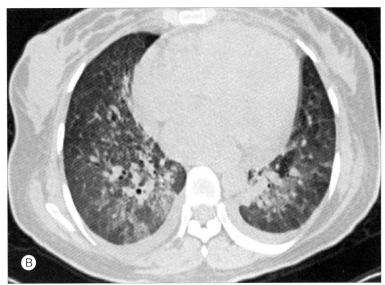

图 3-96. 系统性红斑狼疮患者，伴有咳血、气短症状
图 A: X线平片，显示双侧中下肺广泛斑片状影，心影扩大

图 B: 胸部 CT 扫描检查，显示双肺中下多发模糊斑片状阴影，双侧胸腔积液和心包积液

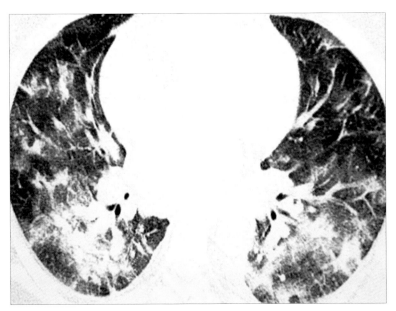

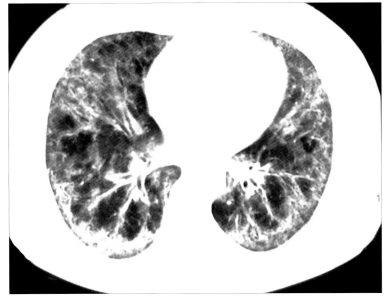

图 3-97. 系统性红斑狼疮患者伴有咳血，胸部 CT 扫描，显示双肺多发斑片状阴影，提示出血性肺泡炎

图 3-98. 系统性红斑狼疮患伴有咳嗽、血痰症状患者，胸部 CT 扫描检查显示，双肺支气管血管束增粗，双肺弥漫性斑片影，支气管牵引性扩张，双肺胸膜下大量粗大网格影及尖端朝向肺门的模糊片状影，符合出血性肺泡炎

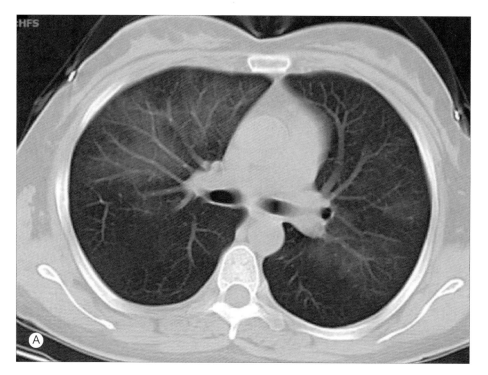

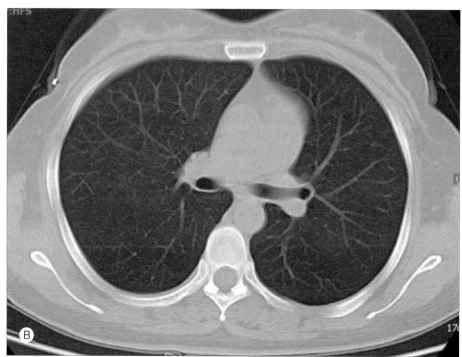

图 3-99. 系统性红斑狼疮患者因咳嗽、咯血入院，治疗前后胸部 CT 扫描检查

图 A： 治疗前右上肺野片状模糊阴影，考虑狼疮性 出血性肺泡炎

图 B： 给予甲基泼尼松龙冲击治疗后，咳嗽、咯血症状消失，复查胸部 CT 扫描，显示右肺阴影明显吸收

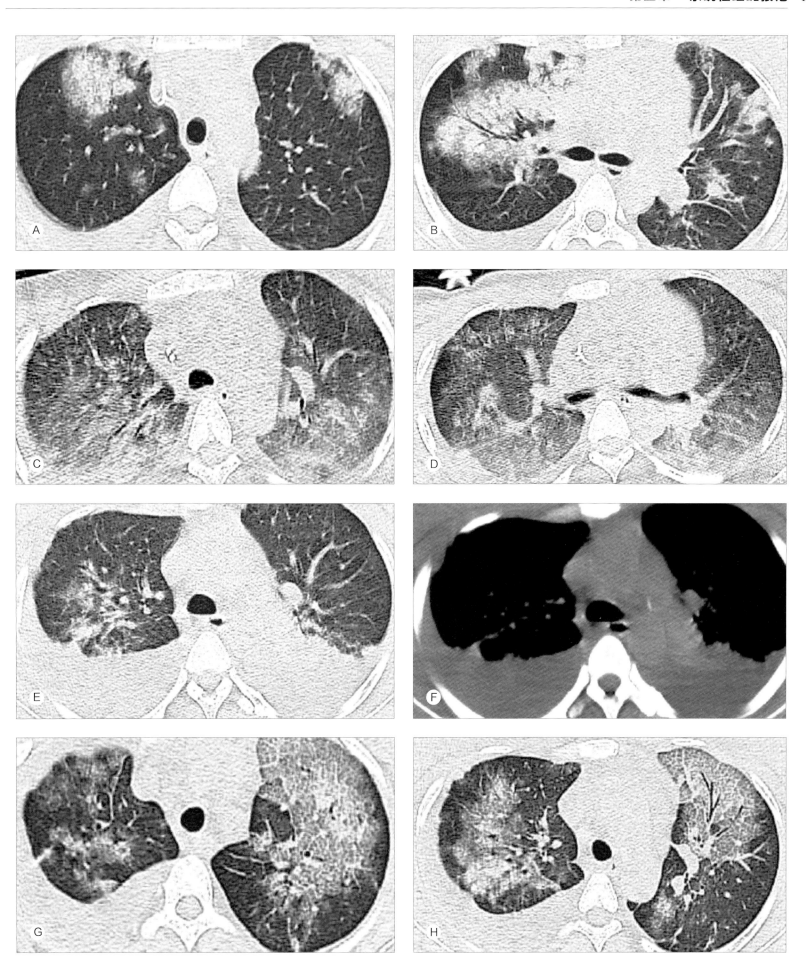

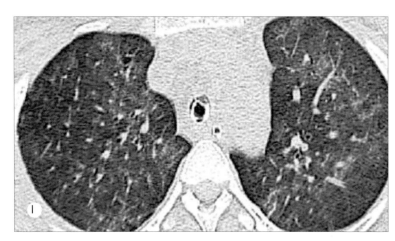
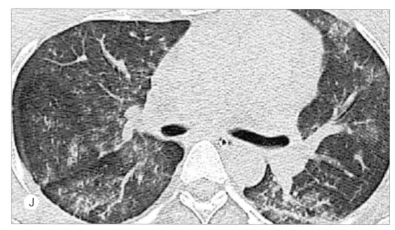

图 3-100. 围产期系统性红斑狼疮合并弥漫性出血性肺泡炎患者治疗前后肺部 CT 扫描

患者，女性，26 岁，妊娠 24 周时出现面部蝶形红斑。妊娠 28 周时出现双下肢水肿，检查尿蛋白 +++，24 小时尿蛋白 7.04g，于 2014-7-18 入院。检查：血清 ANA 1：160、抗 dsDNA 抗体 512.9 U/ml，C3 水平显著降低。超声心动图检查提示心包积液。临床诊断为系统性红斑狼疮、狼疮性肾炎，立即终止妊娠并静脉点滴甲基泼尼松龙 80mg，每日 2 次治疗。治疗过程中，患者出现胸闷，咯鲜血。查血红蛋白 69g/L，肺部 CT 扫描检查显示多发片状渗出影（**图 A、图 B**）。考虑并发弥漫性肺泡出血，给予静脉点滴甲泼尼龙 1g/d、免疫球蛋白 20g/d 冲击治疗。患者氧饱和度持续下降，予以气管插管、呼吸机辅助治疗。患者血小板持续下降，最低 34×10⁹/L，血肌酐最高 190 μmol/L，并癫痫发作 3 次，外周血涂片偶见破碎红细胞，考虑血栓性血小板减少性紫癜不能除外。给予静脉点滴免疫球蛋白、甲基泼尼松龙、血浆置换疗法等积极治疗，病情逐渐好转，血红蛋白、血小板、肌酐渐恢复正常，2014-7-23 复查肺部 CT 扫描，亦有明显好转（**图 C、图 D**）。2014-8-5 复查肺部 CT 扫描，显示双侧胸腔积液（**图 E、图 F**），先后行左右侧胸腔穿刺留置引流管。2014-8-13 又再次咯血，肺部 CT 扫描再次显示多发斑片渗出影（**图 G、图 H**），又给予甲基泼尼松龙静脉点滴冲击治疗后，肺部症状及氧饱和度逐步好转，复查肺部 CT 扫描亦有好转（**图 I、图 J**）。此后，泼尼松龙逐渐减量，加用吗替麦考酚酯、羟氯喹等免疫抑制剂治疗，病情继续好转

图 A、图 B：患者终止妊娠后出现胸闷、咳血，肺部 CT 扫描检查，显示双肺多发渗出斑片影

图 C、图 D：第一次甲基泼尼松龙冲击治疗后，复查肺部 CT 扫描，显示双肺渗出阴影较治疗前有吸收

图 E、图 F：2014-8-5 复查肺部 CT 扫描，显示双侧胸腔积液

图 G、图 H：2014-8-13 患者再次咯血，肺部 CT 扫描显示多发斑片渗出影

图 I、图 J：再次给予甲基泼尼松龙静脉点滴冲击治疗后，复查肺部 CT 扫描，显示双肺渗出阴影明显吸收

　　图 3-100 中患者是一孕妇，病情严重，当终止妊娠时病情迅速恶化，出现出血性肺泡炎，在积极治疗下，病情仍一度加重，最终取得缓解。SLE 病人在妊娠期间，病情往往加重，终止妊娠时，尤其容易导致病情迅速恶化。本例患者也印证了这一结果，患者终止妊娠后，并发严重的出血性肺泡炎，而且在积极治疗中，病情仍有反复。所以，SLE 病情活动患者应避免妊娠，除非病情稳定、在医师严密监护下，方能怀孕。在正常分娩或因故需要终止妊娠前，必需加强治疗措施，防止病情恶化

—— 4.肺栓塞 ——

约有 10% 左右的系统性红斑狼疮患者可能并发肺栓塞，栓子主要来源于下肢深静脉血栓，临床表现为胸痛和呼吸困难。深静脉彩色超声、血流灌注核素显像、肺血管增强 CT 扫描、肺血管造影等检查对诊断有帮助。

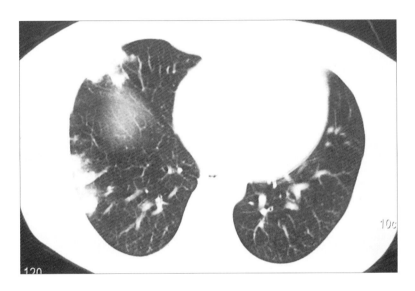

图 3-101. 系统性红斑狼疮患者，胸部 CT 扫描显示，右下肺楔形病变，符合肺梗塞

—— 5.肺动脉高压 ——

系统性红斑狼疮并发肺动脉高压者比较多见，多起病隐袭，逐渐发展，大多发生于已有多系统脏器受损的病人，常见症状为活动时呼吸困难、咳嗽、乏力、胸痛。常伴有雷诺现象。X 线胸相可见右心室扩大，肺动脉段膨隆，肺野清晰，胸部 CT 扫描显示肺动脉干对称性扩张，外周肺血管呈剪枝样改变。超声心动图检查对肺动脉高压的诊断有一定帮助。

肺动脉压升高的心脏超声表现为：肺动脉瓣的 a 波（房波）缩小或消失；肺动脉瓣收缩中期关闭或切迹；右心房室增大；室间隔变得平坦，左室呈"D"字形。多普勒超声通过测量三尖瓣反流速度、肺动脉瓣反流速度和右室流出道（RVOT）血流速度来估测肺动脉压力。

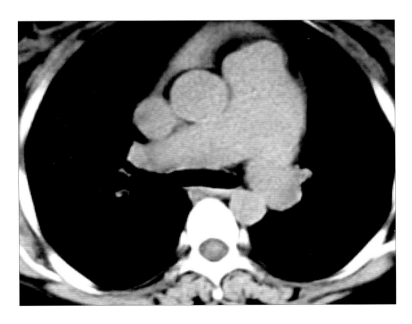

图 3-102. 系统性红斑狼疮患者，右心导管检查肺动脉平均压 41mmHg，明显高于正常。胸部 CT 增强扫描显示，肺动脉段显著增宽，符合肺动脉高压

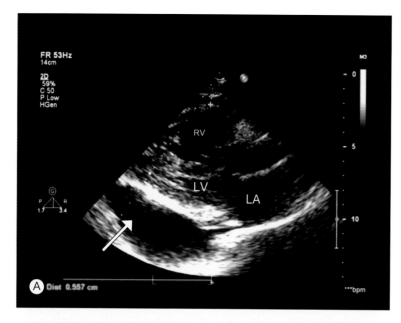

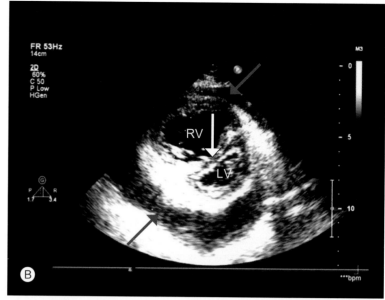

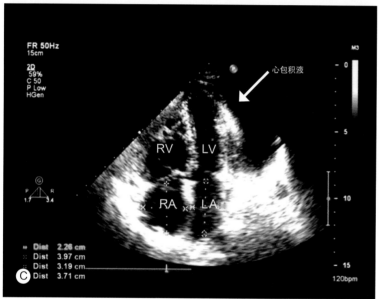

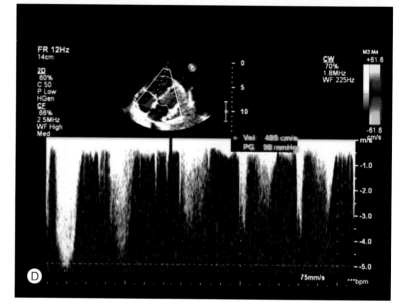

图 3-103. 系统性红斑狼疮并发肺动脉高压患者超声心动图检查

图 A： 显示右室明显增大，室间隔偏向左室，左心室狭小，右室前壁心包积液 5~6mm，下后壁大量心包积液（箭头）

图 C： 心尖四腔切面显示右心房室比例明显大于左心房室，正常情况下应是左心房室大于右心房室。侧壁大量心包积液（箭头）

图 B： 显示由于肺动脉高压，右心室内压力明显升高，左室短轴切面右室明显增大，室间隔偏向左室（白色箭头），左室呈 "D" 字形，左心室狭小，同时可见心包积液，以下后壁量最大（红色箭头）

图 D： 连续多普勒测量三尖瓣反流束流速最大 4.95m/s，右心房室增大，右房压以 10mmHg 为基础，估测肺动脉收缩压 108mmHg，为重度肺动脉高压；RV：右心室；LV：左心室；RA：右心房；LA：左心房

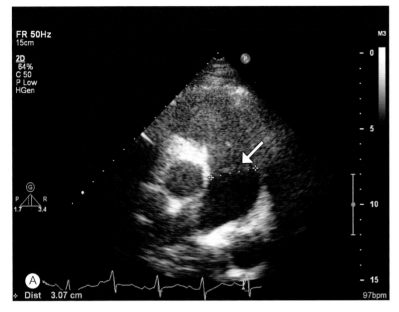

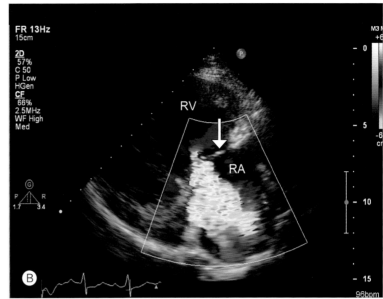

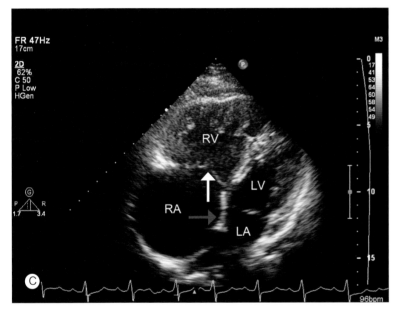

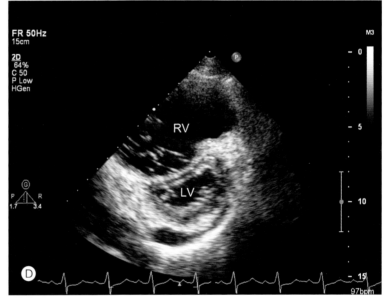

图 3-104. 系统性红斑狼疮肺动脉高压患者超声心动图检查

图 A： 显示肺动脉增宽，箭头所指为主肺动脉直径为 31mm，正常不超过 26mm

图 C： 显示右心房室扩大，三尖瓣环扩张导致三尖瓣闭合不全（白色箭头）由于右房内压力高于左房，房间隔偏向左房，红色箭头所指为房间隔

图 B： 显示右心房、室扩大，三尖瓣大量反流。箭头所指为三尖瓣瓣叶

图 D： 提示右心房室扩大，由于右心室压力高，收缩期室间隔偏向左室，左心室短轴切面呈"D"字形；RV：右心室；LV：左心室；RA：右心房；LA：左心房

六、心血管病变

心血管系统是系统性红斑狼疮常常累及的器官之一，心脏各部位均可受累，病变包括心包炎、心肌炎、心内膜炎、冠状动脉病变。大多数患者在病程早期可无临床症状。

心包炎最为常见，多发生在系统性红斑狼疮活动期。心包积液量一般较少，也有中等或大量积液，发生心包填塞者并不多见。临床表现为胸骨后或左胸疼痛。病程长时，可以因纤维素沉积使心包增厚，但极少引起缩窄性心包炎。心包积液多清亮，内含免疫活性物质，如狼疮细胞、抗核抗体、抗 DNA 抗体等。

心肌受累时心脏可增大，心率增速，有的可发生心律不齐或房室传导阻滞。虽然心内膜受累者并不少见，然而对心瓣膜功能的影响并不严重。系统性红斑狼疮患者的心瓣膜可出现小的疣状赘生物，称之为 Libman-Sacks 心内膜炎，常无临床症状。并发冠状动脉病变者多见于年轻病人，引起心肌梗塞者比较少见。

当系统性红斑狼疮患者并发肺动脉高压后，对心肌和心瓣膜会有影响，有关图片在呼吸系统病变一节内已有列出。

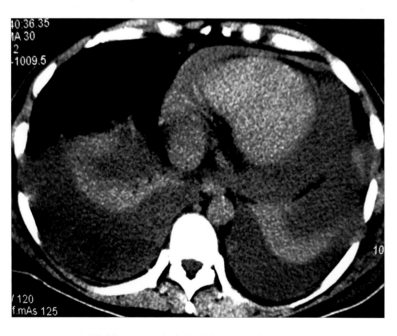

图 3-105. 系统性红斑狼疮患者胸部 CT 扫描检查，显示心包积液及双侧胸腔积液，两下肺萎陷

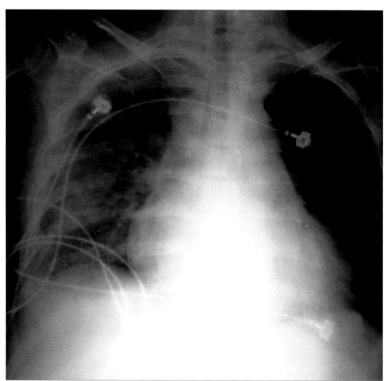

图 3-106. 系统性红斑狼疮患者胸部 X 线平片，显示右肺透光度减低，左、右心室扩大

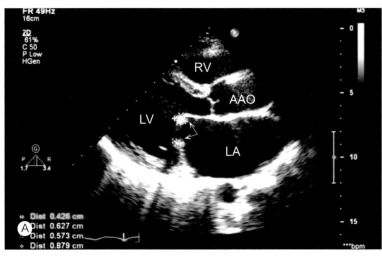
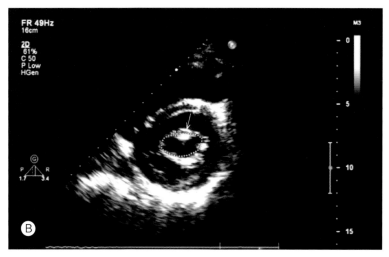
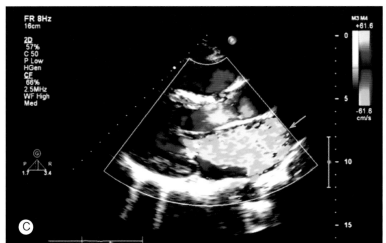
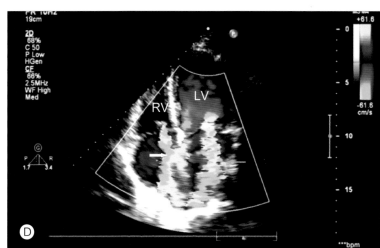
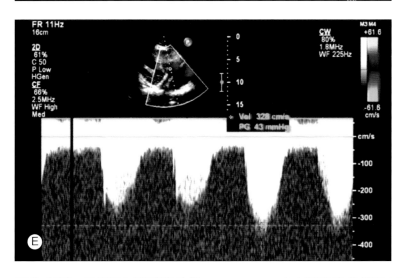
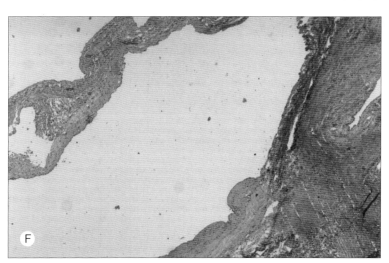

图 3-107. 系统性红斑狼疮并发 Libman-Sacks 心内膜炎患者超声心动图检查

图 A： 二尖瓣前后叶的瓣尖显示有强回声小团块影，即 Libman-Sacks 心内膜炎的赘生物（箭头），测量二尖瓣前后叶的赘生物大小分别为 8.79mm×5.73mm，6.27mm×4.26mm，同时可见左心房、左心室增大

图 C： 左房内的彩色血流提示为二尖瓣大量反流（箭头）

图 E： 连续多普勒测量三尖瓣反流速度为 3.28m/s，压力差 43mmHg，以右房压 5mmHg 为基础，估测肺动脉收缩压为 48mmHg

图 B： 左心室短轴切面显示二尖瓣瓣口边缘增厚、前叶瓣尖处的赘生物（箭头）

图 D： 心尖四腔切面同时可见二尖瓣大量反流（绿色箭头）、三尖瓣中量反流（白色箭头）

图 F： 系统性红斑狼疮并发心内膜炎患者心内膜组织病理检查，结果显示为 Libman-Sacks 心内膜炎；AAO：升主动脉；RV：右心室；LV：左心室；LA：左心房

七、消化系统病变

25%~50% 的系统性红斑狼疮患者在病程的不同时期可出现消化系统症状，约 10% 的患者可以是 SLE 的首发症状。消化系统各部位均可累及。因系统性红斑狼疮引起的消化系统病变可以多种多样，如缺血性肠炎、胃肠道溃疡、肠穿孔、胃肠运动功能障碍所致的吞咽困难或假性肠梗阻、自身免疫性肝病、脾肿大、胰腺炎等。出现这些病变的机制不清，可能与血管炎有关。

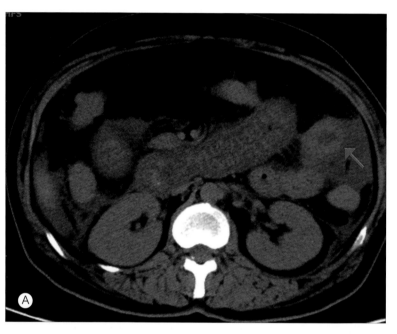

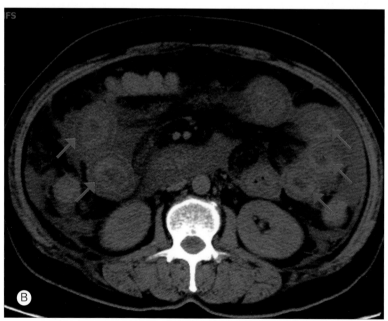

图 3-108. 系统性红斑狼疮合并肠梗阻患者腹部 CT 扫描检查
图 A 和**图 B** 从不同层面显示腹腔积液、腹膜增厚、腹腔脂肪间隙模糊、部分肠壁缺血、水肿增厚，呈典型的"靶征"（箭头）。考虑为狼疮累及肠道平滑肌而引起的假性肠梗阻

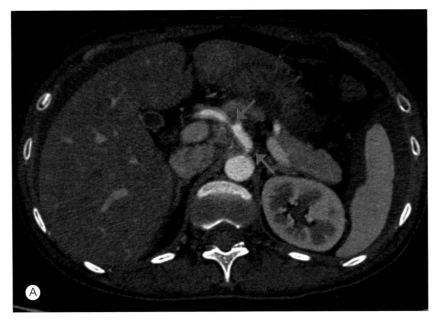

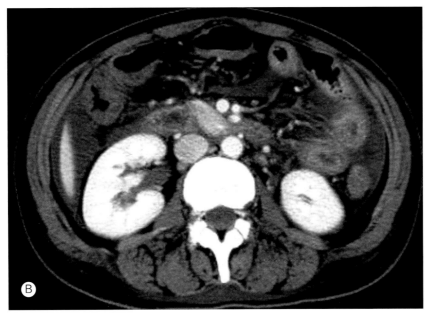

图 3-109. 患者，女性，35 岁。3 年来经常低热，面部反复出现红斑，检查血清 ANA 和抗 Sm 抗体阳性，诊断系统性红斑狼疮，用泼尼松、免疫抑制剂治疗 1 年后，病情减轻，自行停药。近 1 个月来，经常腹痛、恶心、呕吐，5 天前上述症状明显加重而住院。入院后检查发现周围血白细胞 2.01×10⁹/L，血清 ANA 1：1280 阳性（均质型），抗 ds-DNA 抗体 271.8IU/ml，补体 C3 极低。腹部增强 CT 扫描检查，显示腹主动脉腹腔干及其分支多处狭窄，小肠肠壁增厚、水肿，腹腔内见有液性低密度影，提示有少量腹腔积液，右侧肾盂及输尿管轻度扩张。诊断为系统性红斑狼疮、腹腔血管炎、假性肠梗阻。给予大剂量激素治疗后，腹痛、恶心、呕吐症状明显好转，以后改为口服泼尼松及环磷酰胺维持治疗，病情保持稳定

图 A： 腹部增强 CT 扫描检查，显示腹主动脉腹腔干多处狭窄（箭头所指处），腹腔内可见液性低密度影
图 B： 腹部增强 CT 扫描检查，显示小肠肠壁广泛增厚、水肿，少量腹水征，右侧肾盂及输尿管轻度扩张

　　肠系膜血管炎是系统性红斑狼疮严重并发症之一，如果没有及时治疗，可以引起肠缺血性坏死或肠穿孔。目前对于系统性红斑狼疮尚无根治的方法，主要采取控制病情后，长时期应用合适剂量的泼尼松和（或）其他免疫抑制剂维持治疗，以防止病情的发展。本例患者之所以出现肠道并发症，与她过早自行停药，没有采用适量药物的维持治疗有关。风湿免疫病患者当病情好转后，不去医院随诊，自动停药而导致复发加重，这种现象在临床上非常常见，究其原因之一，患者对风湿免疫病的本质缺乏了解。所以临床医师有责任向病人多做解释，给予普及教育，强调病情缓解后定期随诊和维持治疗的重要性。

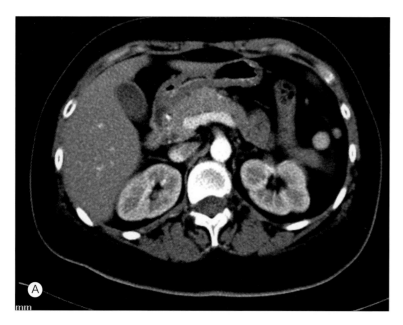
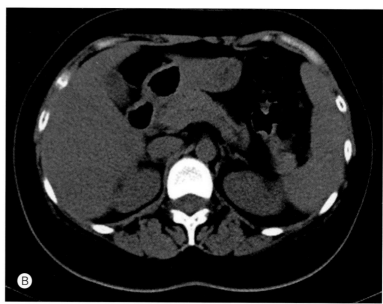

图 3-110. 系统性红斑狼疮患者并发急性胰腺炎，血清淀粉酶升高，腹部增强 CT 扫描检查。**图 A** 和**图 B** 显示胰腺增大，形态饱满，可见胰管，脾略大

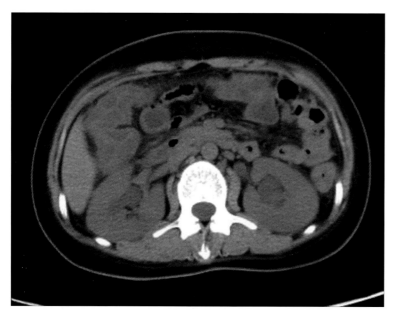

图 3-111. 系统性红斑狼疮患者腹部 CT 扫描检查显示结肠及小肠壁增厚、扩张，双侧肾盂积水

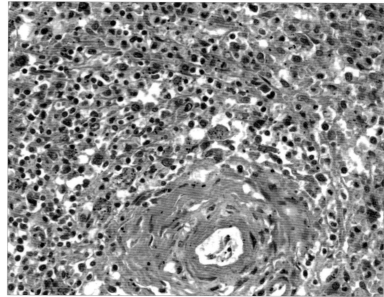

图 3-112. 系统性红斑狼疮脾大患者的脾组织病理检查：脾脏小动脉壁纤维增生，呈洋葱皮样改变，血管壁也可见炎细胞浸润

八、精神神经系统病变

10% 左右的系统性红斑狼疮患者可能并发精神或神经系统损害，中枢或周围神经均可累及。精神症状可表现为认知障碍或情感障碍。神经系统的病变可以多种多样，中枢神经受累时，可以出现脑血栓或脑出血，失语、癫痫、高颅压、横贯性脊髓病等。周围神经受累时，可以出现感觉障碍、肌无力、腕或足下垂。

—— 1. 脑梗塞 ——

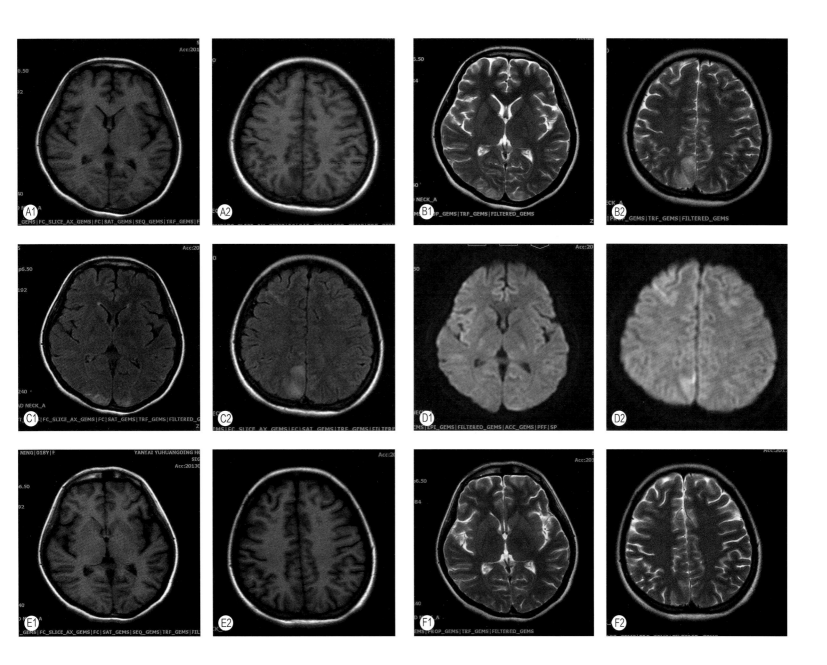

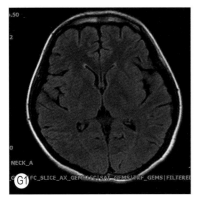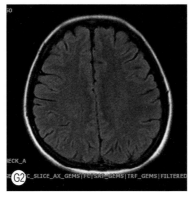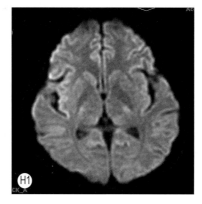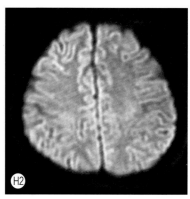

图 3-113. 系统性红斑狼疮合并可逆性后部脑病综合征患者治疗前后头部 MRI 检查

患者，女性，43 岁。系统性红斑狼疮、狼疮性肾炎病史 3 年。1 年前自行停用激素及环磷酰胺。因发热、咳嗽、气短，并有癫痫发作 1 天住院。入院时体温 39.70C。尿蛋白 +++，血小板 73×10⁹/L。血清 ANA 1：1280 阳性（均质型），抗 SSA 抗体及抗 SSB 抗体均阳性，抗 ds-DNA 抗体 778.5IU/ml。补体 C3 0.495 g/L，CH50 2.4 U/ml，均明显低于正常。抗核小体抗体 > 200 RU/mL。胸部 CT 扫描检查显示双侧胸腔少量积液、心包少量积液。脑脊液检查显示脑压 210cm 水柱，脑脊液化验未见异常。头部 MRI 检查，考虑为 SLE 并发可逆性后部脑病综合征（posterior reversible encephalopathy syndrome PRES）。入院后给予甲基泼尼松龙及人免疫球蛋白冲击治疗后病情逐渐好转。治疗 1 个月后复查尿蛋白 ++，胸部 CT 扫描检查显示胸腔和心包积液消失，头颅 MRI 检查恢复正常

图 A（T1 加权序列）、**图 B**（T2 加权序列）、**图 C**（FLAIR 序列）和**图 D**（扩散加权序列，DWI）：头部 MRI 检查，显示双侧顶枕叶、额叶皮层及皮质下白质内见多发对称性斑片状稍长 T1 和 T2 信号影，扩散加权序列呈等 / 稍高信号改变，考虑为可逆性后部脑病综合征

图 E（T1 加权序列）、**图 F**（T2 加权序列）、**图 G**（FLAIR 序列）和**图 H**（扩散加权序列，DWI）：治疗 1 个月后，头颅 MRI 检查恢复正常

　　可逆性后部脑病综合征是一种以头痛、癫痫发作、视觉模糊、意识障碍及精神异常为主要临床表现，在大脑后循环区域有典型影像学表现的临床影像学综合征。CT/MRI 检查时，显示血管源性水肿，最常见于顶枕区，也可见于额叶（尤其是沿额上回分布）、颞枕交界下部及小脑，还可见于深部白质、基底节及脑干。SLE 合并 PRES 常为多因素共同作用的结果，其可能原因包括：肾性高血压、大剂量静脉使用类固醇激素而导致钠水潴留所引起的血压升高、应用免疫抑制剂对血管内皮细胞的直接毒性作用而导致血脑屏障破坏，内皮细胞损伤引起内皮素释放、导致血管痉挛而引起水肿，以及 SLE 病情高度活动产生相关抗体对血管内皮的损伤等。如果 SLE 患者出现突发高血压，肾功能不全，接受大剂量甲基

泼尼松龙、环磷酰胺、硫唑嘌呤、环孢素等免疫抑制剂，或利妥昔单抗等生物制剂治疗时，突然出现神经系统异常表现时，需考虑合并可逆性后部脑病综合征的可能。

　　颅脑 MRI 检查是诊断本综合征的首选手段。治疗的关键在于控制 SLE 病情的活动、及时去除诱发因素、快速控制高血压、减轻脑水肿、控制癫痫发作等。SLE 合并可逆性后部脑病综合征是 SLE 的严重临床表现，但如及时诊治，病变可逆，预后较好。该病例提示我们，风湿病是涉及到多个科室的疾病，风湿科医师需要有比较广泛的医学知识，风湿病累及多系统的病变还常常需要多个科室的密切合作，共同诊治。

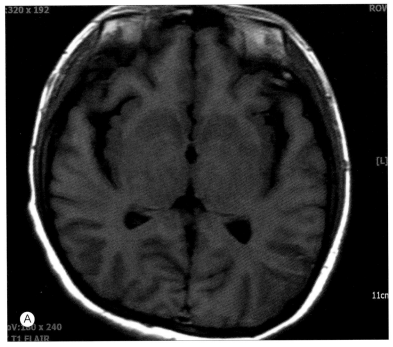

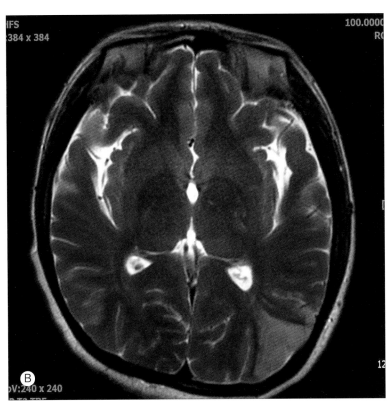

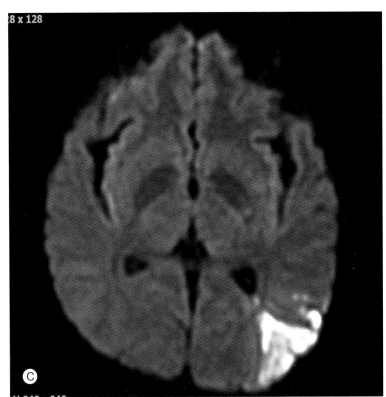

图 3-114. 系统性红斑狼疮合并脑梗塞患者 MRI 检查

图 A: 颅脑 MRI T1WI 显示左颞枕叶交界区（视区）见片状稍低信号

图 B: 颅脑 MRI T2WI 显示左颞枕叶交界区（视区）见片状稍高信号

图 C: 颅脑 MRI DWI 显示左颞枕叶交界区（视区）见楔形高信号影，提示左侧颞枕交界区脑梗塞

───── **2. 脊髓病变** ─────

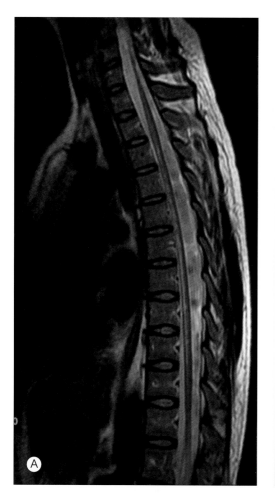

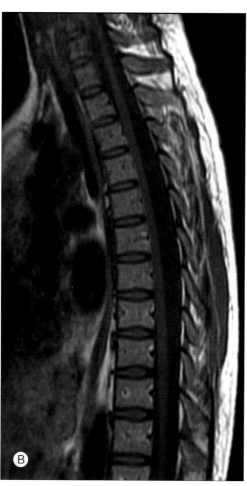

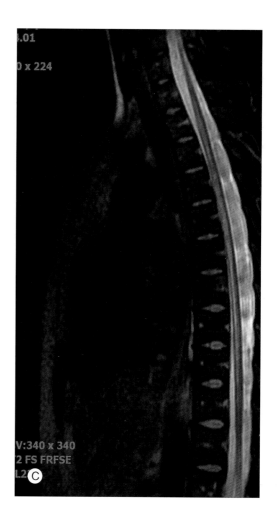

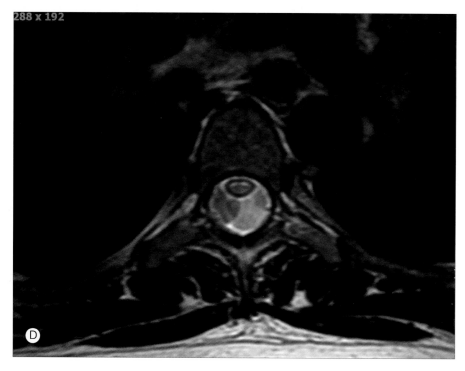

图 3-115. 系统性红斑狼疮并发脊髓病变患者
图 A、**图 B** 和**图 C** 分别为脊髓 MRI 矢状面 T2WI、T1WI、T2 压脂像；**图 D** 为横断面 T2WI，显示胸 2 至胸 10 脊髓内弥漫性条状异常信号改变，边缘模糊，符合脊髓前动脉综合征改变

3. 周围神经病变

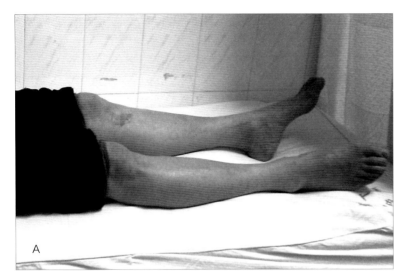

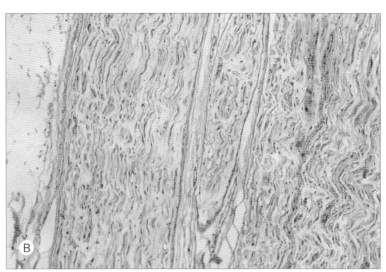

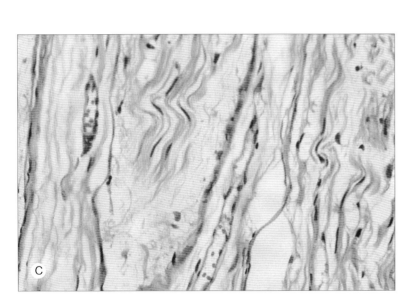

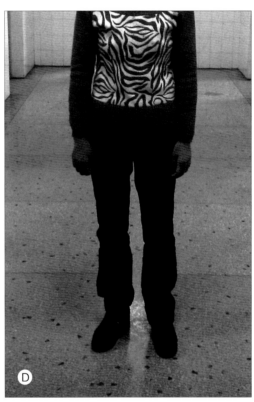

图3-116. 系统性红斑狼疮患者，女性，50岁，2002年诊断系统性红斑狼疮，经治疗后病情缓解。2006年出现四肢乏力、麻木，以双下肢为甚，肌力为0级，感觉丧失，肌电图提示神经源性病变，脑脊液化验正常，头颅MRI正常，左腓肠神经活检符合血管炎性神经病改变

图A： 双侧肌力为0级，感觉丧失

图B 和 **图C：** 左腓肠神经活检显示，有髓神经纤维轻度黏液变性，周围小血管壁单个核细胞浸润，间质含铁血黄素沉积，纤维增生，符合血管炎性神经病改变。特殊染色：Perls（+）

图D： 治疗一年后恢复正常行走

——— **4. 精神障碍** ———

少数系统性红斑狼疮患者可以出现精神异常的临床表现，如表情淡漠，精神萎靡，反应迟钝，严重时精神紊乱或躁狂。

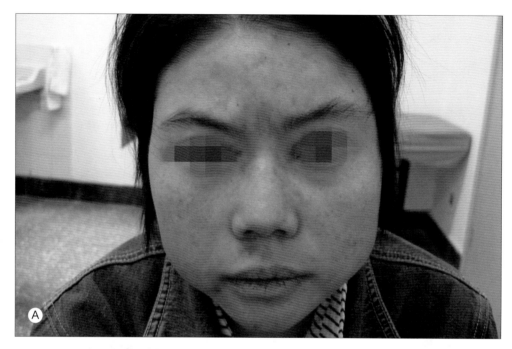

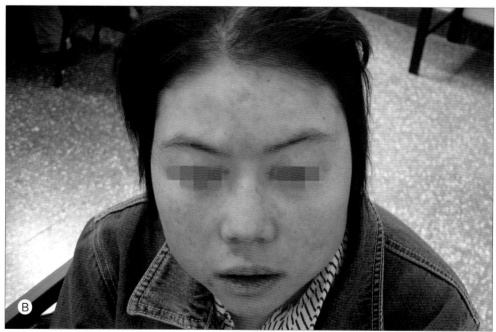

图 3-117 系统性红斑狼疮患者
图 A 和**图 B** 显示表情淡漠、萎靡，对外反应迟钝

九、眼部病变

系统性红斑狼疮患者的眼部改变主要包括眼部干燥症、视网膜病变、视网膜血管阻塞性病变及视网膜血管病变。SLE 最常见的眼部病变是干眼症，约有 7.5% 的 SLE 患者出现视网膜病变，主要为微血管改变和棉絮斑。眼底可见视盘边缘模糊，轻度水肿，附近有絮状渗出斑，黄斑部有黄白色小点或白色隆起。病情缓解时絮状渗出可以消失，留下萎缩斑。视网膜血管病变表现不一，可以有静脉扩张、充盈、动脉周围炎、闭塞性动脉炎、静脉周围炎，血管纤维化静脉阻塞形成的白线，主要发生在末梢血管。病变晚期时，视盘水肿累及周围的视网膜，最后导致视神经萎缩。眼底荧光血管造影可以发现视网膜有多数微血管瘤，视网膜毛细血管扩张并渗漏，并可能出现动脉阻塞及新生血管。

系统性红斑狼疮患者也可有类似鳞屑性睑缘炎、睫毛脱离、结膜炎、角膜炎、巩膜炎。

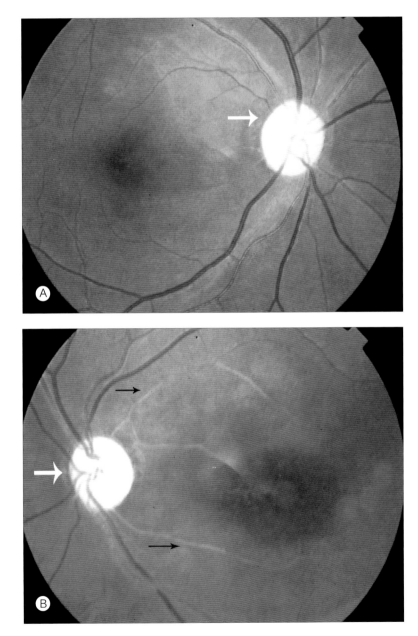

图 3-118. 系统性红斑狼疮患者眼底检查，显示双眼视盘颜色苍白，视网膜动脉细，左眼局部血管闭塞呈白线

图 A： 右眼视盘苍白（白色箭头）、动脉较细

图 B： 左眼血管闭塞呈白线（黑色箭头）、视神经颜色苍白（白色箭头）

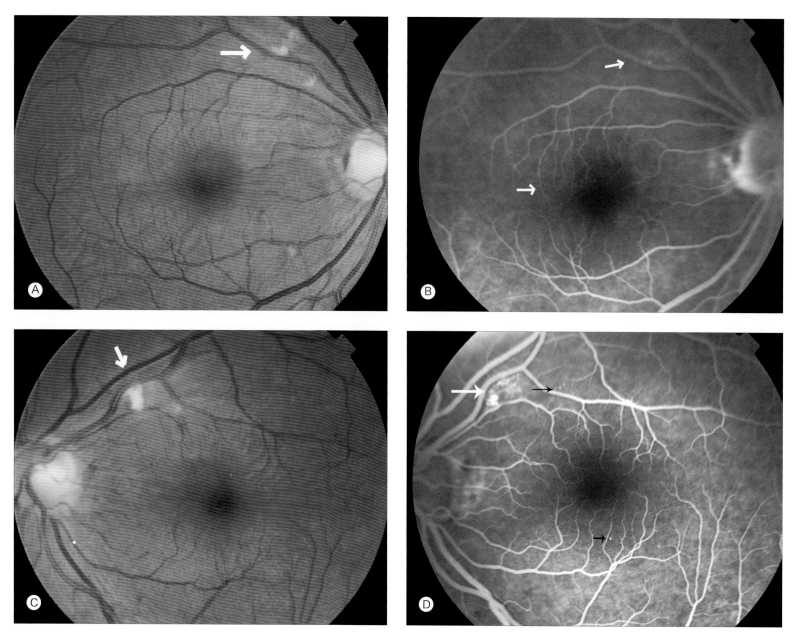

图3-119. 系统性红斑狼疮患者眼底检查，显示双眼颞上支视网膜动脉旁均可见小片状白色絮状渗出斑，造影可见渗出的位置有荧光素渗漏，后极部视网膜局部还有几个高荧光点

图A: 右眼颞上血管旁渗出斑（白色箭头）

图C: 左眼颞上支视网膜动脉旁絮状渗出斑

图B: 右眼造影可见渗出斑相应的位置出现荧光渗漏（上方箭头），后极部小血管旁也有渗漏（下方箭头）

图D: 左眼造影可见渗出斑相应的位置出现荧光渗漏（白色箭头），后极部小血管旁也有渗漏（黑色箭头）

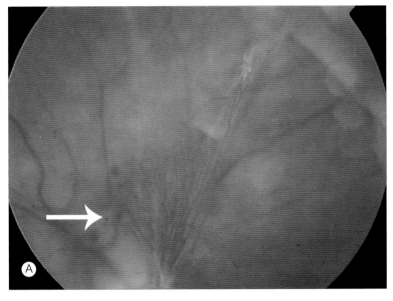

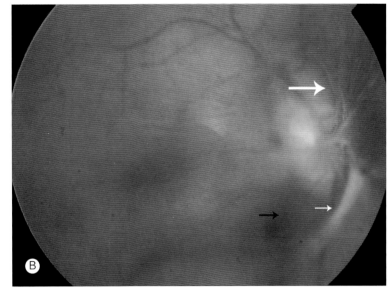

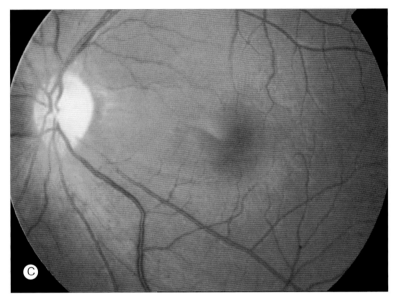

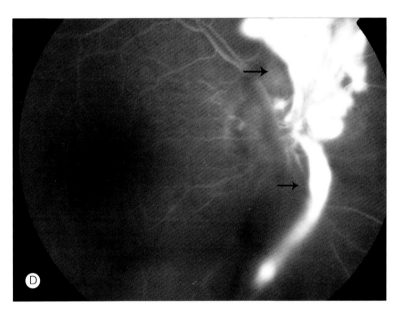

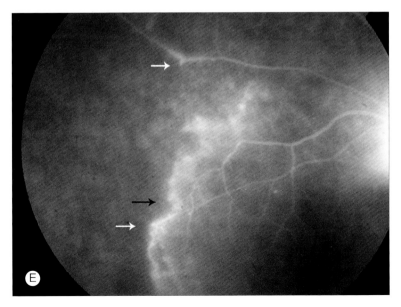

图 3-120. 系统性红斑狼疮患者眼底检查

图 A: 右眼视盘前扇形新生血管增殖膜（白色箭头）

图 B: 右眼视盘前新生血管增殖膜（白色箭头）、玻璃体出血和混浊（黑色箭头）

图 C: 左眼鼻侧动脉闭塞，局部无灌注并血管渗漏

图 D: 右眼视盘前新生血管增殖膜造影，显示荧光渗漏（黑色箭头）

图 E: 左眼鼻侧动脉闭塞（白色箭头），局部无血液灌注，局部血管渗漏（黑色箭头）

上述检查结果提示，患者眼底因为动脉闭塞、局部缺血，刺激异常的新生血管增生。右眼可见位于视盘上方的新生血管膜，血管扇形发出，荧光血管造影时荧光素从新生血管壁渗漏出，形成高荧光团。玻璃体因为新生血管的破裂而引起玻璃体出血、混浊。左眼鼻侧中周部血管闭塞，形成无灌注区。无灌注区和灌注区交界区有新生血管形成。

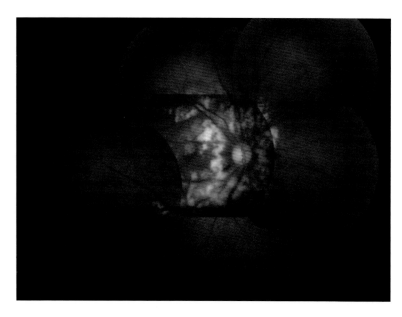

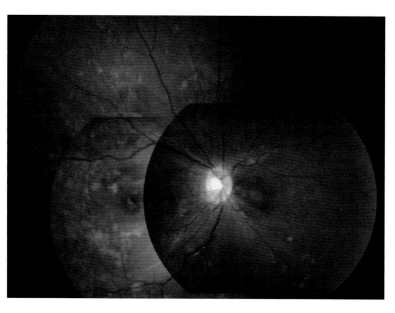

图 3-121. 系统性红斑狼疮患者右眼眼底彩照，显示视盘色正界清，视网膜动脉细，静脉迂曲，扩张，视网膜散在火焰状出血，棉絮斑，黄斑水肿

图 3-122. 系统性红斑狼疮患者右眼眼底彩照，显示视网膜动脉细，静脉迂曲，视网膜散在黄白色渗出，黄斑区瘢痕

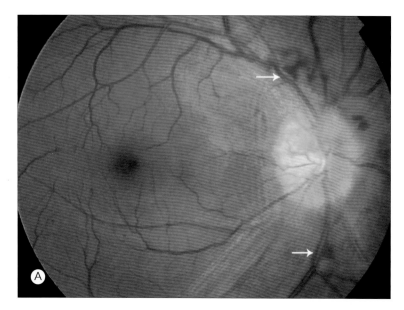

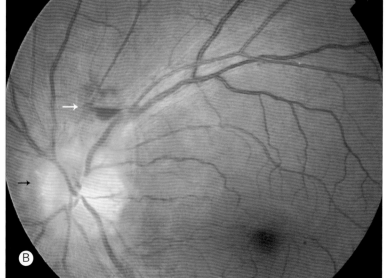

图 3-123. 系统性红斑狼疮患者眼底检查，双眼视盘边界不清，边缘轻度水肿隆起，视盘周边的视网膜上有出血。视网膜动脉细，动静脉交叉征阳性

图 A： 右眼视盘旁视网膜上有出血（白色箭头）

图 B： 左眼视盘水肿（黑色箭头），视盘上方视网膜出血（白色箭头）

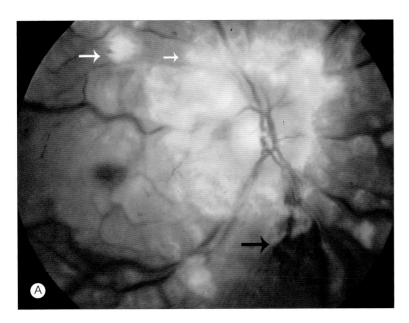

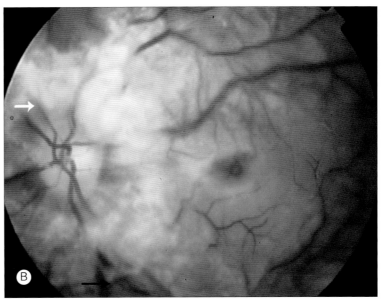

图 3-124. 系统性红斑狼疮患者眼底检查

图 A: 右眼视盘轻度水肿，边界模糊不清

图 B: 左眼视盘正常，双眼视盘周边和后极部视网膜有大量棉絮样渗出斑（白色箭头），并有小片出血（黑色箭头）。双眼后极部视网膜水肿，动脉细，部分动脉分支闭塞，静脉迂曲扩张，黄斑区水肿，黄斑中心凹反光消失

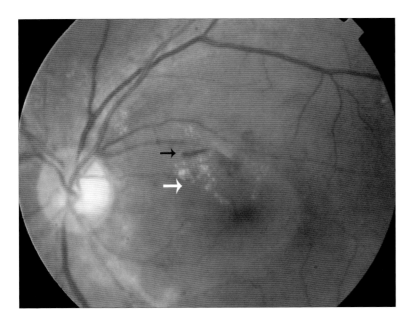

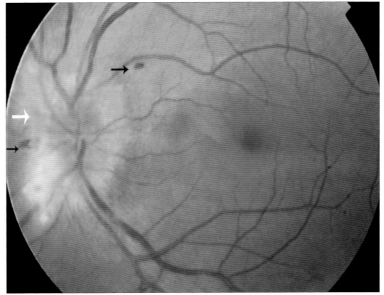

图 3-125. 系统性红斑狼疮患者眼底检查，显示左眼视网膜动脉细，动脉静脉交叉征阳性，颞上支血管下方有黄色渗出（白色箭头）和出血（黑色箭头），波及黄斑区，表明局部血管有病变，导致血管渗漏

图 3-126. 系统性红斑狼疮患者眼底检查，显示左眼视盘水肿伴视网膜出血，边界模糊不清（白色箭头），周边有小出血（黑色箭头），提示左眼视盘血管炎

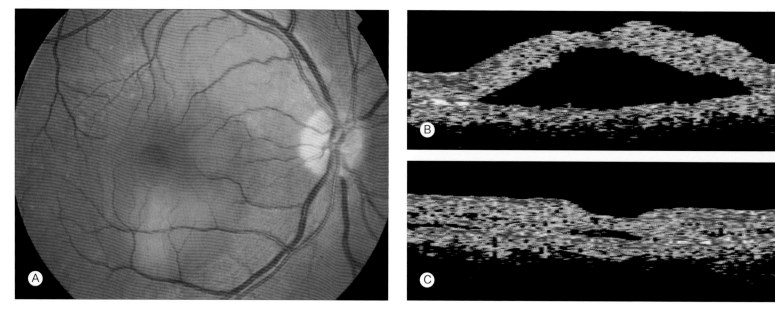

图 3-127. 患者，女性，25 岁，视力逐渐下降一月余，有时双手指关节疼痛，无皮疹。实验室检查显示，血沉 39 毫米 / 第一小时，血清 ANA 1：1280 阳性（均质型），抗 ds-DNA 抗体 175.3IU/ml，抗 SSA 抗体和 抗 RNP 抗体均阳性，C3<0.15g/L。根据患者为青年女性，有手指关节 疼痛症状，而且多项血清免疫学化验指标阳性，提示眼底黄斑区神经上皮脱离可能为系统性红斑狼疮的眼部病变表现，给予口服泼尼松和静脉注射环磷酰胺治疗一个月后，视力明显改善，复查眼底黄斑区神经上皮脱离好转，继续使用免疫抑制剂治疗，剂量逐渐减小，病情稳定，视力恢复接近正常

图 A： 眼底检查显示黄斑区神经上皮脱离

图 B： 光学相干断层扫描检查，可见神经上皮脱离，为脉络膜病变

图 C： 接受泼尼松和环磷酰胺治疗 1 个月后，复查光学相干断层扫描检查，显示神经上皮脱离明显好转

　　在系统性红斑狼疮患者中，并发视网膜血管炎的病例比较常见，然而以视力障碍为系统性红斑狼疮的首发症状者并不多见，在没有出现狼疮其他临床表现时，诊断很困难。本例因眼底病变而影响视力，初诊时不知因何疾病所导致。考虑到患者是一年轻女性，又有关节疼 痛症状，为了进一步探查眼病的病因，请风湿病专科医师会诊而获得确诊，从而得到及时的治疗，取得较好的效果。系统性红斑狼疮并发视网膜病变是一种严重的临床征象，眼部病变如果不能及时控制，视力会明显减退，甚至失明。及早发现，及时积极治疗，才能控制病情，防止失明的严重后果。视网膜微血管病变、视网膜血管阻塞、视神经病变是系统性红斑狼疮最初的眼部表现，如果眼部出现上述症状，应考虑系统性红斑狼疮的可能性，须详细询问相关全身症状及病史，进行相关实验室检查，以求及早确诊。

十、关节病变

系统性红斑狼疮的关节病变临床表现主要有僵硬、疼痛和炎症。80%左右患者可有近端指间关节、腕关节、膝关节受累，多为对称性。可出现晨僵、疼痛，为炎症所致。

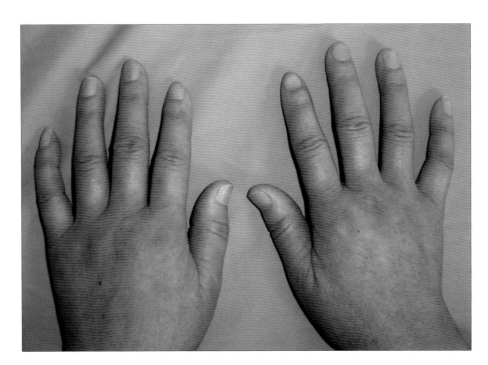

图 3-128. 系统性红斑狼疮患者，双手手指肿胀

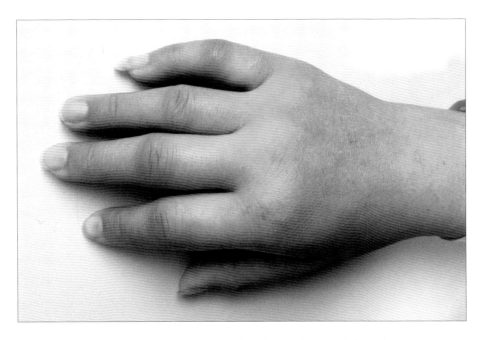

图 3-129. 系统性红斑狼疮患者，近端指间关节肿胀

十一、自身抗体

系统性红斑狼疮相关自身抗体谱

自身抗体	靶抗原	敏感性（%）	特异性（%）	临床意义
抗核抗体（ANA）	各种细胞核及细胞质抗原成分	95~100	10~40	SLE 分类标准实验室指标 之一，SLE 非特异性抗体，多种结缔组织病的筛选实验
抗 dsDNA 抗体	双链 DNA	50~80	90	SLE 分类标准实验室指标 之一，SLE 高度特异性抗体。SLE 活动性指标，可用于 SLE 病情监测、药物疗效观察等
抗 Sm 抗体	6 种核 U1RNA 的蛋白复合物	20~30	93	SLE 分类标准实验室指标 之一，SLE 血清标记抗体。对早期、不典型 SLE 或经治疗缓解后 SLE 回顾性诊断有意义
抗核小体 抗体	核小体	50~90	97~99	SLE 特异性抗体，与活动性狼疮尤其是狼疮性肾炎，精神症状，抗磷脂综合征有关
抗心磷脂 抗体 aCL	以牛心肌的乙醇浸出液提取酸性磷脂	20~60	94.80	SLE 分类标准实验室指标 之一，与 SLE 继发 APS 相关，有研究表明与 SLE 疾病活动相关
抗 β2 糖蛋白 -I（β2GPI）抗体	50kD 磷脂结合蛋白	20~40	75	SLE 分类标准实验室指标之一，与 SLE 继发 APS 相关，有研究表明与 SLE 疾病活动相关
狼疮抗凝 物（LA）	结合于阴离子磷脂上的血浆蛋白	20~60	77.30	SLE 分类标准实验室指标 之一，与 SLE 继发 APS 相关
抗核糖体 P 蛋白（rRNP）抗体	为细胞浆中 60S 核糖体大亚基上 P0、P1，P2 三个磷酸化蛋白	20~30	高	SLE 高度特异性抗体，多见于有严重精神病表现的狼疮患者

抗增殖性核抗原（PCNA）抗体	细胞分裂的 S 期及 G1 晚期高表达的增殖性核抗原	2~7	高	SLE 的血清标记性抗体，与 SLE 的弥漫性增殖性肾小球肾炎相关
抗 C1q 抗体	早期补体成份 C1q 的胶原样成分	20~50	无	SLE 相关性自身抗体，与 LN、低补体血症相关，并可监测 LN 的复发和预期 转归
抗 U1-nRNP 抗体	U1 部分的小核糖核蛋白	15~35	无	SLE 相关性自身抗体，是诊断 MCTD 的重要血清学依据
抗组蛋白抗体	DNA 中的组蛋白（位于核小体，染色质）	50-80	50	SLE 相关性自身抗体，常见于药物性狼疮（DIL），伴有肾炎的 SLE 患者多见
抗 SSA/Ro 抗体	hY RNA 的蛋白复合物，主要有 60kD 和 52kD	25~60	无	SLE 相关性自身抗体，与继发性干燥综合征、光过敏、新生儿心脏传导阻滞等有关
抗 SSB/La 抗体	47kD 的 hY RNA 的蛋白复合物	10~35	无	SLE 相关性自身抗体，与继发性干燥综合征、光过敏、新生儿心脏传导阻滞 等有关
抗 Ku 抗体	由 70kD 和 80kD 蛋白组成的 DNA 结合二聚体	5~10	20	SLE 相关性自身抗体，SLE 患者浆膜炎有关
抗 ssDNA 抗体	单链 DNA	40~80	差	SLE 相关性自身抗体，常 见于药物性狼疮（DIL），盘状红斑中出现提示有发展为 SLE 的可能

SLE：系统性红斑狼疮

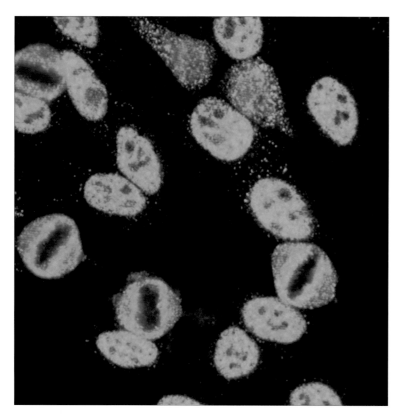

图 3-130. 抗 Sm / RNP 抗体阳性，抗核抗体阳性颗粒型（HEp-2 细胞）

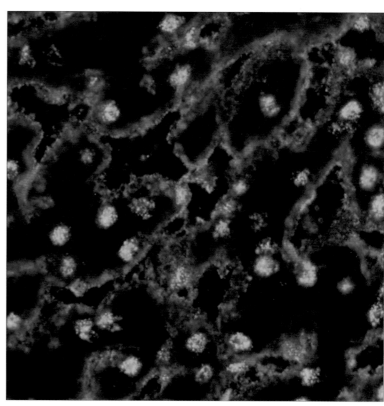

图 3-131. 抗 Sm / RNP 抗体阳性，抗核抗体阳性颗粒型（猴肝组织抗原基质）

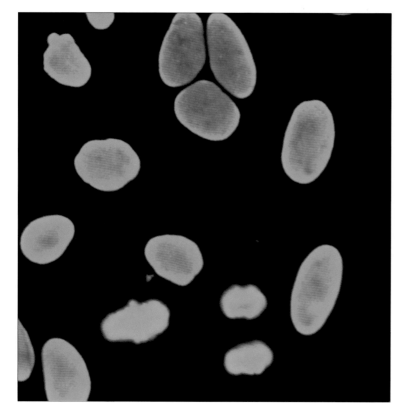

图 3-132. 抗核抗体阳性均质型（HEp-2 细胞）

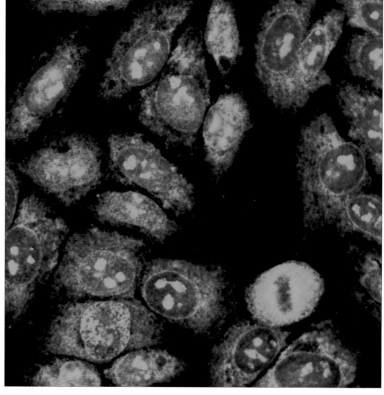

图 3-133. 抗核糖体 P 蛋白抗体阳性（HEp-2 细胞基质）

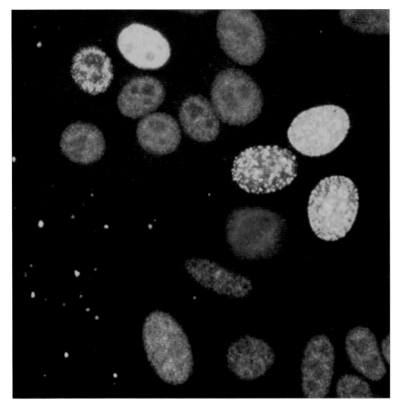

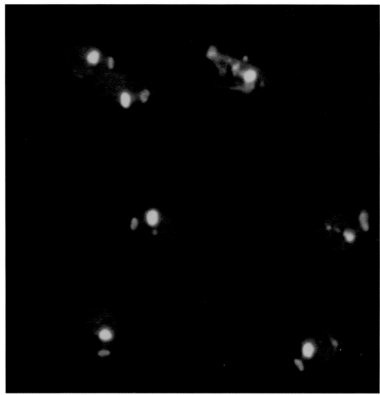

图 3-134. 抗核增殖细胞抗原抗体阳性（HEp-2 细胞基质）

图 3-135. 抗双链 DNA 抗体阳性（绿蝇短膜虫抗原基质）

（蒋　明　王素霞　刘跃华　王少坤　卢朝辉　徐凯峰　苏厚恒　薛　静　戴荣平　张丽华）

第四章 抗磷脂综合征

概 论

抗磷脂综合征（antiphospholipid syndrome，APS）是指血中有中、高滴度的抗磷脂抗体（antiphospholipid antibody，aPL），同时有反复的动静脉血栓形成、习惯性流产和血小板减少等临床表现的多系统受累的自身免疫性疾病。部分患者还出现网状青斑、心瓣膜赘生物、小腿溃疡、偏头痛、横断性脊髓病、舞蹈症及溶血性贫血等表现。本病可以累及多个脏器，临床表现多种多样，很易被漏诊或误诊。

抗磷脂抗体是一组能与多种含有磷脂结构的抗原物质发生反应的抗体，其中包括抗心磷脂抗体（anticardiolipin antibody，aCL）、狼疮抗凝物（lupus anti-coagulant，LA）、抗磷脂酰丝氨酸抗体、抗凝血酶原抗体、抗磷脂酸抗体等。抗磷脂抗体可有 IgG、IgM 或 IgA 型，同一患者几种 Ig 类型的抗磷脂抗体可能共存。抗心磷脂抗体、狼疮抗凝物和抗 β2-GPI 抗体是目前最常检测的抗磷脂抗体。抗心磷脂抗体是血栓形成的最强预测指标。IgG 类抗心磷脂抗体被认为与血栓形成和习惯性流产有很强的相关性。抗 β2-GPI 抗体用 ELISA 方法检测，敏感性与抗心磷脂抗体相似，而特异性更高。抗心磷脂抗体、狼疮抗凝物和抗 β2-GPI 抗体三者都阳性的患者，与血栓形成和流产明显相关，尽管同时抗凝治疗，复发率仍高。

抗磷脂综合征可分为原发性抗磷脂综合征（primary antiphospholipid syndrome，PAPS）和继发性抗磷脂综合征（secondary antiphospholipid syndrome，SAPS），前者无明确病因，后者可继发于系统性红斑狼疮或类风湿关节炎等自身免疫病，以及肿瘤等。2006 年在悉尼制定的诊断分类标准中，建议不用原发和继发抗磷脂综合征这一概念，改为单纯抗磷脂综合征和合并其它疾病的抗磷脂综合征，但目前论述此病的文献中，往往仍沿用原发性和继发性分类。需要注意的是抗磷脂综合征的患者并不一定发生血栓，少数正常人中可以呈现 IgG 或 IgM 类 aCL 抗体阳性。有一些患有梅毒、艾滋病、莱姆病、传染性单核细胞增多症、结核、肺癌、淋巴瘤或白血病等患者也可以出现抗磷脂抗体阳性。有一些药物，如普鲁卡因酰胺、氯丙嗪、肼苯达嗪、口服避孕药等可以诱导出现抗磷脂抗体。

抗磷脂综合征的临床表现主要为反复出现动静脉血栓形成和习惯性流产，其中血栓形成可发生在全身各个脏器，尤以神经系统病变最为常见。最常见的皮肤表现是出现于肢端的网状青斑（livedo-reticularis），其他表现包括皮肤溃疡、肢端坏疽、浅表静脉炎等。静脉血栓形成常见于下肢的深静脉，也可出现肺栓塞、布加综合征（Budd-Chiari syndrome）等。动脉血栓最常见部位是脑，可以由脑血栓形成，亦可由于心脏瓣膜返流或增厚形成的栓子脱落栓塞所致。抗磷脂综合征患者发生脑血管疾病的风险明显增高，与本病相关的脑缺血疾病可以表现为短暂性脑缺血发作，也可出现永久性神经功能异常的脑梗死症状。此外，还可以出现与抗磷脂综合征相关的脊髓病、癫痫、偏头痛、运动异常、痴呆等。此病患者还可出现高血压和扩张型心肌病、心脏瓣膜病变、冠状动脉病变、心腔内血栓形成、肺栓塞及肺动脉高压等。抗磷脂综合征患者的肾脏也被累及，其原因是肾内各级血管易出现血栓形成，包括肾动脉及主要分支、肾实质内的各级小动脉、肾小球毛细血管和各级静脉。患者还可以出现肠系膜血栓形成、肾上腺皮质功能不全（阿狄森病）、视网膜动静脉血栓、一过性黑矇，以及关节痛、骨坏死等情况。

胎盘血管的血栓形成导致胎盘功能不全，因而可以引起胎儿宫内发育迟滞和流产。其发生率可高达 10%~25%。典型的抗磷脂综合征孕妇发生流产常在妊娠 10 周后，也可以发生得更早。在第 34 周或之前还可发生先兆子痫、妊娠高血压症以及严重的胎盘功能不足所致的早产。75% 的抗磷脂综合征孕妇有异常妊娠史，常伴有严重的妊娠并发症及胎儿发育不良，如胎儿宫内发育迟缓、妊娠高血压综合征、胎盘早剥、胎盘功能减退、羊水过少等。文献报告，没有接受治疗的抗磷脂综合征孕妇的妊娠失败率可为 45%~90%。

抗磷脂综合征患者的血液学表现包括血小板减少、Coombs 试验阳性、溶血性贫血和中性粒细胞减少，其中血小板减少是本病的另一重要表现。

恶性抗磷脂综合征（Catastrophic APS，CAPS）是指某些患者同时或短期内（数日至数周）出现多部位（3 个或 3 个以上）血栓形成，常累及脑、肾、肝或心等重要器官，出现多器官功能衰竭，这类患者常是骤然起病，原因可能由于感染、疾病活动或不合理停用抗凝治疗所诱发，病情往往危重，引起死亡。

诊断要点

随着对疾病的认识，抗磷脂综合征的分类标准也在不断的更新。1999 年召开的第 8 届国际抗磷脂综合征大会提出了本病的分类标准，即 Sapporo 标准。目前通用的是 2006 年在悉尼召开的第 11 届国际抗磷脂综合征大会提出的修改标准（悉尼标准）。此分类标准中，分为临床标准和实验室标准两部分，具体内容如下。

2006 年 Sydney 抗磷脂综合征国际分类标准

1. 临床标准

（1）血管血栓形成

任何组织或器官发生 1 次或 1 次以上的动脉、静脉或小血管血栓形成的临床事件，血栓必须被影像、多普勒或组织学证实，除外浅静脉血栓。组织学证实的血栓，必须是血栓部位血管壁没有炎症的明显证据

（2）病态妊娠：

① 1 次以上无法解释的形态正常的胎龄 ≥ 10 周的胎儿死亡，胎儿形态正常必须经超声或对胎儿的直接检查证实，或

②在妊娠 34 周之前因严重的子痫、先兆子痫或严重的胎盘功能不全所致的 1 次以上的形态正常的新生儿早产，或

③在妊娠 10 周以前发生的 3 次以上的无法解释的自然流产，排除母体解剖、激素异常及双亲染色体异常所致

二、实验室标准

（1）按照国际血栓止血协会指南检测到血浆中存在狼疮抗凝物，至少 2 次，每次间隔至少 12 周

（2）采用标准化 ELISA 方法，在血清或血浆中检测到中或高滴度的 IgG 和（或）IgM 型抗心磷脂抗体，至少 2 次，间隔至少 12 周

（3）采用标准 ELISA 方法，在血清或血浆中检测到 IgG 和 / 或 IgM 型抗 β2-GPI 抗体，至少 2 次，间隔至少 12 周

诊断抗磷脂综合征必须具备至少一项临床标准和一项实验室标准。

恶性抗磷脂综合征或灾难性抗磷脂综合征 (CAPS) 是指少数抗磷脂综合征患者发生急性广泛多脏器动、静脉血栓形成，出现多器官的急性血管栓塞病。50% 左右的病例有肾、肺、中枢神经系统、心脏和皮肤受累。诱因可能是手术、感染、停用抗凝药物或口服避孕药等。可导致多器官衰竭，其病情凶险，死亡率可达 60%。死亡原因常为心肌梗死、ARDS、肾功能衰竭及中风等。第 10 届国际抗磷脂抗体大会就灾难性抗磷脂综合征达成诊断共识：① 3 个或 3 个以上系统、器官或组织受累；②临床症状同时或在 1 周内进行性恶化；③至少 1 个器官或组织有小血管阻塞的组织病理学证据；④实验室诊断标准：狼疮抗凝物或抗心磷脂抗体阳性。据此给予临床 CAPS "确定" 和 "可能" 诊断。

图 解

一、周围血管病变

静脉血栓是抗磷脂综合征最常见的症状，以深静脉血栓多见，尤其下肢深静脉血栓更为常见。动脉血栓可引起四肢坏疽、下肢溃疡。病理检查时，血栓部位的血管壁并不具有明显的血管炎的征象。极少数的抗磷脂综合征患者，其血管受累可能由于增生性血管病变所致。

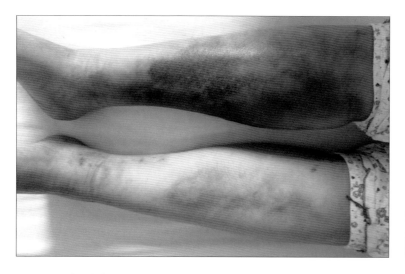

图4-1. 抗磷脂综合征患者双下肢静脉血栓后，遗留下肢长期肿胀及色素沉着

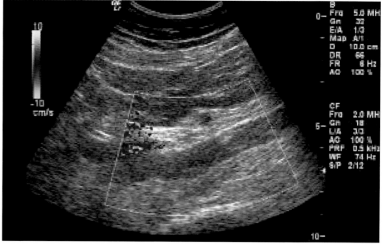

图4-2. 抗磷脂综合征并下肢深静脉血栓患者超声检查，显示左侧髂静脉全段血栓

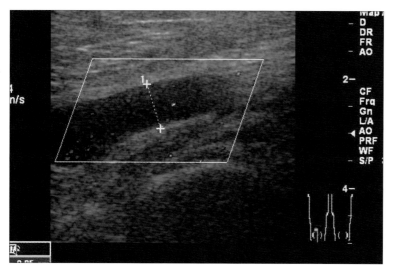

图4-3. 抗磷脂综合征合并腘静脉血栓患者超声检查，显示左侧腘静脉内透声差，其内充满实性回声，加压后不变形，彩色多普勒管腔内未探及血流信号

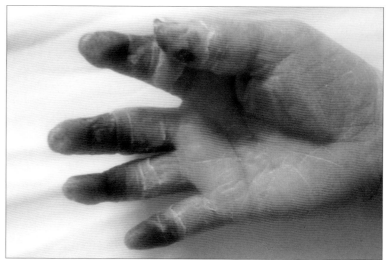

图4-4. 抗磷脂综合征患者因血管血栓形成，引起指端坏疽

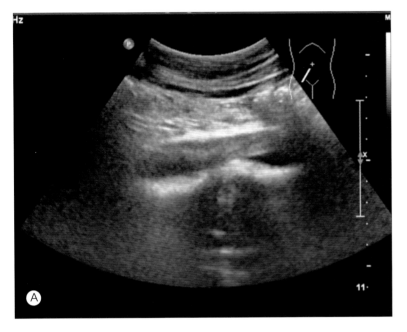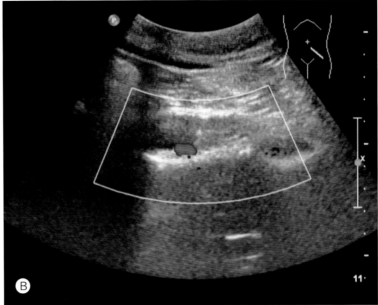

图 4-5. 抗磷脂综合征患者超声检查，显示左右髂总动脉血栓形成

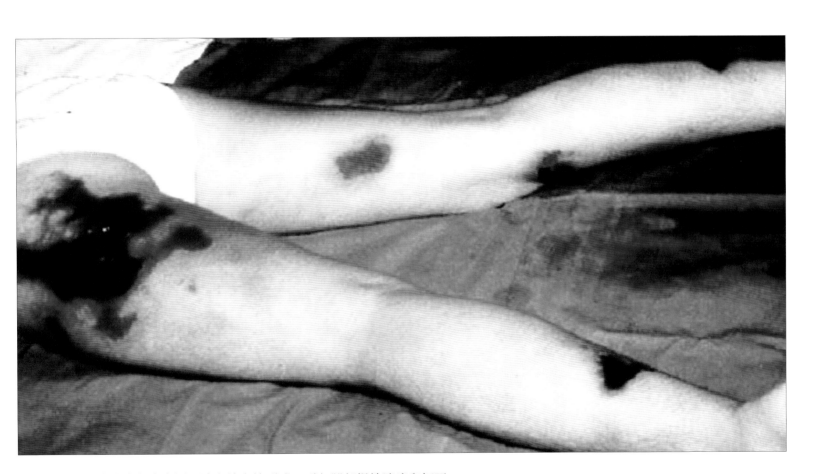

图 4-6. 抗磷脂综合征患者因下肢血管血栓形成，引起腿部慢性溃疡和坏死

二、中枢神经系统病变

抗磷脂综合征患者容易并发脑血管疾病，可以出现与抗磷脂综合征相关的脊髓病（包括横断性脊髓炎）、短暂性脑缺血、脑血栓、脑栓塞、癫痫、偏头痛、脑静脉窦血栓形成、舞蹈症、运动异常、痴呆、 精神异常、吉兰 - 巴雷综合征、多发性硬化样病变、视神经病变等。

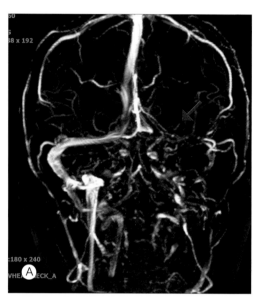
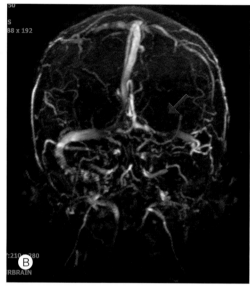
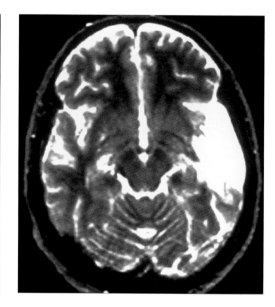

图 4-7. 抗磷脂综合征合并系统性红斑狼疮患者，MRA 血管成像检查

图 A： 左侧乙状窦未显影（箭头所指），局部侧支循环血管增多，提示有乙状窦血栓

图 B： 治疗后，左侧乙状窦部分显影（箭头所指），提示血管再通

图 4-8. 抗磷脂综合征合并脑梗塞患者，MRI 检查 T2WI 序列，显示左侧颞叶大片脑梗死灶

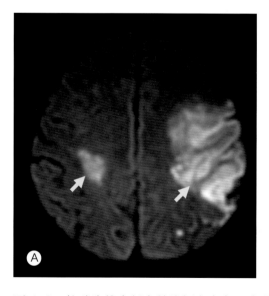
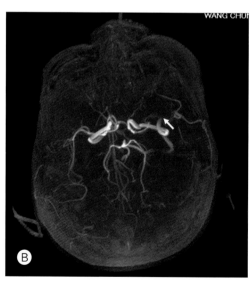
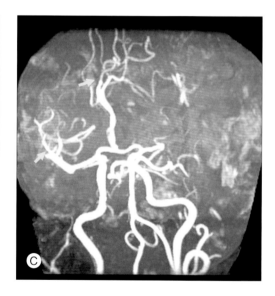

图 4-9. 抗磷脂综合征合并脑梗塞患者，脑磁共振检查

图 A： 磁共振扩散加权成像，显示双侧额顶叶多发片状脑梗死灶（箭头所指处）

图 B、图 C： MRA 成像，显示左侧大脑中动脉闭塞，右侧大脑中动脉远端分支稀少

三、心脏病变

1/3~1/2 的抗磷脂综合征患者可有心脏瓣膜损害，二尖瓣和主动脉瓣受累者最常见。主要表现为瓣膜小叶增厚、赘生物形成、二尖瓣关闭不全或狭窄等。冠状动脉阻塞可引起心肌梗死。抗磷脂综合征患者还可出现高血压和扩张型心肌病、心腔内血栓形成。

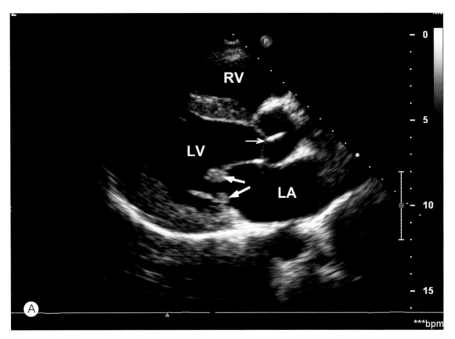

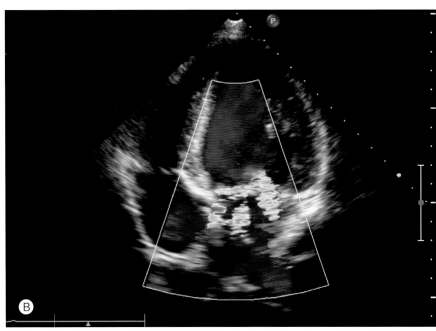

图 4-10. 抗磷脂综合征合并系统性红斑狼疮、肾病综合症患者心脏彩超检查

图 A： 二尖瓣前后叶边缘中等回声的小团块影，是典型的无菌性心内膜炎赘生物（Libman-Sacks）（粗箭头）；主动脉瓣的回声增强，表明存在轻度病变（细箭头）

图 B： 二尖瓣关闭不全，存在中量反流；LV：左心室；RV：右心室；LA：左心房

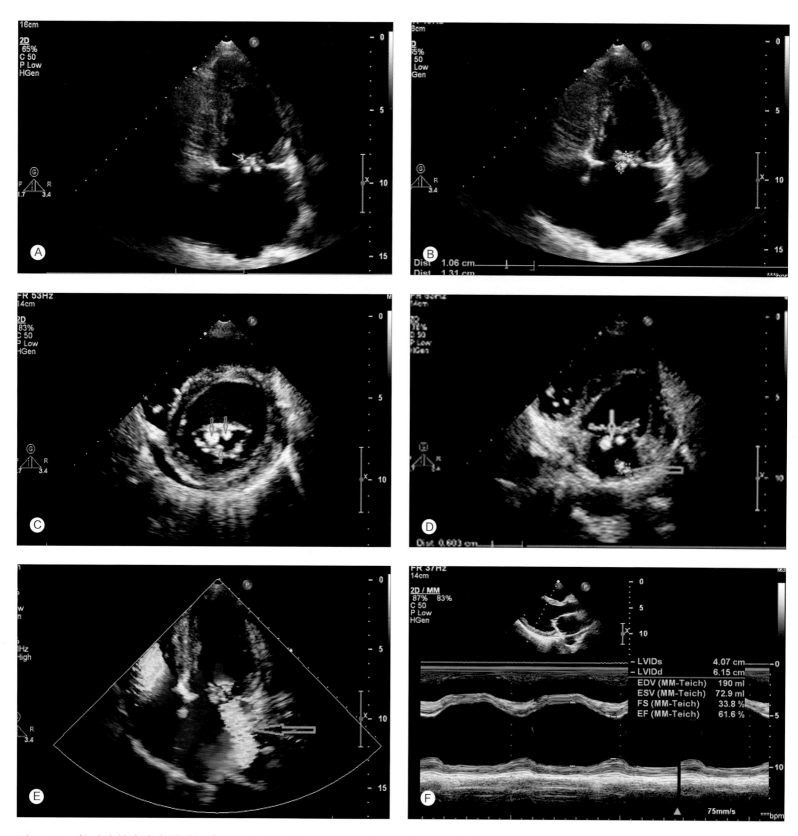

图4-11. 抗磷脂综合症合并系统性红斑狼疮患者心脏瓣膜赘生物和心房壁赘生物

图A： 箭头指向二尖瓣赘生物，回声较强

图C： 左室短轴切面呈鱼嘴样的为二尖瓣，绿色箭头所指为二尖瓣前后叶赘生物

图E： 绿色箭头指向的蓝色部分为二尖瓣反流束，超过左心房面积30%，为中 - 大量反流

图B： 测量赘生物大小 10.6mm×13.1mm

图D： 绿色箭头指向左房后壁附着的赘生物（或血栓）；黄色箭头指向为二尖瓣赘生物

图F： 由于二尖瓣反流较多，左房和左室扩大，此图为 M 超测量左室舒张末期内径 为 61.5mm，收缩末期内径 40.7mm，左心室射血分数 61.6%

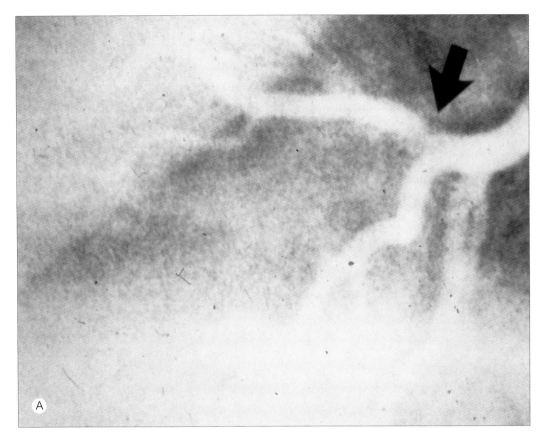

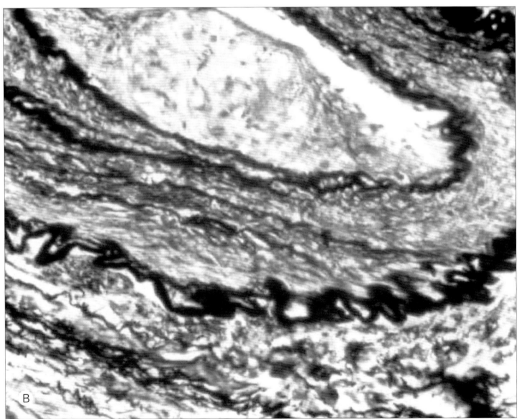

图 4-12. 抗磷脂综合征患者冠状动脉造影和心肌病理检查

图 A： 冠状动脉造影显示冠状动脉局部（箭头所指）管腔轻度狭窄

图 B： 心肌病理检查提示心肌梗死

四、肺部病变

主要表现为肺栓塞和肺梗死。部分肺栓塞是下肢深静脉血栓所致。反复血栓性栓塞可导致肺动脉高压。

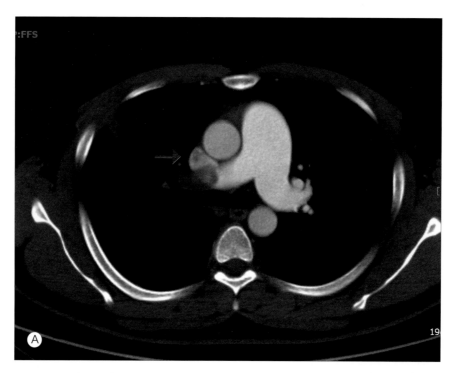

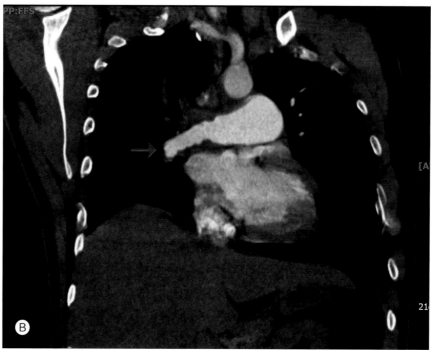

图 4-13. 抗磷脂综合征合并系统性红斑狼疮患者 CT 扫描检查

图 A: CT 增强扫描检查，显示右肺动脉主干内低密度充盈缺损

图 B: 冠状位重建图像，显示右肺动脉壁不规则增厚，提示慢性血栓形成，右上肺动脉未见明确对比剂充盈，提示右肺多发栓塞

五、皮肤病变

　　抗磷脂综合征患者的皮肤病变，可有网状青斑、皮肤溃疡、肢端坏疽、红斑、瘀斑、浅表静脉炎、恶性萎缩性丘疹样损害、痛性皮肤结节、指甲下线状出血、皮肤松垂等。有皮肤网状青斑的抗磷脂综合征患者易有心脑血栓、偏头痛、癫痫。

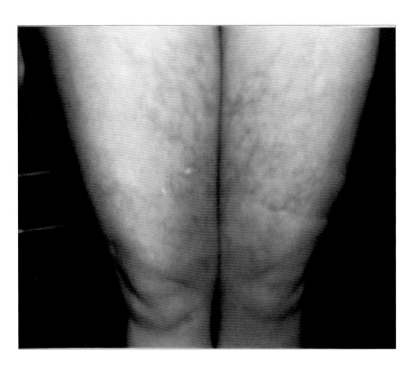

图 4-14. 抗磷脂综合征患者大腿网状青斑。网状青斑最常见于大腿、膝和上肢，是本病的一项重要体征，常提示病情较重

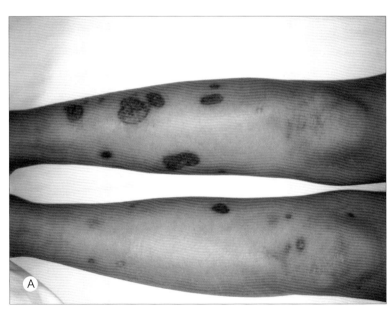

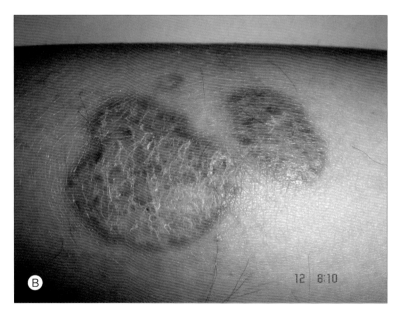

图 4-15. 抗磷脂综合征患者双下肢皮损

图 A：双下肢散在分布，大小分布不一的棕褐色斑块

图 B：棕褐色斑块边界清晰，表面有鳞屑

六、消化系统病变

抗磷脂综合征患者因肝静脉血栓形成而出现 Budd-Chiari 综合征。本病患者亦可出现肠系膜静脉和门静脉血栓形成。腹腔其他大小血管血栓形成也可出现相应的临床征象，包括肝坏死、脾坏死、胰腺炎、巨大的胃溃疡、肠缺血坏死、胆囊坏死、腹水等。

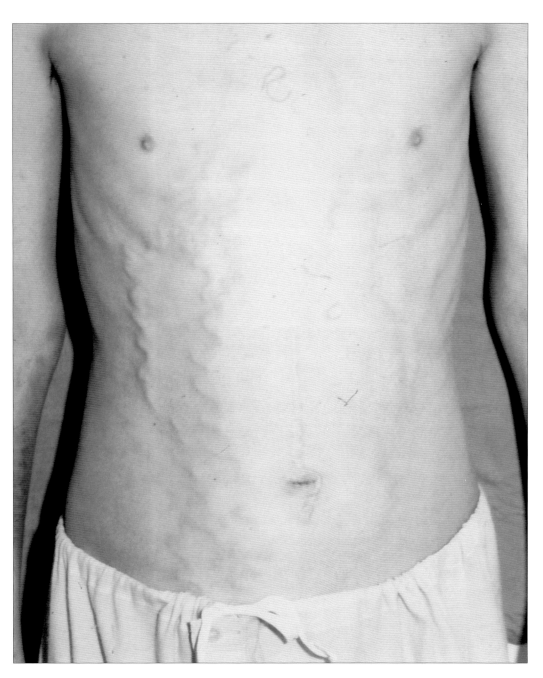

图 4-16. 抗磷脂综合征患者因肝静脉血栓形成，导致 Budd-Chiari 综合征，肝脏肿大，出现侧支循环而使腹壁静脉扩张

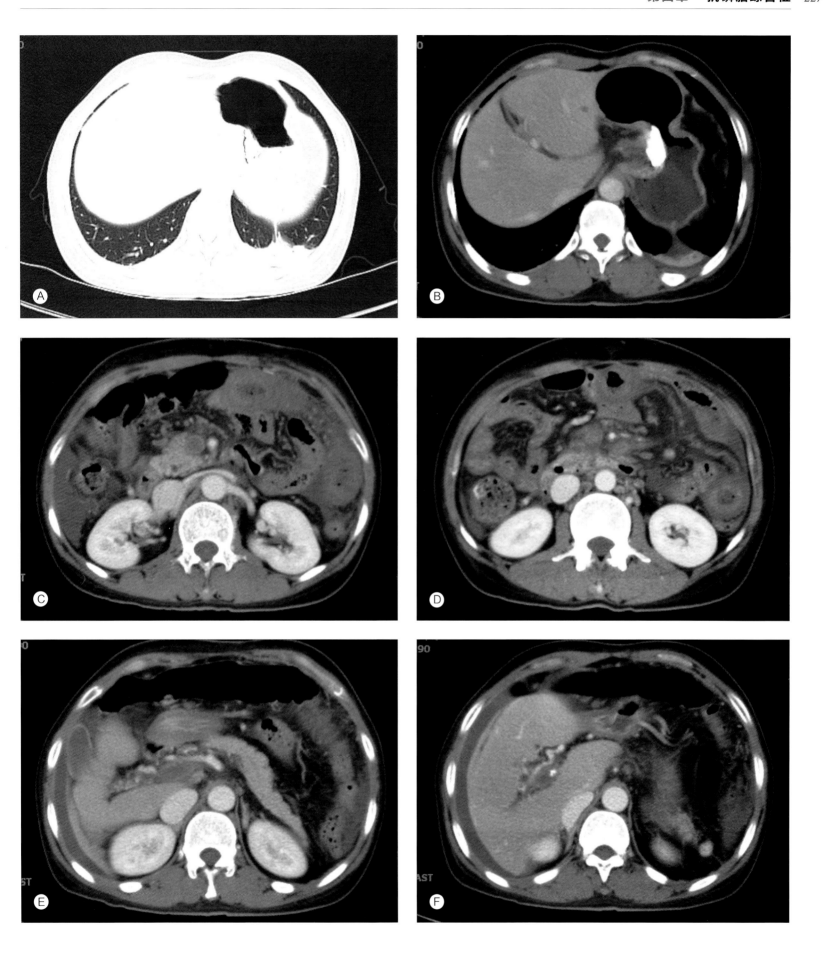

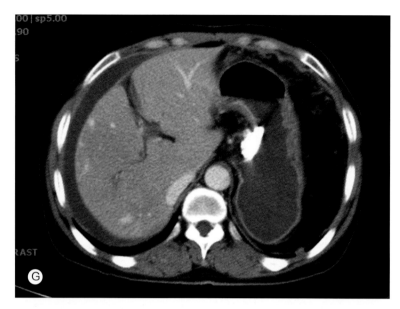

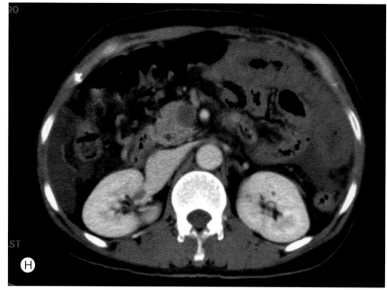

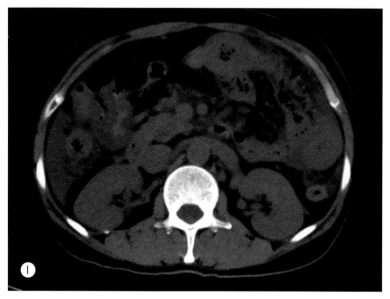

图 4-17. 抗磷脂综合征患者，因上腹部持续性疼痛 6 小时入院。抗心磷脂抗体 IgG（-），IgM（+），抗 β 2-GPI 抗体 >200RU/mL，狼疮抗凝物 45.1s；肺部增强 CT 考虑肺梗死。腹部增强 CT 示肠系膜上静脉及其主要属支、门静脉主干、左右支及其分支栓子形成并肠系膜、腹部肠管水肿，右侧肾静脉充盈缺损。行剖腹探查术，切除坏死小肠肠管长 75cm，送检小肠肠管呈出血坏死改变，肠系膜内可见血栓形成，上下切缘呈黏膜组织慢性炎，肠周淋巴结 6 枚呈反应性增生。术后给予抗凝治疗后病情好转出院。出院后继续服用华法林，病情稳定。4 月后复查抗心磷脂抗体 IgG（-），IgM（+），抗 β 2-GPI 抗体 >200RU/mL，狼疮抗凝物 47s

图 A、图 B：肺部增强 CT 显示左下肺类三角形实变并少量胸腔积液，考虑肺梗死所致

图 C：肠系膜上静脉栓塞

图 E：门静脉主干充盈缺损

图 G：门静脉左支充盈缺损

图 I：肠系膜、腹部肠管水肿

图 D：肠系膜上静脉及其主要属支栓塞，并示腹腔积液及小肠肠管的广泛缺血水肿

图 F：门静脉右支充盈缺损

图 H：右肾静脉偏心性充盈缺损

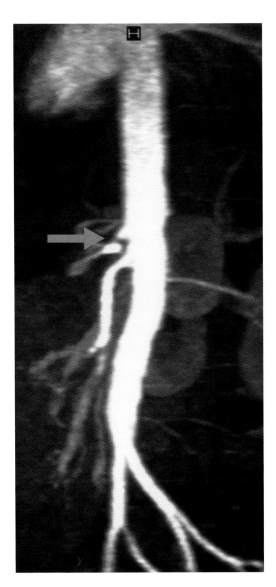

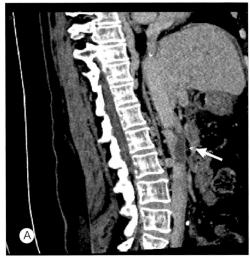

图 4-18. 抗磷脂综合征患者 MRI 血管造影检查，显示腹腔动脉狭窄（箭头所指），患者出现缺血所致的腹部疼痛

图 4-19. 抗磷脂综合征患者增强 CT 血管重建

图 A: 下腔静脉近膈肌处钙化伴管腔可疑闭塞（箭头所指）

图 B: 下腔静脉内肝门水平以下不规则低密度充盈缺损，考虑血栓形成（箭头所指）

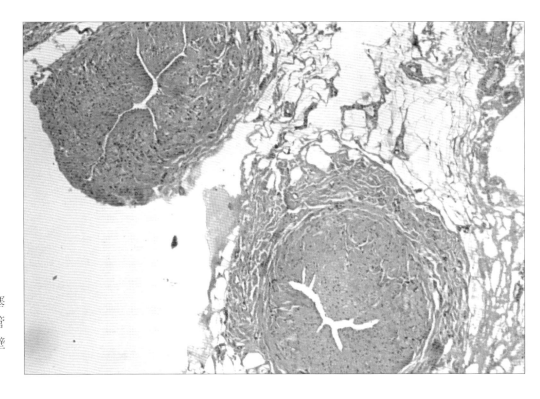

图 4-20. 抗磷脂综合征合并腹主动脉闭塞患者腹主动脉病理检查，显示腹主动脉血管外膜呈洋葱皮样，管壁中膜增厚，动脉管壁呈裂隙状

七、肾脏病变

抗磷脂综合征患者中，肾脏受损者比较常见，受损的原因主要由于肾内各级血管的血栓形成，包括肾动脉及主要分支、肾实质内的各级小动脉、肾小球毛细血管和各级静脉等，结果因肾脏组织缺血而产生肾实质损伤。抗磷脂综合征肾病的病理学改变可分为急性和慢性两种。急性改变即血栓性微血管病，表现为肾内小动脉或肾小球毛细血管的纤维性血栓。慢性改变则包括纤维性肾内动脉或小动脉闭塞、肾内小动脉纤维性内膜增生、肾内血管血栓再通、局灶性肾皮质萎缩等不同表现。

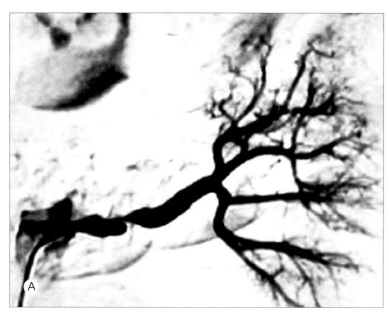
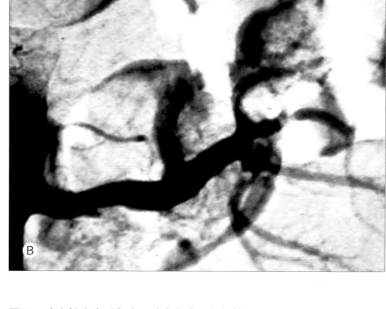

图 4-21. 抗磷脂综合征患者血管造影检查

图A： 肾动脉重度狭窄，是本病患者出现继发性高血压的重要原因

图B： 球囊扩张术后复查，狭窄程度明显好转

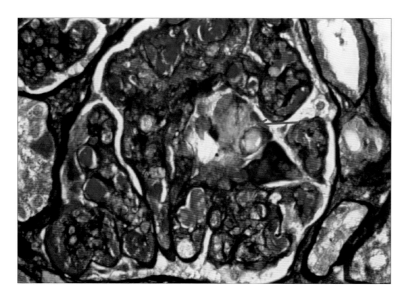
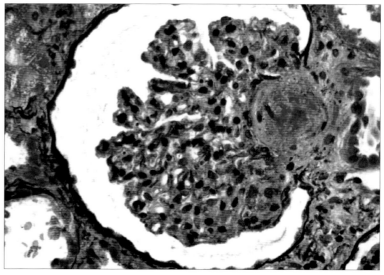

图 4-22. 抗磷脂综合征患者的肾脏病理检查，显示肾小球毛细血管腔内多数血栓形成，伴节段性系膜溶解（PASM+Masson 染色）

图 4-23. 抗磷脂综合征患者的的肾脏病理检查，显示入球小动脉内血栓形成，肾小球基底膜皱缩，缺血性改变（PASM+Masson 染色）

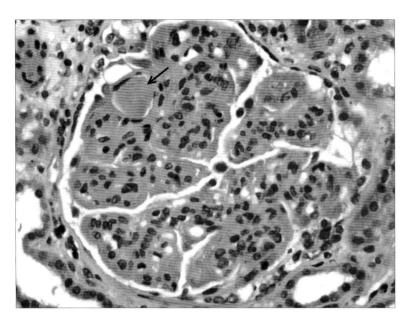

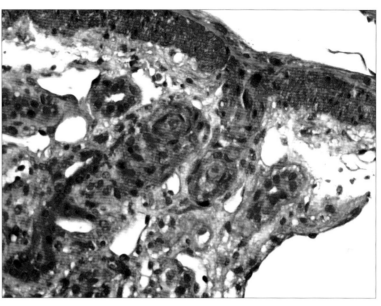

图 4-24. 抗磷脂综合征合并狼疮肾炎患者的肾脏病理检查，显示肾小球毛细血管内细胞弥漫增生伴内皮下免疫复合物沉积，毛细血管腔内血栓形成（箭头所指）（HE 染色）

图 4-25. 抗磷脂综合征合并狼疮肾炎患者的肾脏病理检查，显示肾脏小叶间动脉内皮肿胀，管腔狭窄伴小血栓形成（箭头所指）（Masson 染色）

八、胎盘病变

大约有 20% 患抗磷脂综合征的孕妇发生流产，流产的原因主要由于血管内血栓形成而致胎盘供血不足，促使胎儿发育不良所致。抗磷脂综合征孕妇常在妊娠 10 周左右时发生流产。在妊娠 30 周左右时，因胎盘供血不足，导致胎盘剥离、早产或胎死宫内。

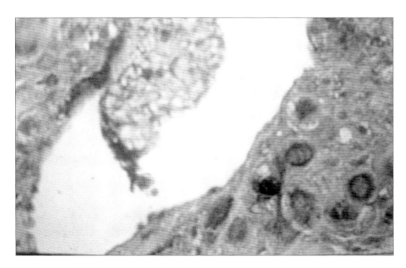

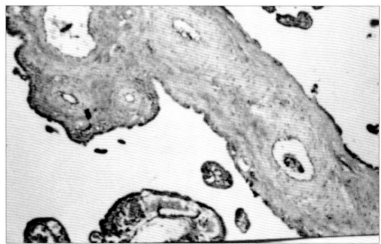

图 4-26. 抗磷脂综合征合并系统性红斑狼疮孕妇子宫内膜免疫组化染色检查，显示 IgG 沉积于孕妇子宫内膜及绒毛

图 4-27. 抗磷脂综合征合并系统性红斑狼疮孕妇子宫内膜免疫组化染色检查，显示 C3 沉积于孕妇子宫内膜及绒毛

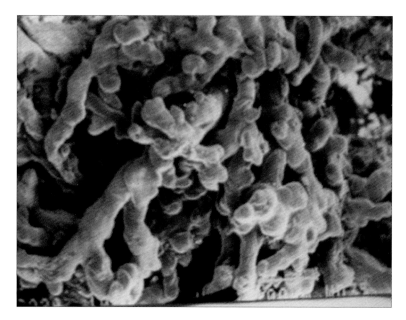

图 4-28. 扫描电镜下的正常胎盘绒毛（扫描电镜 ×100）

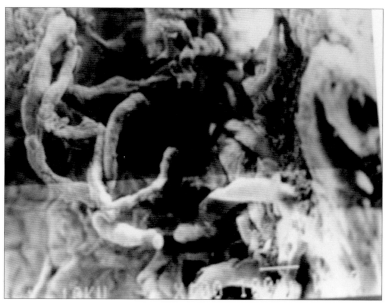

图 4-29. 抗磷脂综合征合并系统性红斑狼疮孕妇的胎盘绒毛扫描电镜检查，显示胎盘绒毛纤细，末梢呈豆芽状（扫描电镜 ×100）

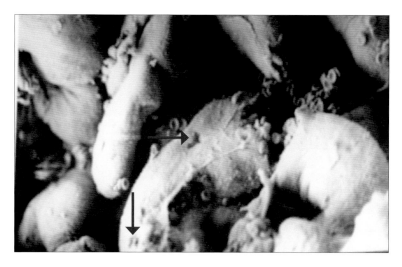

图 4-30. 抗磷脂综合征合并系统性红斑狼疮孕妇胎盘绒毛扫描电镜检查，显示绒毛表面有多个针尖样小孔（扫描电镜 ×500）

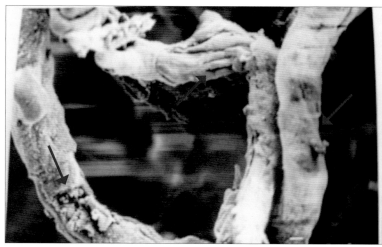

图 4-31. 抗磷脂综合征合并系统性红斑狼疮孕妇胎盘绒毛扫描电镜检查，显示绒毛上皮剥落、可见崩裂状团块（扫描电镜 ×400）

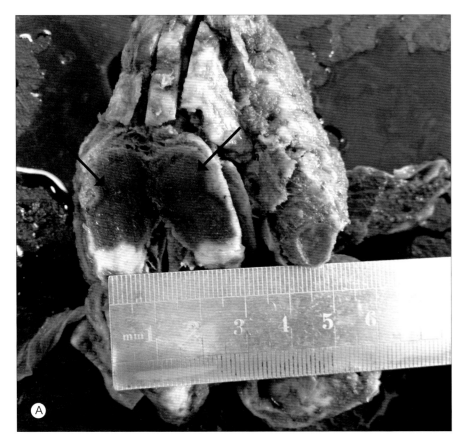

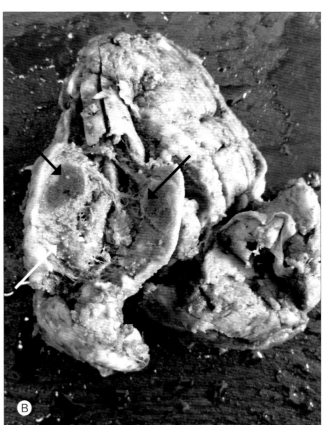

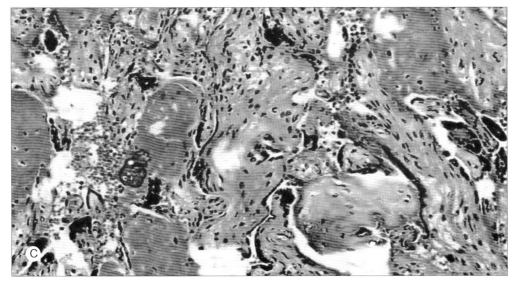

图 4-32. 抗磷脂综合征合并系统性红斑狼疮孕妇，下肢浮肿，尿蛋白 ++，24 小时尿蛋白定量 4g，抗心磷脂抗体 IgG 阳性，抗 β2-GPI 抗体 32RU/mL，狼疮抗凝物 57.1s，均高于正常。妊娠 26 周时胎心音消失，超声检查显示胎死宫内，给予引产，娩出一 550g 男死婴，婴儿外观正常，胎盘可见大面积梗死灶

图 A 和图 B： 胎盘内有梗死灶（黑色箭头所示为梗死灶，白色箭头所示为正常胎盘部分）

图 C： 胎盘病理检查，显示胎盘绒毛血管退化，间质纤维化。出血性梗死区内，绒毛灶状凝固性坏死，绒毛间隙见出血，部分区凝固性坏死，轮廓尚存。病变符合胎盘梗死

抗磷脂综合征的基本特点是患者血清中含有高滴度的抗磷脂抗体，后者具有促使血液凝固，引起血管内血栓形成的作用，从而并发多种脏器发生缺血性病变，这是抗磷脂综合征的基本病理基础。从本例孕妇的胎盘病理检查所见，其胎死宫内而引起流产的原因，也就是因为子宫内膜血管内血栓形成，胎儿供血不足所致。

九、眼部病变

　　抗磷脂综合征患者血管病性眼病发生率较高，主要影响视网膜血管和脉络膜血管。视网膜的小血管闭塞可导致视网膜缺血和梗死。

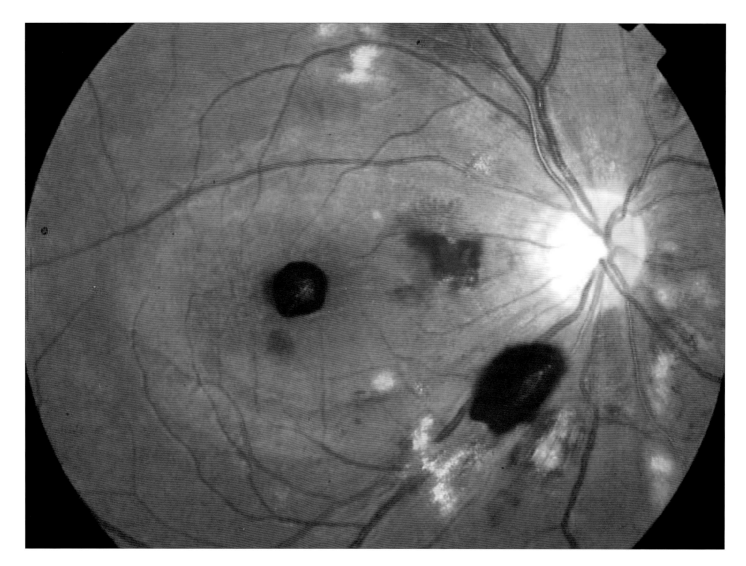

图 4-33. 抗磷脂综合征患者眼底彩色照相，可见右眼视网膜前出血、棉絮斑，出血遮挡中心凹导致视力严重下降。左眼眼底表现基本同右眼

十、相关的自身抗体

抗磷脂综合征相关自身抗体

自身抗体	靶抗原	敏感性（%）	特异性（%）	临床意义
抗心磷脂抗体(aCL)	以牛心肌的乙醇浸出液提取酸性磷脂	21~63	86	临床 APS 筛选实验。APS 分类标准实验室指标之一，持续中高滴度的 IgG/IgM 型 aCL 与血栓密切相关，IgG 型 aCL 与中晚期流产相关
抗 β2GPI 抗体	50kD 磷脂结合蛋白	90~100	80	APS 分类标准实验室指标之一。与血栓形成显著相关，尤其是动脉血栓
狼疮抗凝物（LA）	结合于阴离子磷脂上的血浆蛋白	6~34	79	临床常用 APS 的诊断指标。APS 分类标准实验室指标之一，LA 在体内与血栓形成密切相关
抗凝血酶原（aPT）抗体	凝血酶原	57	97	APS 相关性自身抗体。其有助于 LA 的激活。在体内与血栓形成密切相
抗磷脂酰丝氨酸抗体（aPS）	磷脂酰丝氨酸	31~43	无	APS 相关性自身抗体。其与 aCL 存在交叉反应。在体内与血栓形成密切相关
抗磷脂酸抗体（aPA）	磷脂酸	36~47	无	APS 相关性自身抗体，在体内与血栓形成密切相关
抗活化蛋白 C 抗体	活化蛋白 C	不详	无	APS 相关性自身抗体，与 LA 关系更密切。在体内与血栓形成密切相关。
抗蛋白 S	蛋白 S	不详	无	APS 相关性自身抗体

APS：抗磷脂综合征

（王少坤　狄　文　Graham R. V. Hughes　侯　勇　苏厚恒　王素霞）

第五章 系统性硬化

概 论

系统性硬化（systemic sclerosis，SSc）是一种累及小动脉和微血管、以及结缔组织异常增生，导致受损皮肤变硬、发紧，最终出现萎缩，并且还可引起胃肠道、肺、心脏、肾脏等内脏损伤的全身性自身免疫性疾病，皮肤紧硬是患者的主要症状，内脏受损则是影响此病预后的重要因素。本病以女性多见，男女比例约为1:(7~12)。高发年龄在30~50岁之间。

系统性硬化的病因尚未完全明了，归纳起来，其临床表现主要涉及三个方面，即包括雷诺现象在内的皮肤病变，多系统的内脏损害，以及有自身抗体存在。根据皮肤病变分布的广泛性和损伤内脏的轻重程度，系统性硬化又可分为两类：一为局限性系统性硬化，另一为弥漫性系统性硬化。局限性系统性硬化患者的皮肤病变只限于肘关节和膝关节以远的皮肤，有时面颊部皮肤亦可受损，但不侵及躯干部位的皮肤；而弥漫性系统性硬化患者的肢体和躯干皮肤均可受损。不论是局限性系统性硬化，还是弥漫性系统性硬化，均可出现雷诺现象。

系统性硬化的皮肤病变常常自双手和（或）双足及肢体远端和面部开始，呈对称性，局部肿胀，压之无凹陷，皮肤逐渐变硬，发亮，灰黄色似蜡样；有时可有皮肤色素沉着和毛细血管扩张；皮肤与皮下组织粘连；无皱褶，面部表情丧失呈假面具状；鼻尖似鹰嘴；口唇较薄，口周皮肤收缩呈放射状沟纹，口裂狭小，张口受限；手指

关节活动受限呈爪状手，肘、膝关节可屈曲挛缩；随着病情的进展，皮肤病变逐渐向近端蔓延，严重者躯体皮肤亦可受累。

系统性硬化的皮肤病理改变可分为早、中、晚三期：早期（水肿期）为真皮间质水肿，毛细血管及小动脉（直径150~500μm）周围淋巴细胞浸润。皮肤水肿的原因一是由于真皮内有亲水性葡氨多糖沉积，二是由于液体静力压的作用和微血管破裂所致。此期的皮肤改变亦可见于其他结缔组织病。中期（硬化期）为真皮及皮下组织胶原纤维增生、肿胀及纤维化，血管内膜增生，血管壁水肿和增厚，管腔狭窄。此期的皮肤改变具有特征性，如手指变尖、指端凹陷性瘢痕、口唇变薄、口周放射状沟纹、鼻翼萎缩等，这些征象对系统性硬化的诊断有重要意义。晚期（萎缩期）则表皮及其附属器官萎缩，真皮深层和皮下组织广泛纤维化，并可出现钙盐沉积。这种皮肤病理的分类是人为的，实际上，在系统性硬化病情发展过程中，各期皮肤病理特点不能截然分开，各期之间往往会有重叠现象。

局限性系统性硬化患者的内脏亦可能受累，但受损的程度较轻，病情进展也较缓慢。弥漫性系统性硬化患者常有多处内脏受损，而且多比较明显，其中以累及食管和肺最为多见，表现为反流性食管炎和肺间质病变，并且病情往往较重，进展较快。而且皮肤变硬的范围、

病情进展的速度和内脏受损的严重性均密切相关。

在局限性系统性硬化中，有一种亚型称之为 CREST 综合征，其特点是具有皮下钙化、雷诺现象、食管运动异常、肢端硬化和毛细血管扩张。另外还有一种亚型是无皮肤硬化型的系统性硬化，患者虽无明显的皮肤损害病变，但具有内脏特征性的损伤表现和血清学的异常征象。

95% 的系统性硬化患者中，血清抗核抗体（ANA）常呈阳性，荧光图形多为斑点型和核仁型。亦可检测出抗 Scl-70 抗体和抗着丝点抗体。对系统性硬化患者而言，抗 Scl-70 抗体的特异性为 100%，而敏感性只有 20%~30%。30% 左右的患者的类风湿因子呈阳性反应，约有 20% 患者的抗 U1RNP 抗体阳性。CREST 患者中，抗着丝点抗体阳性者比较多见。此外，抗多聚酶抗体 I、III 对系统性硬化比较特异。在伴有炎性肌病的系统性硬化患者中可检测出抗 PM-Scl 抗体，但其敏感性和特异性均不高。

诊断要点

1980 年，美国风湿病学会对系统性硬化制定了分类标准，其内容如下：

1. 主要标准：手指、足跖皮肤增厚、变硬，这种皮肤病变也可累及肢体、躯干和颜面。

2. 次要标准：包括①皮肤病变只限于手指；②指尖凹陷性疤痕或指垫消失；③双肺间质性纤维化，X 线胸相显示双肺底有网状纹理或结节状阴影，或蜂窝样改变。

符合主要标准或 2 条以上次要标准者可归类为 SSc。雷诺现象、多发性关节炎或关节痛、食管蠕动异常、皮肤活检显示胶原纤维肿胀和纤维化、血清抗核抗体、抗 Scl-70 抗体和抗着丝点抗体阳性均有助于诊断。

上述分类标准不能区别局限性系统性硬化和弥漫性系统性硬化，也没有提及系统性硬化亚型的诊断标准。所以，用此分类标准来诊断系统性硬化必须根据临床表现及实验室检查所见，加以综合分析，才能作出明确的诊断。

1988 年，美国风湿病学会对系统性硬化的分类标准作了修改。在这一修改中，着重对系统性硬化的类型加以明确的说明。

美国风湿病学会于 1988 年对系统性硬化修改的分类标准，其内容如下：

1. 弥漫性皮肤型系统硬化（diffuse cutaneous systemic sclerosis，DSSc）

（1）雷诺现象发生 1~2 年内出现皮肤改变。

（2）除肢体远端与近端、面部皮肤受累外，躯干皮肤亦受累。

（3）早期即出现明显的肺间质病变、肾功能衰竭、弥漫性胃肠病变和心肌受累、腱鞘摩擦音。

（4）抗 Scl-70 抗体阳性。

（5）甲襞毛细血管环扩张和缺失。

2. 局限性皮肤型系统硬化（limited cutaneous systemicsclerosis，LSSc），包括 CREST 综合征。

（1）雷诺现象发生数年(偶有数十年)后出现皮肤改变。

（2）皮肤病变局限于双手、双足、肘、膝关节远端肢体、面颈部。

（3）后期发生肺动脉高压、伴或不伴有肺间质纤维化、皮肤钙化、毛细血管扩张、三叉神经痛。

（4）抗着丝点抗体（ACA）阳性。

（5）甲襞毛细血管环扩张，常无毛细血管环的缺失。

3. 无皮肤表现的系统性硬化：具有特征性内脏器官受累表现以及特征性血管、血清学异常，但无明显临床皮肤变化。

4. 重叠综合征或混合性结缔组织病：重叠综合征是指系统性硬化同时伴有符合诊断标准的系统性红斑狼疮、多发性肌炎或皮肌炎、类风湿关节炎等 1~3 种疾病。混合性结缔组织病是指同时具有系统性硬化、系统性红斑狼疮和炎性肌病的部分临床特征，但又不能单独诊断为上述某一种疾病，同时血清中有高滴度抗 u1RNP 抗体。

5. 未分化结缔组织病（undifferentiated connective tissue disease，UCTD）：雷诺现象患者具有系统性硬化的部分临床或（和）血清学特点（如指端溃疡、手指水肿、甲皱毛细血管异常、抗着丝点抗体阳性），但无皮肤硬化，亦无特征性内脏器官受累。

美国风湿病学会于 1980 年制定的系统性硬化分类标准

中，对早期的系统性硬化不易作出诊断，为此，2009 年欧洲硬皮病临床试验和研究协作组（EUSTAR）提出了早期系统性硬化的概念和诊断标准，即如果存在：① 雷诺现象；② 手指肿胀；③ 抗核抗体阳性，应高度怀疑早期系统性硬化的可能，并进行甲床毛细血管镜检查和系统性硬化的特异性抗体检测（如抗着丝点抗体或抗 Scl-70 抗体）。

2009 年 EUSTAR SSc 早期诊断分类标准

主要条件	次要条件
雷诺现象	钙质沉着
自身抗体（抗核抗体，抗着丝点抗体，抗 Scl-70 抗体）阳性甲床毛细血管镜检查异常	手指肿胀
	手指溃疡
	食管括约肌功能障碍
	毛细血管扩张
	高分辨率 CT 扫描显示肺部毛玻璃样改变

上述标准中，如果符合全部主要条件，或主要条件中的 2 项和 1 项以上次要条件，就可以诊断为早期系统性硬化。不过需要注意的是，早期系统性硬化可能与未分化结缔组织病或混合性结缔组织病不易鉴别。

2013 年，美国风湿病学会（ACR）和欧洲抗风湿病联盟（EULAR）联合研讨制定新的系统性硬化分类标准。此标准表明，如果手指皮肤增厚并渐进至掌指关节就可以归类为 SSc。如果患者没有类似的临床表现，则需要依据手指皮肤增厚、指端损害、毛细血管扩张、甲襞毛细血管异常、间质性肺部病变、肺动脉高压、雷诺现象、以及 SSc 相关自身抗体测定结果等征象加以评估。

2013 年 ACR/EULAR SSc 分类标准

主要临床征象	次要临床征象	评分
1. 双手指皮肤增厚并延伸至掌指关节		9
2. 手指皮肤增厚	手指肿胀	2
	手指皮肤硬化延伸至掌指关节	4
3. 指尖损伤	指端溃疡	2
	指尖凹陷性溃疡	3
4. 毛细血管扩张		2
5. 甲襞毛细血管异常		2
6. 肺动脉高压和（或）肺间质病变（最高 2 分）	肺动脉高压	2
	间质病变	2
7. 雷诺现象		3
8. SSc 相关自身抗体（最高 3 分） 抗着丝点抗体 抗拓扑异构酶 I 抗体（抗 Scl-70 抗体） 抗 RNA 聚合酶Ⅲ抗体		3

总分为各项评分相加的总和，总分 9 或 9 以上则可归类为系统性硬化。

根据 200 例患者的统计分析，2013 年 ACR 和 EULA 联合制定的分类标准对系统性硬化的敏感性为 91%，特异性为 92%。1980 年 ACR 制定的分类标准对系统性硬化的敏感性为 75%，特异性为 72%。

多年来，各国风湿病学会所制定的系统性硬化分类标准多次加以修改，这种频繁的演变情况充分表明，系统性硬化的诊断存在一定的难度，其主要原因是对本病的早期诊断比较困难，另外患者的临床表现不一，内脏受损各不相同，所以在临床实践中，运用各学会制定的分类标准时，应该依据患者各自的临床征象和特点，作出具体的分析，不能照抄硬套。

图　解

一、皮肤病变

皮肤病变是系统性硬化的一种特异性临床表现，病程早期时，皮肤轻度红肿和变硬，随着病情的发展，皮肤逐渐僵硬，难推动，皱纹消失，失去光泽，口唇变薄，张口受限，手指变尖，指端出现凹陷性瘢痕，鼻翼萎缩，鼻端变尖。晚期时受损皮肤萎缩变薄，皮肤表面变为松软，局部可有毛细血管扩张，此期须详细询问病史，并取皮肤活检、做病理检查才能确定诊断。

1. 皮肤病变分期

（1）水肿期

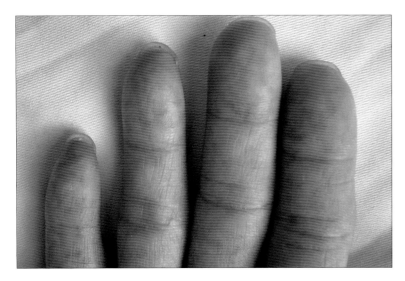

图 5-1. 系统性硬化患者，皮肤病变水肿期，手指皮肤菲薄，指端肿胀

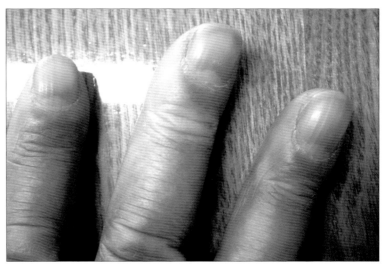

图 5-2. 系统性硬化患者手指皮肤水肿

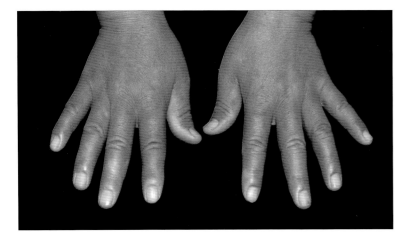

图 5-3. 系统性硬化患者早期指端肿胀

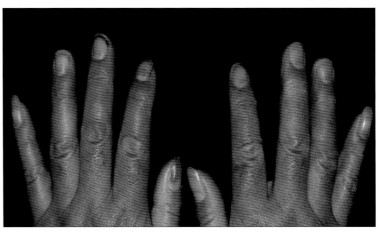

图 5-4. 系统性硬化患者甲下出血

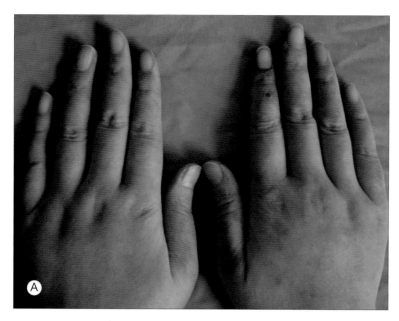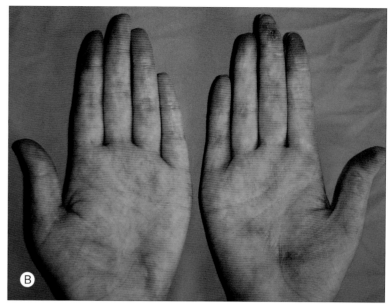

图 5-5. 系统性硬化患者，皮肤病变水肿期，双手皮肤肿胀，双侧示指末端发紫，右侧示指、中指指腹变薄

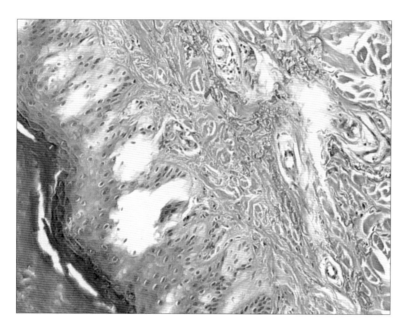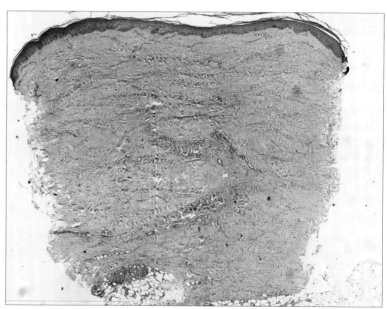

图 5-6. 系统性硬化患者，皮肤病变水肿期，上肢皮肤活检病理显示表皮角化过度及角化不全，基底层色素减少，真皮层见胶原纤维变性及弹力纤维增生变性。小血管内皮增生，管腔狭窄，周围见水肿及组织细胞、淋巴细胞浸润，考虑硬皮病早期表现

图 5-7. 系统性硬化患者，皮肤病变水肿期病理检查，显示表皮萎缩，基底层色素增加，皮突消失，真皮胶原纤维肿胀，血管周围有少量淋巴细胞、组织细胞浸润，汗腺萎缩，毛囊、皮脂腺消失

（2）硬化期

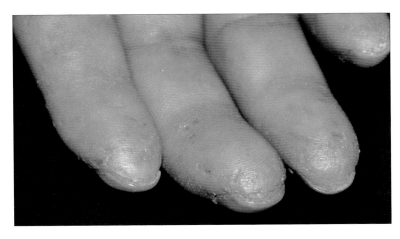

图 5-8. 系统性硬化患者，皮肤病变硬化期，显示右手手指指端皮肤不同程度凹陷性瘢痕，甲床下破溃

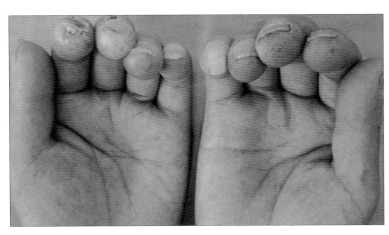

图 5-9. 系统性硬化患者皮肤病变硬化期，显示双手指指腹皮肤粗糙，指端可见小凹陷性瘢痕

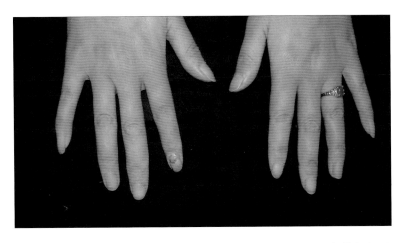

图 5-10. 系统性硬化患者，皮肤病变硬化期，由于指腹软组织减少、萎缩，手指端变尖

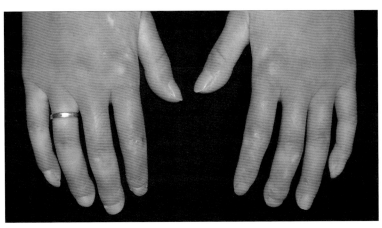

图 5-11. 系统性硬化患者，皮肤病变硬化期，显示双手手指及手背皮肤硬化

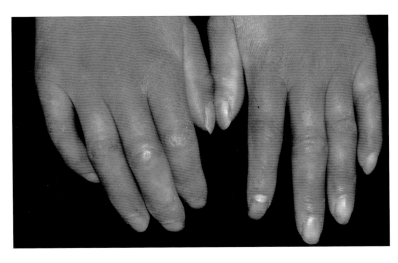

图 5-12. 系统性硬化患者皮肤病变硬化期，双手手指发紧发亮，皮肤僵硬，不能推动

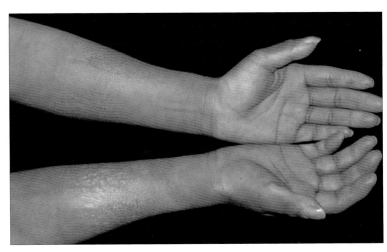

图 5-13. 系统性硬化患者皮肤病变硬化期，显示手部及前臂皮肤硬化，前臂皮肤色素沉着及色素脱失

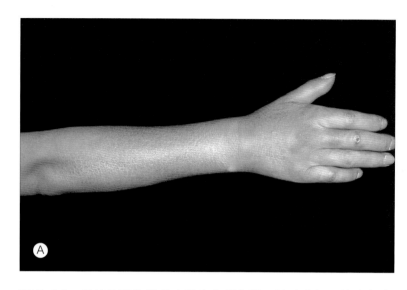
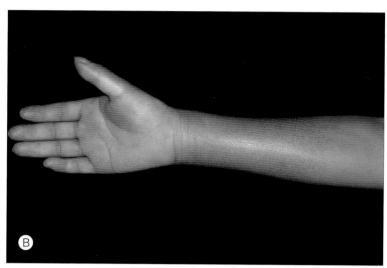

图 5-14. 系统性硬化患者皮肤病变硬化期，显示手部及前臂皮肤硬化

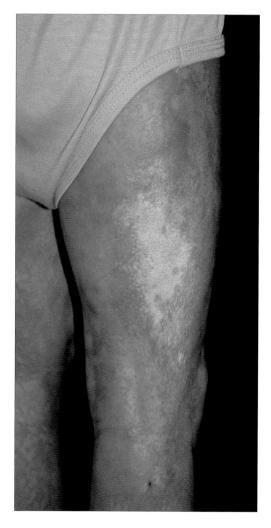
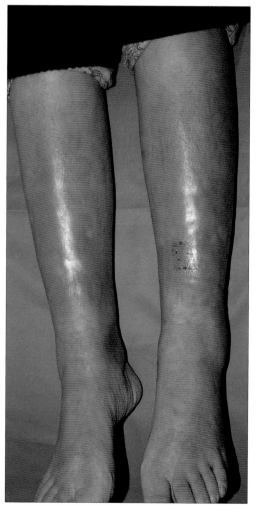
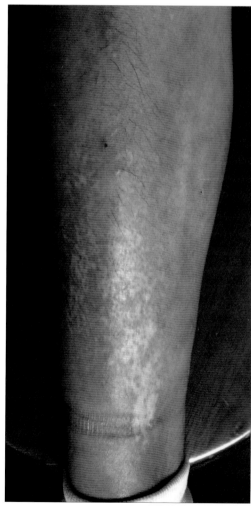

图 5-15. 系统性硬化患者，皮肤病变硬化期，显示下肢皮肤硬化，并有部分皮肤色素脱失

图 5-16. 系统性硬化患者，皮肤病变硬化期，显示双小腿皮肤硬化

图 5-17. 系统性硬化患者，皮肤病变硬化期，显示下肢伸侧皮肤硬化，色素沉着及色素脱失形成的"椒盐征"

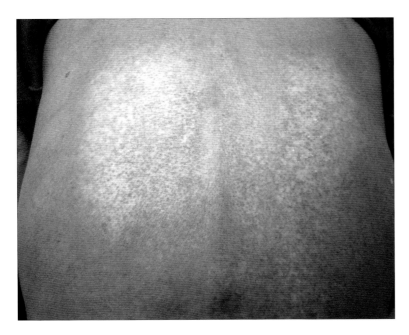

图 5-18. 系统性硬化患者，皮肤病变硬化期，显示后背部皮肤异色症，表现为色素沉着伴色素脱失形成的"椒盐征"

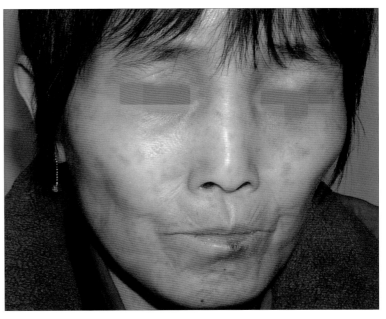

图 5-19. 系统性硬化患者，皮肤病变硬化期，显示口唇变薄，下唇有破溃结痂，口周皮肤有轻度放射状沟纹

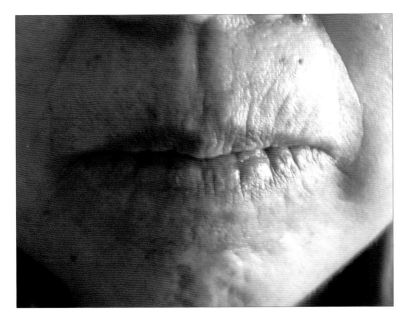

图 5-20. 系统性硬化患者，皮肤病变硬化期，显示口周放射状沟纹

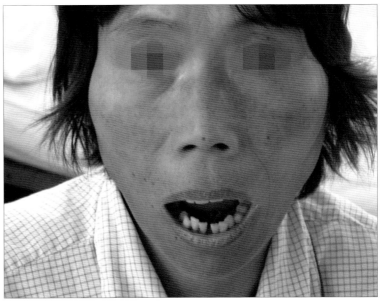

图 5-21. 系统性硬化患者，皮肤病变硬化期，显示张口受限

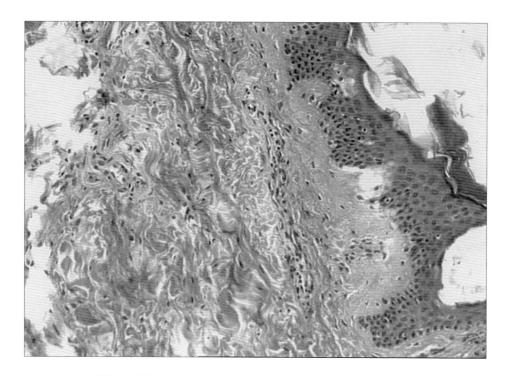

图 5-22. 系统性硬化患者，皮肤病变硬化期，前臂皮肤活检病理显示皮肤组织表皮角化过度，部分表皮萎缩，色素增多。真皮浅层胶原纤维变性，小血管内皮细胞增生、肿胀，管腔狭窄。真皮与皮下组织分界不清，毛囊及皮脂腺、汗腺萎缩，其周围胶原纤维增生，皮下脂膜及脂肪小叶组织中见纤维素性坏死，小血管内皮细胞增生，管腔狭窄。血管周围见淋巴细胞、浆细胞、中性及嗜酸性粒细胞浸润

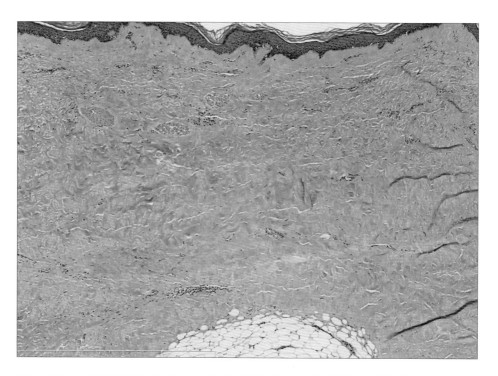

图 5-23. 系统性硬化患者，皮肤病变硬化期，皮肤活检病理检查，显示表皮萎缩，基底层色素增加，皮突消失，真皮胶原纤维增宽、致密，汗腺、毛囊和皮脂腺消失

（3）萎缩期

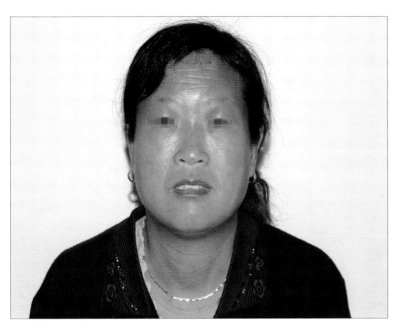

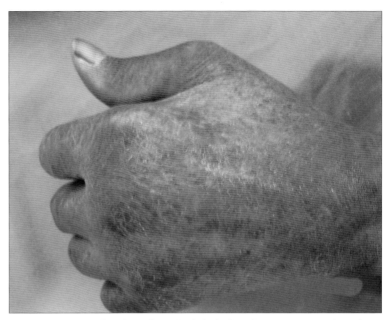

图 5-24. 系统性硬化患者，皮肤病变萎缩期，显示脸部皮肤变软，但触摸深部仍硬

图 5-25. 系统性硬化患者，皮肤病变萎缩期，显示左手皮肤改变

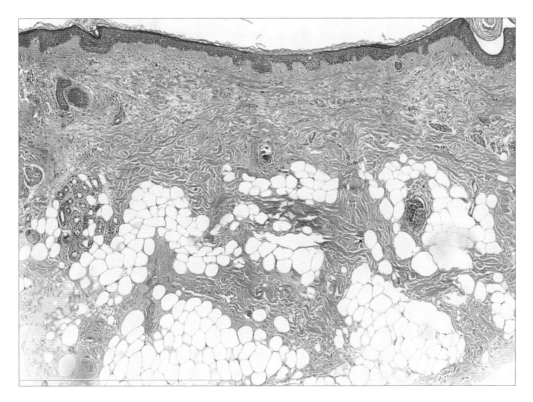

图 5-26. 系统性硬化患者，皮肤病变萎缩期，皮肤活检病理检查，显示表皮萎缩，基底层色素增加，皮突消失，真皮胶原纤维化，汗腺和毛囊萎缩，皮脂腺消失，真皮较硬化期变薄

2.雷诺现象

　　不论是局限性还是弥漫性系统性硬化均有雷诺现象,这亦是本病的特征之一。典型的雷诺现象表现为双手指端皮肤苍白、紫绀及潮红三相反应。

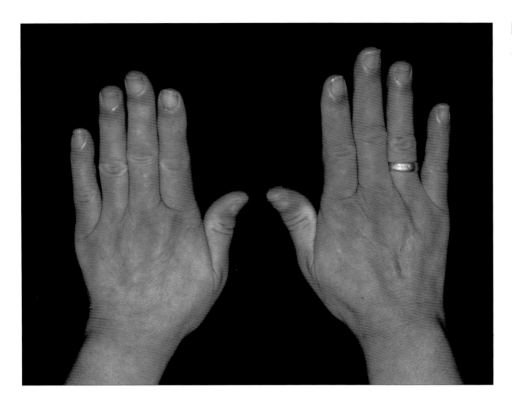

图 5-27. 系统性硬化患者指端皮肤雷诺现象,显示双手手指遇冷轻度肿胀,右拇指近端皮肤发白,左右拇指末端发紫

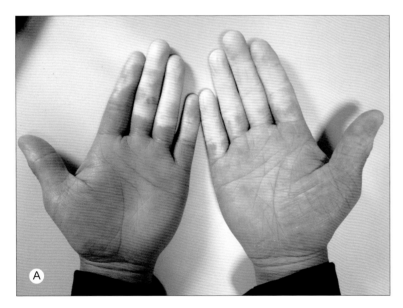

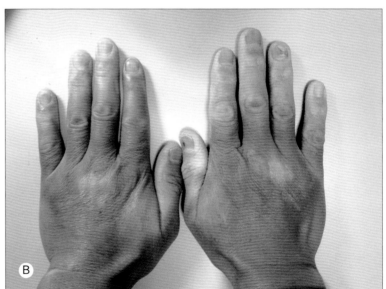

图 5-28. 系统性硬化患者指端皮肤雷诺现象,手指遇冷后变白

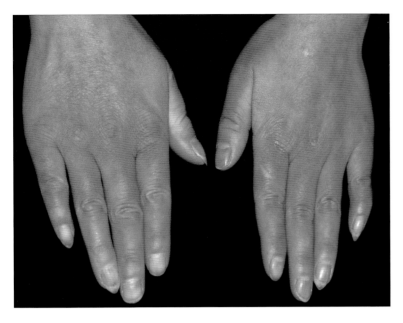
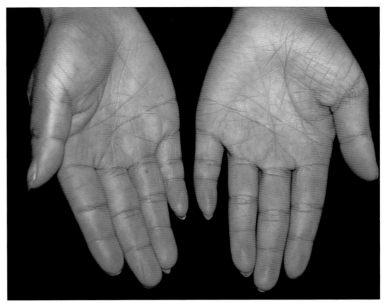

图 5-29. 系统性硬化患者指端皮肤雷诺现象，双手指掌面、背面遇冷呈发绀反应

—— 3. 皮肤毛细血管扩张 ——

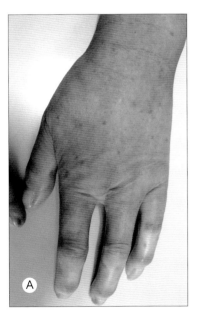
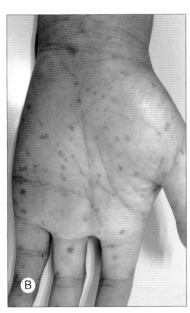
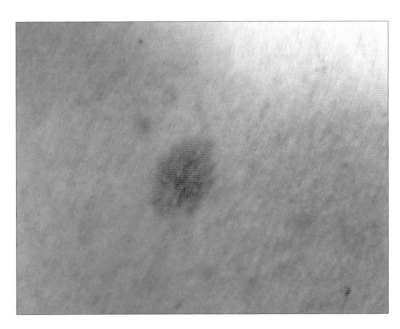

图 5-30. 系统性硬化患者，手背及手掌均可见毛细血管扩张形成的红斑。手背、手指皮肤紧硬，关节挛缩（第 3 指由于指端坏疽手术切除）

图 5-31. 系统性硬化患者，躯干部可见毛细血管扩张形成的红斑

二、骨、关节及肌肉病变

系统性硬化常见的骨、关节及肌肉症状是晨僵和多关节疼痛，易受累的有指（趾）关节和腕、肘关节。由于皮肤增厚硬化，与其下面的关节紧贴，可以引起关节功能受限。病程长的患者因为指（趾）慢性缺血而导致骨端溶解吸收，发生骨萎缩、破坏、变形。

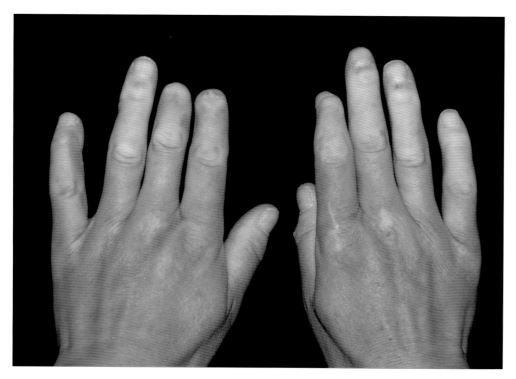

图5-32. 系统性硬化患者，因长期慢性缺血，导致指骨吸收、缺失，指甲脱落

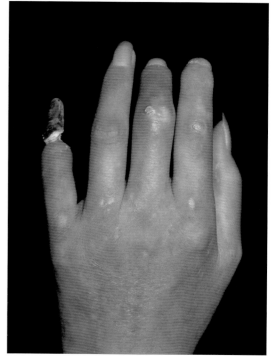

图5-33. 系统性硬化患者，长期慢性缺血，指骨吸收、坏死、缺失，指甲脱落

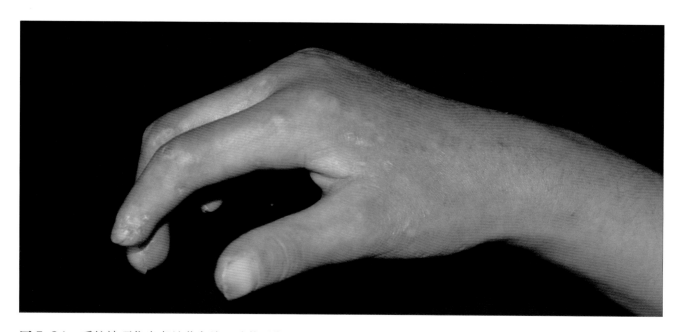

图5-34. 系统性硬化患者关节挛缩，功能受限

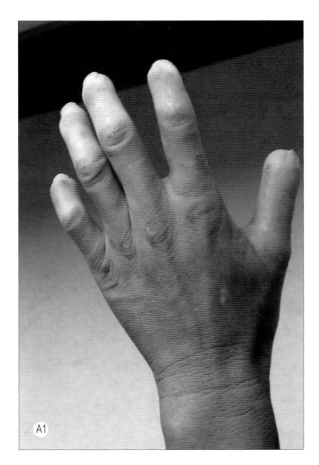
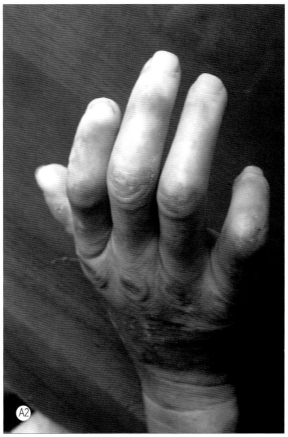

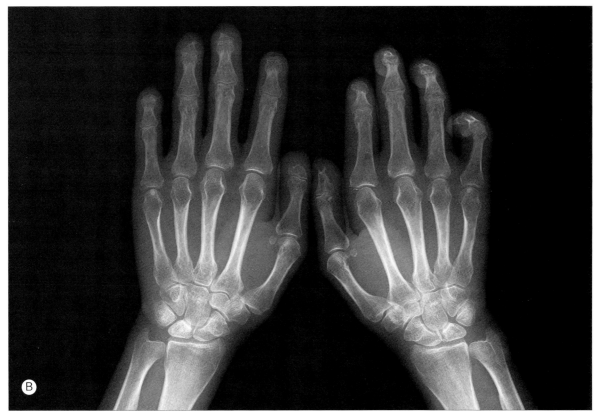

图 5-35. 系统性硬化患者手指硬化期

图 A： 手指皮肤硬化，关节挛缩，功能受限；手指指端骨质吸收，导致手指末节变短。部分掌指关节及指间关节伸侧可见萎缩性瘢痕

图 B： 双手 X 线正位相，显示手指关节挛缩，指端骨质吸收

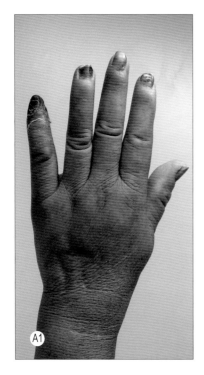
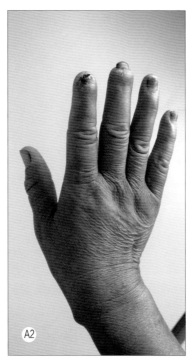
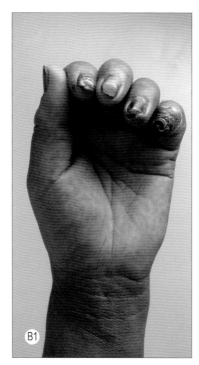
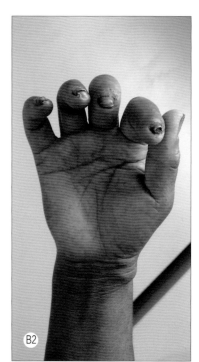

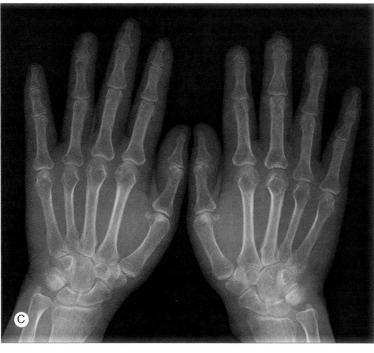
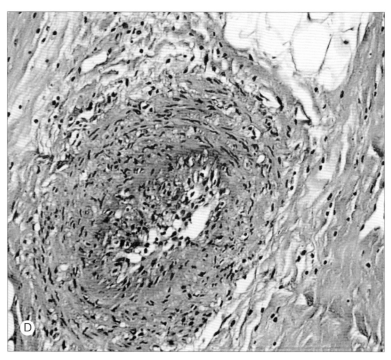

图 5-36. 系统性硬化患者指端硬化及坏疽

图 A、图 B：手指皮肤紧硬，左手背肿胀，左小指、右示指末端坏死，右侧中指末端变短

图 C：双手 X 线正位相，显示右示指、第三指末端骨质吸收

图 D：坏疽手指切除标本病理检查，显示皮肤表皮及真皮坏死，部分小动脉内皮细胞坏死，血管腔狭窄、闭塞，真皮及皮下脂肪血管炎改变较显著，并见脂肪组织坏死，伴坏疽形成

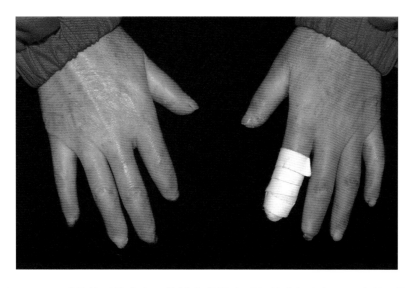

图 5-37. 系统性硬化患者，指端多处缺血引起骨溶解和坏死，合并感染

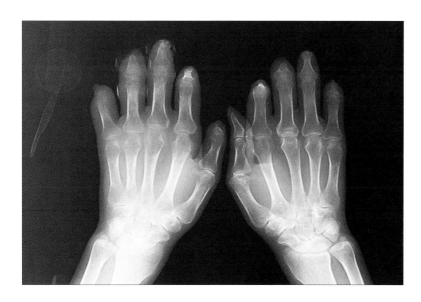

图 5-38. 系统性硬化患者双手 X 线相，显示双手骨质疏松，双手远端指骨部分或完全溶解吸收

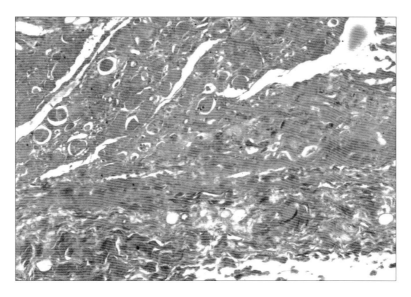

图 5-39. 系统性硬化患者肌肉活检病理检查，显示骨骼肌萎缩，肌纤维间纤维组织广泛增生

三、消化道病变

系统性硬化患者的口腔黏膜和舌肌可以萎缩，舌乳头减少，牙齿易脱落。食管和胃肠黏膜下层及肌层明显纤维组织增生而致胃肠道蠕动减弱或消失。

1. 食管

系统性硬化患者的食管常常受累，食管中下段平滑肌萎缩，纤维组织增生，引起食管蠕动异常及运动功能障碍，出现吞咽困难和吞咽疼痛。由于食管下端括约肌压力降低，贲门关闭不全，加以食管体部蠕动减弱或消失，使胃液容易逆流到食管腔内，引起反流性食管炎，经常出现反酸、烧心和胸骨后烧灼感症状。X线钡餐和食管运动功能检测，可显示食管腔扩张、蠕动减弱或消失、食管下端括约肌压力低下。

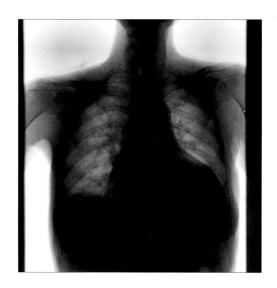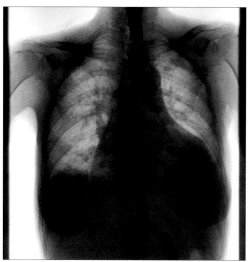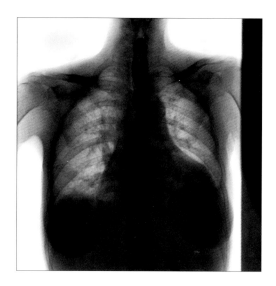

图 5-40. 系统性硬化并发反流性食管炎患者，食道 X 线钡餐造影，显示食管呈舒张状态，蠕动缓慢，符合硬皮病累及食管表现

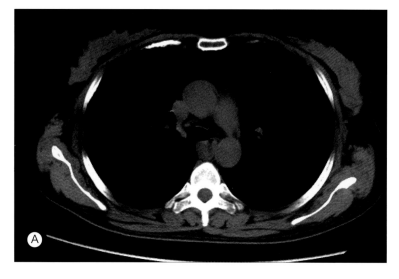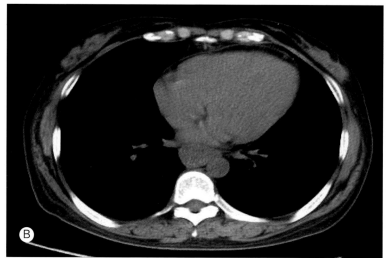

图 5-41. 系统性硬化患者胸部 CT 扫描检查

图 A、图 B： 显示食管广泛增粗，管腔内可见液体潴留，提示食管运动功能障碍

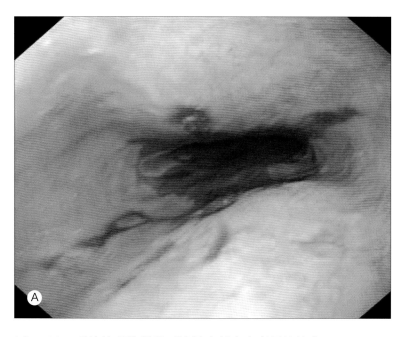

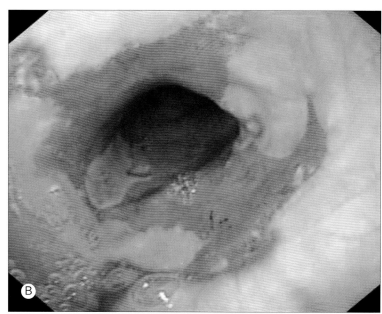

图 5-42. 系统性硬化并发反流性食管炎患者胃镜检查

图 A、图 B 均显示食管下段黏膜水肿、充血、糜烂，伴有浅溃疡，符合反流性食管炎表现

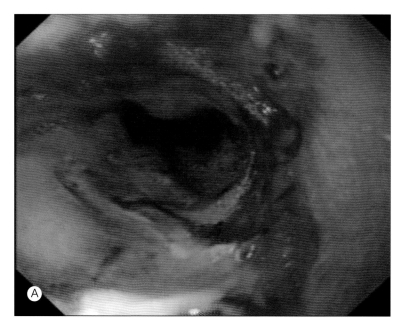

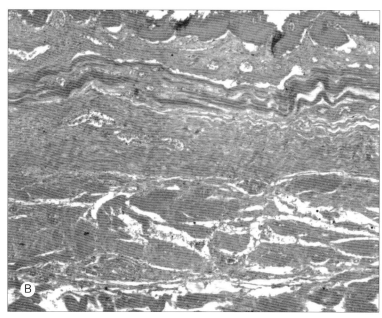

图 5-43. 系统性硬化并发反流性食管炎患者

图 A： 胃镜下显示食管下段黏膜水肿、出血、糜烂，有溃疡形成

图 B： 食管下段黏膜活检病理检查，显示食管黏膜下层及肌层大量纤维组织增生

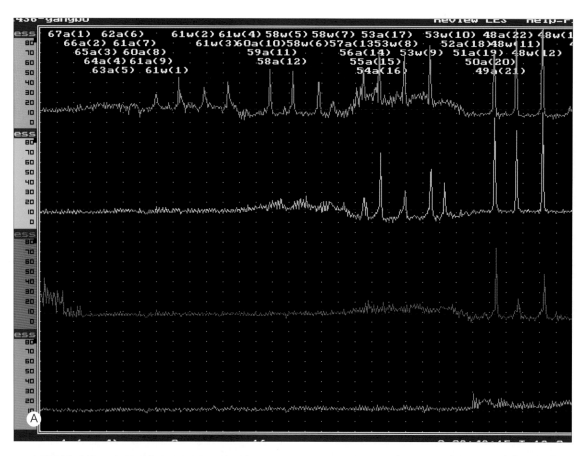

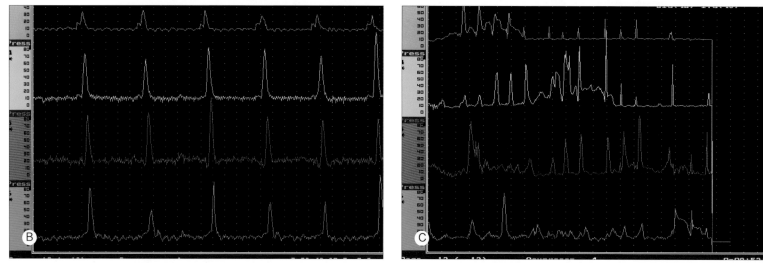

图 5-44. 系统性硬化并发反流性食管炎患者，食管运动功能测定

图 A： 显示 4 个方位的下食管括约肌压力低下，松弛功能正常，提示下食管括约肌受损，抗反流功能降低，易出现胃食管反流症状

图 B： 显示食管体部可见推进性蠕动波，食管体部压力正常，提示其食管体部没有受累，体部的运动功能正常

图 C： 显示上食管括约肌压力正常，协调性好，提示其上食管括约肌没有受累，运动功能正常

——— 2. 胃 ———

系统性硬化患者的胃蠕动常减弱，排空延缓，临床表现为上腹饱胀、嗳气。胃受累的机率少于食管。

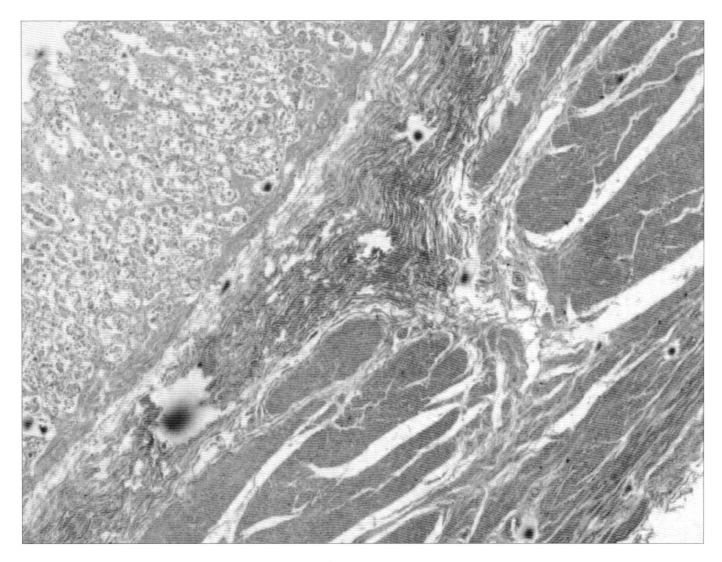

图 5-45. 系统性硬化患者的胃组织病理检查，显示胃壁平滑肌间大量纤维组织增生

—— **3. 肠道** ——

　　系统性硬化患者小肠蠕动常减弱，甚至消失，可能导致假性肠梗阻，表现为严重腹胀，腹痛及呕吐。有时小肠腔内气体进入肠壁，影像学检查时可见小肠囊性积气。

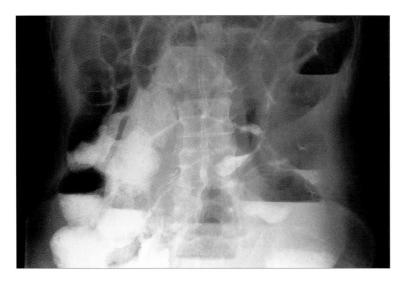

图 5-46. 系统性硬化患者，腹部 X 线平片检查，显示肠腔显著扩张，可见多发气液平面，提示肠道蠕动明显减弱

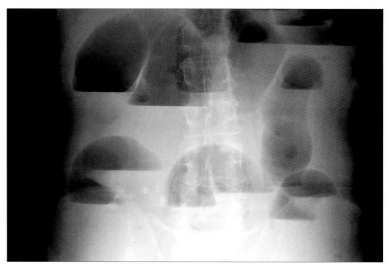

图 5-47. 系统性硬化患者腹部 X 线平片检查，显示肠腔扩张、可见多发气液平面，提示肠道蠕动很弱，这类患者病情不能控制时，容易出现假性肠梗阻的临床表现

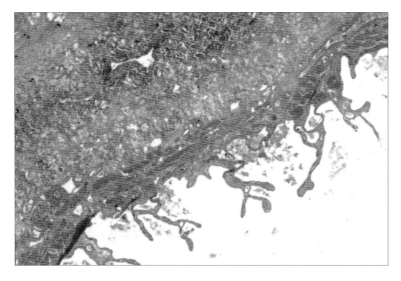

图 5-48. 系统性硬化患者小肠组织病理检查，显示小肠黏膜自溶，黏膜下层纤维组织增生

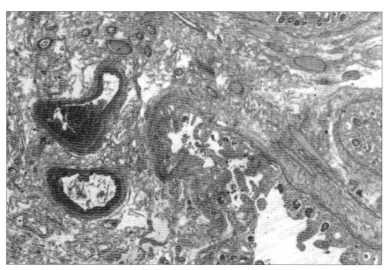

图 5-49. 系统性硬化患者结肠组织病理检查，显示结肠黏膜下层大量纤维组织增生

四、呼吸系统病变

系统性硬化患者呼吸系统受累的发生率仅次于消化道，常见的病变有肺间质纤维化，其病理变化是肺泡和支气管周围组织内弥漫性纤维化。患者可以出现肺动脉高压，肺功能降低，肺癌发生率增高。

1. 浆膜病变

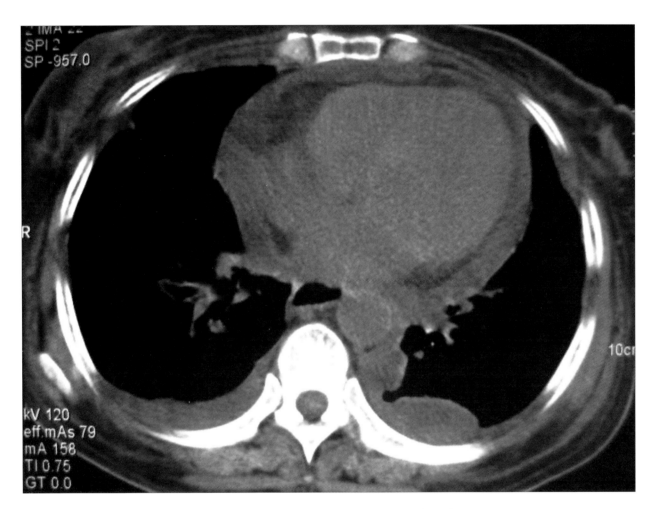

图5-50. 系统性硬化患者胸部CT扫描检查，显示双侧胸腔积液及心包积液

—— **2. 肺间质病变** ——

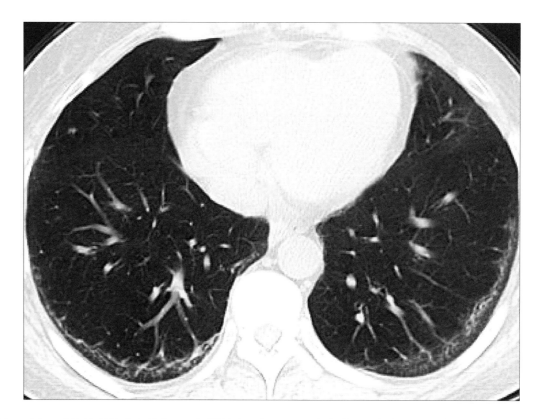

图 5-51. 系统性硬化患者胸部 CT 扫描检查，显示双下肺胸膜下见索条影、胸膜下线及细网格线

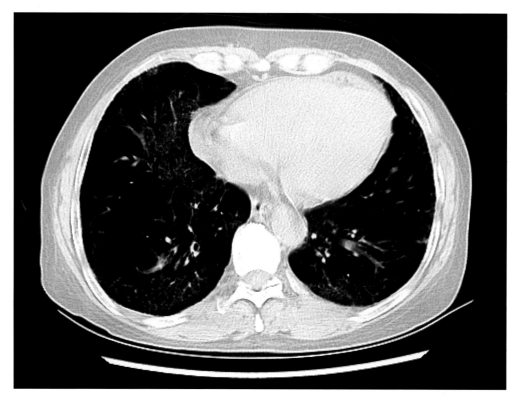

图 5-52. 系统性硬化患者胸部 CT 扫描检查，显示双肺胸膜下网格影及蜂窝影

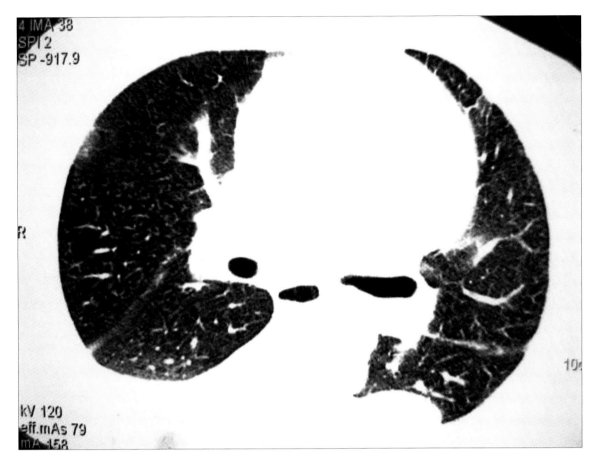

图 5-53. 系统性硬化患者胸部 CT 扫描肺窗显示，两肺间质性病变，右侧胸腔积液，左侧包裹性胸腔积液

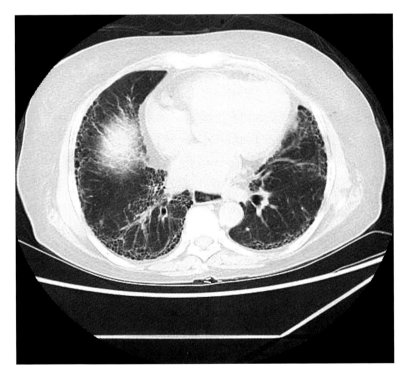

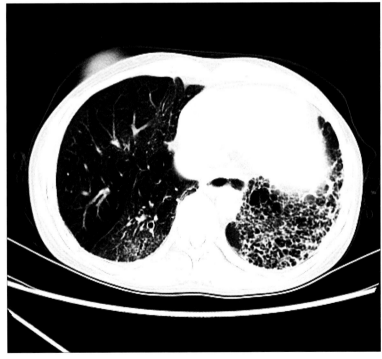

图 5-54. 系统性硬化患者胸部 CT 扫描检查，显示双肺胸膜下见索条影、细网格影、胸膜下可见小蜂窝影。双侧胸膜增厚。心包见少量积液

图 5-55. 系统性硬化患者胸部 CT 扫描检查，显示肺间质纤维化

3. 肺动脉高压

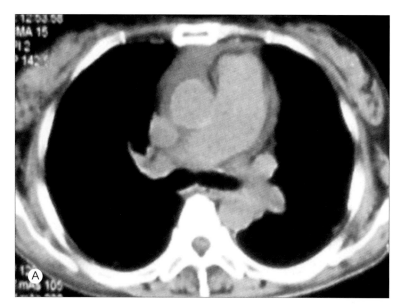

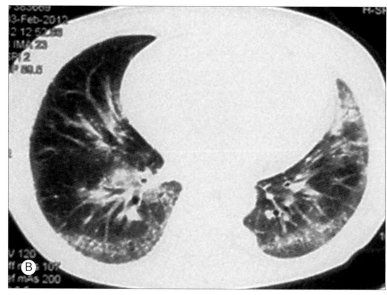

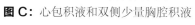

图 5-56. 系统性硬化患者伴有肺间质病变和肺动脉高压,胸部 CT 扫描 检查

图 A: 主肺动脉段增宽,提示肺动脉压力增高

图 B: 心影增大和双肺间质改变

图 C: 心包积液和双侧少量胸腔积液

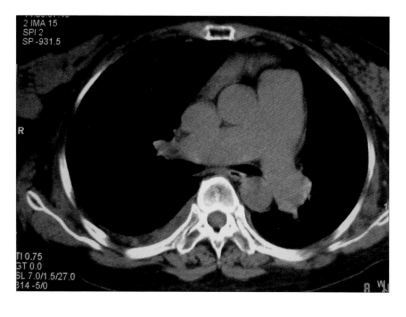

图 5-57. 系统性硬化患者胸部 CT 扫描检查,显示肺动脉影增宽,提示肺动脉高压。右侧胸腔少量积液

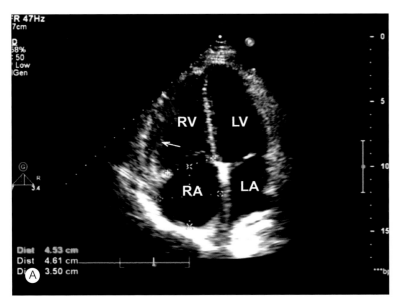

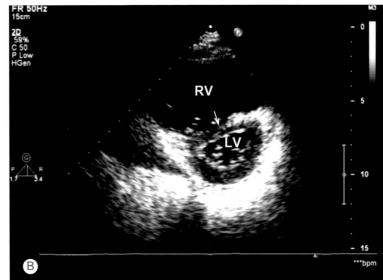

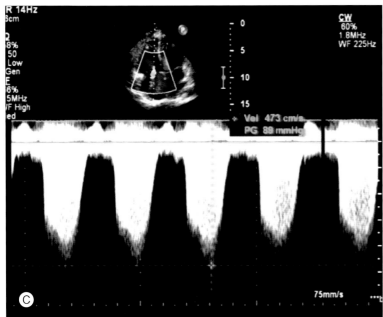

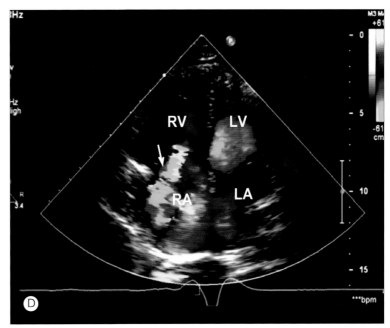

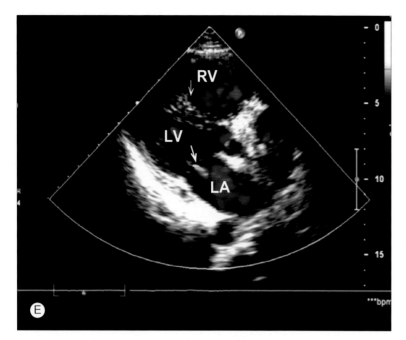

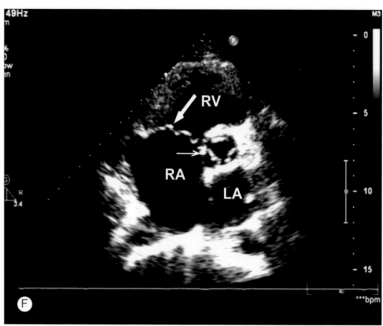

图5-58. 系统性硬化患者超声心动图检查，显示肺动脉高压、右心增大，右室肥厚、三尖瓣关闭不全

图A： 右心房室比例明显大于左心房室，右心室心肌增厚

图B： 由于右心室压力高，室间隔受压，左室短轴呈 D 字形，右室明显大于左室

图C： 连续多普勒（CW）测量三尖瓣反流速度为 4.73m/s，由于右心增大，右心房压力估算是 10mmHg，估测肺动脉压力为 99mmHg

图D： 心脏收缩期彩色血流，蓝色血流显示三尖瓣中量反流，红色血流是下腔静脉入右心房后的正常血流。左心室内蓝色血流为收缩期流向主动脉的正常血流

图E： 收缩期二尖瓣及少量反流（蓝色血流），红色血流是肺静脉入左心房后的正常血流。同时二维可见由于肺动脉高压，右心腔压力高，收缩期室间隔向左心室偏移

图F： 细箭头所指为主动脉根部及主动脉瓣三个瓣均增厚、回声增强，粗箭头指向三尖瓣增厚，回声增强，提示瓣膜纤维化。同时可见扩大的右心房

LV：左心室；RV：右心室；LA：左心房；RA：右心房

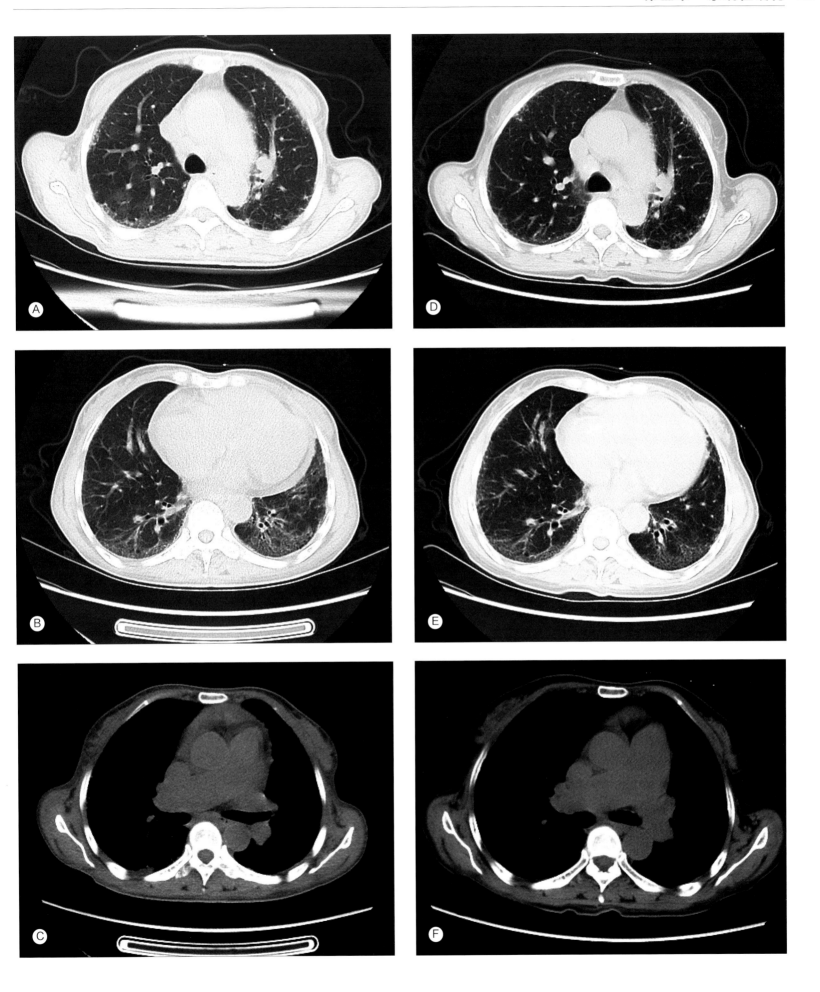

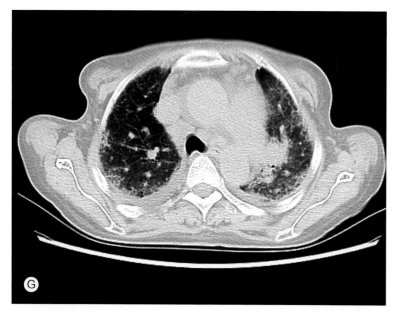

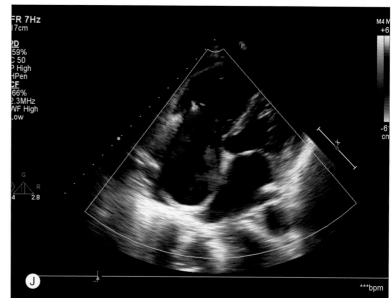

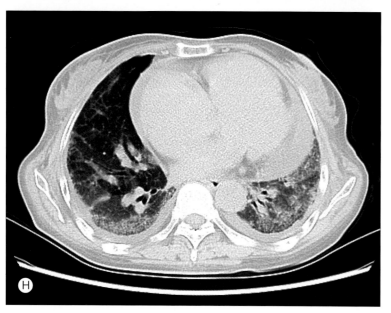

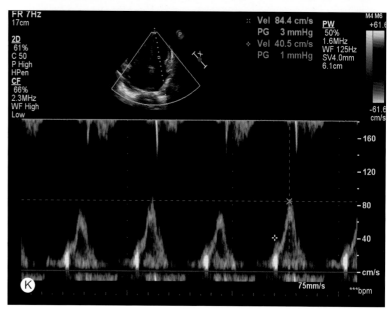

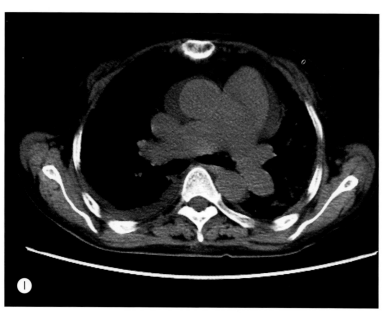

图5-59. 系统性硬化患者胸部CT扫描及超声心动图检查

患者，女性，55岁。2007年出现活动后胸闷、气短。两年后面部、四肢、躯干皮肤逐渐肿胀、变紧、变硬，张口受限，并有雷诺现象，有时发热。2010年5月化验ANA1：80（+），斑点型；血沉120mm/h；胸部CT扫描显示肺间质病变和肺动脉高压。给予泼尼松60mg/d及环磷酰胺治疗后症状好转，但患者1个月后自行停药。2011年3月又出现乏力、胸闷、咳嗽、气短，逐渐加重，复查胸部CT扫描，显示双肺间质性病变和肺动脉高压较前加重，并有心包少量积液。超声心动图检查，显示右房室腔扩大，伴三尖瓣中量返流（返流压差60mmHg）、肺动脉高压、心包积液、左室舒张功能减退。给予泼尼松30mg/d、雷公藤、环磷酰胺治疗后症状有所改善。2011年11月再次出现胸闷、气短加重，复查胸部CT扫描显示双肺间质纤维化和肺动脉高压进一步加重。患者先后三次影像检查

图A、图B、图C： 胸部CT扫描（检查日期2010年5月），显示双肺弥漫分布的团片状及网格状阴影，边缘模糊，呈磨玻璃样，肺动脉段增宽，提示双肺间质性病变和肺动脉高压

图D、图E、图F： 胸部CT扫描（检查日期2011年3月），双肺间质性病变和肺动脉高压较前加重

图G、图H、图I： 胸部CT扫描（检查日期2011年11月），双肺间质性病变和肺动脉高压较前更加重

图J、图K： 超声心动图检查，（检查日期2011年11月）显示右房室腔扩大，伴三尖瓣中量反流（反流压差73mmHg），肺动脉高压，心包积液，左室舒张功能减退

　　本例患者是一例典型的系统性硬化，病情较重，进展较快，皮肤呈现广泛硬化，短期内出现进行性加重的肺间质病变及肺动脉高压。起病后两年才去医院就诊，没有得到早期治疗，再加病情缓解后没有适当的维持治疗，以至病情不能得到有效的控制。

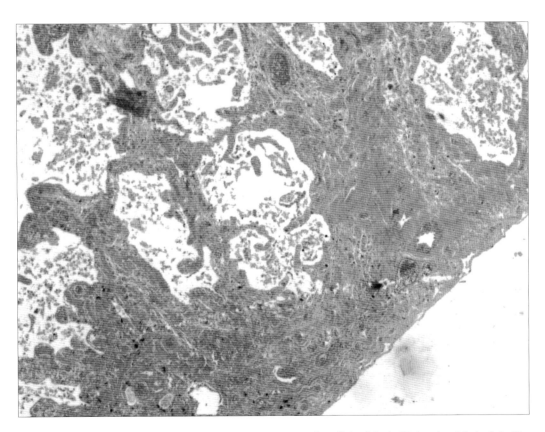

图5-60. 系统性硬化患者肺组织病理检查，显示双肺显著纤维组织增生，主要分布支气管、小叶间、肺泡间隔及肺膜下、血管周围，增生的肺间质相互连接延伸，呈粗网状

五、心脏病变

　　系统性硬化患者的心肌、心包及心内膜均可受损，其中以心包炎较为多见。常见的临床表现有心悸、气短、胸闷等。亦可能因呼吸器官明显受损而并发肺源性心脏病。

——— 1. 心包积液 ———

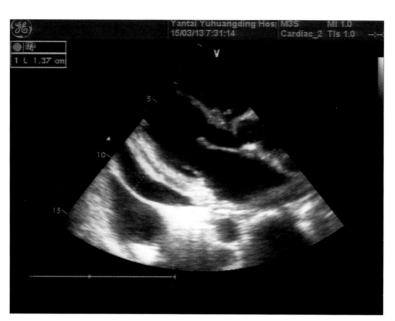

图 5-61. 系统性硬化患者心脏超声检查，显示心包积液

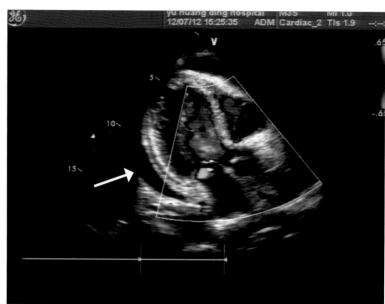

图 5-62. 系统性硬化患者心脏彩超检查，显示主动脉瓣肥厚伴少量返流，中等量心包积液

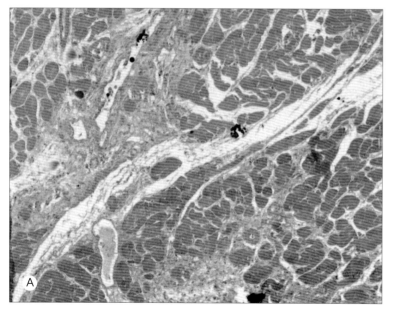

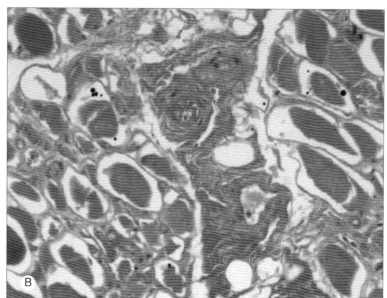

图 5-63. 系统性硬化患者的心肌组织病理检查
图A、图B：部分心肌纤维变性，肌质溶解，肌纤维间和心肌间质纤维组织增生，呈斑片状

六、肾脏病变

系统性硬化患者的肾脏损害有急性和慢性两种不同表现。急性者往往发生在早期弥漫性系统性硬化患者，突然起病，迅速发展为恶性高血压和进行性肾功能不全，皮肤迅速硬化，预后差。慢性患者常在起病后 2~3 年内逐渐出现轻度蛋白尿或显微镜下血尿，病情发展缓慢。肾脏病变主要累及肾弓状动脉的分支、小叶间动脉及入球小动脉。

1. 急性期

急性期动脉内皮细胞肿胀、内膜水肿伴黏液样变性，严重者可形成纤维素样坏死和血栓形成。

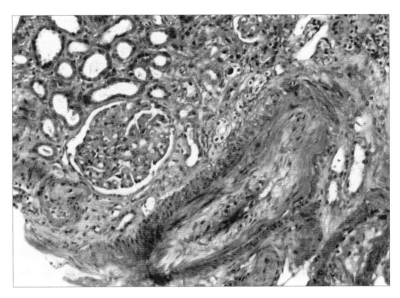

图 5-64. 系统性硬化并发急性期肾脏损害患者的肾组织病理检查，显示肾小动脉管壁高度增厚，内膜增生肿胀及黏液样变性（Masson 染色）

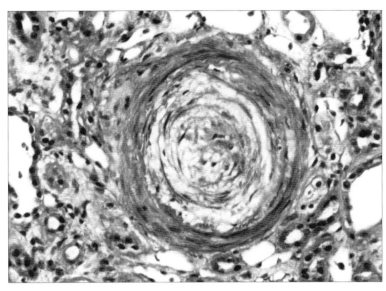

图 5-65. 系统性硬化并发急性期肾脏损害患者的肾组织病理检查，显示肾小动脉内膜增厚，黏液样变性，管腔闭塞（Masson 染色）

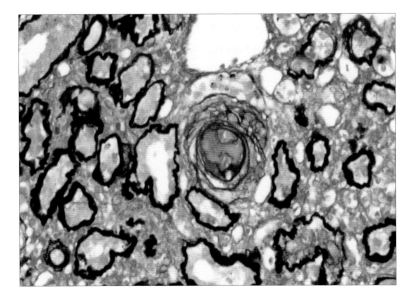

图 5-66. 系统性硬化急性期并发肾脏损害患者的肾组织病理检查，显示肾小动脉管壁增厚，管腔内血栓形成（PASM 染色）

─── **2. 慢性期** ───

慢性期时，动脉内膜高度增厚，以血管腔为中心的纤维增生，呈同心圆状排列，似洋葱皮样改变，血管腔高度狭窄。肾小球呈缺血性改变，基底膜皱缩，鲍曼囊腔扩张，可见节段性和球性肾小球硬化；肾小球基底膜也可表现增厚伴双轨征形成，可伴有系膜溶解。由于肾缺血，常可见肾小球旁器肥大，尤其是伴有严重的小动脉闭塞性 病变时。肾小管有不同程度的萎缩伴肾间质纤维化。免疫荧光检查常显示小动脉壁有IgM、C3和纤维蛋白沉积。电镜下观察常见肾小球 毛细血管基底膜皱缩，内皮细胞下间隙增宽伴稀疏的无定形物质分布。

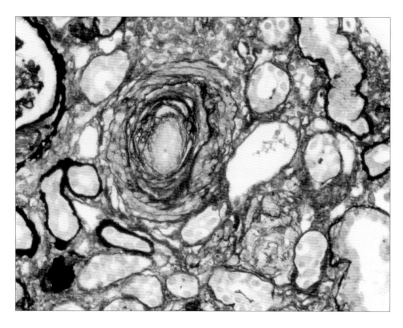

图5-67. 系统性硬化并发慢性期肾脏损害患者的肾组织病理检查，显示肾小动脉内膜高度增厚，以血管腔为中心的纤维增生，呈同心圆状排列，似洋葱皮样改变，血管腔狭窄（PASM 染色）

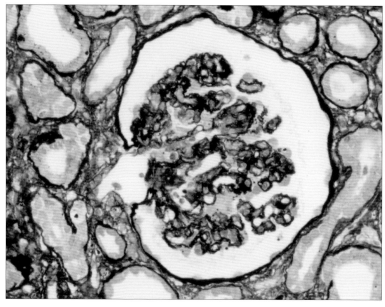

图 5-68. 系统性硬化并发慢性期肾脏损害患者的肾组织病理检查，显示肾小球呈缺血性改变，基底膜缺血性皱缩，鲍曼氏囊腔扩张，节段性和球性肾小球硬化，肾小球基底膜增厚伴双轨形成，伴有系膜溶解（PASM 染色）

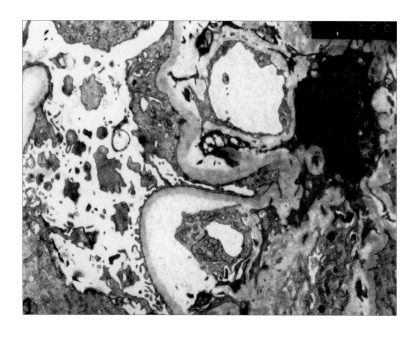

图 5-69. 系统性硬化并发慢性期肾脏损害患者的肾组织电镜检查，显示肾小球基底膜皱缩和增宽，内皮细胞下间隙增宽并疏松，无定形物质分布（电镜 ×20000）

七、眼部病变

系统性硬化眼部病变主要累及部位为眼睑，导致眼睑皮肤发紧和睑裂狭小。常发生结膜血管异常，包括毛细血管扩张和血管内血液沉积，这些结膜血管的改变和甲皱毛细血管床看到的变化相似；还可以出现结膜角膜干燥症，一些患者是由于腺体的炎症引起，还有一些患者是由于腺体的纤维化导致。在系统性硬化伴有肾功能衰竭的患者中最常见到的眼底表现类似于恶性高血压视网膜病变，出现棉絮斑、视网膜内出血和视神经乳头水肿。

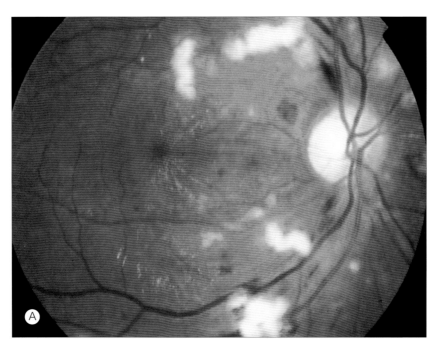

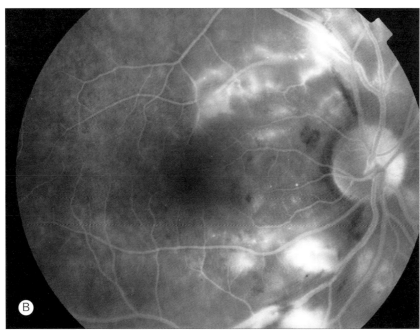

图 5-70. 系统性硬化合并恶性高血压患者，眼底检查

图 A： 彩色眼底照相，可见视网膜动脉细窄，广泛视网膜棉絮斑、视网膜出血，黄斑区硬性渗出

图 B： 眼底荧光素血管造影检查，可见视乳头周围无灌注区。血管弓旁片状高荧光，静脉管壁着染，小血管渗漏

八、甲状腺病变

据文献报告，大约有 14% 的系统性硬化患者可有甲状腺纤维化，其中出现甲状腺功能低下者约占 25%，常呈隐匿型，血清中可出现抗甲状腺抗体。

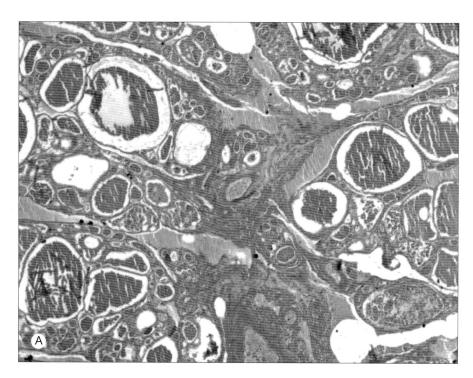

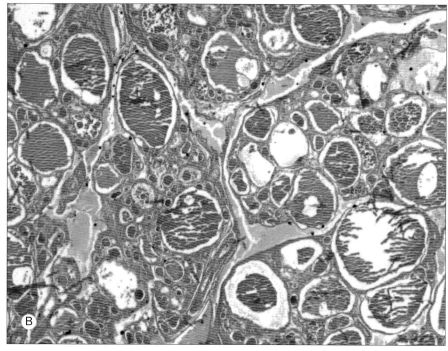

图 5-71. 系统硬化患者的甲状腺组织病理检查

图 A 和**图 B** 均显示甲状腺滤泡大小不等，滤泡间纤维组织增生

九、CREST 综合征

CREST 综合征是系统性硬化的一种亚型，病程进展缓慢，预后较好。其临床表现具有下面 5 个特征。

1. 皮下钙质沉积（calcinosis）：大约 40% 的 CREST 综合征患者有皮下钙质沉积，常见的沉积部位为手指、鹰嘴前区、髌骨和下肢前侧。这些钙沉积可间歇性引起炎症反应，也可穿破表面皮肤而排出内含 γ- 羧基谷胺酸盐的白色物质。CREST 综合征患者的尿液中，γ- 羧基谷胺酸盐的排出量也往往增多。

2. 雷诺现象（Raynauds phenomenia）

3. 食管蠕动异常（esophageal dysfunction）

4. 指趾皮肤硬化（sclerodactyly）

5. 皮肤毛细血管扩张（telangiectasis）：发生部位以面、颈、上胸、背部、臂和手最为常见。

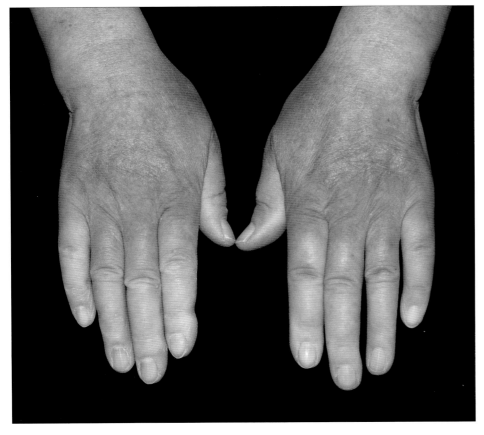

图 5-72. 系统性硬化 CREST 综合征患者的雷诺现象，双手指呈苍白反应

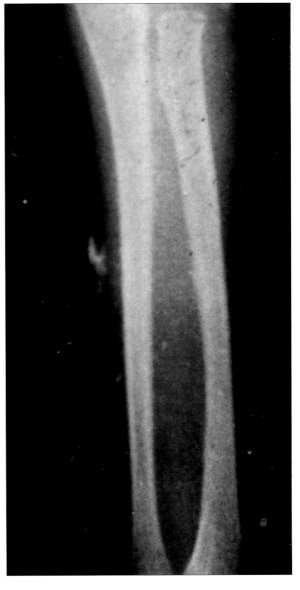

图 5-73. 系统性硬化 CREST 综合征患者的尺桡骨 X 线正位像，显示尺骨内侧皮下组织内钙质沉积

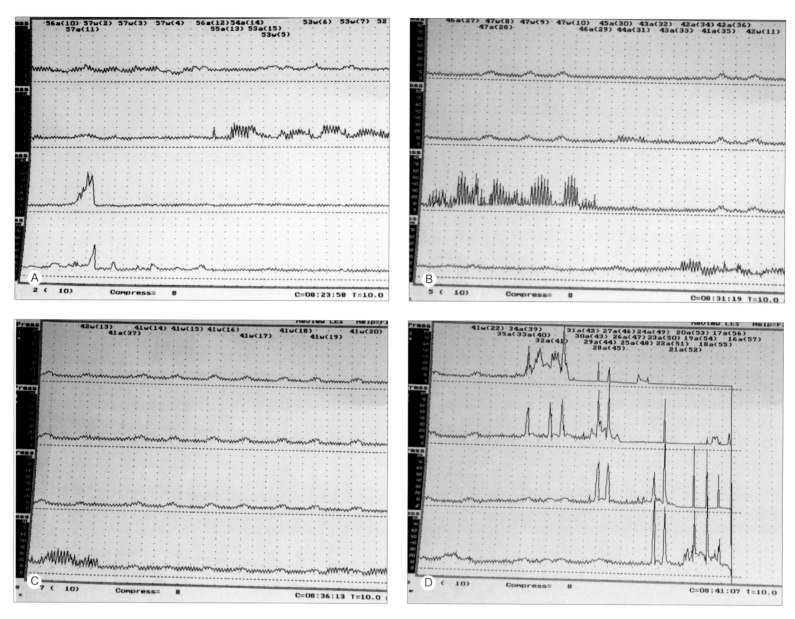

图 5-74. 系统性硬化 CREST 综合征患者食管运动功能测定

图 A、图 B：显示 4 个方位的下食管括约肌压力低下，松弛功能正常，提示下食管括约肌抗返流功能降低

图 C：显示食管体部未见推动性蠕动波，食管体部压力低压，表现为无效　　　**图 D：**显示上食管括约肌压力正常，协调性好
收缩。提示食管体部清除能力降低

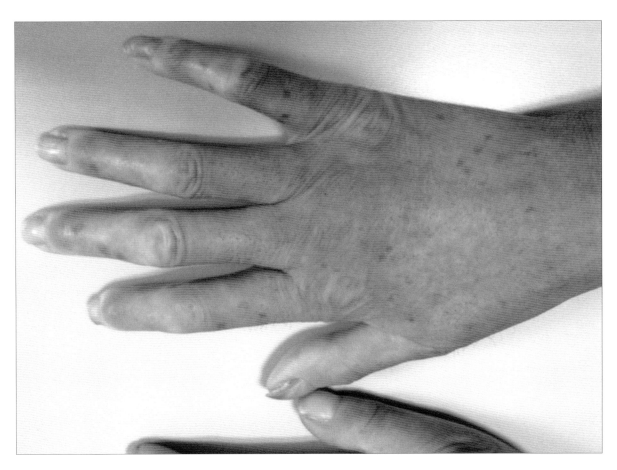

图 5-75. CREST 综合征患者手指硬化，手部毛细血管扩张

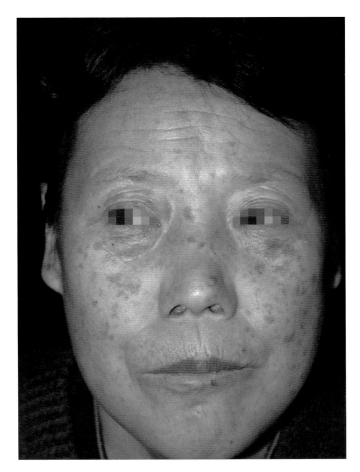

图 5-76. 系统性硬化 CREST 综合征患者面部毛细血管扩张，是由于其他毛细血管破坏和堵塞，而致面部毛细血管迂曲扩张

十、相关的自身抗体

系统性硬化相关自身抗体谱

自身抗体	靶抗原	敏感性（%）	特异性（%）	临床意义
抗核仁抗体	各种细胞核核仁成分	80~90	不高	SSc 的非特异性自身抗体，但是肿瘤，尤其是肝癌或其他疾病中也可出现
抗拓扑异构酶Ⅰ抗体（Scl-70）	70kD 的非组蛋白染色体蛋白	25~40	98	SSc 的特异性血清标志，为其血清标记性抗体，其与弥漫性皮肤受累和肺间质纤维化有关
抗着丝点抗体（ACA）	着丝点核蛋白	22~36	96	SSc 的亚型，CREST 综合征的特异性抗体，对局限性 SSc 诊断的特异性相当高
抗原纤维蛋白（U3-RNP）	U3 小核 RNP，核仁小核核糖核蛋白家族的一员	5~10	90	SSc 相关性抗体，与弥漫性 SSc 高度相关
抗 RNA 多聚酶Ⅰ抗体	位于核仁的 RNA 多聚酶Ⅰ	5~33	91	SSc 相关性抗体，与 SSc 弥漫性皮肤增厚及肾脏受累有关
抗 RNA 多聚酶Ⅲ抗体	位于核质和一些小分子 RNA 中的 RNA 多聚酶Ⅲ	4~22	90	SSc 相关性抗体，与 SSc 弥漫性皮肤增厚及肾脏受累有关
抗核仁形成区（NOR-90）抗体	90kD 的核仁转录因子	低	差	SSc 相关性抗体，半数以上的抗体阳性者有雷诺现象

SSC: 系统性硬化

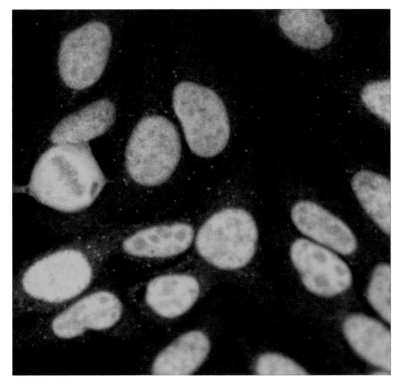

图 5-77. 抗 Ku 抗体阳性，抗核抗体颗粒型（HEp-2 细胞基质）

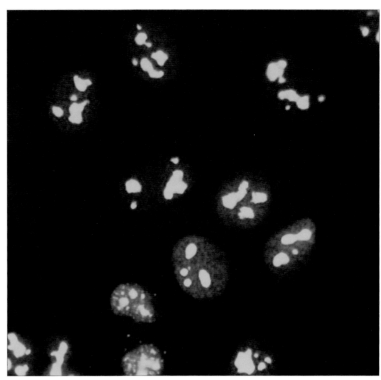

图 5-78. 抗核抗体阳性，核仁型（HEp-2 细胞基质）

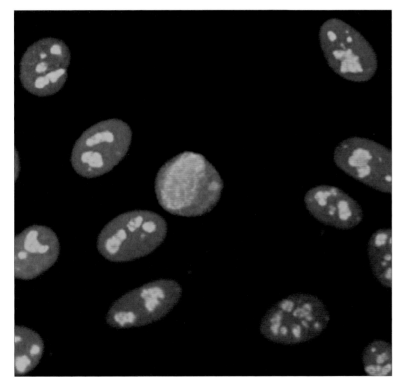

图 5-79. 抗核抗体阳性，均质核仁型（HEp-2 细胞基质）

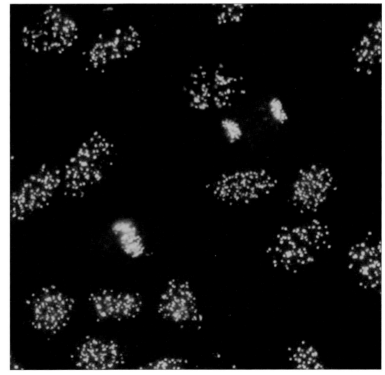

图 5-80. 抗着丝粒抗体阳性（HEp-2 细胞）

（蒋　明　刘跃华　初从秋　卢朝辉　李永哲）

第六章 多发性肌炎和皮肌炎

概 论

多发性肌炎（polymyositis，PM）和皮肌炎（dermatomyositis，DM）同属一组以横纹肌炎性病变为特征的炎性肌病，其发病率尚无统计学数据，总的来说并不十分多见，不过近年来有上升趋势。女性患者比较多见，男女之比约为 1:（2~3）。本病可发生于任何年龄，但有两个年龄段的发病率较高，一是 10~15 岁，二是 45~65 岁。

本病的确切病因和发病机制还不清楚。多发性肌炎和皮肌炎有相同之处和不同之处，相同的是两者均有相似的肌炎、以及伴有除皮肤以外的器官损伤的临床表现。不同的是皮肌炎除了肌炎外还有皮肤损害。在肌组织的病理改变以及病理组化方面，多发性肌炎和皮肌炎亦有所区别。另外，两者发病的免疫机制并不一样。

本病特征性的临床表现为肌无力，任何部位的横纹肌均可累及，其中以颈、肩胛、上下肢、骨盆带肌等部位最常受累。除少数患者外，多数患者往往起病缓慢，最初感觉肌无力。对称性肌无力是本病的主要表现，累及部位的肌肉常有疼痛和压痛。按照肌肉累及部位的不同，患者出现跑步、蹲位站起、登高时感到困难，走路步态不稳，上肢持重力弱，甚至不能上抬，平卧位时抬头无力等相应的肌力减退症状。少数患者因咽喉部或食道上段的横纹肌受累，出现声音嘶哑或吞咽困难，吃流质饮食时容易呛咳。病程晚期时，受损肌肉可以出现萎缩。所以肌无力的轻重程度可以作为衡量病情的指标。70%~90% 的患者的肌电图可显示有肌源性损害。多发性肌炎和皮肌炎均是一全身性疾病，患者可出现晨僵、发热、乏力、体重下降等周身症状。

多发性肌炎和皮肌炎可累及呼吸肌而导致患者出现呼吸困难或肺不张，也常并发肺间质病变，严重时引发呼吸功能减退，亦可因支气管和气管分泌物不易排出而容易发生肺部感染，或因咽喉或上段食道肌力减弱，吞咽时易引起吸入性肺炎。

本病患者并发严重心脏受损者并不多见，但在心电图或其它心脏检测时，常可发现心律不齐、房室传导阻滞、ST-T 段改变。少数患者也可能并发心肌炎或出现心力衰竭。本病患者伴有肾脏病变者比较少见。

皮肌炎的临床特征是除了具有多发性肌炎的所有临床表现外，还伴有皮肤损害，而多发性肌炎则无皮肤病变，这是两者的主要区别。皮肌炎除了肌肉症状外，还可出现皮疹。皮疹可以出现在皮肌炎发病之前、同时、之后，三者的概率依次大约为 55%、25%、15%。

皮肌炎可有多种皮肤病变，皮疹是常见的首发症状，其中有两种特征性的皮疹，一类是常出现在睑周的水肿性暗紫红色斑（heliotroperash）；另一类是高雪斑丘疹（Gottron papules），也称之为高雪征

（Gottron sign）。水肿性暗紫红色斑多位于上眼睑，呈暗紫红色，可为一侧或双侧，光照加重。常伴有眶周水肿和近睑缘处毛细血管扩张。这种暗紫红色皮疹可扩散到前额、颊部、耳前、后肩和后颈部、以及上胸"V"字区、臀及大腿外侧。大约 70% 的皮肌炎患者可出现这类皮疹。高雪斑丘疹常见于掌指关节和指间关节伸面，亦可出现在肘、膝和内踝关节的伸面，为对称性，呈红色或紫罗兰色，高出皮面的斑丘疹，边缘不整，或融合成片，常伴有皮肤萎缩、毛细血管扩张和色素沉着或减退，偶有皮肤破溃，表面常覆有鳞屑或有局部水肿。大约 60% 的皮肌炎患者可伴有这类皮疹。

大约 45% 的皮肌炎患者在甲周皱襞出现僵直的毛细血管扩张性红斑或瘀点，甲皱及甲床有不规则增厚，局部出现色素沉着或色素脱失。有些皮肌炎患者的指垫皮肤角化、增厚、皲裂，手掌、足底、四肢或躯干部皮肤亦可有角化过度，也可出现手指掌面和侧面皮肤过多角化、裂纹及粗糙所形成的色泽污秽和暗黑色的横条纹，这种皮肤征象类似手工劳动者的双手，故称之为"技工手"样改变。

大约 20% 的皮肌炎患者可出现雷诺现象。口腔黏膜亦可出现红斑，多见于颊黏膜、舌尖和下唇。光过敏在皮肌炎患者中比较常见。

多发性肌炎和皮肌炎患者好发恶性肿瘤，多见于 50~60 岁中老年患者，女性皮肌炎患者并发肿瘤者更为多见。恶性肿瘤与多发性肌炎或皮肌炎可以同时或先后出现，但多数发生在间隔一年之内。肿瘤可以发生在体内任何器官，其中以卵巢、乳房、肺、胃等部位更为好发。并发肿瘤的肌炎与无肿瘤的肌炎在临床表现上无明显差别。对女性皮肌炎患者在随诊中更应警惕发生肿瘤的可能。随着恶性肿瘤的治疗，尤其是在肿瘤切除之后，有些患者的炎性肌病可有明显好转。

有些皮肌炎患者经皮肤活检检查，证实有皮肌炎典型的皮肤改变，但无肌炎的临床征象，磷酸激酶水平正常，这种病征称之为无肌病性皮肌炎（amyopathic dermatomyositis，ADM），这是一种皮肌炎的亚型，有人报告这种亚型约占皮肌炎总数的 10%。这类患者在病程的进展中，会出现肌肉受累、肌无力的临床表现，也可能并发恶性肿瘤。大多数患者在病程的进展过程中，会出现肌酸激酶增高，血液中此酶水平增高与病情严重性有一定关系，然而在疾病活动时，由于患者体内产生肌酸激酶活性抑制物质，血清肌酶水平可能正常。除肌酸激酶外，其他肌酶如醛缩酶、谷草转氨酶，谷丙转氨酶、乳酸脱氢酶也可升高。肌酸激酶-MB 同工酶升高并不一定表示心肌损害，不过，肌酸激酶-MB 同工酶持续升高，尤其是肌酸激酶-MB 与总肌酸激酶的比值明显增高则提示有心肌受损。

诊断要点

多发性肌炎（PM）和皮肌炎（DM）至今尚缺少特异性的诊断指标，所以医学界历年来曾提出多个关于此病的分类标准。1975 年，Bohan 和 Peter 提出的分类标准，作为临床诊断本病的依据：

1. 典型的对称性近端肌无力表现；
2. 典型的皮疹（眶周水肿性暗紫红色斑、高雪斑丘疹征）；
3. 血清肌酶谱（肌酸激酶、醛缩酶、乳酸脱氢酶等）升高；
4. 肌电图检查显示肌原性损害；
5. 肌活检异常。

判断标准:

一、多发性肌炎

1. 符合所有 1~4 条者,可以确诊为多发性肌炎。

2. 符合 1~4 条中的 3 条者,很可能为多发性肌炎。

3. 符合 1~4 条中的 2 条者,可能为多发性肌炎。

Bohan 和 Peter 提出上述 PM 和 DM 的分类标准后,临床医师或研究者沿用多年,对本病的诊断发挥较大的作用。随后众多学者认为这一标准过于宽松,容易将不是本病的病例误诊为本病。

二、皮肌炎

1. 符合所有五条或符合第 5 条及 1~4 条中的 3 条者,可以确诊为皮肌炎。

2. 符合第 5 条及 1~4 条中的 2 条者,很可能为皮肌炎。

3. 符合第 5 条和 1~4 条中的 1 条者,可能为皮肌炎。

2004 年,以欧洲神经肌肉疾病中心 (ENMC) 为首的多个单位所成的国际研究协作组提出了另一种特发性炎性肌病 (idiopathic inflammatory myopathy, IIM) 分类标准,列表如下:

2004 年国际肌病研究协作组的 IIM 分类标准

临床表现及检查项目	分类标准
1. 临床标准:	**多发性肌炎 (PM)**
包含标准:	确诊 PM:
A. 发病年龄常大于 18 岁,非特异性肌炎及 DM 可在儿童期发作	1. 符合所有临床标准,除外皮疹
B. 亚急性或隐匿性发作	2. 血清 CK 升高
C. 肌无力:对称性近端 > 远端,颈屈肌 > 颈伸肌	3. 肌活检:符合肌活检标准中的 A,除外 C、D、H、I
D. DM 的典型皮疹:眶周水肿性紫色皮疹;紫罗兰色丘疹 (Gottron 疹) 或斑疹 (Gottron 征),颈前胸部 V 型疹,上背部披肩症	拟诊 PM(可能是 PM):
	4. 符合所有临床标准,除外皮疹
排除标准:	5. 血清 CK 升高
A. IBM 的临床表现:非对称性肌无力,腕 / 手屈肌与三角肌同样无力或更差,伸膝和 / 或踝背屈与屈髋同样无力或更差	6. 其他实验室标准 3 项中的 1 项
	7. 符合肌活检标准中的 B,除外 C、D、G、H、I 皮肌炎 (DM)
B. 眼肌无力,特发性发音困难,颈伸 > 颈屈无力	确诊 DM:
C. 药物中毒性肌病,内分泌疾病 (甲亢或甲低,甲旁亢),淀粉样变,家族性肌营养不良病或近端运动神经病	8. 符合所有临床标准
	9. 符合肌活检标准中的 C
2. 血清 CK 水平升高	拟诊 DM(可能是 DM):
3. 其他实验室标准	10. 符合所有临床标准
A. 肌电图检查:	11. 符合肌活检标准中的 D 或 E,或血清 CK 升高,或其他实验室标准 3 项中的 1 项
包含标准:	无肌病性皮肌炎:
(Ⅰ) 纤颤电位的插入性和自发性活动增加,正相波或复合的重复放电	12. DM 典型的皮疹:眶周皮疹或水肿,Gottron 征,V 型征,披肩征
(Ⅱ) 形态测定分析显示存在短时限,小振幅多相性	13. 皮肤活检证明毛细血管密度降低,沿真皮 - 表皮交界处 MAC 沉积,MAC 周伴大量角化细胞
	14. 没有客观的肌无力

运动单位动作电位 (MUAPs)

排除标准

（Ⅰ）肌强直性放电提示近端肌强直性营养不良或其他传导通道性病变

（Ⅱ）形态分析显示为长时限，大幅多相性 MUAPs

（Ⅲ）用力收缩所募集的 MUAP 类型减少

B. MRI: STIR 显示肌组织内弥漫或片状信号增强 (水肿)

C. 血清内测出肌炎特异性抗体

4. 肌活检标准

A. 肌内膜炎性细胞浸润 (T 细胞)，包绕侵入非坏死肌纤维

B. CD8+T 细胞包绕非坏死肌内膜，但不能确定侵入非坏死肌纤维，或明显的 MHC-I 表达

C. 肌束周萎缩

D. 小血管内有膜攻击复合物 (MAC) 沉积，或毛细血管密度降低，或 EM 见内皮细胞中有管网状包涵体，或肌束周纤维有 MHC-I 表达

E. 血管周围，肌束膜有炎性细胞浸润

F. 肌内膜散在的 CD8+T 浸润，但无明显包绕或浸润至肌纤维

G. 大量的肌纤维坏死是一突出的异常组织学的表现，炎性细胞不明显或只有少量散布在血管周围，肌束膜浸润不明显可以见到 MAC 沉积於小血管或毛细血管，但内皮细胞内不常见有管网状包涵体

H. 形成边状的空泡，破损的红色纤维，细胞色素氧化酶染色阴性，这些提示是 IBM

I. MAC 沉积于非坏死肌纤维内膜，及其他免疫病理有关的肌营养不良

15. 血清 CK 正常

16. 肌电图正常

17. 如果做肌活检，无典型的 DM 表现

可疑无皮炎性皮肌炎 (possible DM sine dermatitis)：

18. 符合所有临床标准，除外皮疹

19. 血清 CK 升高

20. 其他实验室标准 3 项中的 1 项

21. 符合肌活检标准中的 c 或 d

非特异性肌炎：

22. 符合所有临床标准，除外皮疹

23. 血清 CK 升高

24. 其他实验室标准 3 项中的 1 项

25. 符合肌活检标准中的 E 或 F，并除外所有其他表现

免疫介导的坏死性肌病：

26. 符合所有临床标准，除外皮疹

27. 血清 CK 升高

28. 其他实验室标准 3 项中的 1 项

29. 符合肌活检标准中的 G，除外所有其他表现

上述标准与 Bohan 和 Peter 标准的最大不同之处是：第一，将 IIM 分为 5 类：PM、DM、包涵体肌炎 (inclusion body myositis，IBM)、非特异性肌炎 (non-specific myositis，NSM) 和免疫介导的坏死性肌炎 (immune-mediated necrotizing myopathy，IMNM)，其中 NSM 和 IMNM 是首次被明确定义。第二，对无肌病性皮肌炎 (amyopathic dermato myositis，ADM) 提出了较明确的诊断标准。但应注意的是 ADM 并不是固定不变的，部分患者经过一段时间可发展成典型的 DM。另外，ADM 可出现严重的肺间质病变及食道病变，也可伴发肿瘤性疾病。

图　解

一、横纹肌病变

对称性四肢近端肌无力是本病的特征性表现，起病多隐袭，进展缓慢。颈屈肌无力较常见，表现为头常呈后仰，平卧时抬头困难。食管上端横纹肌受累时，可出现吞咽困难、饮水呛咳。呼吸肌无力可出现呼吸困难。本病患者远端肌无力虽不常见，但在病程中可有不同程度的肌无力表现。约50%的患者可同时伴有肌痛或肌压痛。随着病程的延长，可出现不同程度的肌萎缩。

1. 肌无力及肌萎缩

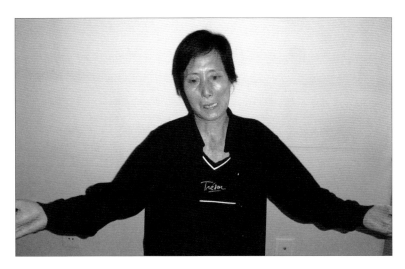

图6-1. 多发性肌炎患者，双上肢肌无力，抬臂困难

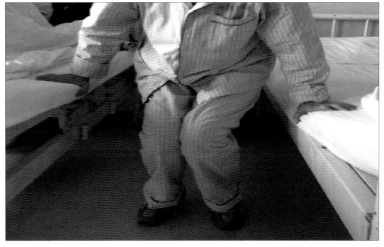

图6-2. 多发性肌炎患者双下肢肌无力，蹲下、起立困难

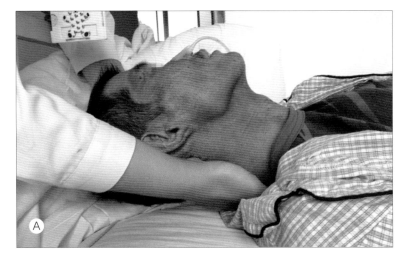

图6-3. 多发性肌炎患者，颈部肌无力

图A: 仰卧时抬头困难

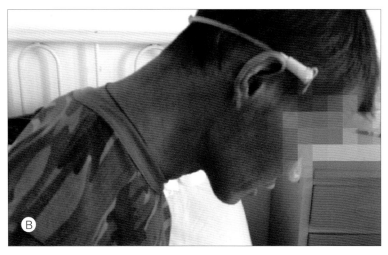

图B: 坐位时头部下垂，抬头困难

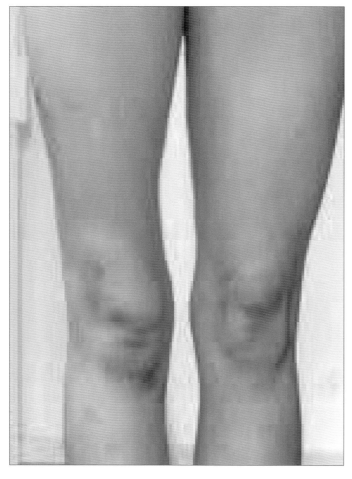

图 6-4. 多发性肌炎患者，下肢股四头肌萎缩

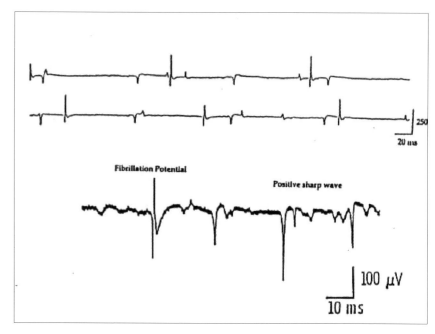

图 6-5. 多发性肌炎患者肌电图检查，显示纤颤电位和正锐波

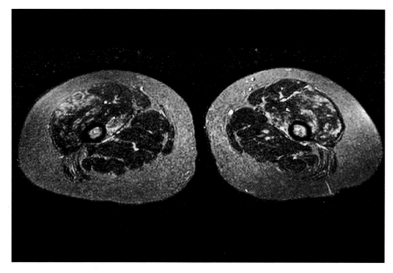

图 6-6. 多发性肌炎患者肌肉 MRI STIR 序列检查，显示双下肢肌肉炎性改变

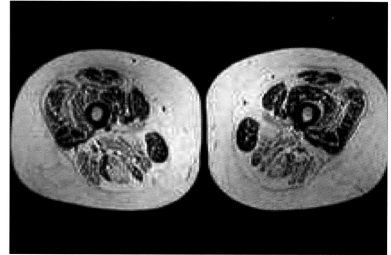

图 6-7. 多发性肌炎患者肌肉 MRI T1WI 序列显示，双下肢肌肉萎缩，脂肪和纤维组织替代

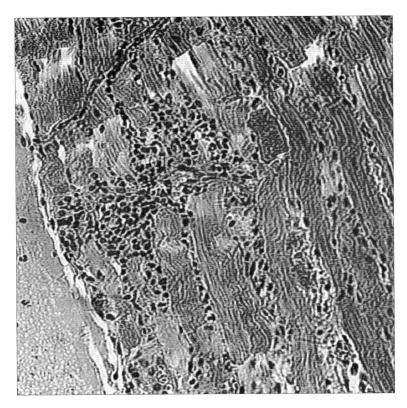

图 6-8. 多发性肌炎肌组织病理：肌纤维横纹消失，变性，坏死，炎性 细胞浸润（HE 染色）

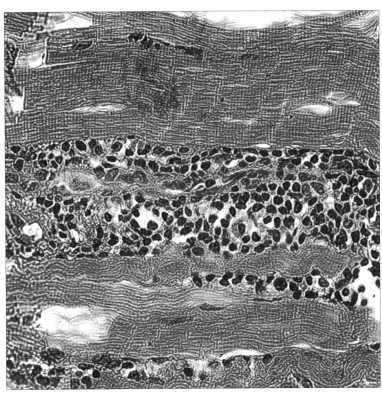

图 6-9. 多发性肌炎肌组织病理：肌内膜炎性细胞灶性浸润（HE 染色）

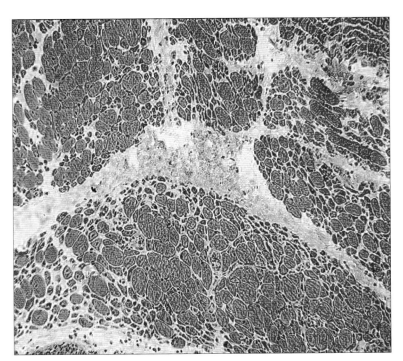

图 6-10. 皮肌炎肌组织病理：束周萎缩（HE 染色）

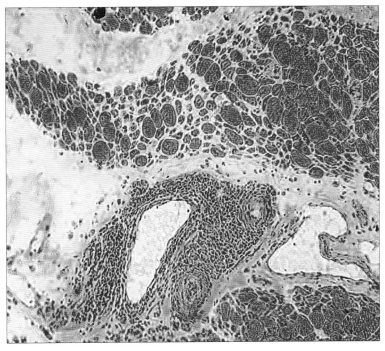

图 6-11. 皮肌炎肌组织病理：血管炎和血管周围炎（HE 染色）

二、皮肤病变

皮肌炎的皮肤病变可出现在肌肉受累之前，也可与肌炎同时或在肌炎之后出现。皮肌炎较特征性的皮肤病变包括：上眼睑或眶周的水肿性暗紫红色斑，或称之为向阳性皮疹（heliotrope rash），高雪疹（Gottron 疹），甲周病变和"技工手"。其他皮肤黏膜改变有较少见的脂膜炎、网状青斑、不留瘢痕的脱发和皮肤血管炎。另外还可有雷诺现象、皮下小结或皮下钙化等改变。

1. 水肿性暗紫红色斑，或向阳性皮疹

为上眼睑或眶周出现的水肿性暗紫红色斑，可为一侧或两侧，以上睑为主，近睑缘处可有毛细血管扩张，对光照较敏感。约 50% 的皮肌炎患者在早期时，即可出现此征，也为皮肌炎特征性皮疹之一。

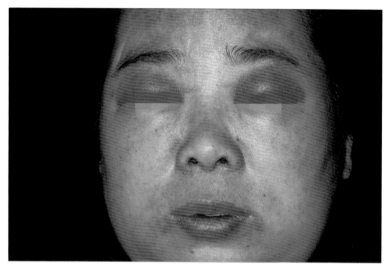

图 6-12. 皮肌炎患者双上眼睑眶周典型的水肿性暗紫红色斑

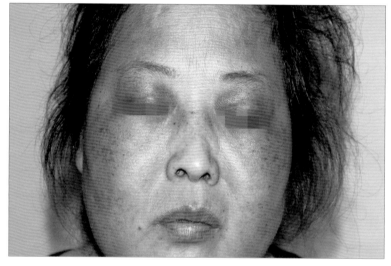

图 6-13. 皮肌炎患者双上眼睑水肿性暗紫红色斑

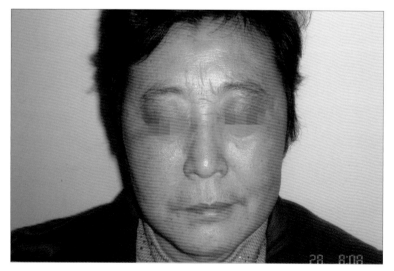

图 6-14. 皮肌炎患者上眼睑水肿性暗紫红色皮疹

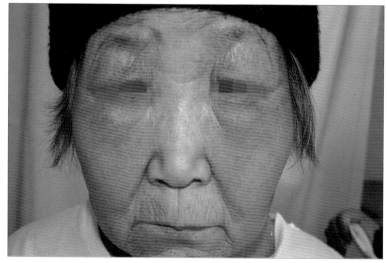

图 6-15. 皮肌炎患者眼睑水肿性暗紫红色皮疹

2. 高雪（Gottron）征

　　掌指关节和近端指间关节伸面红色鳞状斑丘疹，日久后中心萎缩，色素减退。本征为皮肌炎的特异性皮疹，具诊断价值，发生率约为70%。Gottron征也可出现在肘、膝关节伸面及内踝等处。

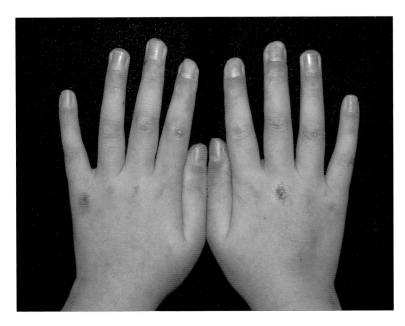

图 6-16. 皮肌炎患者双手指关节伸侧红斑性丘疹（Gottron疹）和甲周毛细血管扩张

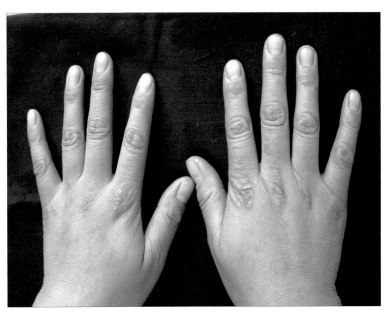

图 6-17. 皮肌炎患者双手掌指关节背侧红斑和少许鳞屑（Gottron疹）

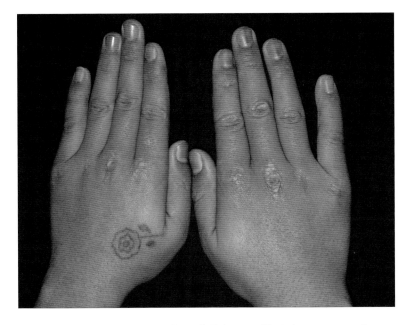

图 6-18. 皮肌炎患者双手指关节伸侧红斑性丘疹（Gottron疹）

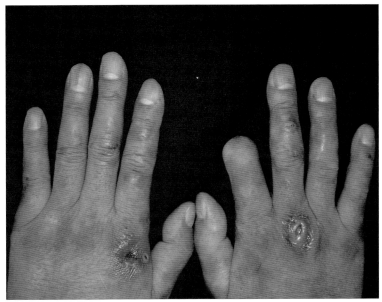

图 6-19. 皮肌炎患者掌指关节背侧红斑破溃（Gottron疹）

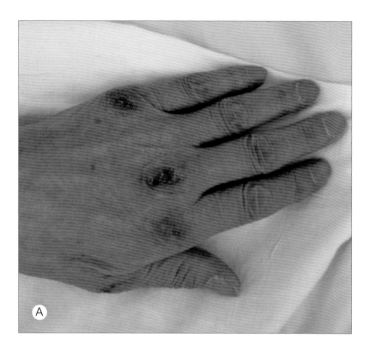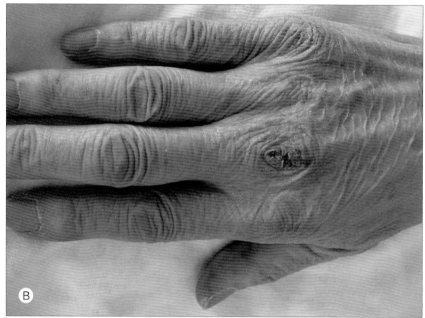

图 6-20. 皮肌炎患者双手指间关节及掌指关节背侧红斑（Gottron 疹）和少许鳞屑

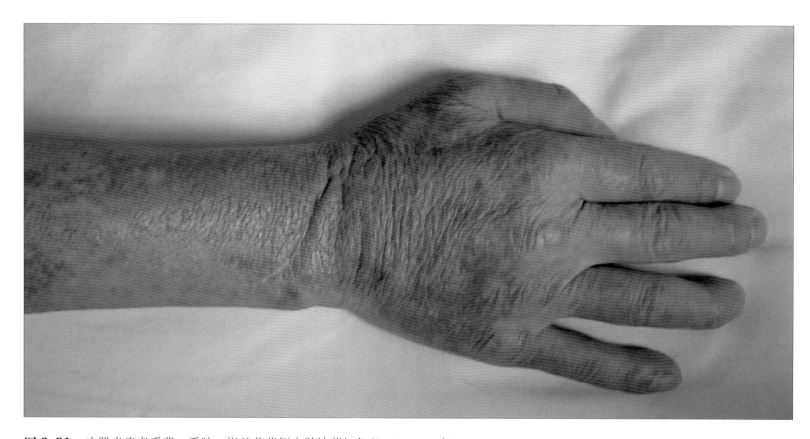

图 6-21. 皮肌炎患者手背、手腕、指关节背侧水肿性紫红色斑（Gottron 疹）

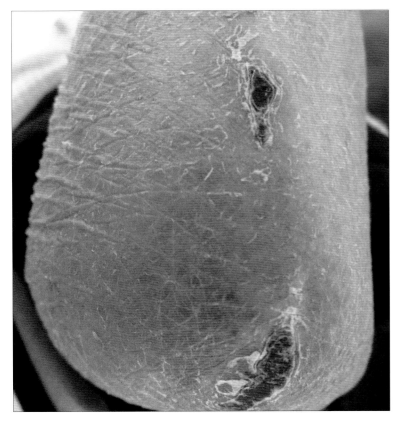

图 6-22. 皮肌炎患者肘关节伸侧皮肤粗糙，红斑，表面破损结痂

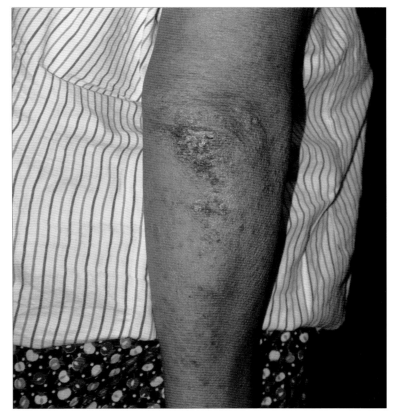

图 6-23. 皮肌炎患者肘关节伸侧皮肤粗糙，红斑

3. 暴露部位皮疹和其他皮肤异常

　　大约有 30% 左右的皮肌炎患者可出现面、颈、胸部 V 字区、颈后披肩状以及四肢暴露部位红色皮疹，伴毛细血管扩张，部分对光敏感。有部分皮肌炎患者的皮肤还可出现红斑或色素异常。

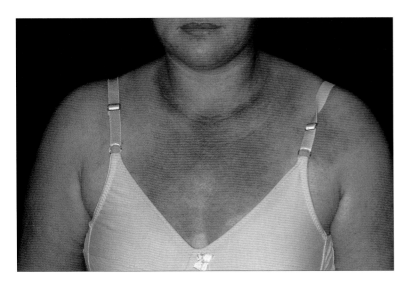

图 6-24. 皮肌炎患者前胸 V 形区皮疹

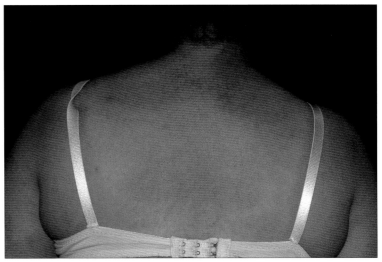

图 6-25. 皮肌炎患者颈项部及背部皮疹

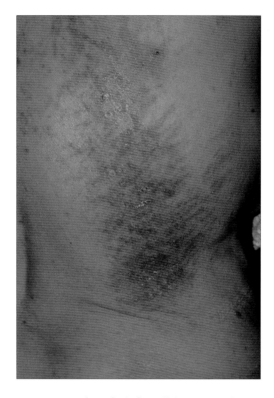 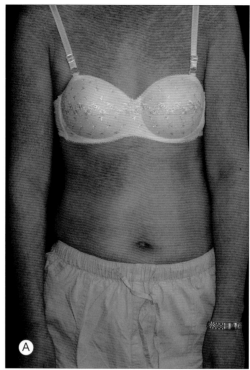 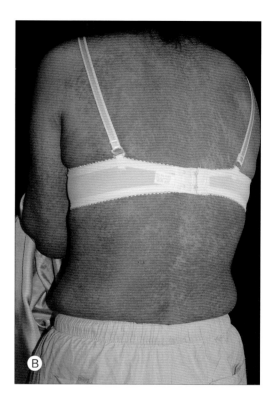

图 6-26. 皮肌炎患者后背部红色皮疹，伴　**图 6-27.** 皮肌炎患者前胸、腹部、背部及上肢伸侧红斑和少许鳞屑
脱屑

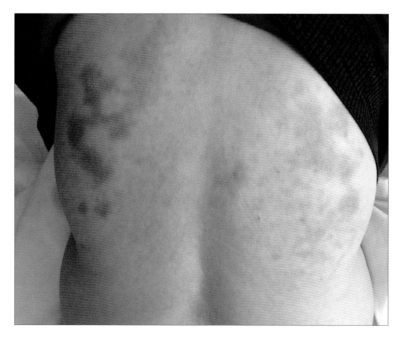 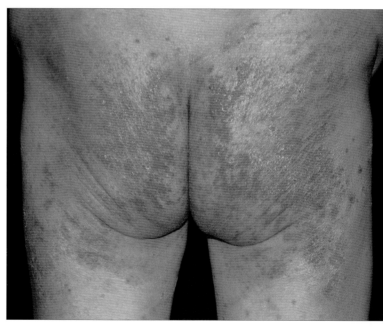

图 6-28. 皮肌炎患者后背部可见散在红色皮疹　**图 6-29.** 皮肌炎患者臀部及大腿后外侧红色皮疹，伴脱屑

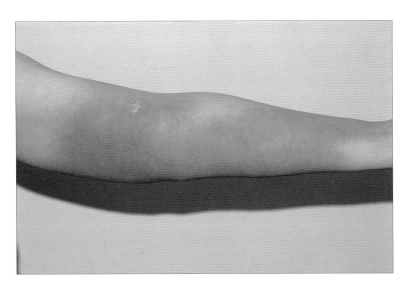

图 6-30. 皮肌炎患者上肢屈侧淡紫红色斑

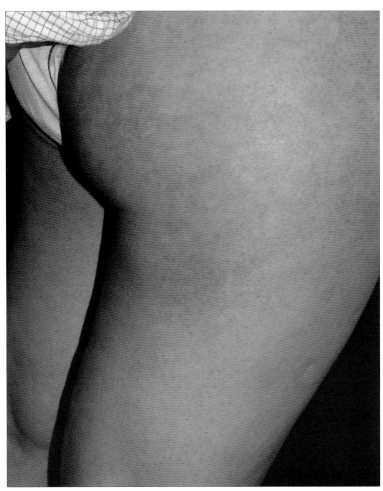

图 6-31. 皮肌炎患者大腿外侧淡紫红色斑

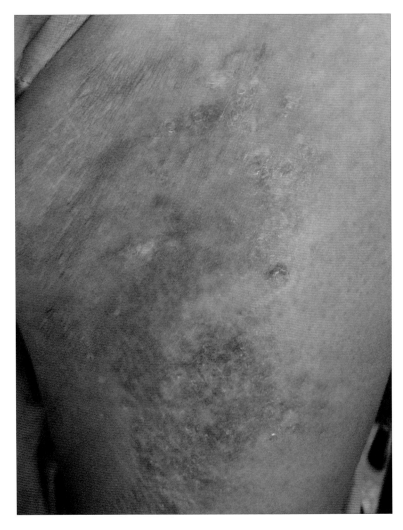

图 6-32. 皮肌炎患者大腿伸侧多种色素改变（皮肤异色症）

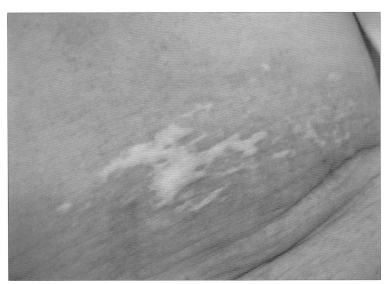

图 6-33. 皮肌炎病程较长的患者有腰部多种色素改变（皮肤异色症）

4. 技工手

　　大约有 1/3 的皮肌炎患者双手外侧和掌面皮肤出现角化、裂纹、脱屑，有的表面污秽。因类似于长期用手工操作的劳动手，故名"技工手"。

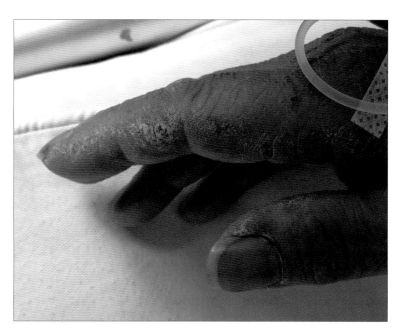

图 6-34. 皮肌炎患者手指皮肤粗糙、角化，表现为典型的技工手

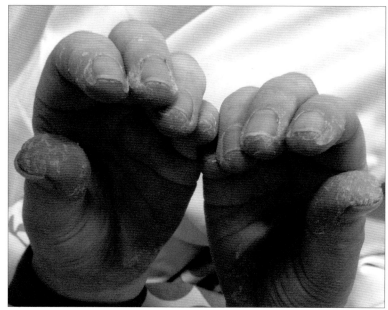

图 6-35. 皮肌炎患者手指皮肤粗糙、角化、蜕皮

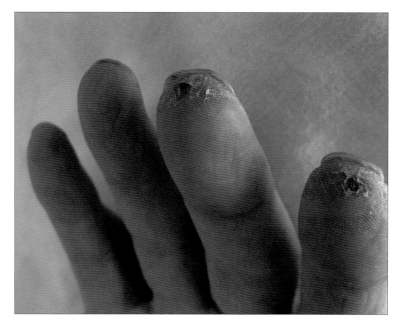

图 6-36. 皮肌炎患者的指腹皮肤粗糙

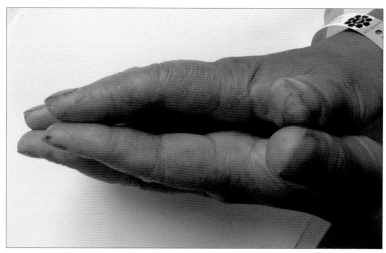

图 6-37. 皮肌炎患者技工手

—— 5. 甲周病变 ——

甲根皱襞处可见毛细血管扩张性红斑，或出现瘀点，甲皱及甲床有不规则增厚，甲周可有线状充血性红斑，局部出现色素沉着或色素脱失。

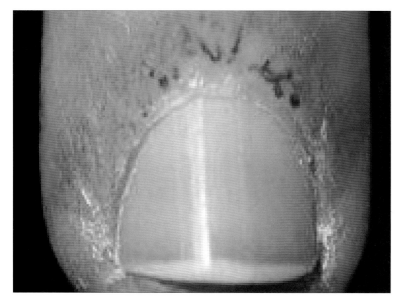

图 6-38. 皮肌炎患者甲周毛细血管扩张

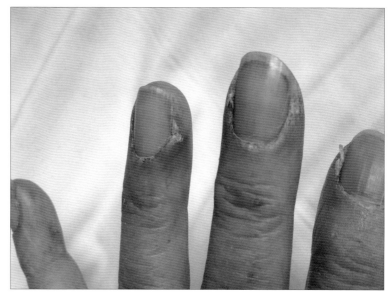

图 6-39. 皮肌炎患者甲周红斑

图 6-40. 皮肌炎患者甲周红斑和毛细血管扩张

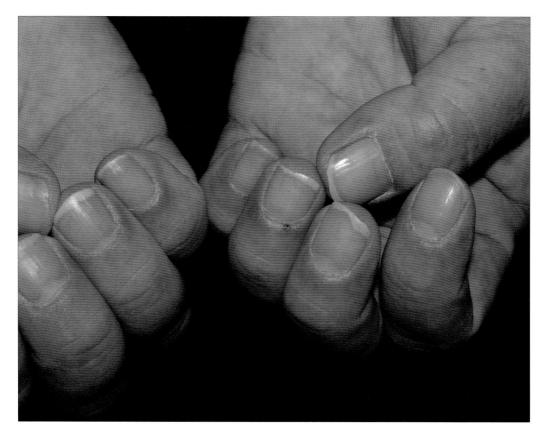

6. 其他皮肤黏膜改变

　　大约有 20% 的皮肌炎患者可有雷诺现象。此外还可有手指溃疡、甲周梗死等皮肤血管炎表现，且提示有恶性病变的潜在可能。口腔黏膜亦可出现红斑。75%~80% 的患者可出现光过敏。还可出现肌肉硬结、皮下结节、皮下钙化等改变。

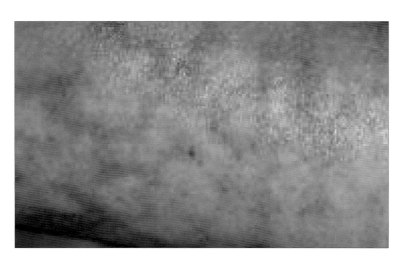

图 6-41. 皮肌炎患者皮肤网状青斑

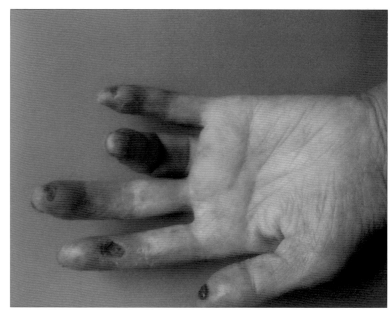

图 6-42. 皮肌炎患者指端溃疡和坏疽

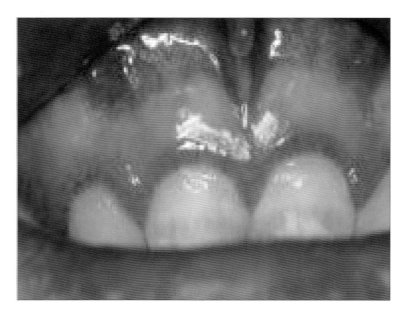

图 6-43. 皮肌炎患者口腔齿龈黏膜红斑

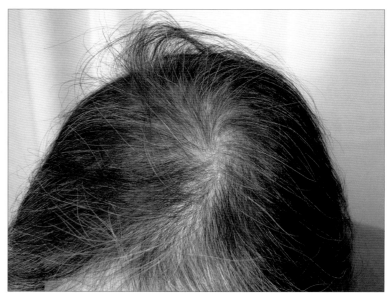

图 6-44. 皮肌炎患者不留瘢痕的脱发

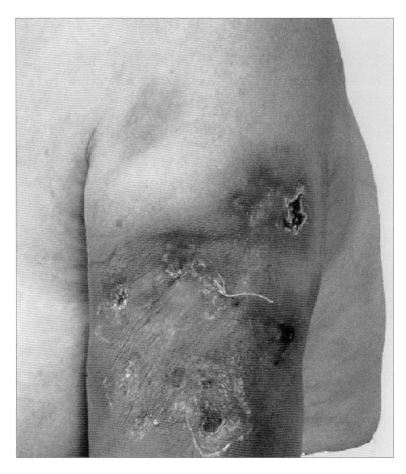

图 6-45. 皮肌炎患者左上肢脂膜炎病变

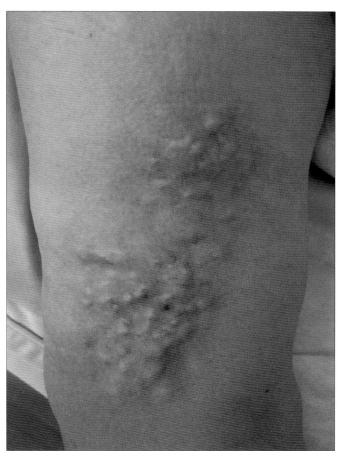

图 6-46. 皮肌炎患者腿部多发皮肤钙化结节

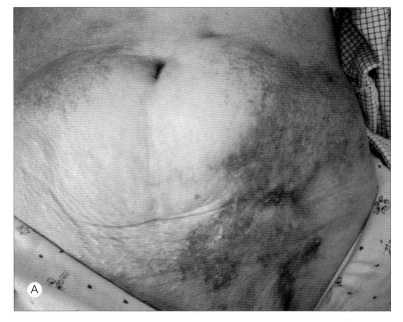

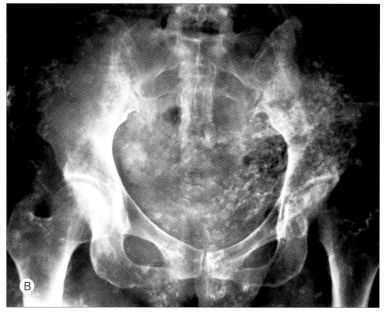

图 6-47. 皮肌炎患者脂膜炎病变

图 A： 皮肌炎患者腹部脂膜炎所致皮肤瘢痕及凹陷，全身多发皮下结节　　**图 B：** 骨盆 X 线片显示多发皮下钙化

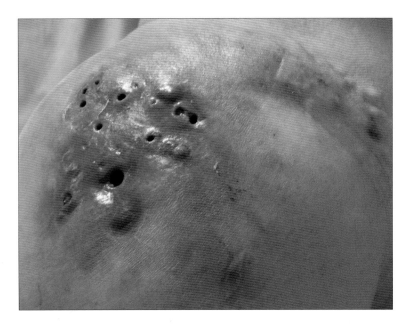

图 6-48. 皮肌炎患者下肢多发皮肤钙化结节，破溃形成窦道

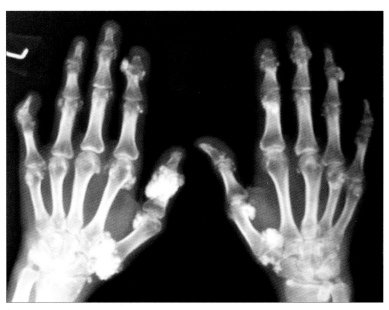

图 6-49. 皮肌炎患者双手 X 线片，显示双手第 1 掌指关节、左手远端指间关节等多个部位皮下钙化结节

─────── **7. 皮肌炎的皮肤病理改变** ───────

通常无显著特异性，主要表现为表皮增生，棘层增厚或乳头瘤样增殖，基底细胞液化变性，真皮胶原化或玻璃样变，散在或灶状淋巴细胞浸润。不过也有一些比较特殊的皮疹表现，如紫红色皮疹，Gottron 疹，以及无肌病性皮肌炎紫红色皮疹。

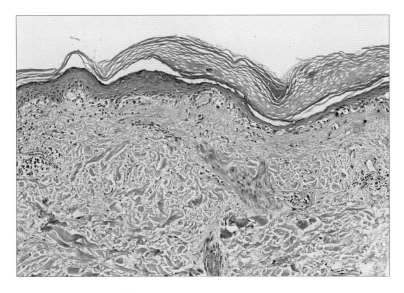

图 6-50. 皮肌炎患者睑周紫红色皮损病理检查，显示表皮角化过度，基底层液化变性，真皮浅层少量色素颗粒及噬色素细胞，血管周围少量淋巴细胞及组织细胞浸润

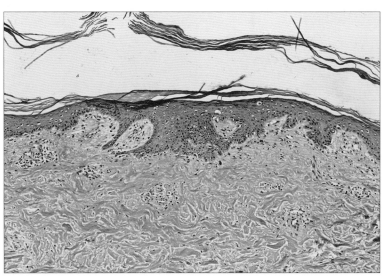

图 6-51. 皮肌炎患者 Gottron 疹病理检查，显示表皮角化过度，颗粒层增厚，棘层肥厚，基底层液化变性，真皮浅层少量色素颗粒及噬色素细胞，血管周围少量淋巴细胞及组织细胞浸润

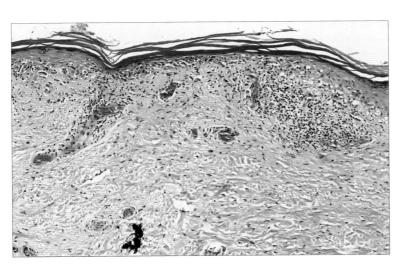

图 6-52. 无肌病性皮肌炎患者紫红色皮损病理检查，显示表皮角化过度，基底层液化变性，真皮浅层少量色素颗粒及噬色素细胞，血管扩张，血管周围淋巴细胞及组织细胞浸润

三、呼吸系统病变

肺部间质性病变（interstitial lung disease，ILD）是多发性肌炎和皮肌炎最常见的肺部表现，是影响此病预后的重要因素之一，可在病程中任何时候出现，表现为干咳、呼吸困难和紫绀，多由呼吸肌无力和间质性肺病所引起。呼吸肌无力可导致通气困难和继发感染。肺功能检查常提示为限制性通气障碍。胸部 X 线检查表现为双侧肺野斑片状透光度减低，肺纹理增粗和（或）弥漫性网状阴影，以中下肺野为著。肺 CT 扫描呈毛玻璃样或蜂窝样改变。当伴有咳痰无力时易出现坠积性肺炎。少数患者可有胸膜炎，肺动脉高压和呼吸肌受累。大约有 70% 的患者高分辨 CT 和肺功能检查可发现有肺部受累的表现。

间质性肺病最常见的组织学类型是非特异性间质性肺炎，其他如闭塞性支气管炎、隐匿性机化性肺炎、弥漫性肺泡损伤和普通型间质性肺炎亦可见到。

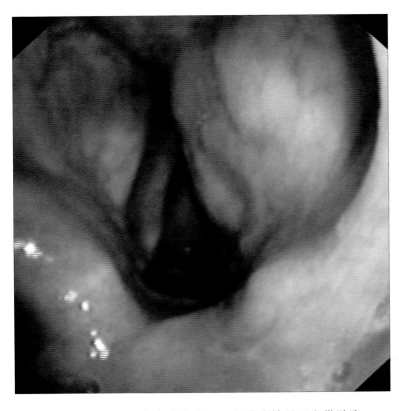

图 6-53. 多发性肌炎患者声音嘶哑，纤维喉镜显示室带肿胀

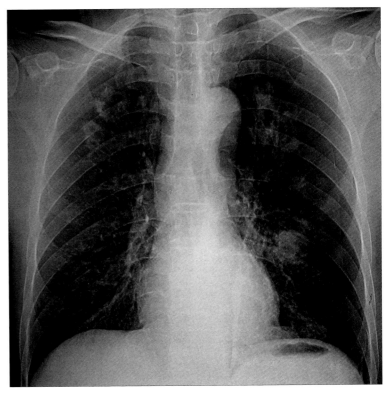

图 6-54. 多发性肌炎患者胸部 X 线平片显示间质性肺炎

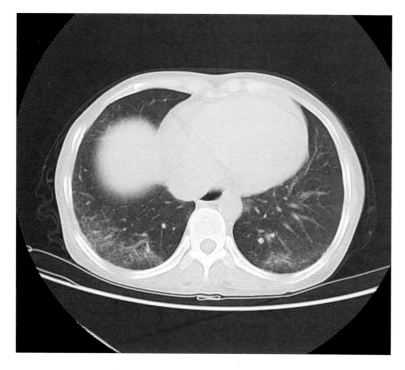

图 6-55. 多发性肌炎患者肺部 CT 扫描检查，显示双肺下叶胸膜下见磨玻璃密度影，右肺更为显著

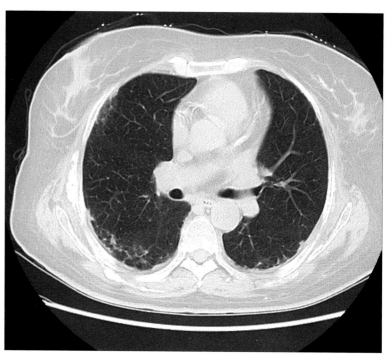

图 6-56. 多发性肌炎患者肺部 CT 扫描检查，显示双肺胸膜下区间质炎性改变

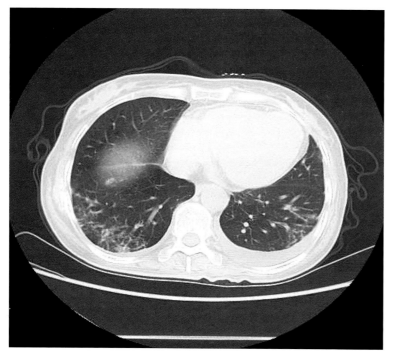

图 6-57. 多发性肌炎患者肺部 CT 扫描检查，显示双肺下叶胸膜下见小斑片及索条影，双侧胸腔见液性低密度影，左侧更为明显

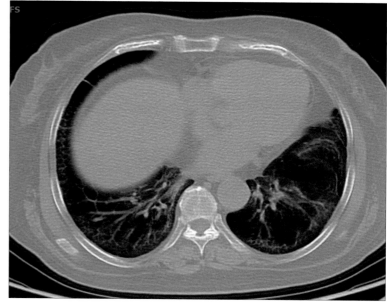

图 6-58. 皮肌炎患者肺部 CT 扫描检查，显示双下肺见索条影、胸膜下线及细网格线

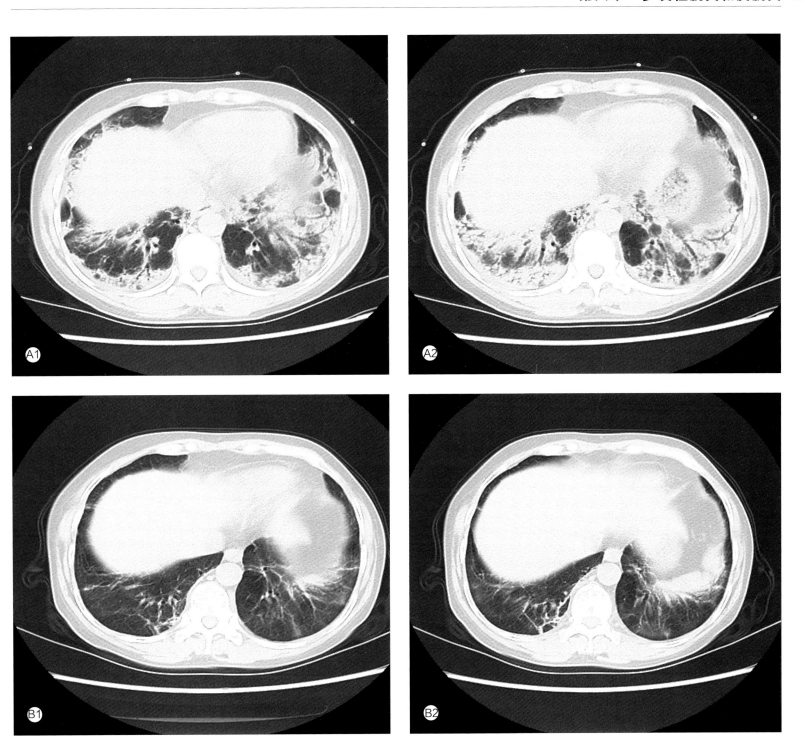

图 6-59. 多发性肌炎合并肺间质病变治疗前后胸部 CT 扫描图像的比较

图 A: 治疗前, 胸部 CT 扫描检查, 显示双肺多发片状高密度影, 边缘模糊, 以双肺下叶及胸膜下区为主

图 B: 泼尼松及免疫抑制剂治疗 3 周后, 复查胸部 CT 扫描, 肺间质病变明显好转

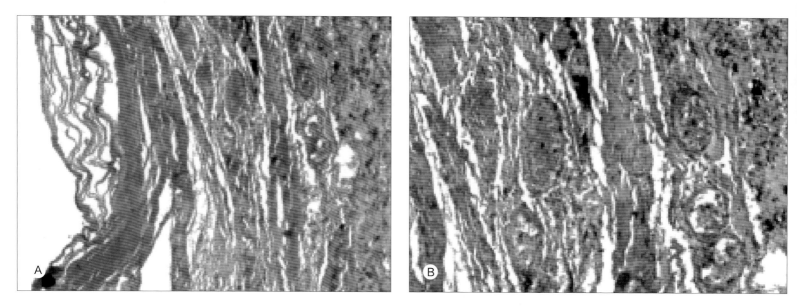

图 6-60. 多发性肌炎患者肺组织病理检查，显示胸膜增厚，为增生之胶原纤维，可见较多毛细血管和成纤维细胞

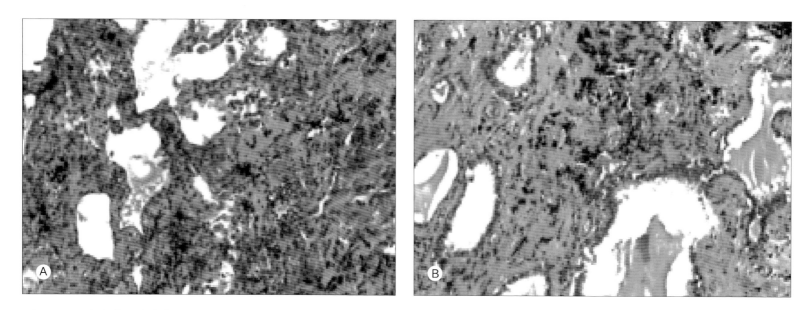

图 6-61. 多发性肌炎患者肺组织病理检查，显示增生的纤维结缔组织向肺内伸展，肺间质及支气管周围可见增生的纤维组织，肺泡萎缩

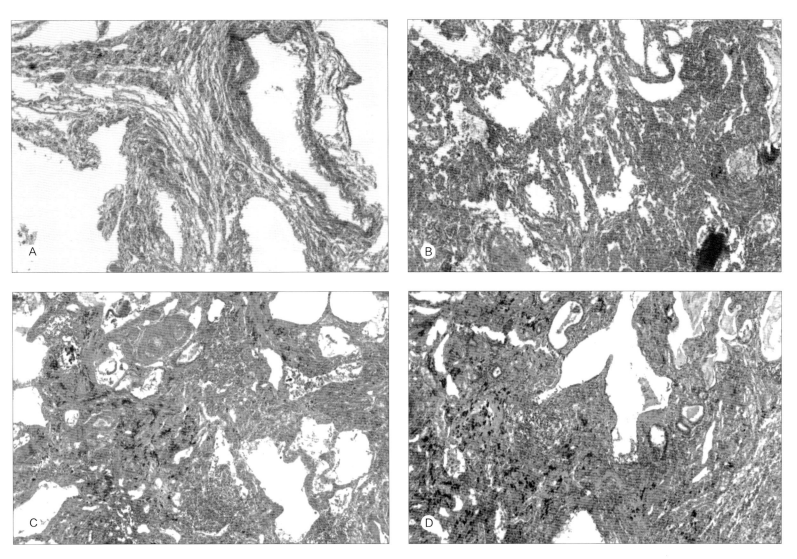

图 6-62. 多发性肌炎患者肺组织病理检查，上面 4 张病理切片显示肺间质弥漫性纤维组织增生，形成片状不规则的实变区，可见残存的肺泡结构，部分肺泡扩张，肺间质见多量炎细胞浸润。部分支气管腔内含有黏液性泡沫状分泌物。纤维化以肺膜及支气管周围为重

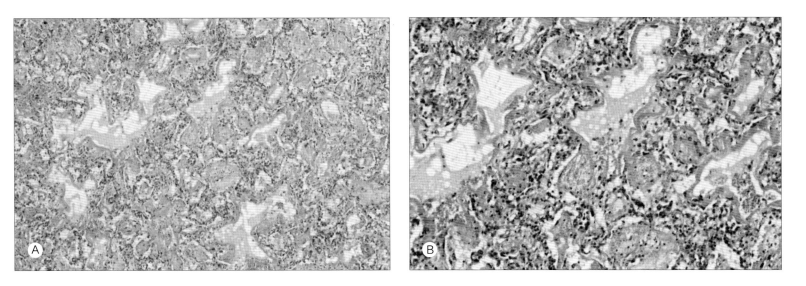

图 6-63. 皮肌炎患者肺组织病理检查，显示弥漫性肺泡损伤。肺实质内可见肺泡腔内出血、水肿，肺泡壁结构破坏，肺泡透明膜形成

四、心血管系统

多发性肌炎和皮肌炎患者心脏受累比较常见，可有心肌炎改变，包括心肌内炎症细胞浸润、间质水肿和变性、局灶性坏死和纤维化。一般症状较轻微，最常见的临床表现是心律不齐和传导异常，较少见的严重表现是心肌病变，充血性心力衰竭和心包填塞，这也是患者死亡的重要原因之一。

多发性肌炎和皮肌炎患者中，约有 20% 的患者出现心肌受累，造成心律不齐和充血性心力衰竭。多发性肌炎和皮肌炎患者确诊后应进行心电图检查。血清学检查如 CK-MB 升高并不一定提示心脏受累，但 CK-MB/ 总 CK 比值升高超过 3%，可作为判断心肌损伤的临界值。另一个更为特异的指标是血清肌钙蛋白 I 升高。

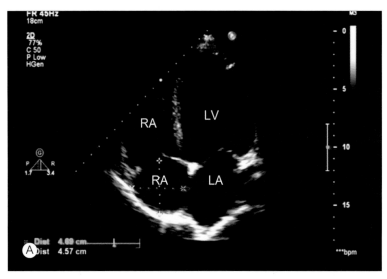

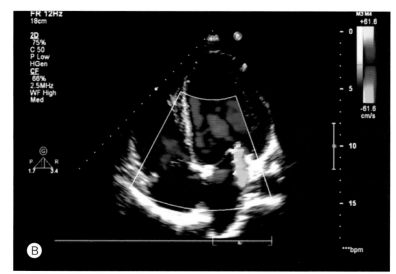

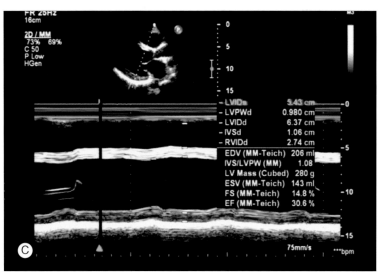

图 6-64. 多发性肌炎患者超声心动图检查

图 A： 显示全心增大，以左房、左室增大更为明显

图 B： 彩色多普勒超声显示轻度二尖瓣关闭不全

图 C： M 超测量左室舒张末期内径 64mm，收缩末期内径 54mm，左室射血分数 30.6%，提示左室收缩功能重度减低

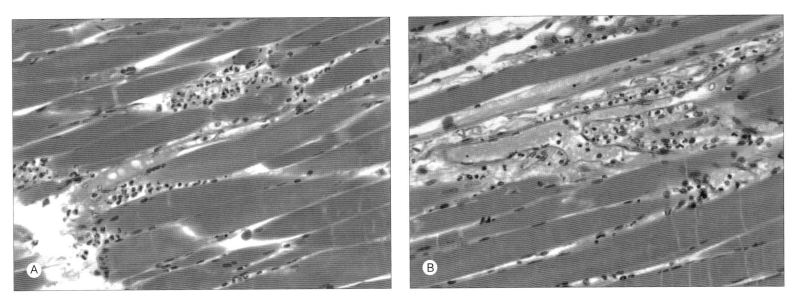

图 6-65. 多发性肌炎患者心脏组织病理检查，显示心肌间质多灶性炎细胞浸润主要为中性粒细胞，也可见淋巴细胞

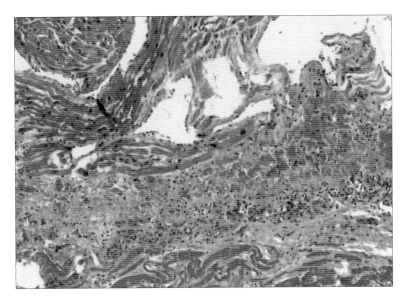

图 6-66. 多发性肌炎患者心脏组织病理检查，显示心内膜轻度增厚，间质纤维组织增生及炎细胞浸润

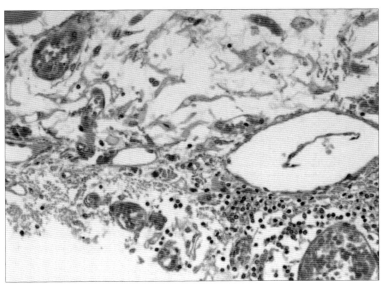

图 6-67. 多发性肌炎患者心脏组织病理检查，显示心外膜小血管周围可见炎细胞浸润

五、肾脏和肾上腺

少数多发性肌炎和皮肌炎患者可有肾脏受累的表现，临床上出现蛋白尿、血尿、管型尿，肾组织活检可有免疫球蛋白和补体沉积，表现为局灶系膜增殖性肾小球肾炎。罕见的暴发型多发性肌炎患者可因横纹肌溶解，表现为肌红蛋白尿及急性肾功能衰竭。

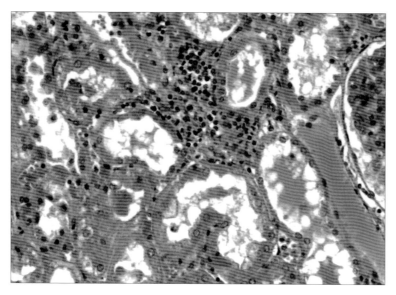

图 6-68. 多发性肌炎患者肾脏组织病理检查，显示肾实质内可见小灶性炎细胞浸润

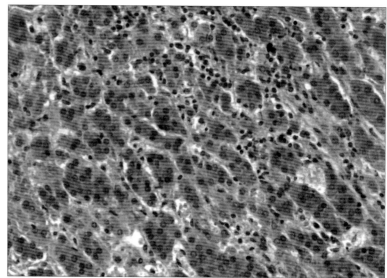

图 6-69. 多发性肌炎患者肾上腺组织病理检查，显示肾上腺皮、髓质内有散在及小灶性炎细胞浸润，多为单个核细胞，偶见浆细胞

六、眼部病变

皮肌炎可以合并有眼部病变，比如结膜炎、上巩膜炎、虹膜炎、葡萄膜炎、 眼球突出和眼底改变等。眼底病变可见视网膜中央静脉迂曲扩张，动脉早期可正常或细窄，视网膜有片状出血及灰白色絮状渗出。

图 6-70. 皮肌炎患者右眼视网膜血管壁有渗漏，大量点状渗漏点，鼻侧周边视网膜无灌注区（组合图）

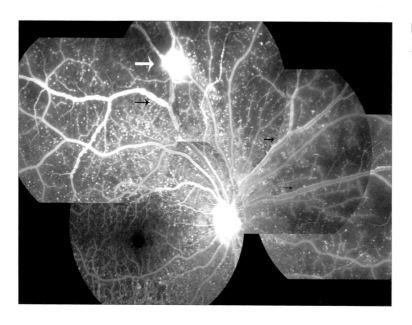

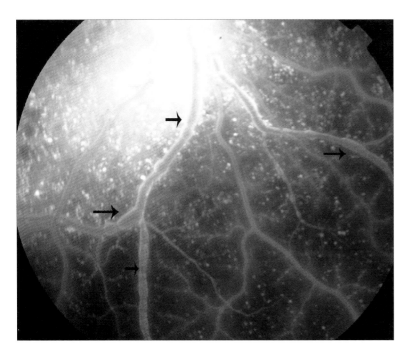

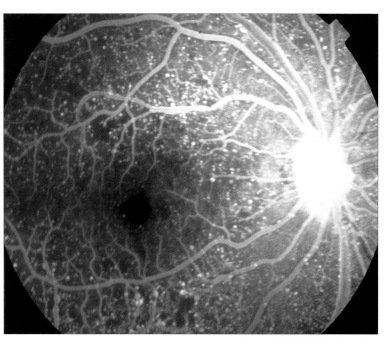

图 6-71. 皮肌炎患者右眼视网膜静脉迂曲不均匀，管壁着染，大量点状高荧光（黑色箭头）

图 6-72. 皮肌炎患者右眼视网膜血管壁有渗漏，大量点状渗漏点

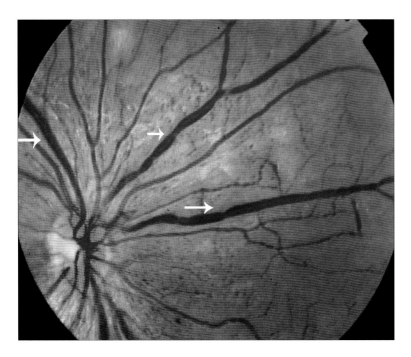

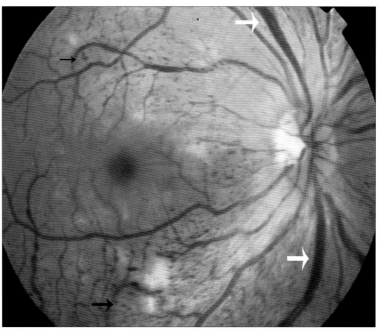

图 6-73. 皮肌炎患者右眼视网膜静脉迂曲（白色箭头处），呈腊肠样，大量微血管瘤

图 6-74. 皮肌炎患者右眼视网膜静脉迂曲（白色箭头），局部黄白色渗出，大量微血管瘤（黑色箭头）

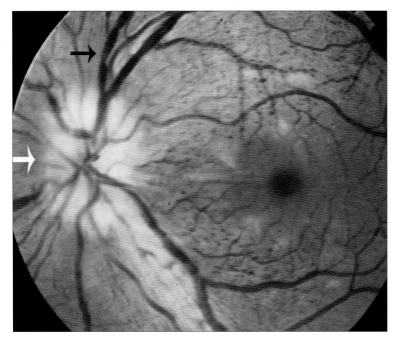

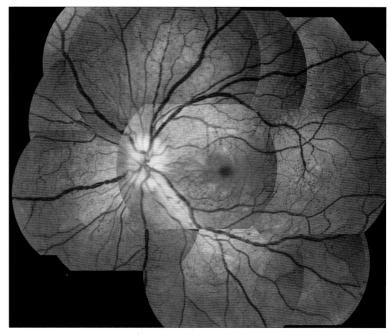

图 6-75. 皮肌炎患者左眼视网膜静脉迂曲，大量微血管瘤，视盘边界不清

图 6-76. 皮肌炎患者左眼视网膜静脉迂曲扩张，粗细不均，大量微血管瘤（组合图）

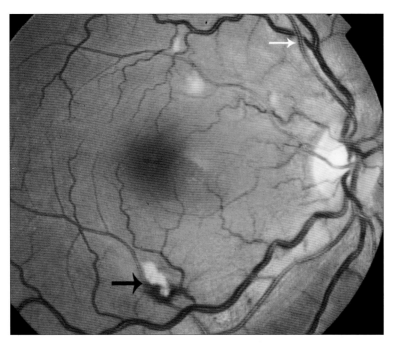

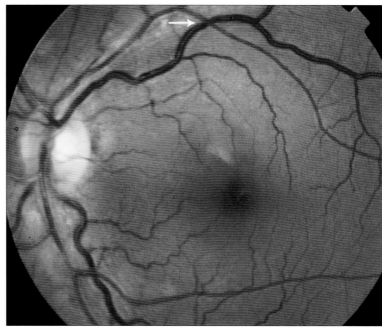

图 6-77. 皮肌炎患者彩色眼底照相，显示右眼视网膜静脉迂曲，动静脉交叉征（白色箭头），局部渗出和出血（黑色箭头）

图 6-78. 皮肌炎彩色眼底照相，显示左眼视网膜静脉迂曲，动静脉交叉征（白色箭头），局部渗出

七、关节病变

部分多发性肌炎和皮肌炎可出现关节痛或关节炎表现，通常见于疾病的早期，表现为手足的对称性小关节炎，多为非侵蚀性关节炎。儿童皮肌炎关节症状较多见。

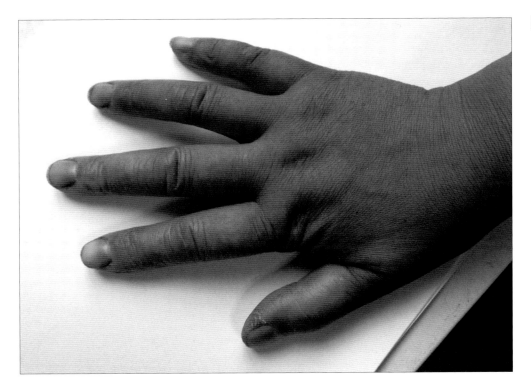

图 6-79. 皮肌炎患者指间关节炎

八、无肌病性皮肌炎

无肌病性皮肌炎是皮肌炎的一个临床亚型，既往认为无肌病性皮肌炎的发病率较低，近年研究显示这种类型的皮肌炎并不少见，约占皮肌炎的 20%。儿童和成人均可发生无肌病性皮肌炎，女性较男性多见。无肌病性皮肌炎有典型的皮肌炎皮疹如 Gottron 疹和向阳性皮疹，但缺少肌病的表现，无肌病是指患者无四肢近端肌无力的临床症状，同时实验室检查包括血清肌酶，肌电图和肌活检亦无异常，或肌活检仅呈轻微改变。部分患者在出现皮肤病变数年后可出现肌无力，发展为典型的皮肌炎。

无肌病性皮肌炎患者虽然无骨骼肌的受累，但可出现与皮肌炎相同的骨骼肌以外的器官受累的表现，如吞咽困难、间质性肺病、心脏受累等。部分患者表现为快速进展的间质性肺炎，死亡率高，是影响无肌病性皮肌炎预后的重要因素之一。此外，无肌病性皮肌炎与恶性肿瘤的相关性也与皮肌炎相近，肿瘤发生的风险包括老年，有皮肤坏死、甲周红斑或快速进展的皮疹。儿童无肌病性皮肌炎一般不易合并 ILD 和肿瘤。

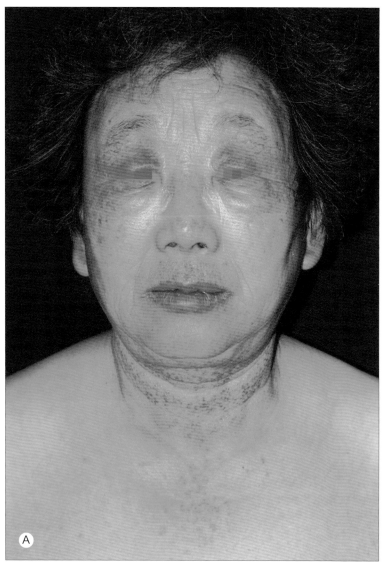

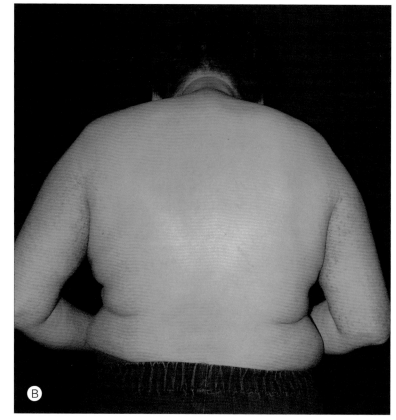

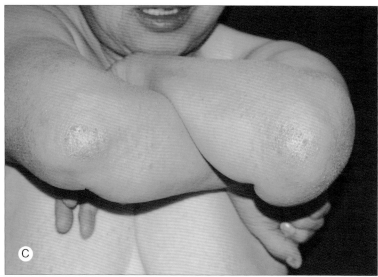

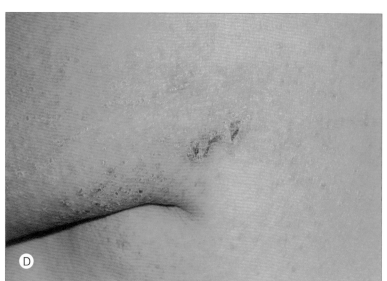

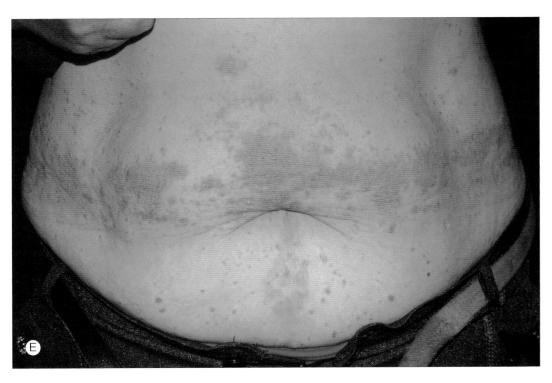

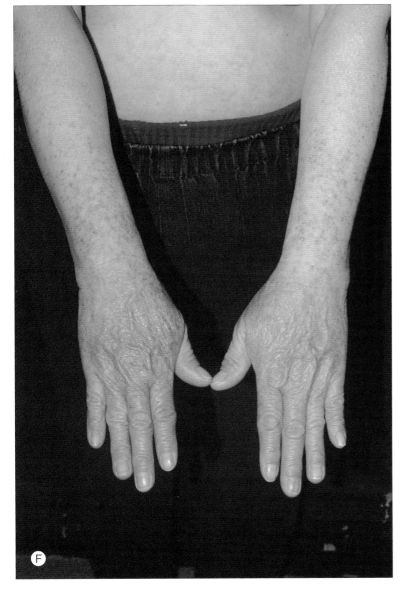

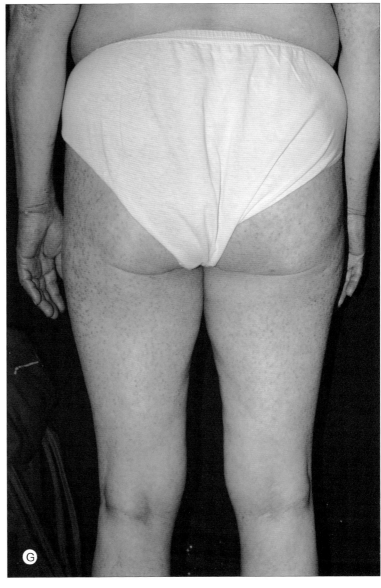

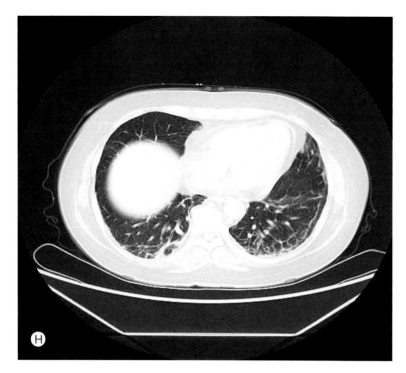

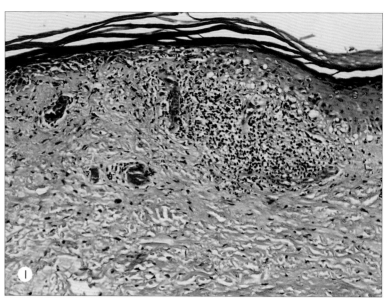

图6-80. 患者，女性，65 岁，眶周水肿性紫红斑，背部、四肢皮疹 3 年。3 年前，患者无明显诱因出现眶周紫红色水肿性斑，背部起红斑，四肢红斑疹，眶周水肿逐渐加重，背部红斑面积扩大，四肢红斑疹增多，外院诊为"过敏性皮炎"，抗过敏治疗无明显效果。发病以来无乏力、发热、关节疼痛等不适。查体：眶周水肿性紫红斑，口周、颈部散在充血性红丘疹，背部弥漫充血、潮红，双前臂伸侧、手背密集红色斑丘疹、丘疹、角化、脱屑，腰部带状红斑片及散在红斑疹、斑丘疹，鳞屑。臀部及大腿屈侧散在角化性红丘疹，鳞屑。四肢肌力正常。实验室检查：血、尿常规正常，肝、肾功能正常，肌酶谱正常。肌电图未见肌源性及神经源性损害。诊断：无肌病性皮肌炎

图 A： 眶周水肿性紫红斑，口周、颈部散在充血性红丘疹 **图 B：** 背部弥漫充血、潮红

图 C： 双肘关节伸侧角化性丘疹 **图 D：** 左肩部角化性丘疹，脱屑，少许渗出

图 E： 腰部带状红斑片及散在红斑疹、斑丘疹，鳞屑

图 F： 双前臂伸侧、手背密集红色斑丘疹、丘疹、角化、脱屑，肌力正常 **图 G：** 臀部及大腿屈侧散在角化性红丘疹，鳞屑

图 H： 肺 CT 显示双肺下叶见索条影、胸膜下线及网格影，右肺下叶见少许斑片影 **图 I：** 皮肤活检病理：表皮角化过度，基底层液化变性，色素失禁，真皮血管扩张，血管周围淋巴细胞、组织细胞浸润

九、多发性肌炎和皮肌炎相关自身抗体

多发性肌炎和皮肌炎相关自身抗体谱

自身抗体	靶抗原	敏感性（%）	特异性（%）	临床意义
抗核抗体（ANA）	各种细胞核及细胞质抗原成分	30	差	肌炎非特异性抗体，多种结缔组织病的筛选实验
抗 Jo-1 抗体	组氨酰 -tRNA 合成酶	25~35	99	最常见的肌炎特异性自身抗体，也是最早确定的肌炎特异性抗体
抗 PL-7 抗体	苏氨酰 -tRNA 合成酶	5~10	高	肌炎特异性自身抗体，主要与间质性肺病相关
抗 PL-12 抗体	组氨酰 -tRNA 合成酶	3	高	肌炎特异性自身抗体，主要与"技工手"有关
抗 EJ 抗体	甘氨酰 -tRNA 合成酶	<2	高	肌炎特异性自身抗体，主要与关节炎有关
抗 OJ 抗体	异亮氨酰 -tRNA 合成酶	<2	高	肌炎特异性自身抗体，主要与发热有关
抗 KS 抗体	天亮氨酰 -tRNA 合成酶	<2	高	肌炎特异性自身抗体，主要与雷诺现象有关
抗 Mi-2 抗体	NuRD 螺旋酶的解旋酶蛋白成分	5~12	97	肌炎特异性自身抗体，成人及青少年皮肌炎皮肤损害的标记性抗体，其多提示预后好
抗 SRP 抗体	信号识别颗粒	4	100	肌炎特异性抗体，较少见，其与严重的坏死性肌病有关，多提示预后不良
抗 PM-Scl 抗体	多个亚单位的核蛋白复合体	8~10	差	肌炎相关性抗体，多见于常见于 PM/SSc 重叠综合征，其多提示预后较好
抗 Ku 抗体	由 70kD 和 80kD 蛋白组成的 DNA 结合二聚体	30~50	80	肌炎相关性抗体，抗 P70 抗体与 PM/SSc 相关，抗 P80 抗体与 SSc 或 SLE 相关

PM：多发性肌炎；SSc：系统性硬化症

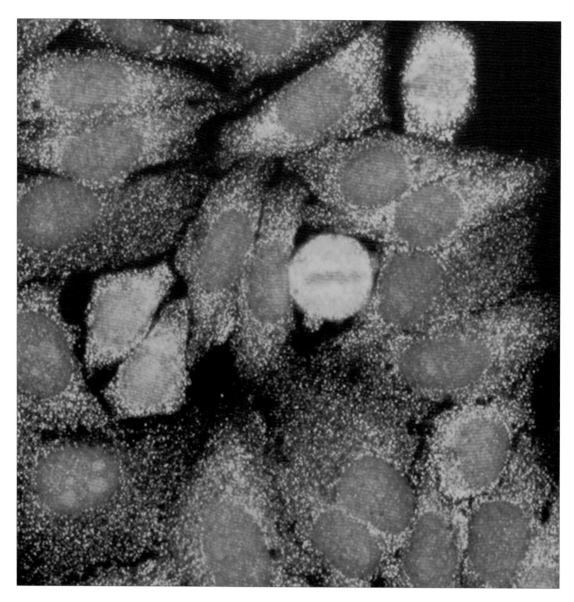

图 6-81. 抗 Jo-1 抗体阳性抗核抗体细胞质颗粒型 （HEp-2 细胞）

（于孟学　王国春　卢朝辉　刘跃华　陈　琳）

第七章 IgG4 相关性疾病

概 论

IgG4 相关性疾病（IgG4 related disease，IgG4-RD）是一类原因不明的慢性、进行性自身免疫性疾病，患者血清 IgG4 水平显著增高，受累组织和器官由于大量淋巴细胞和 IgG4 阳性浆细胞浸润，同时伴有组织纤维化而发生肿大、硬化的结节或增生性病变。由于该病的特点是易于形成肿块性病变，因此经常被误诊为恶性肿瘤。该病可导致一种或多种脏器同时或相继受累，也可只累及一个脏器。

目前，IgG4 相关性疾病的发病机制尚不清楚，可能涉及多因素的参与，包括遗传易感性、微生物感染、自身免疫障碍等。IgG4 相关性疾病的显著特点是血清 IgG4 水平增高和组织中 IgG4 阳性浆细胞浸润。本病患者存在淋巴细胞数量和功能的紊乱，与 Th2 细胞相关的免疫反应升高，Th2 型细胞因子（如 IL-4，IL-5，IL-10，IL-13）的产生也常增加，记忆性 B 细胞和浆母细胞也有增多，而表达 $CD19^+CD24^{hi}CD38^{hi}$ 的调节性 B 细胞比例减少。此外，IgG4 相关性疾病患者的病变组织和外周血中表达 $CD4^+CD25^+Foxp3^+$ 的调节性 T 细胞（Treg）的数量明显增多，调节性细胞因子 IL-10 和转化生长因子 β（TGF-β）则存在过度表达。IL-10 和 TGF-β 分别能够有力促进 B 细胞生成 IgG4，并引起纤维组织增生。IL-4、IL-5 和 IL-13 在 IgE 的转化生成和嗜酸性粒细胞的迁移过程中有着重要作用。因此，

IgG4 相关性疾病的发病机制中，也许有这些异常产生的细胞因子的参与。

IgG4 相关性疾病多见于中、老年，男性多于女性，部分患者既往有变态反应性疾病史。北京协和医院报道 118 例患者中，男女之比为 2.3:1，平均发病年龄为 53 岁，61.9% 的患者既往有变态反应性疾病史。IgG4 相关性疾病的主受累组织和器官非常广泛，包括唾液腺、泪腺、甲状腺、肺、纵隔、胃肠道、肝脏、胆管、胰腺、肾、腹膜后组织、大动脉、前列腺、乳腺、淋巴结、皮肤以及中枢神经系统等。患者的临床症状依受累脏器的不同而各异，因此患者可能就诊于不同的专科，可出现阻塞、压迫症状或器官萎缩，也可因细胞浸润或纤维化而导致器官功能损害或衰竭。与其他风湿免疫性疾病不同，发热、关节肿痛等症状在 IgG4 相关性疾病比较少见。病变无论发生在哪一部位，各受损器官的组织病理学特征表现均非常相似。

实验室检查可见有周围血中嗜酸细胞升高、血沉和 C 反应蛋白升高、免疫球蛋白，尤其是 IgG4 亚类显著升高，后者是本病最具特征性的实验室检查改变。

影像学检查对此病的诊断有重要意义，可发现不同受累部位脏器肿大或压迫的表现。活检组织进行病理学检查仍然是诊断 IgG4 相关性疾病的基石。IgG4 相关性疾病的主要病理形态学特征是大量淋巴细胞浸润，

可形成淋巴滤泡。密集的 IgG4 阳性的浆细胞浸润，伴组织纤维化和硬化。轻度至中度嗜酸性粒细胞浸润，很少见有中性粒细胞，肉芽肿也相当少见。炎症细胞浸润被胶原纤维包裹，形成了席纹状纤维化（storiform fibrosis），表现为乱蓬蓬的、不规则螺纹状的征象，伴闭塞性静脉炎。疾病晚期时，有些组织（例如腹膜后）的纤维化是诊断 IgG4 相关性疾病的首要依据。

诊断要点

随着对该病认识的深入，IgG4 相关性疾病的诊断标准也不断更新。最初的诊断标准多为针对不同受累脏器而制定的器官特异性诊断标准，如自身免疫性胰腺炎、米库利兹病、IgG4 相关间质性肾炎等。然而，由于 IgG4 相关性疾病常常是多种脏器受累，器官特异性诊断标准存在一定的局限性，经过专家的共识和临床验证，公布了 2011 年制定的 IgG4 相关性疾病综合诊断标准，具体如下：

1. 临床检查显示 1 个或多个器官特征性地弥漫性 / 局限性肿大或肿块形成；

2. 血液学检查示血清 IgG4 升高（>1350mg/L）；

3. 组织学检查显示：①大量淋巴细胞和浆细胞浸润，伴纤维化；②组织中浸润的 IgG4+ 浆细胞与浆细胞的比值＞40%，且每高倍镜视野下 IgG4+ 浆细胞＞ 10 个。

满足 1、2 和 3 三条者可以确诊；满足 1 和 3 两条者为可能；满足 1 和 2 两条者为可疑。如果患者以单一脏器表现为主，不能满足综合诊断标准时也可根据脏器特异性诊断标准进行诊断。

IgG4-RD 的鉴别诊断包括以下几方面：

1. 受累器官相同的疾病：如米库利兹病（Mikulicz 病）和干燥综合征均有唾液腺和泪腺受累，但后者无血清 IgG4 升高和组织中 IgG4 阳性细胞大量浸润，且血中出现自身抗体，包括抗核抗体、抗 SSA 抗体或抗 SSB 抗体等。IgG4 相关性自身免疫性胰腺炎（Ⅰ型自身免疫性胰腺炎）和Ⅱ型自身免疫性胰腺炎均有胰腺炎症改变，但前者病理改变主要为淋巴浆细胞性硬化性胰腺炎（lymphoplasmacytic sclerosing pancreatitis，LPSP），而后者与粒细胞上皮损害相关，为特发性导管中心性慢性胰腺炎（idiopathic duct-centric chronic pancreatitis，IDCP）。

2. 血清 IgG4 升高的疾病：尽管血清 IgG4 升高和组织中 IgG4 阳性浆细胞浸润是诊断 IgG4-RD 的必要条件，血清中 IgG4 升高并非该病的标志，一些其他疾病患者也可检测出血清 IgG4 升高，如结缔组织病、系统性血管炎、感染性疾病、淋巴瘤、结节病、慢性肝病、免疫缺陷病等，应予以鉴别。

3. 组织中 IgG4 阳性浆细胞表达的疾病：在某些非肿瘤性疾病，如肉芽肿性多血管炎、结节病、嗜酸性肉芽肿性多血管炎等，或肿瘤性疾病（如癌，淋巴瘤），部分患者组织中也可出现 IgG4 阳性浆细胞浸润，需进行鉴别。因此，在 IgG4-RD 诊断标准中特别强调诊断 IgG4-RD 必须除外受累脏器肿瘤，以及临床类似疾病等。

图 解

一、眼眶及泪腺病变

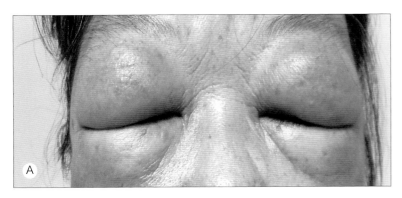

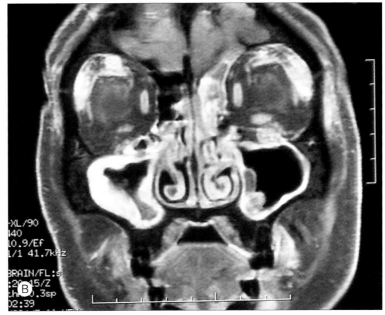

图 7-1. IgG4 相关性 Mikulicz 病患者泪腺病变

图 A: 泪腺肿大

图 B: 眼眶 MRI 检查示双侧泪腺增大，双侧上颌窦及筛窦炎性改变

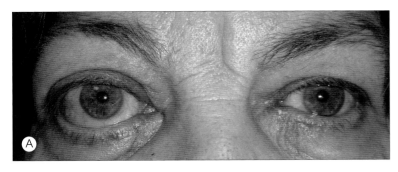

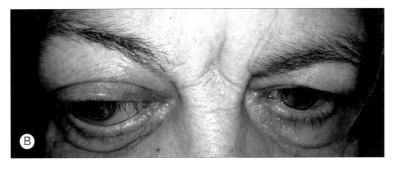

图 7-2. IgG4 相关性 Mikulicz 病患者，男性，66 岁

图 A: 右眼眼眶肿物（假性肿瘤），眼球突出

图 B: 右眼眶上区肿胀，泪腺未受影响。他的双侧腮腺和颌下腺也肿大。过去，此患者就会被诊断为特发性 Mikulicz 病，现在改称 IgG4 相关性疾病

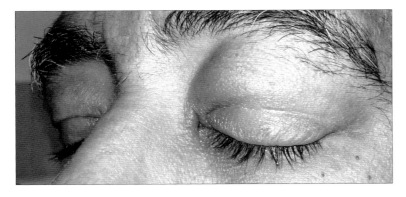

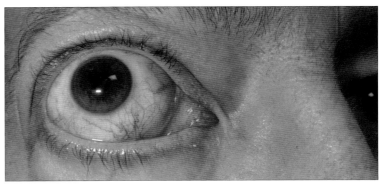

图 7-3. IgG4 相关性疾病患者，左眼睑水肿。他的一侧或双侧外眼反复肿胀，有时眼睑伴有较硬的肿块

图 7-4. IgG4 相关性疾病患者眶内肿物

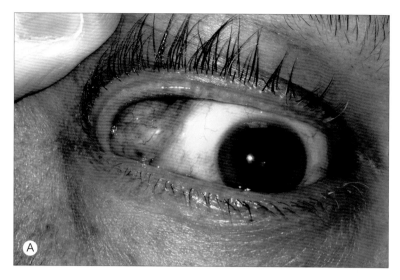

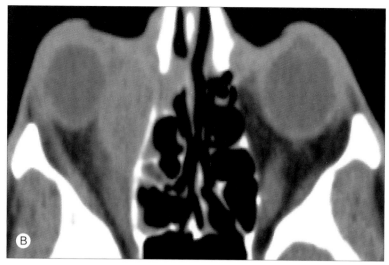

图 7-5. IgG4 相关性疾病患者眶内肿物

图 A： 右眼眶内肿物

图 B： 眼眶部 CT 扫描显示右眼眶内肿物

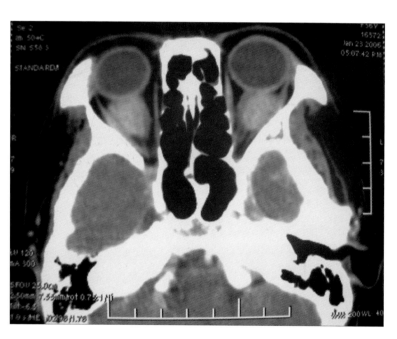

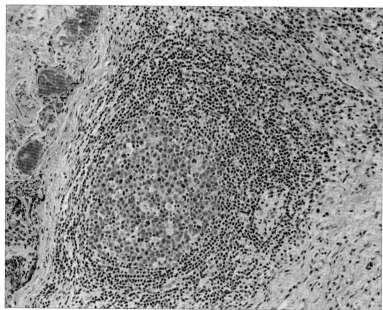

图 7-6. IgG4 相关性疾病患者眼眶 CT 检查示双侧眶内炎性假瘤

图 7-7. IgG4 相关性疾病患者，泪腺活检组织病理检查，显示泪腺内有淋巴滤泡形成

二．唾液腺病变

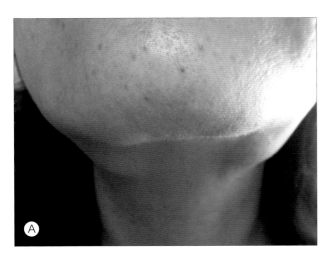
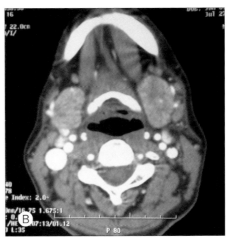

图 7-8. IgG4 相关性 Mikulicz 病患者颌下腺病变

图 A: 双侧颌下腺肿大

图 B: 颈部 CT 扫描检查，显示双侧颌下腺肿大

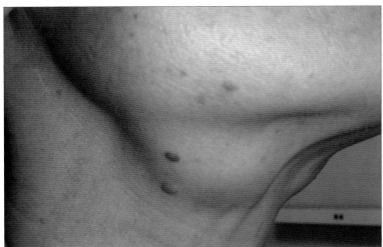

图 7-9. IgG4 相关性疾病患者，女性，35 岁，数年来双侧颌下腺肿胀，伴轻度外周血嗜酸性粒细胞增高 (占外周血白细胞总数的 15%)

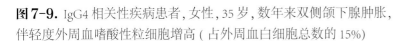
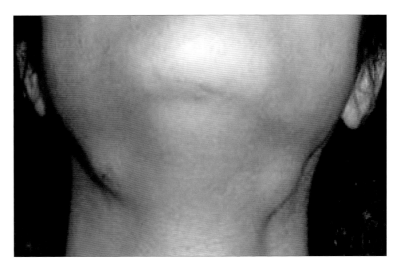

图 7-10. IgG4 相关性疾病患者，女性，26 岁，口干六个月，伴颈部肿胀以及因颌下腺肿大而导致的吞咽疼痛症状

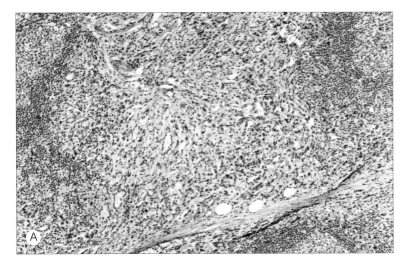
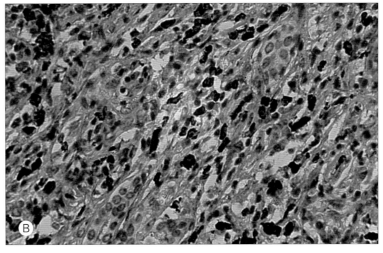

图 7-11. IgG4 相关性疾病患者颌下腺组织活检病理检查

图 A: IgG4 免疫组化染色，显示大量炎细胞浸润，伴纤维化

图 B: IgG4 阳性浆细胞每高倍视野多于 10 个

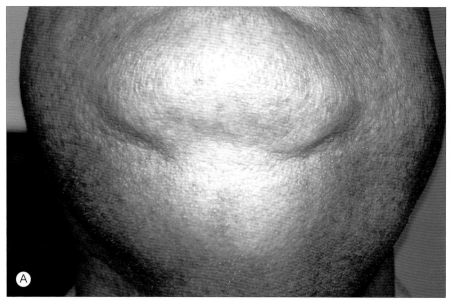

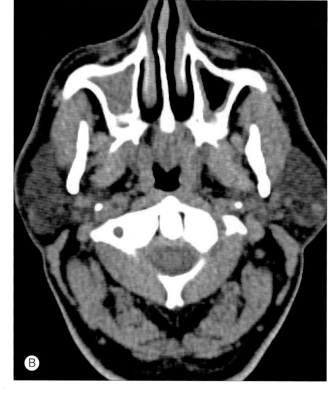

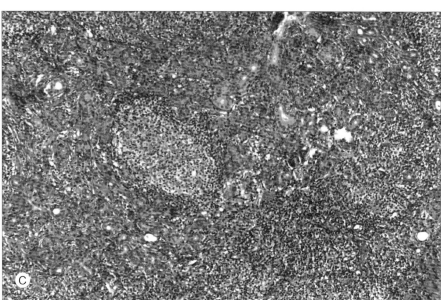

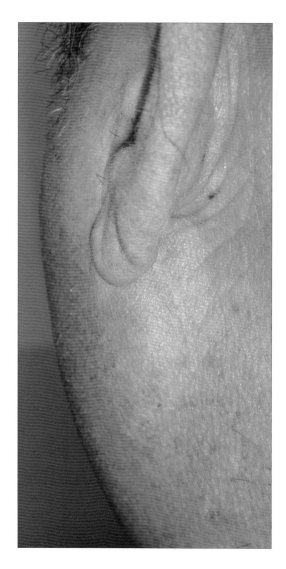

图 7-12. IgG4 相关性疾病患者，男性，58 岁

图 A： 腮腺和左侧舌下腺显著增大，他的右侧颌下腺也肿大，但被肿胀的腮腺和舌下腺掩盖了。为了排除淋巴瘤而做左侧颌下腺切除，术后病理检查确诊为 IgG4 相关性疾病

图 B： 头部 CT 扫描，显示双侧腮腺显著肿大

图 C： 颌下腺活检病理检查，见大量淋巴细胞浸润伴淋巴滤泡形成 (HE 染色)

图 7-13. IgG4 相关性疾病患者，男性，48 岁，左侧腮腺肿大。此患者因腮腺肿大曾被误诊为"干燥综合征"多年。该患者还由于泪腺肿大，伴有轻度的突眼，行眼眶 CT 扫描显示眼外肌增厚。他还有腋窝淋巴结肿大以及哮喘

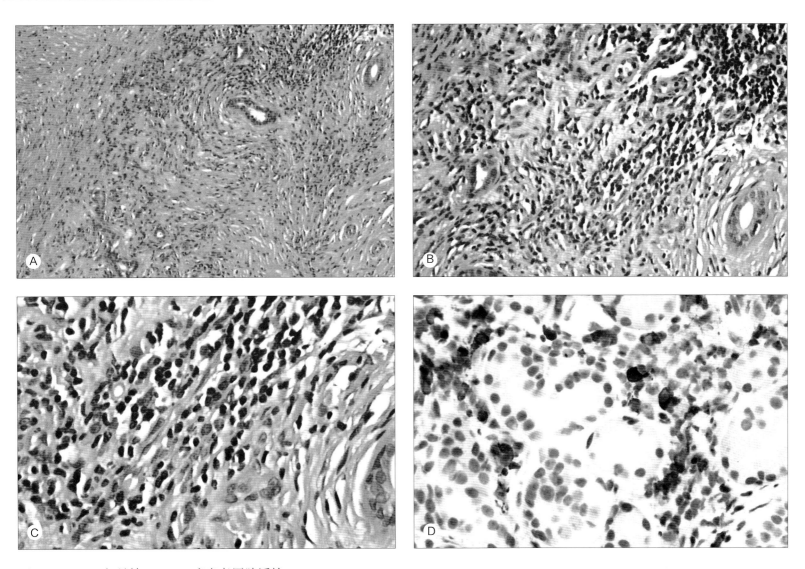

图 7-14. IgG4 相关性 Mikulicz 病患者唇腺活检

图 A：涎腺组织中纤维组织增生伴炎细胞浸润，部分区域可见涎腺腺泡结构消失，仅可见少许残留的小导管 (HE 染色)

图 C：浸润的慢性炎细胞中有多量浆细胞，浆细胞胞核偏位 (HE 染色)

图 B：残留小导管周围可见多量散在及灶性慢性炎细胞浸润伴纤维组织增生 (HE 染色)

图 D：IgG4 免疫组化染色显示部分浆细胞 IgG4 胞质阳性

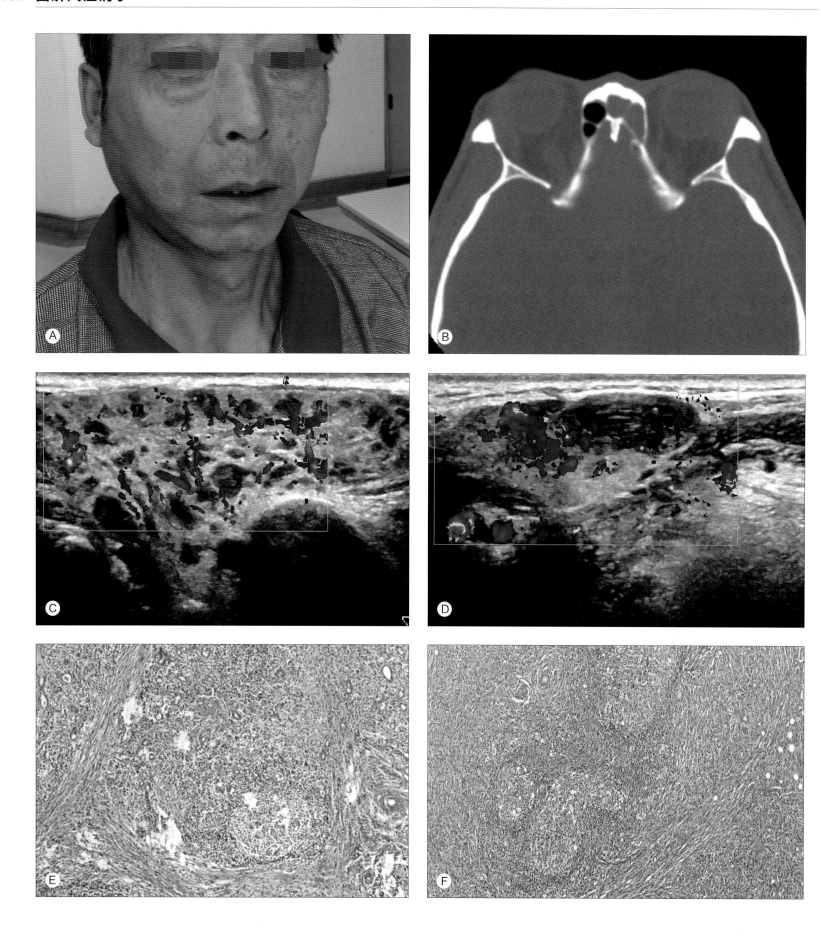

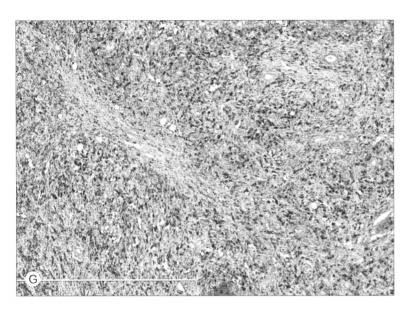

图 **7-15.** IgG4 相关性 Mikulicz 患者，男性，58 岁。双侧腮部肿大 4 月。化验：补体低于正常，IgG 17.9g/L，IgG4 14.6g/L，自身抗体阴性

图 A：双腮腺、颌下腺肿大，泪腺区饱满

图 B：头颅 CT 检查示双侧泪腺增大

图 C：超声检查显示右侧腮腺体积较大，外形饱满，实质内回声不均匀，呈多发小结节状及网络状改变。腮腺内血流信号增多。腮腺周围及腮腺实质内可探及多发肿大淋巴结。同样的超声改变可见于左侧腮腺

图 D：超声检查显示右侧颌下腺略大，回声不均质，局部突起呈低回声结节状，内部回声不均质，颌下腺内血流信号偏多

图 E：颌下腺活检病理检查显示小叶内腺泡萎缩消失，腺管增生，淋巴细胞、浆细胞浸润，并见淋巴滤泡形成，小叶间纤维增生

图 F：腮腺活检病理检查显示涎腺腺泡萎缩，广泛纤维组织增生，大量淋巴细胞、浆细胞浸润，有反应性淋巴滤泡形成

图 G：腮腺活检病理检查，免疫组化染色显示腺泡小叶轮廓尚存，纤维组织增生，可见多量 IgG4 阳性浆细胞浸润

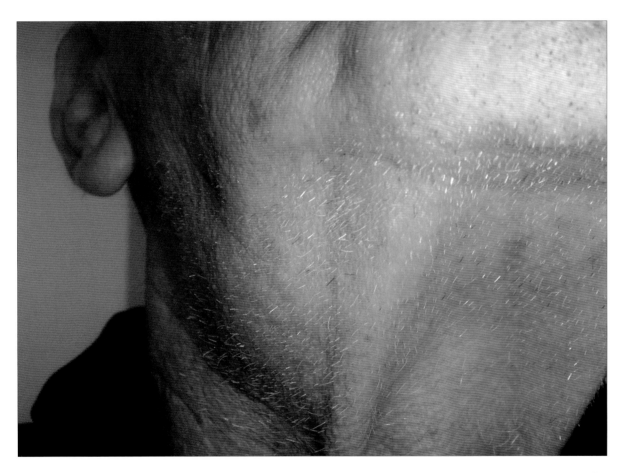

图 **7-16.** IgG4 相关性疾病患者，男性，74 岁，曾因疑诊胰腺癌而做 Whipple 手术。术后组织病理检查，显示"硬化性胰腺炎 (sclerosing pancreatitis)"，而不是胰腺癌。现在认为硬化性胰腺炎是 IgG4 相关性 I 型自身免疫性胰腺炎。胰腺手术几年后，他出现了图中所显示的颌下腺肿大

三、耳鼻喉病变

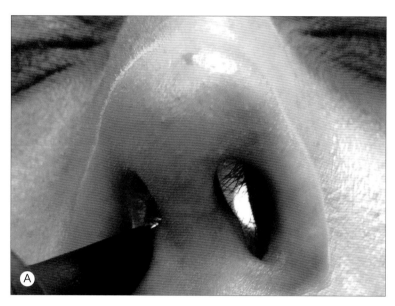

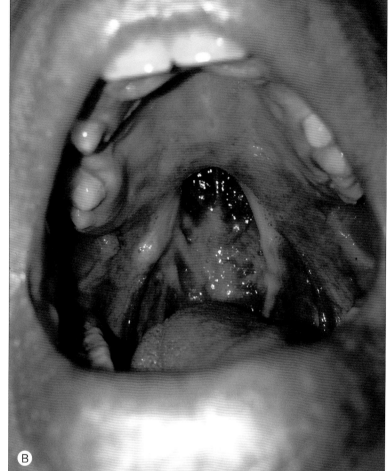

图 7-17. IgG4 相关性疾病患者，女性，34 岁，并发鼻中隔穿孔及软腭穿孔

图 A： 点亮的鼻窥器放入右鼻孔，可看见光线通过鼻中隔穿孔处射入左鼻孔

图 B： 软腭有一个孔，导致口腔和鼻腔之间直接连通，悬雍垂已经被彻底破毁。患者必须戴一个软腭假体覆盖此洞，否则，进食时，食物和液体将会返流到鼻腔。鼻中隔穿孔和中线破坏性疾病在 IgG4 相关性疾病中比较常见

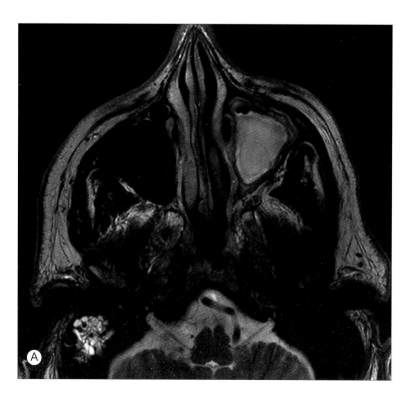

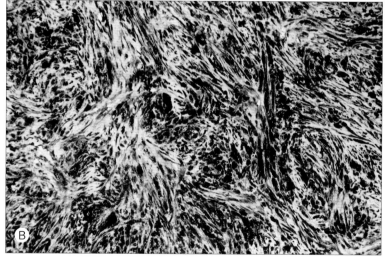

图 7-18. IgG4 相关性副鼻窦炎患者，男性，65 岁。长期以来反复发作上颌窦炎和筛窦炎

图 A： 头部 MRI 检查示左侧上颌窦炎

图 B： 上颌窦穿刺活检组织的 IgG4 染色，显示病变区域内染成棕色的细胞是 IgG4 阳性浆细胞，并显示有明显呈车辐状的席纹状纤维化

四、颈部

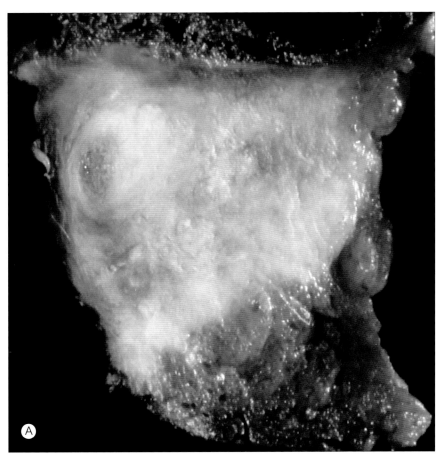

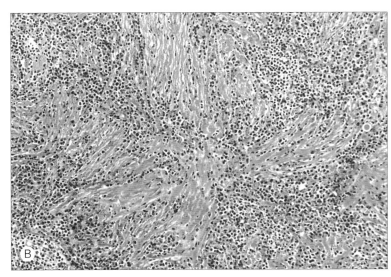

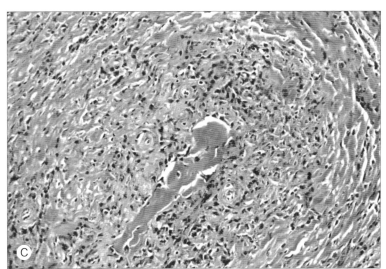

图 7-19. IgG4 相关的颈部纤维化患者。因甲状腺部位出现的一个肿胀结节，怀疑是甲状腺恶性肿瘤而切除整个甲状腺，术后行病理检查，诊断为 IgG4 相关性颈部纤维化

图 A： 大体标本病理检查，团块来自于甲状腺的邻近组织，并且浸润到甲状腺内，外观呈白色

图 B： 大体标本组织病理检查，显示有密集的淋巴浆细胞和较多的嗜酸性细胞浸润。炎症细胞浸润被胶原纤维包裹，形成了典型的 IgG4 相关性疾病的席纹状纤维化

图 C： 大体标本组织病理检查还可见闭塞性静脉炎，静脉完全被炎症性浸润细胞所破坏，静脉腔仍然可见。闭塞性静脉炎在 IgG4 相关性疾病中比较常见

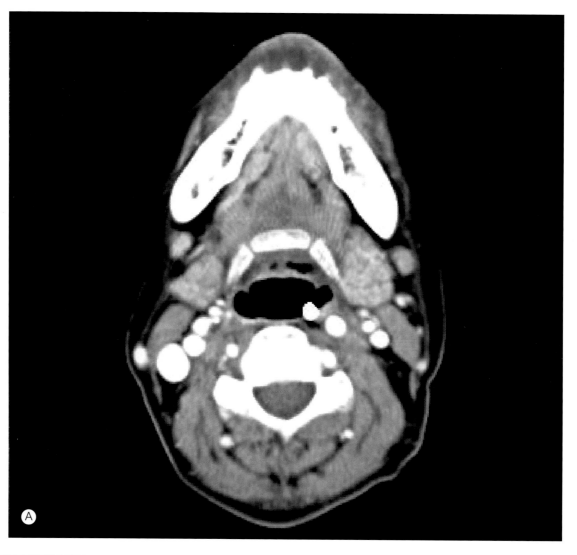

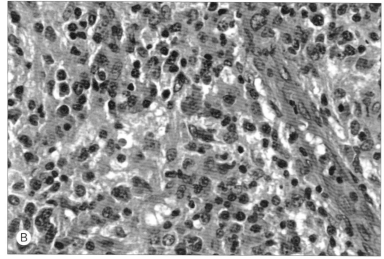

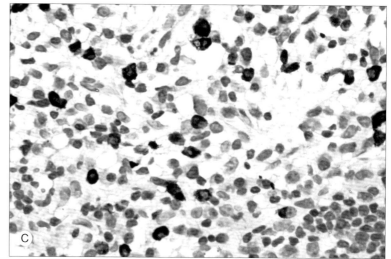

图 7-20. IgG4 相关性疾病患者，女性，59 岁，周身淋巴结肿大

图 A： 颈部 CT 扫描检查，显示双侧颌下多发肿大淋巴结

图 B： 颌下淋巴结活检病理检查，高倍镜下清晰可见多量浆细胞浸润，浆细胞核偏位，部分胞质可见空晕

图 C： 颌下淋巴结组织 IgG4 免疫组化染色，显示有较多的 IgG4 阳性浆细胞浸润

五、肺与纵隔

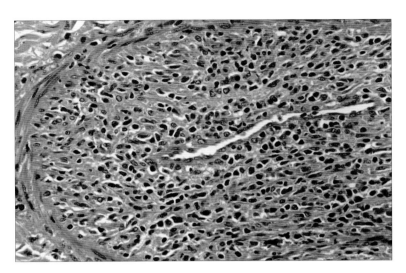

图 7-21.　IgG4 相关性疾病伴有闭塞性静脉炎和纵隔内肿物的患者，其静脉清晰可见，但静脉管腔几乎完全被与其他部位病变相同表现的炎性浸润病变所取代。闭塞性静脉炎是 IgG4 相关性疾病的特征性病变。闭塞性动脉炎也可能发生，特别在肺部，但在 IgG4 相关性疾病相对较少见

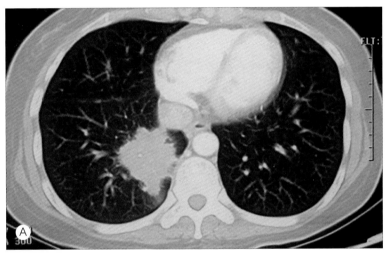

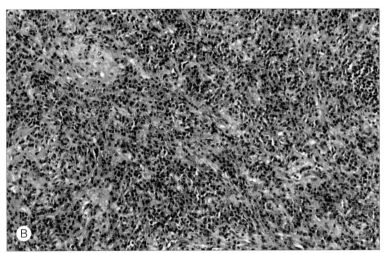

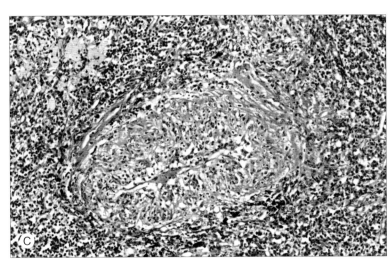

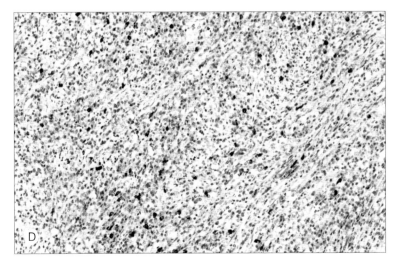

图 7-22.　患者，女性，47 岁。咳嗽、咳白色泡沫状痰 4 年余，无发热。因胸部 CT 显示肺内占位行手术治疗，术后病理诊断 IgG4 相关性肺疾病（炎性假瘤型）

图 A：胸部 CT 显示右下肺团块影，周围可见毛刺征

图 C：可见闭塞性静管炎，血管管壁增厚，管腔闭塞，管壁见淋巴细胞、浆细胞浸润

图 B：病理显示病变内见较多浆细胞浸润及纤维组织增生

图 D：IgG4 免疫组化染色显示较多 IgG4 阳性细胞（EnVision 染色）

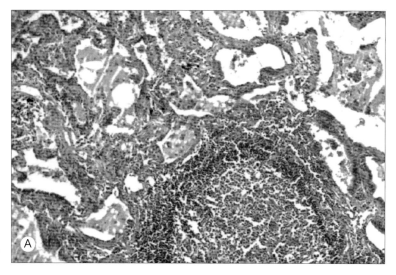

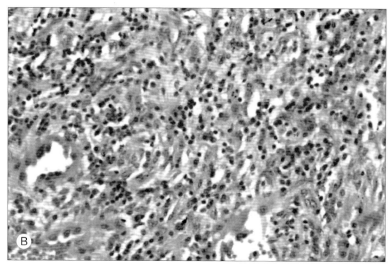

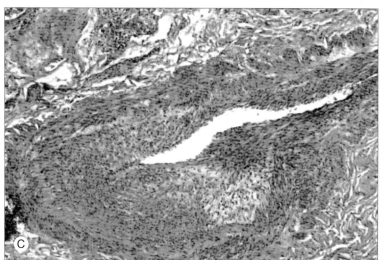

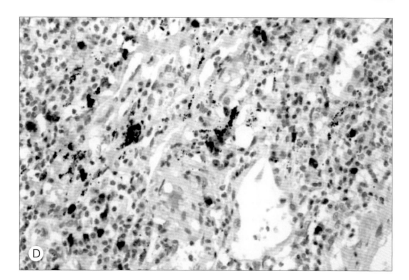

图 7-23. IgG4 相关性疾病肺部受累患者肺部组织病理检查

图 A: 镜下见肺泡间隔增宽，间质纤维组织增生伴浆细胞浸润（非特异性间质性肺炎混合型）。图中下显示有生发中心的淋巴滤泡（HE 染色）

图 B: 间质内见较多浆细胞、散在嗜酸性粒细胞浸润（HE 染色）

图 C: 显示阻塞性动脉炎，表现为脉管内皮细胞肿胀，内膜增厚，管腔狭窄，管壁内可见炎细胞浸润（HE 染色）

图 D: 免疫组化染色见较多 IgG4 阳性浆细胞浸润（EnVision 法）

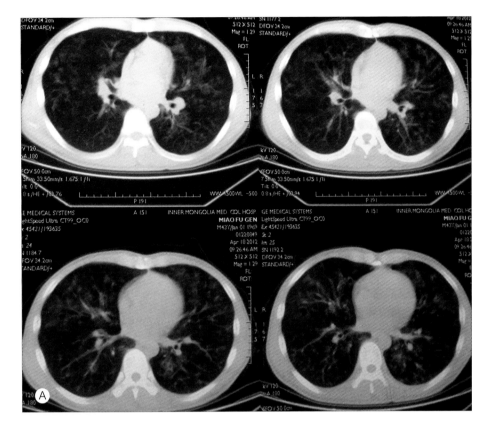

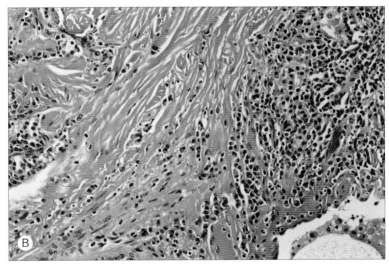

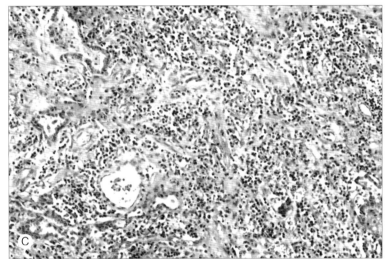

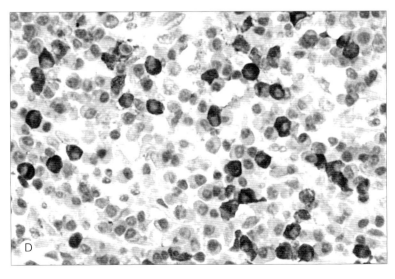

图 7-24. IgG4 相关性疾病患者肺部受累

图 A： 胸部 CT 扫描检查，显示双肺弥漫性间质改变

图 B： 肺组织病理检查，显示肺组织席纹状纤维化，其毗邻组织有浆细胞浸润。这例患者主要表现为 IgG4 相关性肺间质病变

图 C： 肺组织病理检查，显示增生的纤维组织间见多量炎细胞浸润，并可见少许残留的肺泡及细支气管伴上皮增生

图 D： 肺组织 IgG4 免疫组化染色，显示部分浆细胞 IgG4 胞质染色阳性

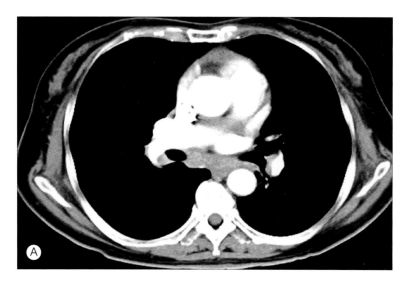

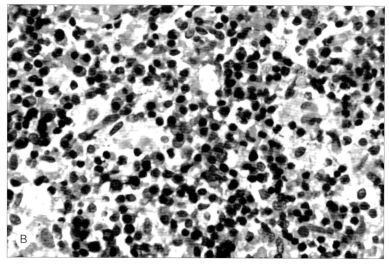

图 7-25. IgG4 相关性疾病患者，伴有纵隔多发淋巴结肿大及颈部淋巴结肿大

图 A： 胸部增强 CT 纵隔窗扫描，显示纵隔内多发肿大淋巴结影

图 B： 颈部淋巴结活检病理检查，清晰可见多量浆细胞浸润，浆细胞核偏位，胞质可见空晕

六、胰腺

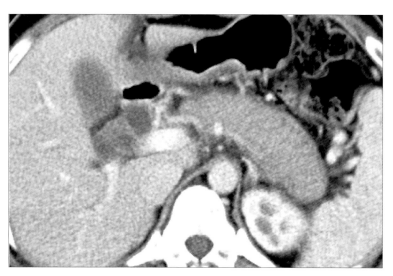

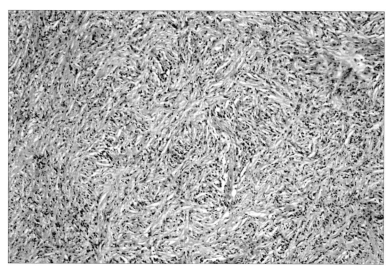

图 7-26. IgG4 相关性自身免疫性胰腺炎患者，女性，46 岁，腹部 CT 检查示胰腺弥漫性肿大，呈腊肠样，周围可见低密度包壳影，并可见胆总管扩张

图 7-27. IgG4 相关的 I 型自身免疫性胰腺炎患者，男性，70 岁。胰腺组织病理切片显示胰腺组织有席纹状纤维化改变，其纤维化中浸润的细胞由 CD4 阳性的 T 淋巴细胞、CD20 阳性的 B 淋巴细胞、IgG4 阳性的浆细胞，以及嗜酸性细胞和其他细胞所构成

七、肝、胆管

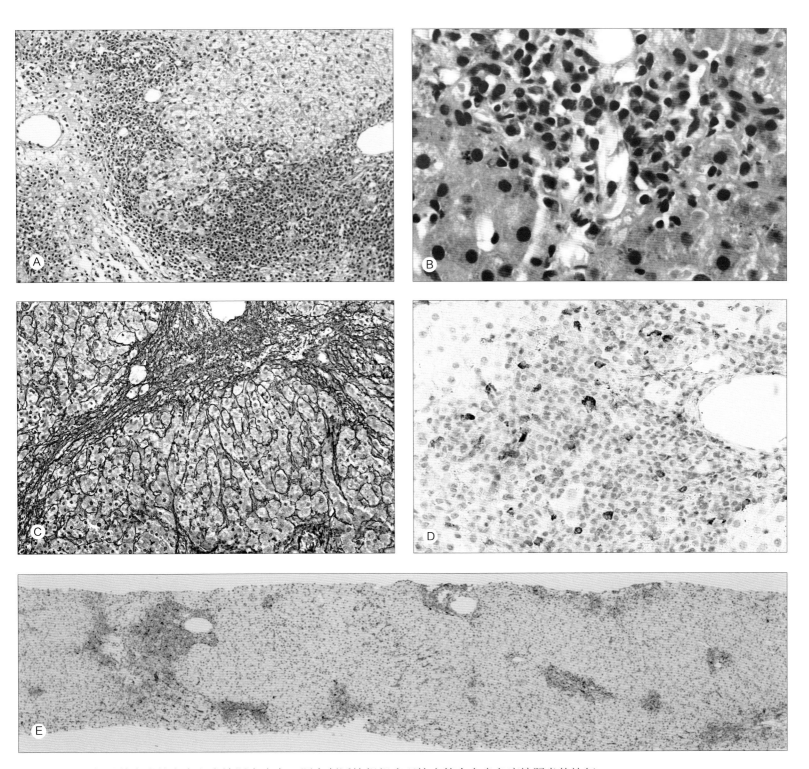

图 7-28. IgG4 相关性疾病伴自身免疫性肝炎患者，肝穿刺活检组织病理检查符合自身免疫性肝炎的特征

图 A： 汇管区扩大，间质内见淋巴细胞密集，重度界面性肝炎（HE 染色）　　**图 B：** 为图 A 放大，浆细胞性界面炎（HE 染色）

图 C： P-V 桥接坏死，网状纤维塌陷（Masson+ 网状纤维双重染色）　　**图 D：** 为图 E 放大，IgG4 阳性细胞 >10 个 /HFP（IHC 染色）

图 E： IgG4 阳性细胞的表达（IHC 染色）

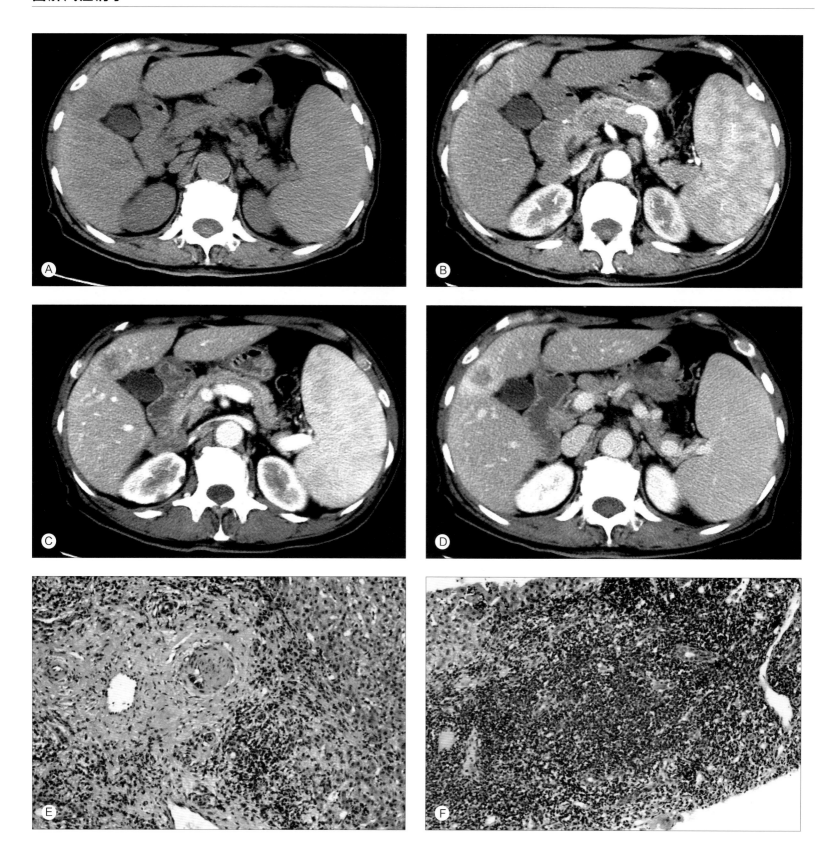

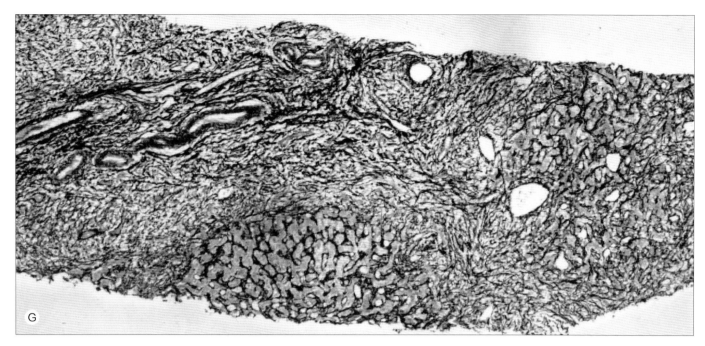

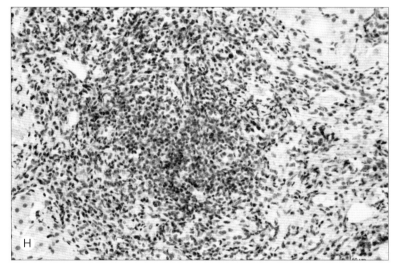

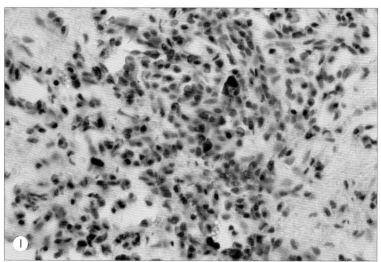

图7-29. IgG4 相关硬化性胆管炎患者，男性，78 岁。发现肝占位 1 个月。腹部 CT 示肝左叶内侧低密度影，伴腹腔内淋巴结肿大，胰腺大小、形态和密度未见异常。肝穿刺活检组织病理检查支持 IgG4 相关硬化性胆管炎

图A： 腹部 CT 扫描检查，显示肝左叶内侧段胆囊窝旁稍低密度灶，边界显示不清，直径约 25mm，局部肝脏轮廓略突出

图B（动脉期）、**图C**（门脉期）、**图D**（延迟期）腹部 CT 扫描检查：显示病灶在动脉期可见轻度边缘强化，静脉期、延迟期边缘强化范围逐渐增宽、程度逐渐增强，延迟强化中心仍可见低强化区。所示可见脾脏增大

图E： 肝组织病理检查，显示汇管区扩大纤维化，浆细胞性界面炎，小叶间动脉闭塞（HE 染色）

图F： 肝组织病理检查，显示扩大汇管区内，围绕小叶间胆管大量成熟浆细胞、淋巴细胞浸润（HE 染色）

图G： 肝组织病理检查，显示肝细胞融合性坏死，网状支架塌陷，纤维化，仅见少量残存肝细胞（网状纤维染色）

图H： 肝组织免疫组化染色检查，显示 IgG4 阳性细胞多位于界面炎症活跃区（IHC 染色）

图I： 为图 H 放大，IgG4 阳性细胞 >50 个 /HFP（IHC 染色）

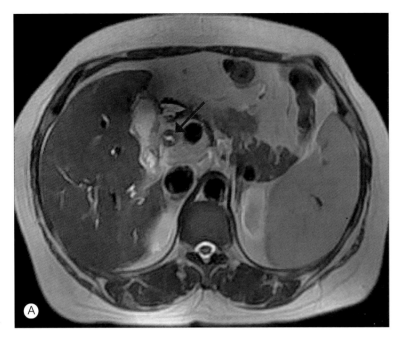 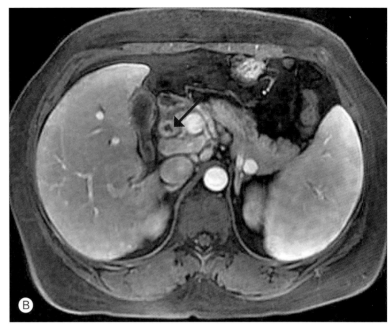

图 7-30. IgG4 相关性疾病伴硬化性胆管炎患者，女性，56 岁。反复腹胀、皮肤黄染 3 年，再发 3 天。查体：全身皮肤黏膜黄染。肝功检查：TBIL 185μmol/L，DBIL95.3μmol/L，GGT 1267IU/L，ALT 101 IU/L，AST 73 IU/L。血清 IgG4 9450mg/L。给予激素治疗后黄疸逐渐消退，符合硬化性胆管炎

图 A： T2WI 示胆总管壁明显增厚   **图 B：** T1 增强压脂像示胆总管壁明显增厚伴强化

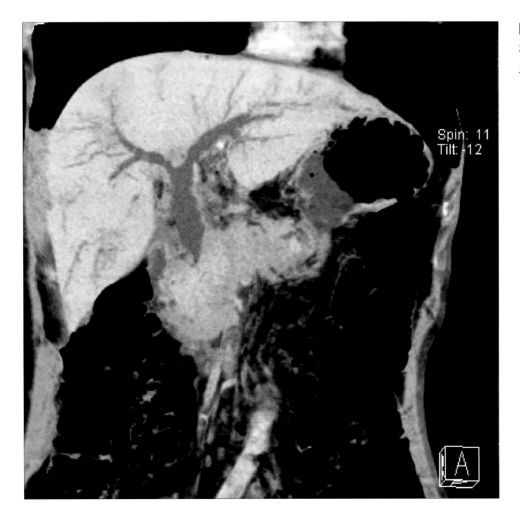

图 7-31. IgG4 相关性硬化性胆管炎患者。斜冠状位 MinMIP 图像示胰腺实质肿胀，胆总管胰内段"猪尾样"狭窄，其上方胆道系统不规则扩张

八、肾脏

IgG4 相关性肾脏病以肾小管间质性肾炎为最常见，其他也可表现为膜性肾病等。肾脏病理检查可见肾间质灶状及片状炎症细胞浸润，以分泌 IgG4 的浆细胞浸润为主，伴有嗜酸性粒细胞、淋巴细胞和单核细胞的浸润，后期可伴有显著的纤维化，纤维增生排列形成"席纹征"，肾小管萎缩及消失，肾小球缺血性皱缩及硬化。有时可见受累的肾小管间质与正常肾实质有清晰的分界，病情严重者可引起肾功能衰竭。

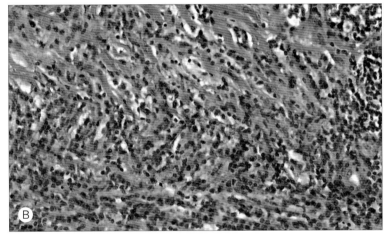

图 7-32. IgG4 相关性疾病患者，男性，69 岁，腹部 CT 检查示双肾多发斑片状强化减低影

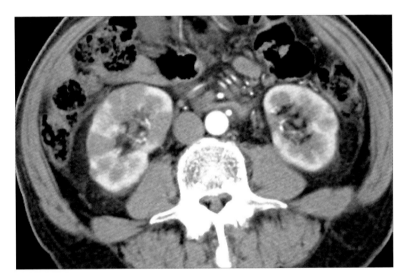

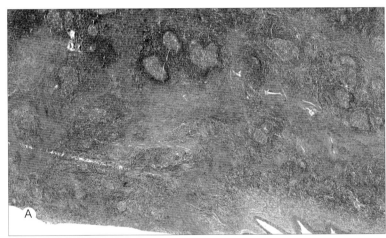

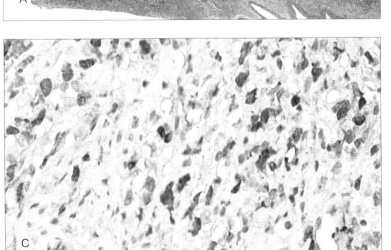

图 7-33. IgG4 相关性疾病患者肾脏受累。患者，女性，58 岁，体检泌尿系超声提示右肾集合系统内充满低回声，范围约 4.4cm×1.3cm，彩色多普勒超声显示低回声内见少许血流信号。膀胱镜检 + 右侧肾盂输尿管逆行造影可见输尿管、肾盂显影，肾盂下盏外压性改变，肾盂输尿管移行部轻度狭窄。CTU：右侧肾盂及中下部肾盏可见团块样软组织密度影，边界欠规整，增强扫描轻度尚均匀强化，沿肾盂肾盏壁生长，正常肾盂结构明显受侵狭窄，病变累及肾盂输尿管连接处，可见管腔狭窄，管闭明显增厚伴强化。血清 IgG4 水平为 3250 mg/L（正常：80~1400 mg/L）。术后病理检查

图 A： 肾盂黏膜下大量纤维组织增生，淋巴滤泡反应性增生，右下为被覆的移行上皮

图 B： 高倍镜可见增生的纤维组织及大量淋巴细胞、浆细胞

图 C： 免疫组化显示多量 IgG4 阳性浆细胞浸润

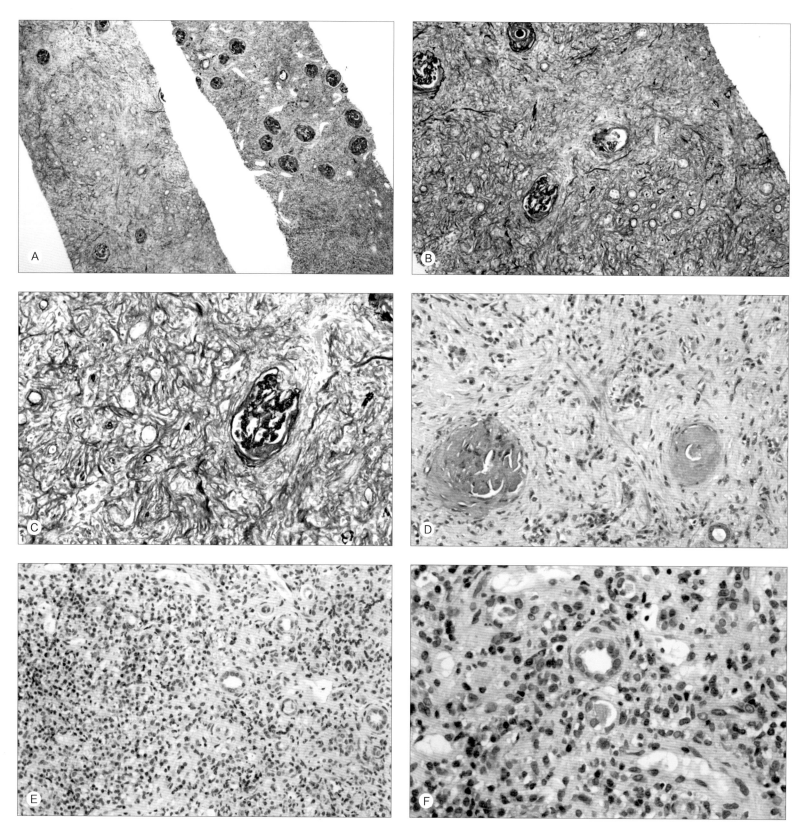

图 7-34. IgG4 相关性肾病患者肾穿刺活检，肾组织病理可以呈现不同的改变

图 A： 肾实质内大片状纤维化，肾小球缺血皱缩和硬化，肾小管萎缩和消失，肾间质纤维化，少量细胞浸润（PASM 染色）

图 B： 肾小球缺血皱缩和硬化，肾小管萎缩和消失，肾间质纤维化（PASM 染色）

图 C： 肾小球缺血硬化，肾间质纤维增生呈席纹样改变（PASM 染色）

图 D： 肾小球硬化，肾小管消失，肾间质胶原纤维增生，可见少量细胞浸润（Masson 染色）

图 E： 肾间质局灶性及片状淋巴单核细胞、浆细胞和嗜酸性粒细胞浸润（HE 染色）

图 F： 浸润的细胞中可见较多的浆细胞伴嗜酸性粒细胞（HE 染色）

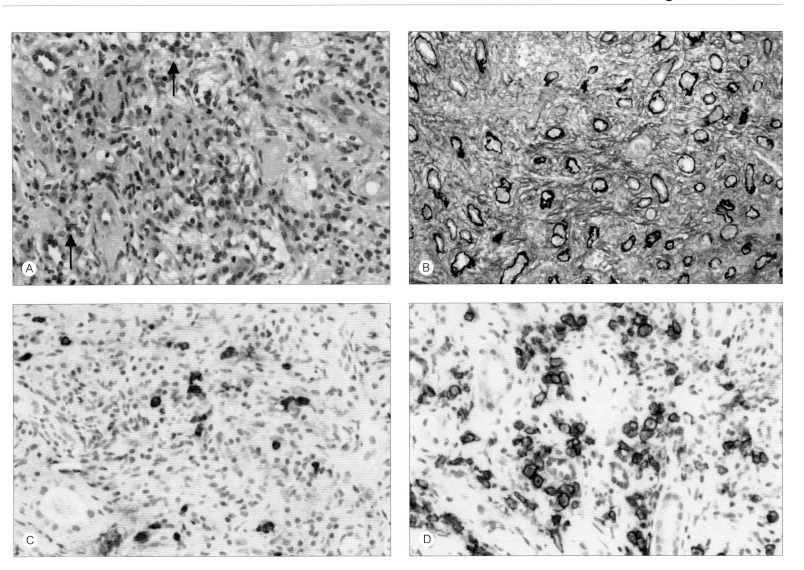

图 7-35. IgG4 相关性疾病患者，男性，60 岁。2 年前发现高血压，血压最高 160/100mmHg。1 年前因咳嗽、气短，考虑有肺间质病变，进行肺组织穿刺，病理提示组织间质纤维化明显，胶原结节形成，其内可见大量挤压变形的淋巴细胞浸润。半年前出现食欲减退，周身无力，体重下降，腹部 CT 扫描显示胆管炎和胆管扩张。又做 MRCP 检查，显示肝总管及左肝管管壁增厚，伴远端肝内胆管轻度扩张，腹主动脉旁多发淋巴结肿大。实验室检查：血红蛋白 96g/L，血沉 120mm/1h，血肌酐 341μmol/L，血清转氨酶及胆红素正常。血清 ANA 1:320，IgG 23.6g/L（正常 7.23 ~ 16.85g/L），IgG 亚型：IgG1 19.1g/L（正常 4.9 ~ 11.4g/L），IgG2 5.81g/L（正常 1.5 ~ 6.4g/L），IgG3 1.08g/L（正常 0.2 ~ 1.1g/L），IgG4 4g/L（正常 0.08 ~ 1.4g/L）；IgG4/IgG 13.3%。尿常规正常。肾活检病理检查，光镜下所见

图 A： 肾间质可见大量淋巴、单核细胞浸润，并可见部分嗜酸性粒细胞浸润（箭头）（HE 染色）

图 B： 肾间质可见纤维化，呈"席纹"样改变。肾小管萎缩（PASM 染色）

图 C： 免疫组化染色显示，肾间质内可见 IgG4 阳性细胞（棕色细胞为 IgG4 阳性细胞）

图 D： 免疫组化染色显示，肾间质内较多浆细胞，IgG4 阳性细胞占浆细胞 40% 多

　　根据上述病理检查所见，符合 IgG4 相关性亚急性肾小管间质肾病。诊断明确后，给予口服醋酸泼尼松 40mg/d、环磷酰胺 50mg/d 治疗，1 月后临床症状明显缓解，血肌酐降至 200μmol/L。IgG4 相关性疾病可以累及多个器官，但并不同时呈现受损脏器的临床症状，而是先后出现。肾脏是一常被累及的器官，有的患者可以出现肾功能衰竭。肾功能明显受损的 IgG4 相关性疾病患者，如果给予泼尼松和免疫抑制剂治疗，可以使肾功能得到改善，这点与慢性肾炎肾功能衰竭患者有显著的不同。

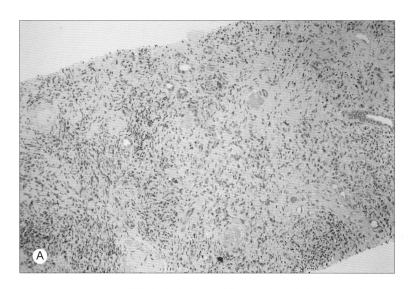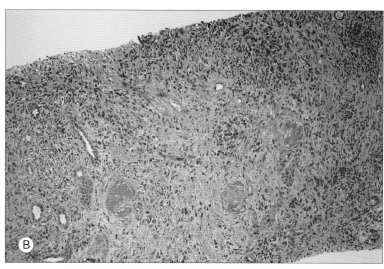

图 7-36. IgG4 相关性疾病患者，男性，73 岁，有颌下腺肿胀史及肾小管间质性肾炎

图 A: 在低倍镜下观察其肾活检组织，主要的表现是肾小管间质炎症以及　　**图 B:** 显示间质纤维化，肾小球被胶原组织所取代（胶原染色）
明显的纤维化（HE 染色）

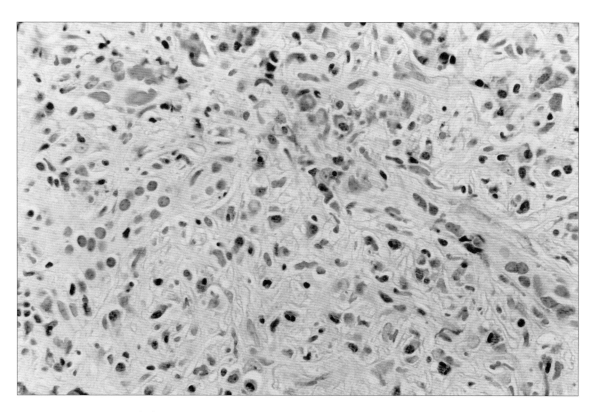

图 7-37. IgG4 相关性疾病患者，男性，45 岁，有自身免疫性胰腺炎病史。肾活检病理检查，显示
小管间质性肾炎，显著的病理特征是浆细胞和大量的嗜酸性细胞浸润，以及纤维化。此病理切片中
没有显示肾小球组织

九、腹膜后组织

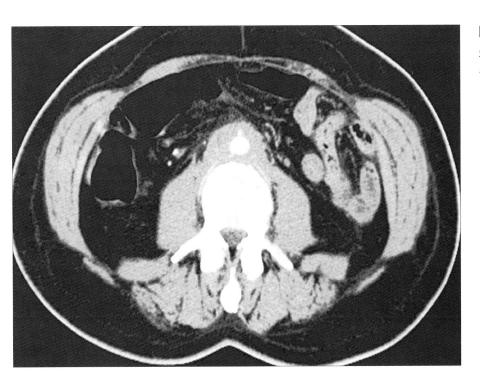

图 7-38. IgG4 相关性腹主动脉周围炎患者，男性，54 岁，腹部 CT 检查示腹主动脉周围软组织密度影包绕

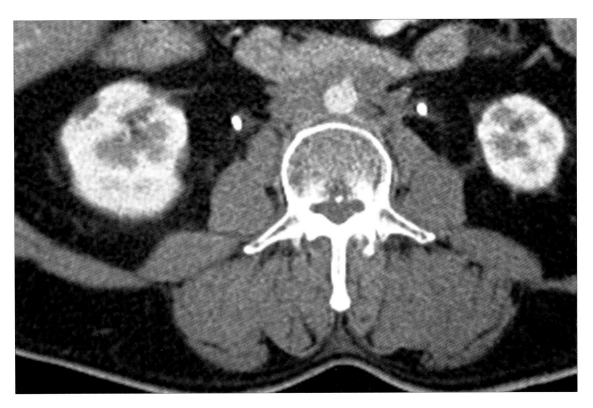

图 7-39. IgG4 相关性疾病患者，男性，50 岁，有 10 年的 IgG4 相关性腹膜后纤维化病史，并已长期留置输尿管支架，有慢性疼痛及反复感染。腹部 CT 扫描显示主动脉被炎性包块所包绕，此外，还有一些其他病变：① 双侧有明亮的输尿管支架影，是由于输尿管狭窄而置入的；② 肾萎缩，左侧比右侧更严重；③ 双肾低密度灶，右肾更为明显，提示患者可能伴有与 IgG4 相关的肾小管间质性肾炎

十、^{18}F-FDG PET/CT 检查

IgG4 相关性疾病的活跃病灶往往代谢活性异常增高，对葡萄糖等能量的需求增大，^{18}F-FDG 摄取明显高，在 ^{18}F-FDG PET/CT 显像上表现为高代谢病灶，有时甚至被误诊为恶性肿瘤。^{18}F-FDG PET/CT 在 IgG4 相关性疾病的诊断价值主要体现在以下几个方面：① 通过全身显像全面了解病变的范围，往往能够发现其他检查未能发现的病灶；② 根据病变的范围、代谢活性和对脏器的累及情况判断疾病的严重程度；③ 根据病变治疗后代谢程度的变化，可以准确、定量地判断疗效。

下面分别介绍两例确诊 IgG4 相关性疾病患者，在治疗前后的 PET/CT 图像加以比较，反映累及多个器官组织受损，以及治疗后的有效性，提示 ^{18}F-FDG PET/CT 对该疾病在诊断和监测疗效方面的临床意义。

病例一： 患者男性，71 岁，厌食、口苦 1 月余，因糖尿病就诊时发现巩膜黄染入院，进行十二指肠乳头肌切开及胆管支架植入术后，黄疸消退。不久，双下肢至踝关节出现瘀点，并伴有四肢末端麻木。血化验：抗核抗体 1:80；IgG 亚类测定：IgG1 16600mg/L，IgG2 7280mg/L，IgG3 796mg/L，IgG4 21800mg/L。胸部 CT 扫描显示"双肺间质性病变，双侧肺气肿，双侧腋窝下、纵隔内多个淋巴结肿大"。^{18}F-FDG PET/CT 检查显示：胰腺、唾液腺、多处淋巴结、肝脏、胆管、前列腺多发糖代谢异常增高灶。诊断为 IgG4 相关性疾病，给予泼尼松 (40mg/d) 和免疫抑制剂治疗 2 周后，症状明显好转。复查 PET/CT，提示病变明显缓解。

治疗前	治疗后

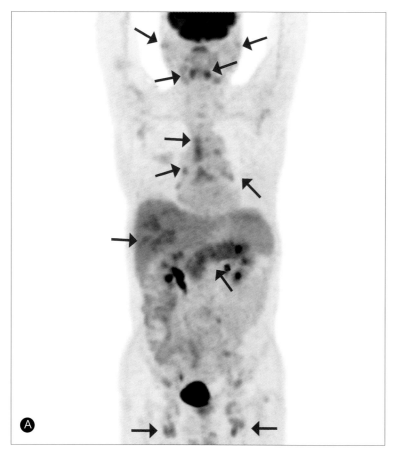 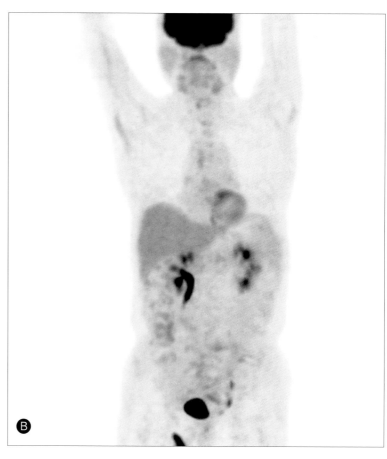

图 7-40. IgG4 相关性疾病患者经糖皮质激素和免疫抑制剂治疗两周前后的 ^{18}F-PDE PET/CT 检查图像的比较

图 A： 治疗前图像，显示唾液腺，腋窝、肝脏、胆管、胰腺、前列腺、腹股沟淋巴结等多处代谢异常增高病灶（箭头处）

图 B： 治疗后图像，显示唾液腺、腋窝、纵隔及肺门淋巴结、肝脏、胆管、胰腺、前列腺、腹股沟淋巴结的代谢异常增高现象较治疗前明显减低或已完全消失

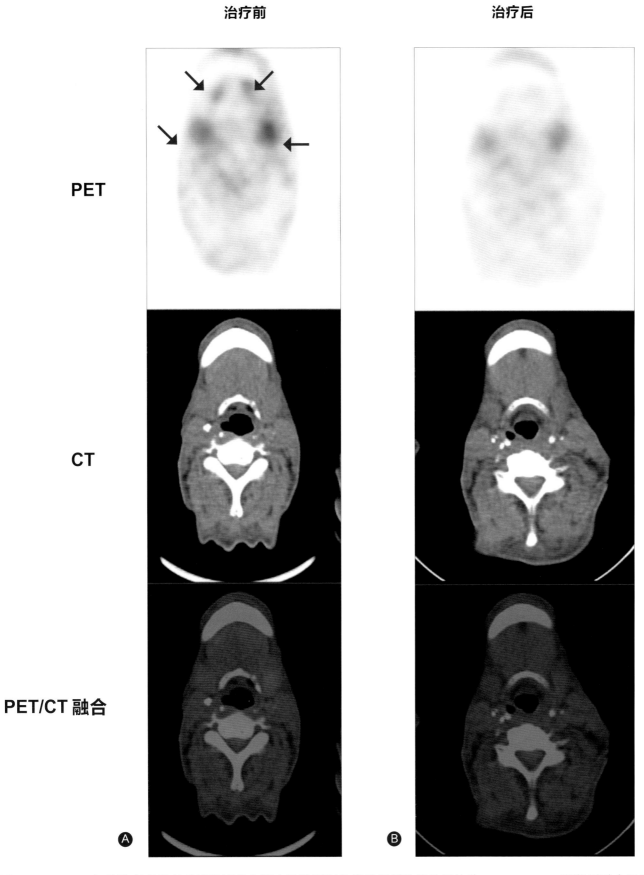

治疗前   **治疗后**

PET

CT

PET/CT 融合

图 7-41. IgG4 相关性疾病患者唾液腺病变在糖皮质激素和免疫抑制剂治疗前后的 ^{18}F-FDG PET/CT 及断层融合图像变化比较

图 A 和**图 B**：显示治疗前唾液腺代谢异常增高（箭头处），治疗后则明显减低

治疗前　　　　　　　　　　　治疗后

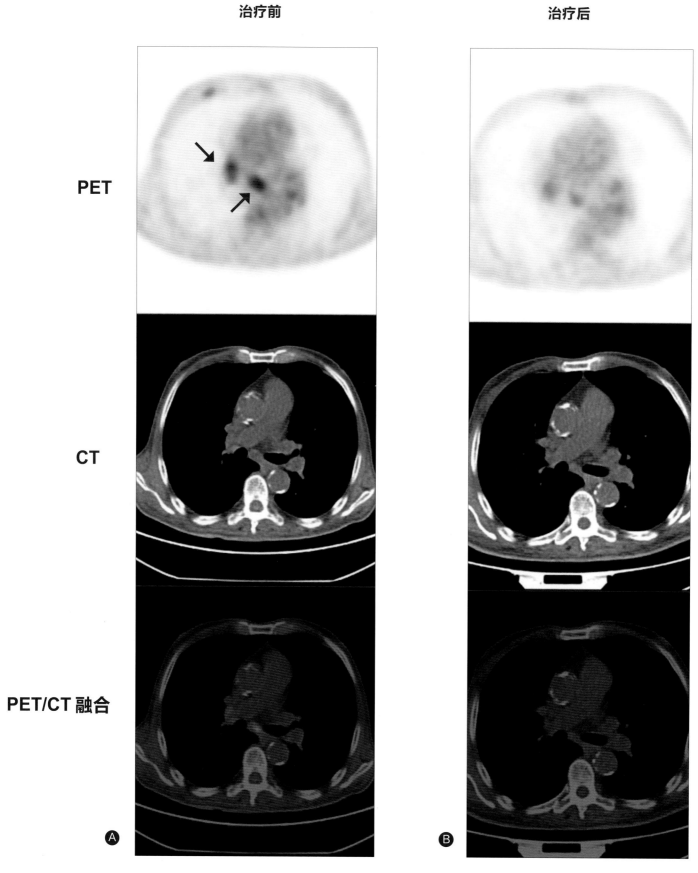

PET

CT

PET/CT 融合

Ⓐ　　　　　　　　　　　　Ⓑ

图 7-42. IgG4 相关性疾病患者纵隔及肺门淋巴结病变在糖皮质激素和免疫抑制剂治疗前后的 ^{18}F-FDG PET/CT 及断层融合图像变化比较
图 A 和**图 B：**显示治疗前纵隔及肺门淋巴结糖代谢异常增高（箭头处），治疗后则明显减低

治疗前 治疗后

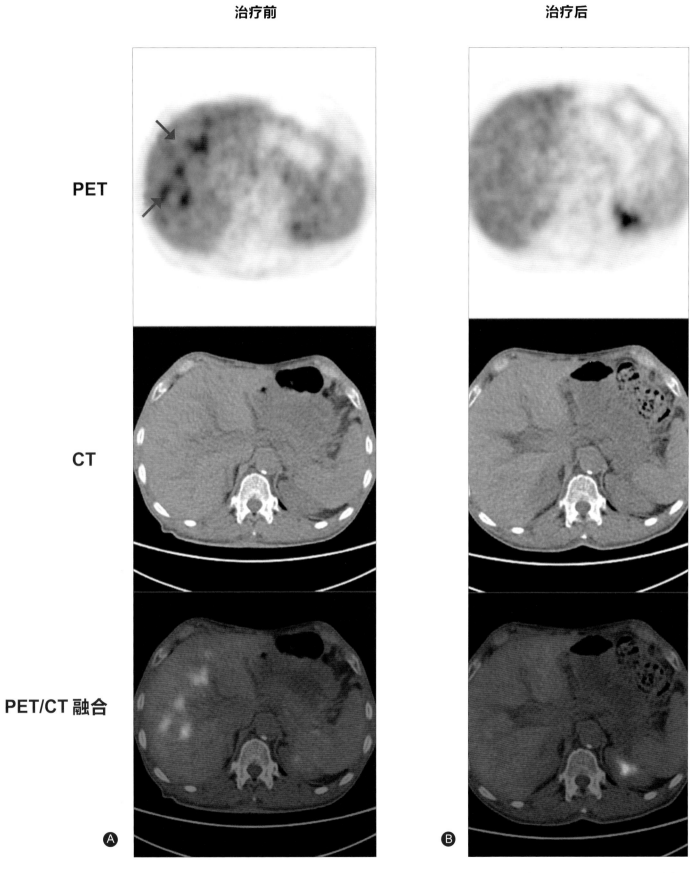

PET

CT

PET/CT 融合

Ⓐ Ⓑ

图 7-43. IgG4 相关性疾病患者肝脏病变在糖皮质激素免疫抑制剂治疗前后的 ^{18}F-FDG PET/CT 及断层融合图像变化比较

图 A 和**图 B:** 显示治疗前肝脏代谢异常增高（箭头处），治疗后则明显减低

治疗前

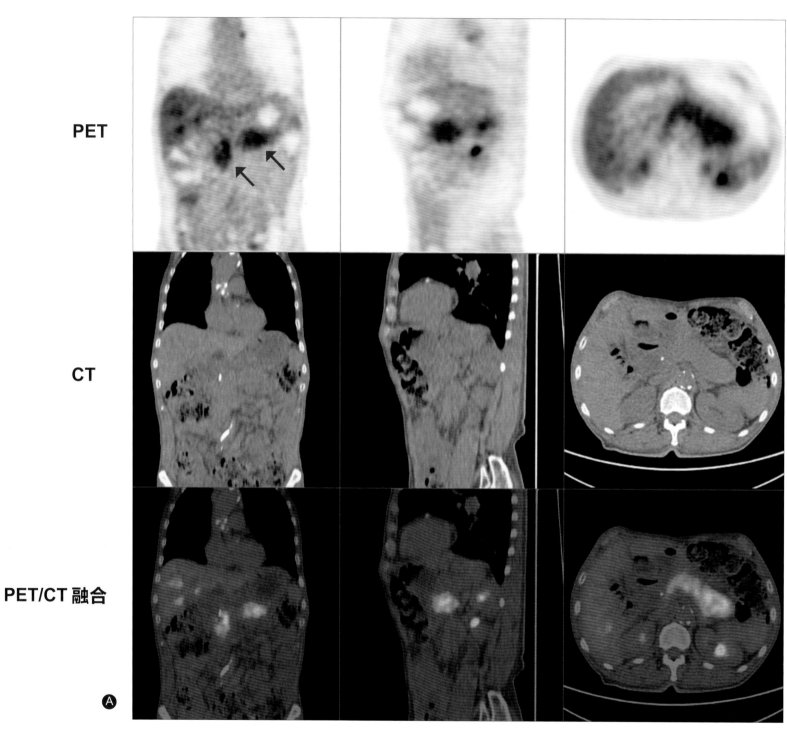

PET

CT

PET/CT 融合

Ⓐ

治疗后

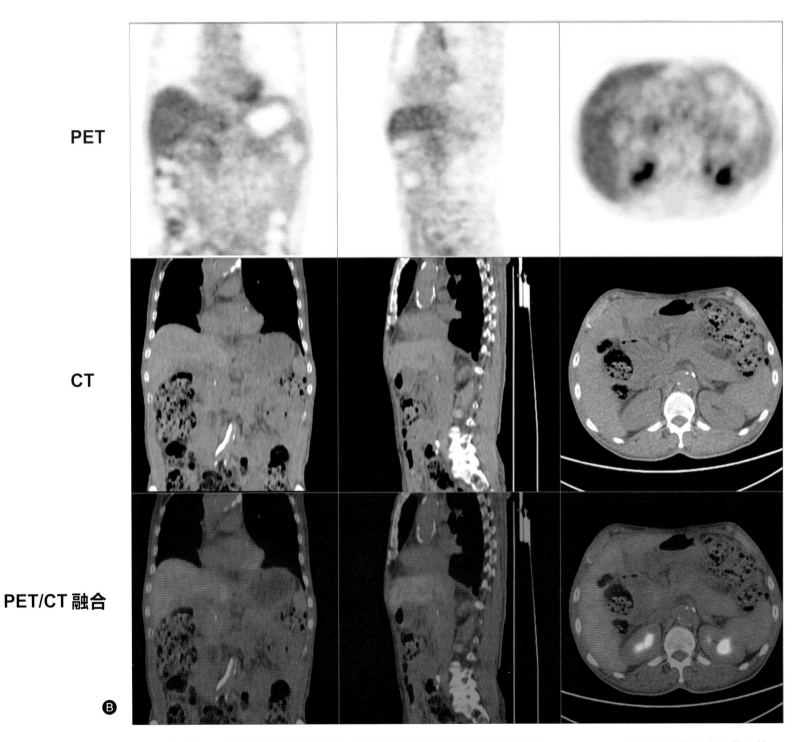

图 7-44. IgG4 相关性疾病患者胰腺病变在糖皮质激素和免疫抑制剂 治疗前后的 ^{18}F-FDG PET/CT 及断层融合图像变化比较

图 A: 治疗前图像显示胰腺糖代谢异常增高 (箭头处)　　　**图 B:** 治疗后图像显示胰腺糖代谢比治疗前明显减低

病例二：患者，男性，66 岁，常觉左侧腰部酸胀，肾功能异常，后因突发急性肾功能衰竭入院。CT 扫描检查显示双输尿管上段扩张，纵隔、腹膜后及双肺门多发淋巴结肿大，进行双侧 D-J 管置入术。血液 IgG 亚类测定：IgG1 9532 mg/L，IgG2 1026 mg/L，IgG3 2840 mg/L，IgG4 10402 mg/L。隆突及腔静脉旁淋巴结穿刺活检,病理检查结果符合 IgG4 相关性疾病。

^{18}F-FDG PET/CT 检查，提示右肾增大、形态失常，右肾上极及左肾多发占位，右肾上极及左肾、右锁骨上、纵隔及肺门淋巴结、腹膜后髂部血管旁等多处多发糖代谢异常增高，诊断 IgG4 相关性疾病。给予糖皮质激素（泼尼松 50mg/d）和免疫抑制剂治疗后，症状明显好转，复查 PET/CT 提示病变明显缓解。

治疗前

治疗后

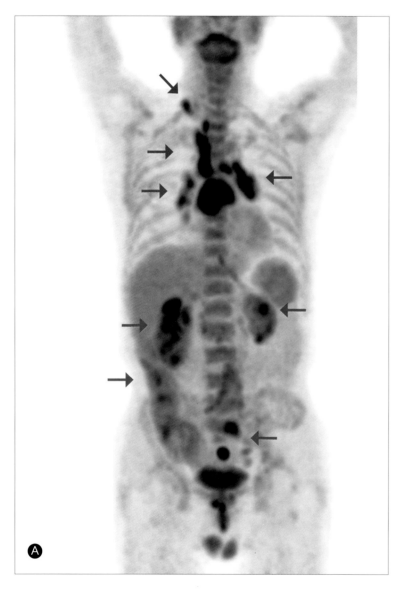
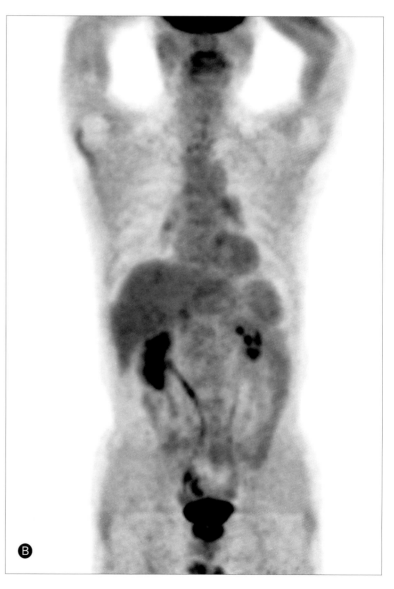

图 7-45. IgG4 相关性疾病患者糖皮质激素和免疫抑制剂治疗前后 ^{18}F-PDE PET/CT 断层融合检查图像的比较

图 A 和**图 B：**显示治疗前右锁骨上、纵隔及肺门淋巴结、双肾、腹膜后髂部血管旁等部位多发糖代谢异常增高（箭头处）；治疗后纵隔及肺门淋巴结糖代谢活性明显减低，其他部位病灶则已显著减低

治疗前

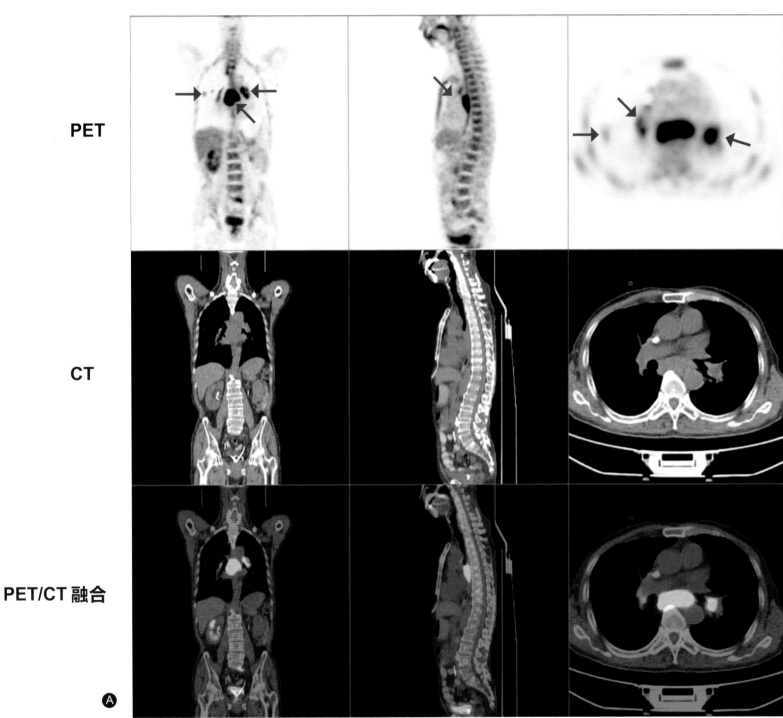

PET

CT

PET/CT 融合

Ⓐ

治疗后

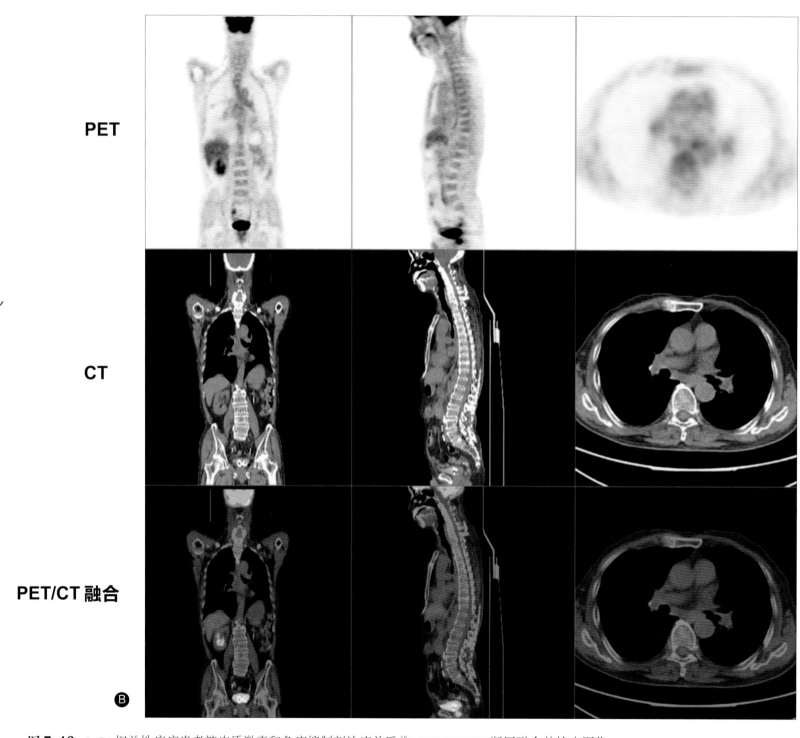

图 7-46. IgG4 相关性疾病患者糖皮质激素和免疫抑制剂治疗前后 ¹⁸F-PDE PET/CT 断层融合的检查图像

图 A: 治疗前图像显示右锁骨上、纵隔及肺门淋巴结等部位糖代谢异常增高（箭头处）

图 B: 治疗后图像显示右锁骨上、纵隔及肺门淋巴结等部位糖代谢异常增高现象已经不明显

治疗前

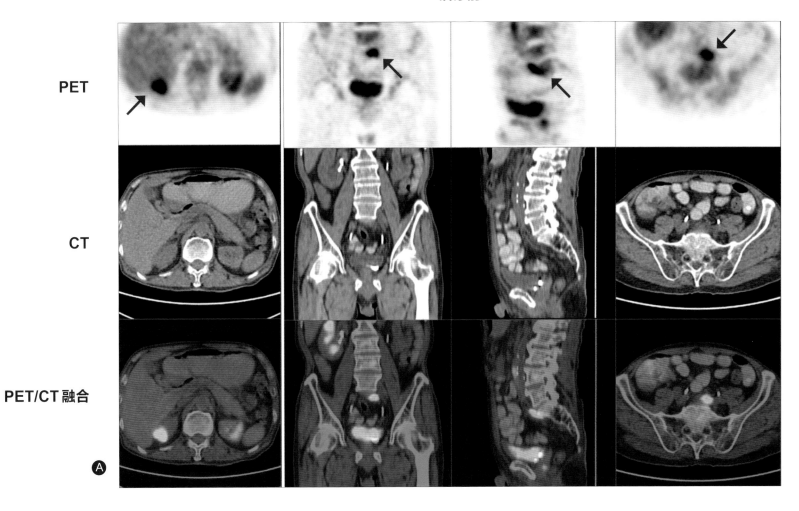

PET

CT

PET/CT 融合

Ⓐ

肾脏   腹膜后髂部血管旁组织

治疗后

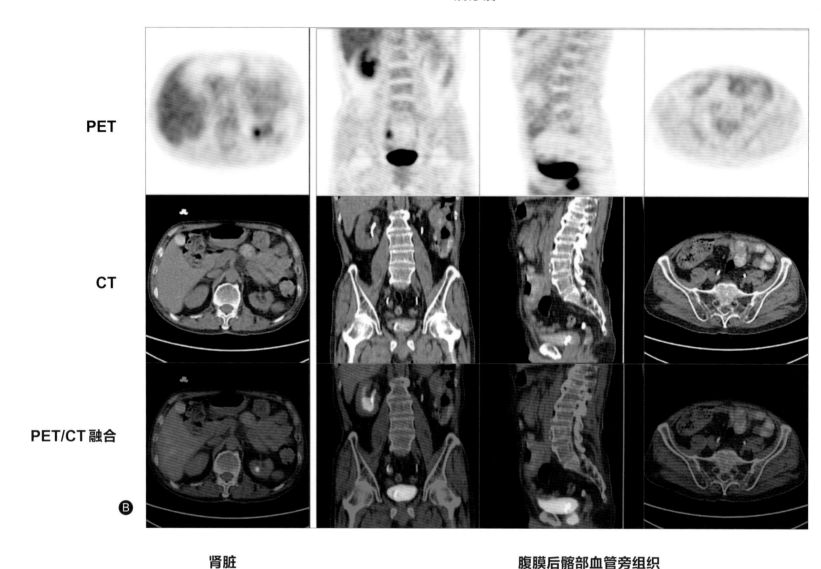

PET

CT

PET/CT 融合

B

肾脏　　　　　　　　　　　　　　　腹膜后髂部血管旁组织

图 7-47. IgG4 相关性疾病患者糖皮质激素和免疫抑制剂治疗前后的 ^{18}F-PDE PET/CT 断层融合的检查图像

图 A： 治疗前图像显示肾脏、腹膜后髂部血管旁等部位多发糖代谢异常增高软组织影

图 B： 治疗后图像显示肾脏、腹膜后髂部血管旁等软组织部位多发糖代谢异常增高现象已经不明显

通过以上两例确诊的 IgG4 相关性疾病患者的 ^{18}F-FDG PET/CT 检查，说明此项检查不仅能够清楚显示受累的病变部位，还可以将治疗前后的检查图像加以对比来判断治疗效果。IgG4 相关性疾病可以累及多个脏器，但并不一定同时出现所有受累器官的临床表现。所以 ^{18}F-FDG PET/CT 检查的另一优点还在于及早发现尚无临床症状的受累病变部位。^{18}F-FDG PET/CT 检查对局部代谢增高的病变均能显示出来，所以它对 IgG4 相关性疾病的诊断并不具有特异性，需要结合患者的临床表现，以及其他检查所见。

（张　文　John H. Stone　蒋　明　王素霞　王欣欣　徐凯峰　冯瑞娥）

第八章 大动脉炎

概 论

大动脉炎是一种累及大动脉的慢性肉芽肿性炎症性疾病，病损主要侵及主动脉及其主要分支，肺动脉亦常被累及。患者常多处动脉受累，其病变显示慢性肉芽肿性全层血管炎，常常导致节段性动脉管腔狭窄或闭塞，少数受累动脉也可因管壁受损而引起扩张或形成动脉瘤。

本病好发于年轻女性，男女比例约为1:8，大约有90%的患者的发病年龄小于30岁。在亚洲地区，此病的患者较多，但尚缺乏流行病学的统计学数据。

本病的病因不清楚。有人报告在不同人群中，IL-2、IL-6及HLA-B的基因多态性与本病有一定关系，因此本病的发病可能有遗传基因因素，也可能与环境有关。具体发病机制未明，可能以细胞免疫为主。炎症反应最早起始于肌性动脉外膜的滋养血管，浸润的炎性细胞以淋巴细胞、单核细胞为主，也可有巨细胞参与。后期，受损的动脉壁纤维化，形成疤痕，内膜增厚，导致管腔狭窄、闭塞、或血栓形成。动脉壁因炎症导致弹力层损伤，也可以产生假性动脉瘤或主动脉夹层动脉瘤。过去，本病曾被称之为无脉病，主动脉弓综合征，非特异性主动脉炎，高安病（Takayasu disease）等，目前则统称为大动脉炎。

大动脉炎可以同时侵犯多个动脉，同一动脉也可以多个部位受损。升主动脉延续到主动脉弓、胸主动脉、降主动脉、腹主动脉以及各主要分支均可受累。根据其病变部位的不同，可以分为4种类型：① 头臂动脉型（又称主动脉弓综合征）：受损动脉主要为主动脉弓下缘以上及其分支，以颈总动脉、锁骨下动脉、无名动脉、桡动脉等较为常见，表现为受损的动脉狭窄闭塞。部分患者出现夹层动脉瘤。脑部缺血时，可出现视力障碍、头痛、晕厥、偏瘫、昏迷等。耳部缺血时，可出现耳鸣或听力减退。眼部缺血时，可出现视力减退、视野缺损，并常与体位变动有一定关系。上肢血管累及时，脉搏减弱或无脉，肌无力，肌萎缩。半数以上患者在病变部位可以听到血管杂音，少数患者可摸到血管震颤。部分患者伴有主动脉瓣关闭不全和左室肥大，可能出现心力衰竭。② 胸、腹主动脉型：受损动脉主要为胸、腹主动脉及其分支。肠系膜动脉受损时，可能出现腹痛或肠出血。肾动脉受累时，会引起继发性高血压，肾动脉受损越严重，舒张压越高，持续高血压，可引起左心室肥厚，诱发心力衰竭。患者还可能肾脏萎缩，肾梗塞而导致肾功能减退。下肢缺血时，可出现下肢无力、间歇跛行，下肢动脉搏动减弱或消失。严重者可出现夹层动脉瘤，动脉瘤扩张时会产生疼痛，如果动脉瘤破裂则引起大出血而危及生命。③ 肺动脉型：即肺动脉主干及其分支受损。此型患者并不少见，但多与其他类型合并出现。此型患者在病情严重和病程晚期时常出现肺动脉高压。④ 广泛型：以上三类型中，同时涉及两种或两种以上的动脉受累者称之为广泛型，此型患者受损的血管较多，病情往往较重。

诊断要点

大动脉炎的诊断和分类主要依据临床症状及影像学检查的结果，血管造影对本病诊断具有较高的敏感性和特异性。血沉和C反应蛋白升高可提示病情的活动度。

目前，对本病的诊断标准多采用 1990 年美国风湿病学会修订的分类标准。如果符合 3 项或 3 项以上时，可以诊断为大动脉炎，文献报告其诊断的敏感性为 90.5%，特异性为 97.8%。

1990 年美国风湿病学会大动脉炎分类标准

判定标准	定义
发病年龄小于 40 岁	40 岁前出现大动脉炎相关的症状和体征
肢体缺血	活动时，一个或多个肢体，尤其是上肢出现逐渐加重的无力和肌肉不适
肱动脉搏动减弱	一侧或双侧肱动脉搏动减弱
双臂血压差大于 10mmHg	两上肢收缩压不相等，两者之差大于 10mmHg
锁骨下动脉或腹主动脉区杂音	一侧或双侧锁骨下动脉或腹主动脉区可闻及血管杂音
血管造影异常	主动脉及其分支或上下肢大血管显示局灶或节段性狭窄或闭塞，除外动脉硬化、动脉纤维肌发育不良等病因

依据患者的临床表现高度怀疑大动脉炎时，应该进行多普勒彩超、CT 扫描、血管造影等影像学检查，这些检查不仅对诊断具有重要作用，也是监测受损动脉病变变化或判断疗效的良好方法。

图　解

一、头臂动脉型（主动脉弓综合征）

受损部位主要侵及主动脉弓下缘以上的大血管及其分支。受侵的脏器可能涉及颅脑、眼、耳、上肢等。

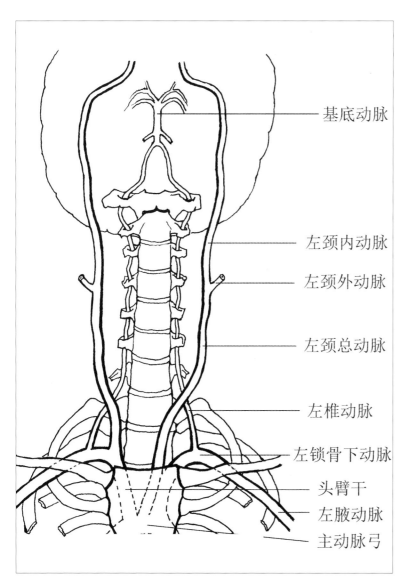

图 8-1. 头臂动脉示意图

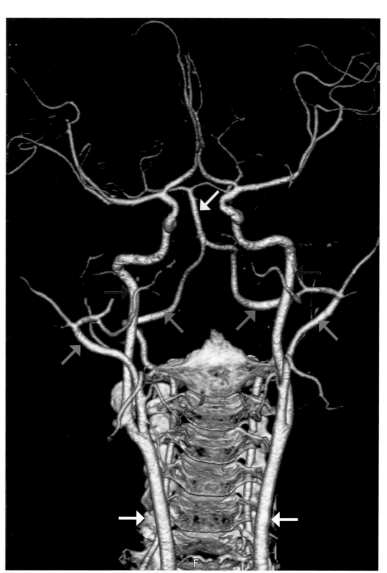

图 8-2. 正常人的颈部 CT 血管造影，显示正常的双侧颈总动脉（白色箭头）、颈内动脉（红色箭头）、颈外动脉（绿色箭头）、椎动脉（蓝色箭头）和基底动脉（黄色箭头）等血管分布

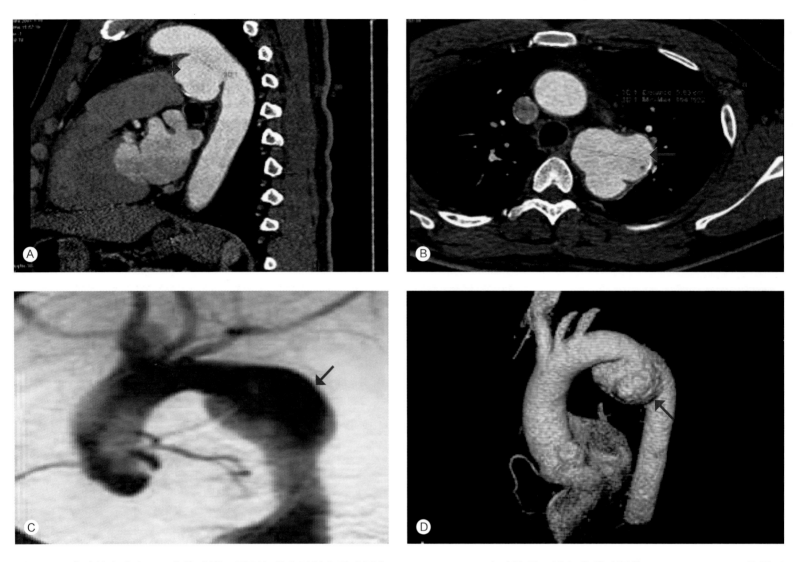

图8-3. 大动脉炎患者 CT 血管造影，平面矢状位及轴位重建图像（**图 A、图 B**），主动脉弓三维立体重建图像（**图 C、图 D**），均显示主动脉弓动脉瘤（箭头处）

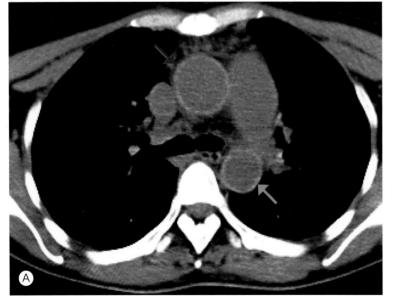
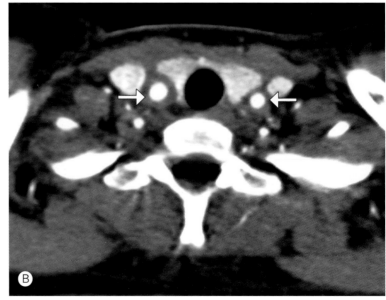

图8-4. 大动脉炎患者胸部 CT 轴位平扫及颈根部 CT 增强扫描

图 A： 显示升主动脉（红色箭头）及胸主动脉（绿色箭头）管壁增厚，管腔闭塞

图 B： 显示双侧颈总动脉管壁明显增厚（白色箭头）

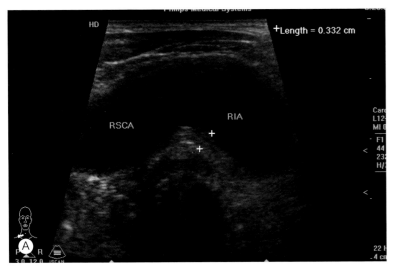

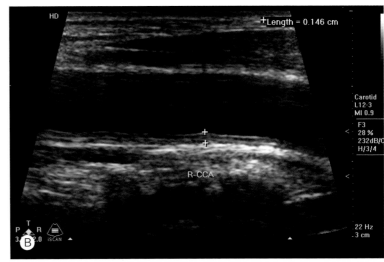

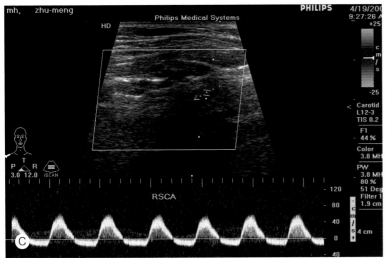

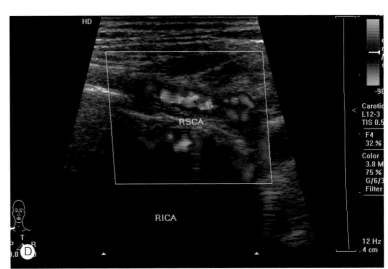

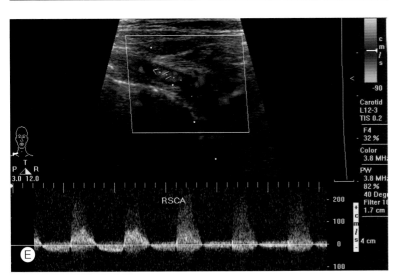

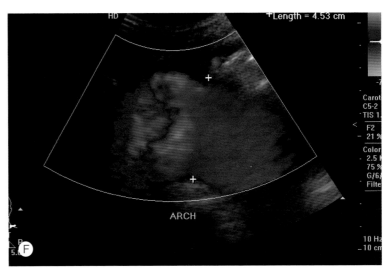

图 8-5. 大动脉炎患者超声图像

图 A： 无名动脉内中膜增厚

图 C： 右锁骨下动脉血流呈狭窄后改变

图 E： 右锁骨下动脉血流紊乱频谱

图 B： 右颈总动脉内中膜增厚

图 D： 右锁骨下动脉血流紊乱

图 F： 大动脉炎患者血管超声图像，显示主动脉弓增宽

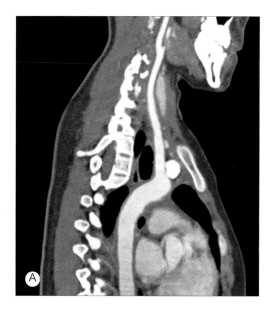

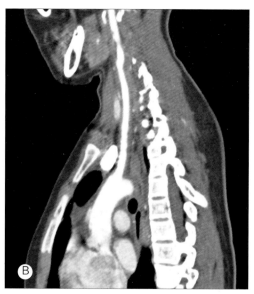

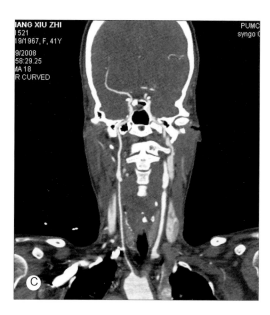

图 8-6. 大动脉炎患者 CT 血管造影图像

图 A: 显示右侧颈总动脉管壁弥漫性环形增厚，管腔中、重度弥漫性狭窄

图 B: 显示左颈总动脉管壁不均匀弥漫性环形增厚，并有血管节段性狭窄、闭塞

图 C: 双侧颈总动脉管腔狭窄、闭塞，左侧比右侧更重，无名动脉未显示

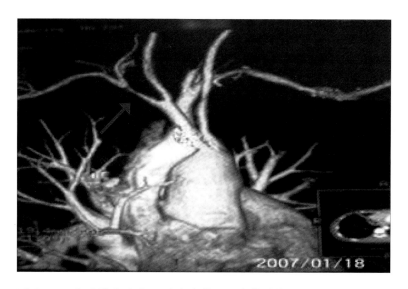

图 8-7. 大动脉炎患者心脏大血管 CT 血管造影三维重建图像，显示右锁骨下动脉狭窄（箭头所指）

图 8-8. 大动脉炎患者磁共振血管成像（MRA），显示左颈总及左锁骨下动脉闭塞，并有侧枝循环形成（箭头所指）

图 8-9. 大动脉炎患者主动脉弓血管成像，显示双侧锁骨下动脉闭塞，双侧颈动脉狭窄

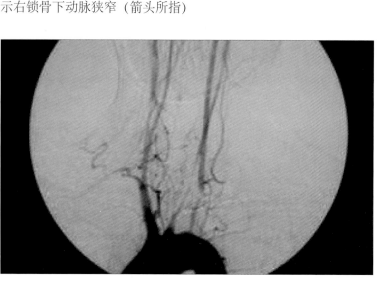

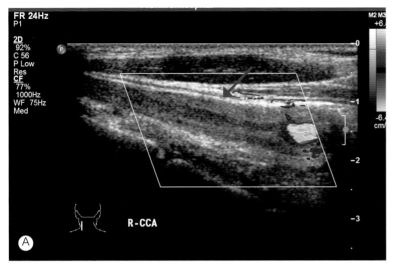

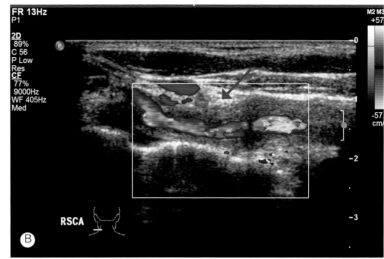

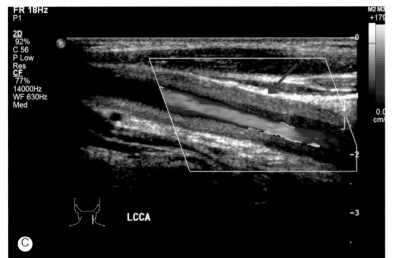

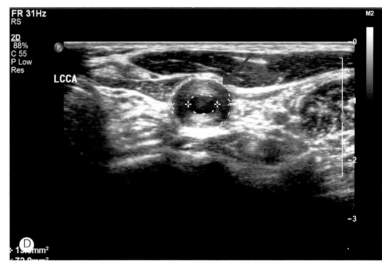

图 8-10. 大动脉炎患者超声心动图像

图 A： 右颈总动脉长轴切面，显示血管闭塞（箭头所指）

图 B： 右锁骨下动脉长轴切面，显示动脉内中膜增厚、管腔狭窄（箭头所指）

图 C、图 D： 左侧颈总动脉长轴切面和 短轴切面，显示左颈总动脉内膜和中膜呈向心性增厚，左颈总动脉面积狭窄（箭头所指）

图 E： 左颈总动脉血流紊乱频谱

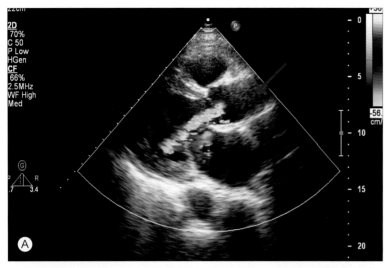
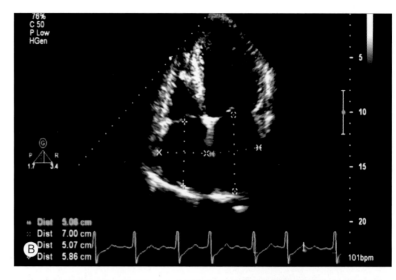
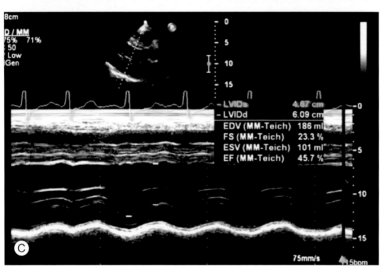
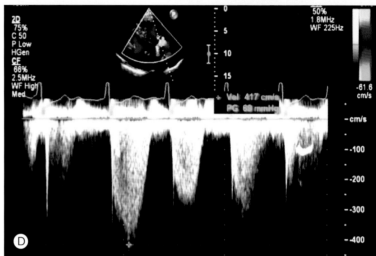

图 8-11. 大动脉炎患者超声心动图检查。患者的主要病变在主动脉根部和升主动脉，导致主动脉瓣关闭不全，进而引起全心扩大

图 A: 显示升主动脉增宽（红色箭头），全心增大，左室肥厚，左室收缩功能减低，重度主动脉瓣关闭不全

图 B: 显示全心增大

图 C: M 型超声检查，显示室间隔运动幅度明显降低，左室舒张末期直径 61mm，收缩末期直径 46.7mm，左室缩短分数 23.3%，射血分数 45.7%，提示左室收缩功能减低

图 D: 连续多普勒测量，三尖瓣反流速度最大 4.17m/s，估测肺动脉收缩压 79mmHg（正常肺动脉收缩压 <30mmHg）

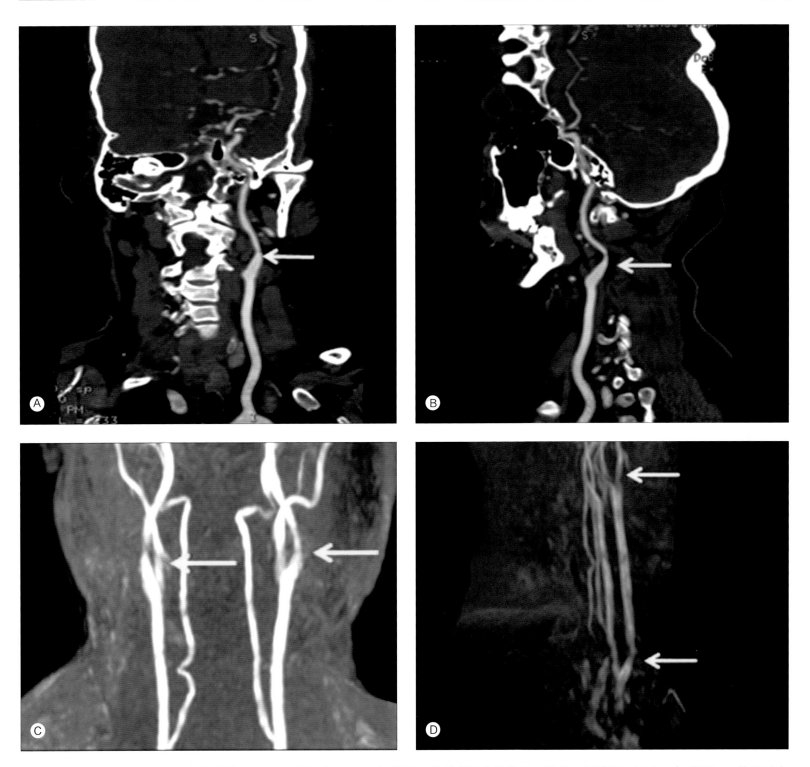

图 8-12. 大动脉炎患者 CT 血管造影（**图 A**，冠状面；**图 B**，矢状面）及磁共振血管造影（**图 C**，冠状面；**图 D**，矢状面），均显示左侧颈动脉节段性不规则扩张与狭窄（箭头处）

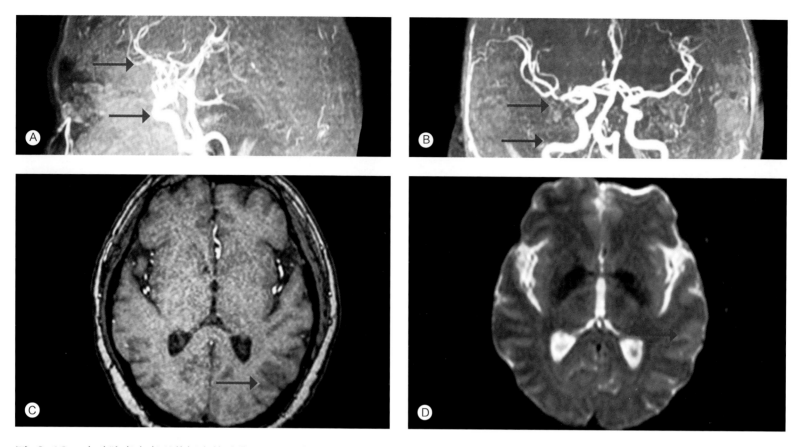

图 8-13. 大动脉炎患者磁共振血管成像（**图 A**：矢状面；**图 B**：冠状面）及 MRI 检查（**图 C**：T1WI 显示低信号；**图 D**：T2WI 抑脂像，显示高信号）

图 A 和**图 B**：显示颅内血管多发不规则扩张与狭窄　　　　**图 C** 和**图 D**：提示脑梗塞

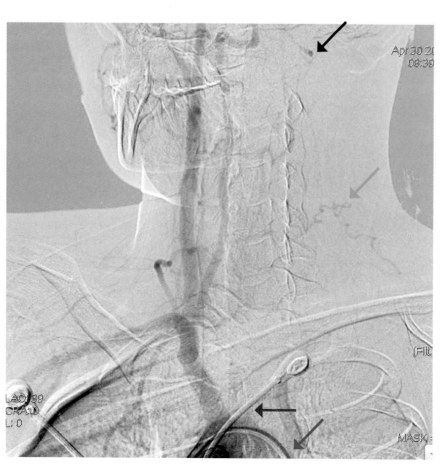

图 8-14. 大动脉炎并发左侧额颞叶大片脑梗死患者，脑血管造影：左侧颈总动脉及左侧锁骨下动脉起始段闭塞，可见锁骨下动脉盗血综合症（因左侧锁骨下动脉闭塞，血液经右侧锁骨下动脉→右侧椎动脉→右侧基底动脉→左侧椎动脉远段）。红色箭头：左侧颈总动脉起始段闭塞；蓝色箭头：左侧锁骨下动脉起始段闭塞；黑色箭头：右侧椎动脉向左侧椎动脉逆向供血；绿色箭头：颈部肌肉有来自左侧椎动脉颅内段的逆向供血

注：锁骨下动脉盗血综合征是指椎动脉起始部近侧段锁骨下动脉或无名动脉狭窄或闭塞后，对侧椎动脉血流经过基底动脉反流至患侧椎动脉重新组成患侧锁骨下动脉远侧段的供血。

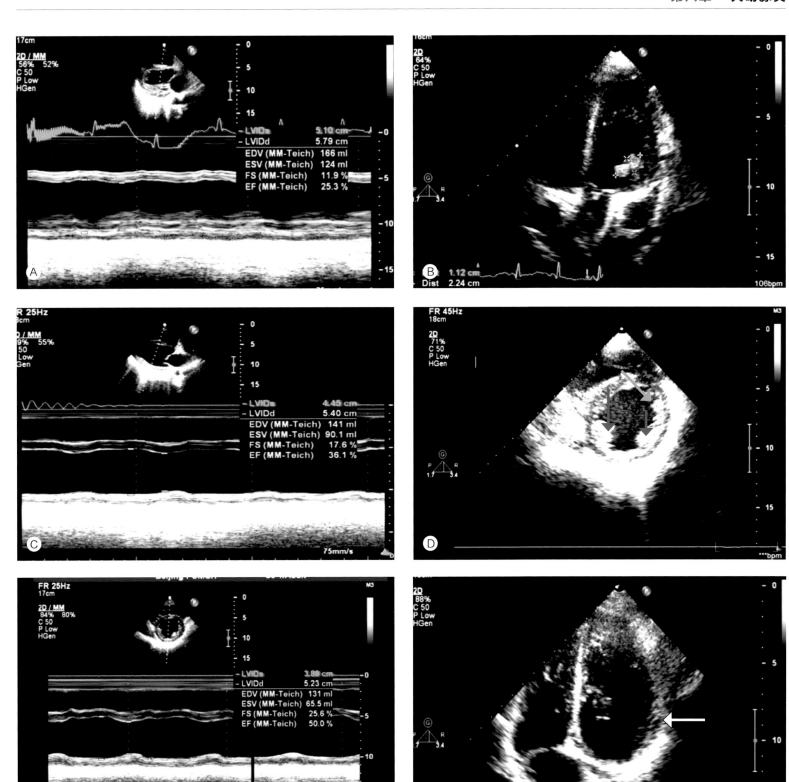

图 8-15. 大动脉炎患者，并发双肾动脉上下两支畸形、双侧上支狭窄、左肾动脉上支完全闭塞、左锁骨下动脉闭塞，超声心动图检查

图 A： 左心室增大，左室舒张末期内径 58mm，收缩末期内径 51mm，左室射血分数 25.3%，提示左室收缩功能重度减低

图 B： 左室侧壁中等回声不规则团块，大小 22.4mm×11.2mm，考虑血栓形成

图 C： 激素及华法林钠抗凝治疗 1 月余后，复查心脏彩超，左室射血分数从 25.3% 上升到 36.1%

图 D： 激素及华法林钠抗凝治疗 1 月余后，复查左室侧壁血栓基本消失，绿色箭头所示可疑原部位血栓遗留痕迹。蓝色箭头所指为乳头肌（正常结构）

图 E： 治疗 3 月后复查，左室射血分数上升到 50.0%

图 F： 治疗 3 月后复查，左室侧壁血栓完全消失（白色箭头所指为原血栓附着处）

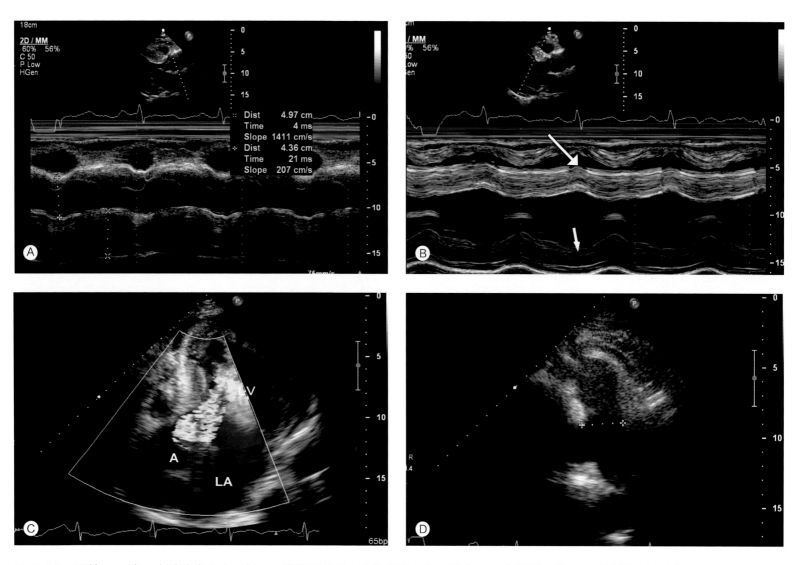

图 8-16. 男性，26 岁。大动脉炎病史 2 年。心脏彩超显示主动脉增宽，左心增大，左室肥厚，重度主动脉瓣关闭不全

图 A： M 超测量主动脉根部直径 44mm（正常应 <37mm），左心房前后径 50mm（正常 <40mm）

图 B： M 超显示左室肥厚，长箭头所指为室间隔，短箭头指向左室后壁

图 C： 主动脉瓣大量反流（蓝色与黄色混杂的为反流）

图 D： 测量主肺动脉直径为 30mm（正常 <26mm）

A：主动脉瓣上；LA：左心房；LV：左心室

在大动脉炎头臂动脉型中，眼部受损比较常见。早期临床表现往往有一过性视物模糊，雾视或视力减退，并常和体位有一定关系，当由仰卧位突然起身时，或头部转动时，常出现视力减退，甚至发生间歇性失明，出现这种症状的原因可能与眼部供血不足有关。眼部检查可以发现结膜血管常扩张或弯曲迂行。表层巩膜血管往往怒张和充盈。虹膜早期正常，缺血的虹膜可以发生轻度萎缩，并发生表面新生血管。瞳孔色素缘外翻，瞳孔扩大、变形或不等大，对光反应迟钝或消失，调节功能减退。病程较久者发生晶状体混浊。有的患者视网膜动脉血管管径较狭窄，动脉血柱出现中断和分支状，甚至视网膜中央动脉阻塞。另外，静脉变粗，怒张，迂曲，有的似念珠状。

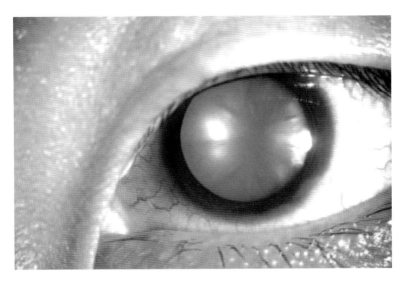

图 8-17. 大动脉炎患者左眼裂隙灯弥散光前节照相，晶状体皮质楔形混浊，结膜血管迂曲充血

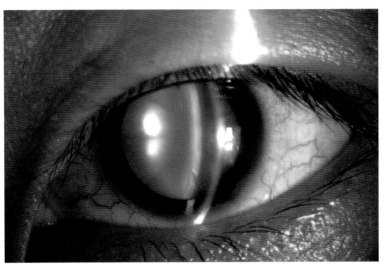

图 8-18. 大动脉炎患者左眼裂隙灯直接焦点照明法前节照相，晶状体皮质楔形混浊，结膜血管迂曲充血

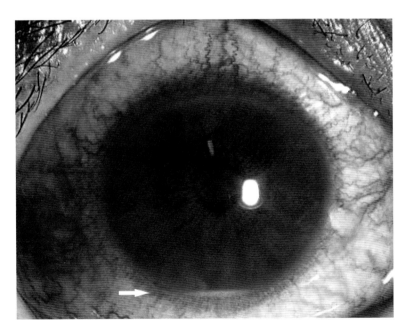

图 8-19. 大动脉炎患者，眼前房积脓合并有前部葡萄膜炎表现，眼结膜混合性充血明显，角膜透明，前房下方有白色积脓（白色箭头）

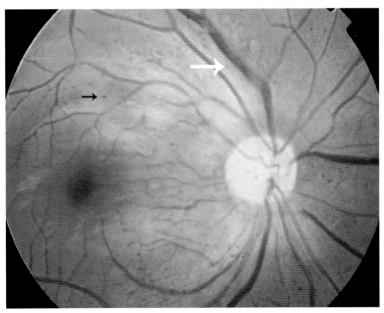

图 8-20. 大动脉炎患者眼底镜检查，显示右眼视网膜动脉细、静脉迂曲扩张（白色箭头），视网膜各个象限均分布有较多数的微血管瘤（黑色箭头）

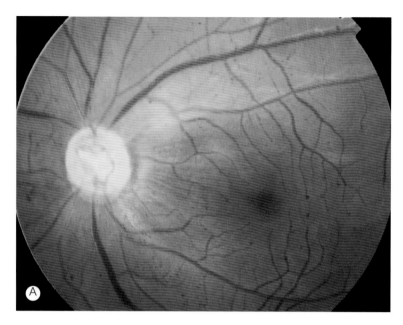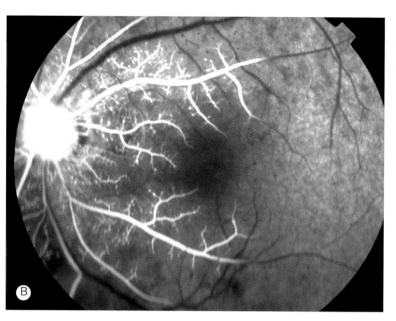

图 8-21. 大动脉炎患者眼部检查

图 A： 眼底镜检查显示左眼视盘颜色淡，表面似有膜状物，视网膜动脉细，动静脉比 1：3，后极部散布微血管瘤和小出血，后极部视网膜有横行的皱褶波及黄斑区，未见黄斑区中心凹反光

图 B： 左眼视网膜血管荧光造影，动脉期出现动脉前锋现象，提示荧光素充盈迟缓。视盘高荧光，后极部上下方动脉远端均闭塞，荧光素一直无法充盈，静脉无回流的荧光素

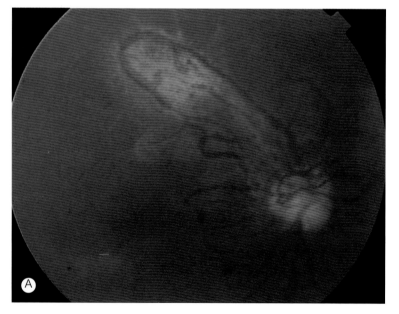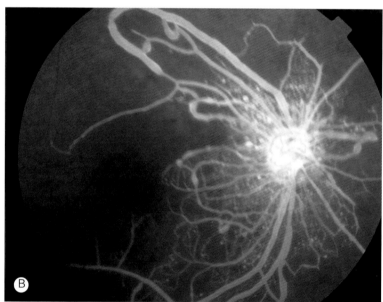

图 8-22. 大动脉炎合并颈动脉狭窄患者眼部检查

图 A： 眼底检查可见视乳头色红，表面及周围广泛异常血管，视网膜色泽灰暗，视网膜动脉细窄，静脉呈腊肠样，动静脉吻合形成，可见较多视网膜微血管瘤

图 B： 眼底荧光素血管造影，可见视乳头高荧光，动静脉吻合形成，视网膜微血管瘤高荧光，广泛视网膜无灌注区

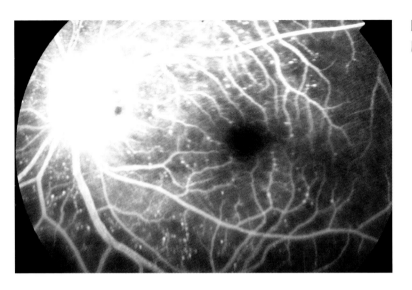

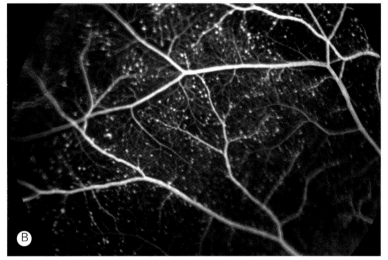

图 8-23. 大动脉炎患者左眼视网膜血管造影，动静脉期可见视网膜散布大量高荧光渗漏点，视盘高荧光

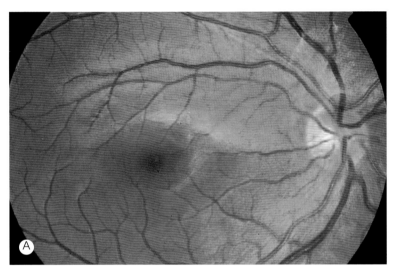

图 8-24. 大动脉炎合并颈动脉狭窄患者眼部检查

图 A: 眼底检查，可见视网膜静脉色暗，迂曲扩张

图 B: 眼底荧光素血管造影，可见周边部视网膜大量微血管瘤高荧光

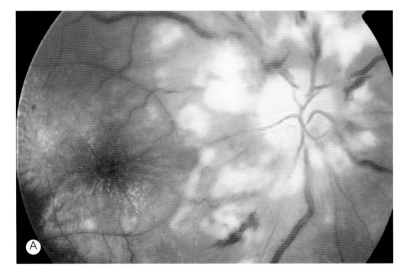

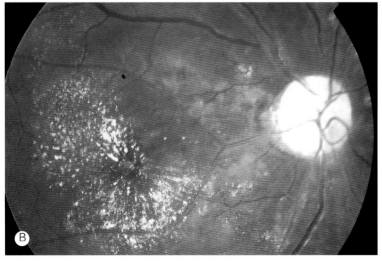

图 8-25. 大动脉炎合并肾动脉狭窄及恶性高血压患者眼底检查

图 A: 视乳头轻度水肿，视网膜动脉细窄，静脉扩张，广泛视网膜棉絮斑，少许出血，黄斑区大量硬性渗出

图 B: 控制血压 2 月后，复查眼底，显示视乳头颜色苍白，棉絮斑大部分吸收，仍可见黄斑区硬性渗出

二、胸腹主动脉型

大动脉炎患者受累的血管主要是胸主动脉、腹主动脉、肠系膜上或下动脉、肾动脉、髂动脉时，称之为胸腹主动脉型。这些动脉受损后，会引起心脏、肠道、肾脏和下肢的损害，从而出现相应的临床表现。肠系膜动脉受损时，可能出现腹痛或肠出血。肾动脉受累时，会引起继发性高血压，肾动脉受损越严重，舒张压越高，持续高血压，可引起左心室肥厚，诱发心力衰竭。患者的肾脏还可能萎缩、肾梗死而导致肾功能减退。下肢缺血时，可出现下肢无力、间歇跛行，下肢动脉搏动减弱或消失。严重者可出现夹层动脉瘤，动脉瘤扩张时会产生疼痛，如果动脉瘤破裂则引起大出血而危及生命。

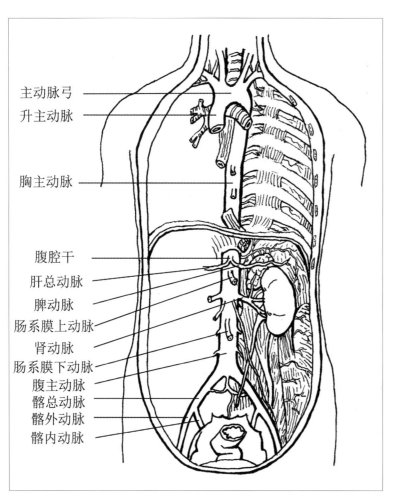

图 8-26. 胸腹主动脉及其主要分支示意图

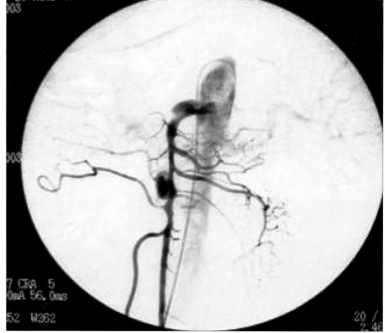

图 8-27. 大动脉炎患者腹部血管造影，显示肠系膜上动脉动脉瘤形成

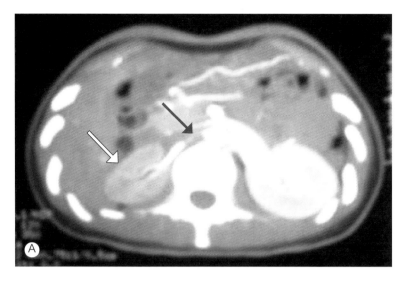

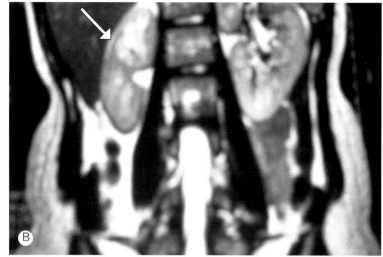

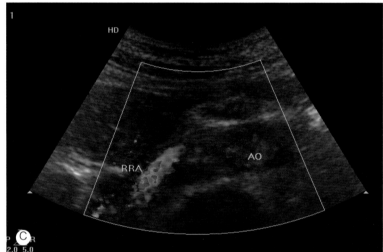

图 8-28. 大动脉炎患者影像学检查

图 A 和图 B：腹部 CT 血管造影，轴位及冠状位，显示右肾动脉狭窄（红色箭头），导致右侧肾脏萎缩（白色箭头）

图 C：右肾超声图像，显示右肾动脉起始段血管腔内径狭窄

图 D：超声图像，提示右肾萎缩

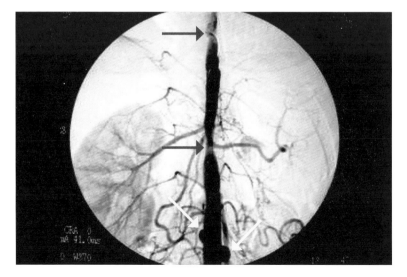

图 8-29. 大动脉炎患者胸、腹主动脉血管造影，显示胸、腹主动脉节段性狭窄（红色箭头），左肾动脉及肝动脉闭塞，腹主动脉下段可见 2 个假性动脉瘤（黄色箭头）

图 8-30. 大动脉炎患者腹主动脉血管造影，显示腹主动脉下段可见 2 个假性动脉瘤（黄色箭头）

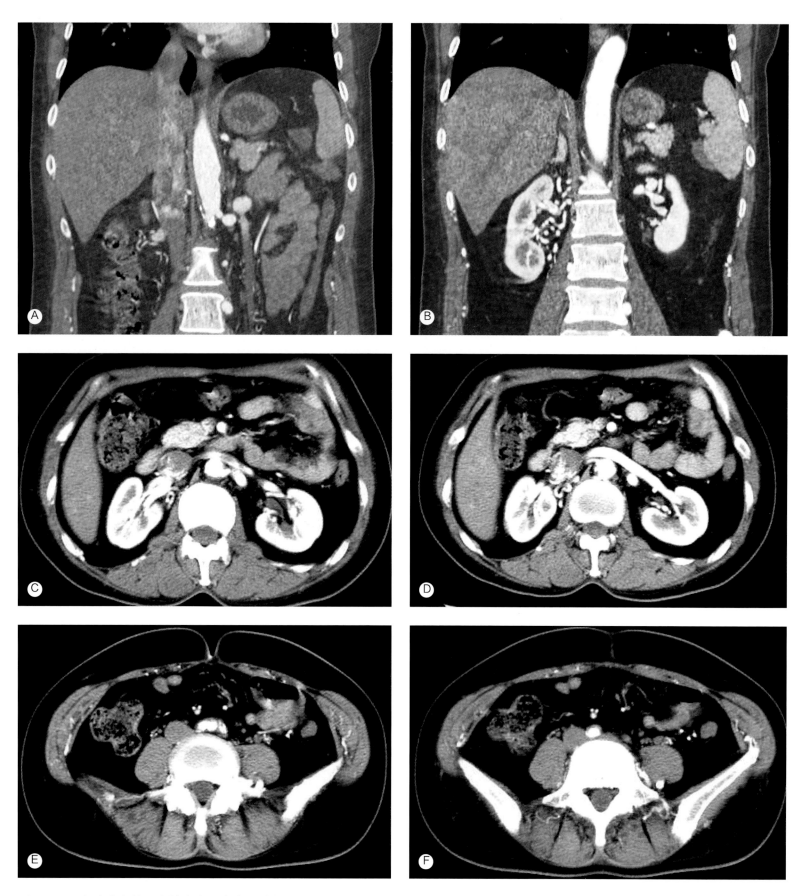

图 8-31. 大动脉炎伴继发性高血压患者，腹部 CT 增强扫描检查

图 A： 冠状位，显示腹主动脉管壁增厚，管腔狭窄，左肾动脉起始段狭窄

图 C： 轴位，显示左肾动脉起始段狭窄

图 E 和图 F： 轴位，显示左侧髂总动脉闭塞

图 B： 冠状位，右肾动脉显示不清，可见较多侧支血管

图 D： 轴位，显示右肾动脉明显狭窄，侧支血管形成

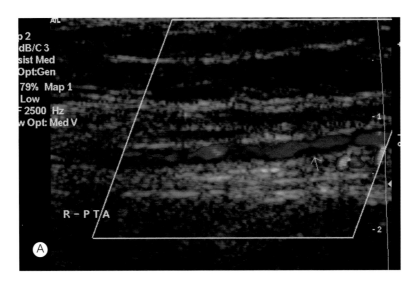

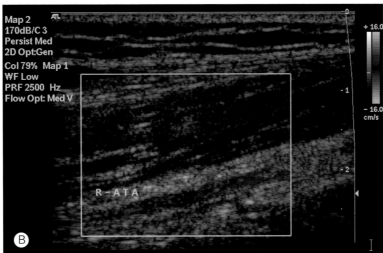

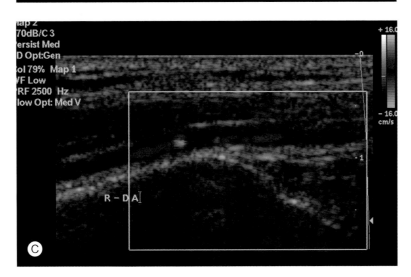

图 8-32. 大动脉炎患者超声图像

图 A： 右胫后动脉内中膜增厚、管腔狭窄

图 B： 右胫前动脉内中膜增厚、管腔狭窄

图 C： 右足背动脉狭窄

三、肺动脉型

肺动脉受累往往出现在病情较重和病程晚期的大动脉炎患者，多与其他类型同时存在，单纯肺动脉型者比较少见。大约有25%的患者伴有肺动脉高压。

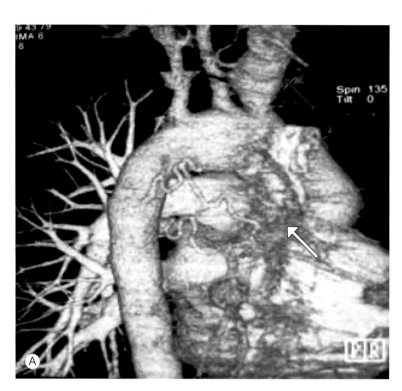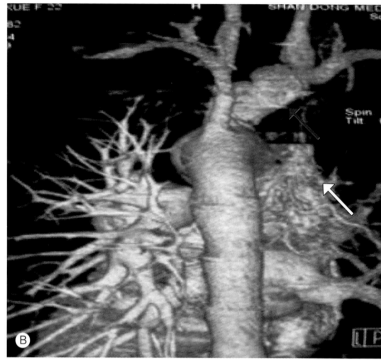

图 8-33. 大动脉炎患者 CT 血管造影
图 A 和**图 B：** 心脏大血管三维重建图像，显示右肺动脉闭塞（白色箭头），并头臂干瘤样扩张（红色箭头）

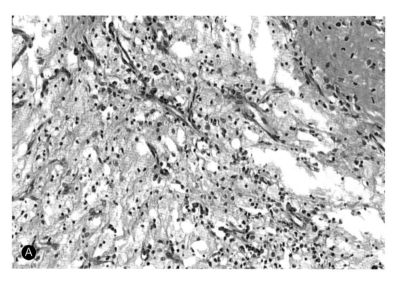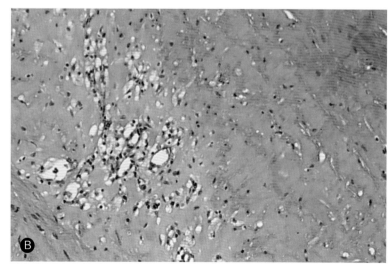

图 8-34. 大动脉炎患者因升主动脉增宽，主动脉瓣中量关闭不全，行手术治疗，术中见主动脉明显增厚，主动脉、肺动脉壁充血水肿及不规则增厚，局部血管壁钙化，并与周围组织粘连严重。手术切除标本病理检查
图 A： 肺动脉壁内见慢性炎细胞浸润，外膜呈炎性肉芽组织伴大量泡沫细胞浸润　　**图 B：** 肺动脉内膜可见炎细胞浸润

四、广泛型

同时有上述三种病变类型中的两种或两种以上者称之为广泛型，此类患者多数病情较重，预后较差。

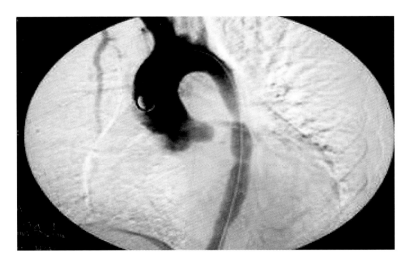

图 8-35. 大动脉炎患者主动脉弓造影，显示左颈总动脉闭塞，左锁骨下动脉狭窄，胸主动脉狭窄。因患者兼有头臂型和胸腹主动脉型，所以归属于广泛型

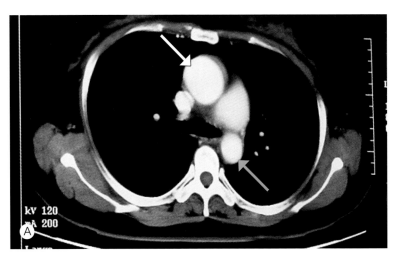

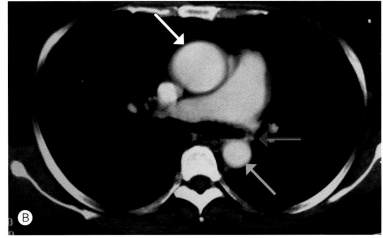

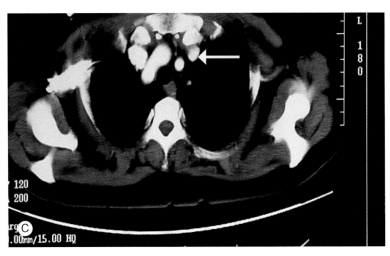

图 8-36. 大动脉炎广泛型患者（包括头臂型、肺动脉型及胸腹主动脉型）胸部 CT 增强扫描轴位像，**图 A**、**图 B**、**图 C** 分别显示左锁骨下动脉（黄色箭头）及左肺动脉（红色箭头）细小，升主动脉扩张（白色箭头），降主动脉管腔狭窄（绿色箭头）

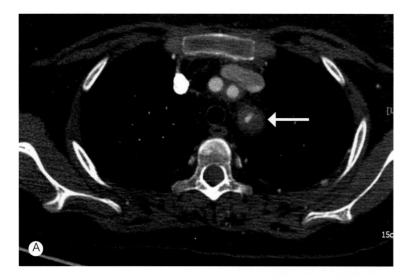
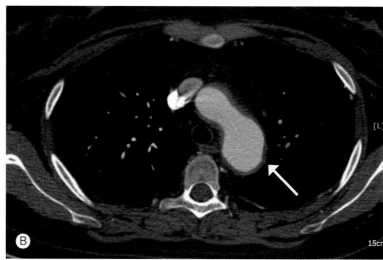
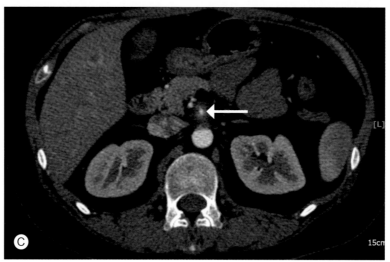
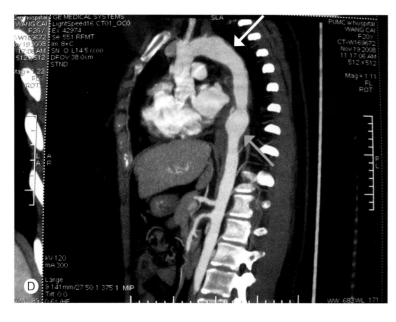
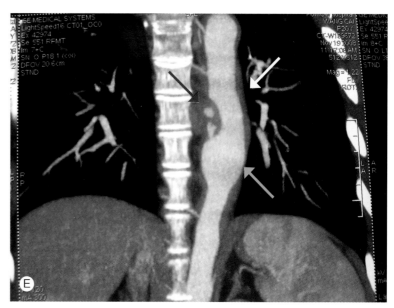

图 8-37. 大动脉炎患者胸腹主动脉 CT 血管造影（包括头臂型和胸、腹主动脉型）

图 A：轴位像，显示左锁骨下动脉狭窄，管壁明显增厚（白色箭头）　**图 B：**轴位像，显示主动脉弓后部瘤样扩张（白色箭头）

图 C：轴位像，显示肠系膜上动脉狭窄，管壁明显增厚（白色箭头）

图 D：矢状位，显示胸主动脉管壁不规则增厚（白色箭头），降主动脉下段局限性梭状扩张（绿色箭头）　**图 E：**冠状位，显示降主动脉管壁不规则增厚（白色箭头），下段局限性梭状扩张（绿色箭头），其上方内膜破裂及溃疡形成（红色箭头）

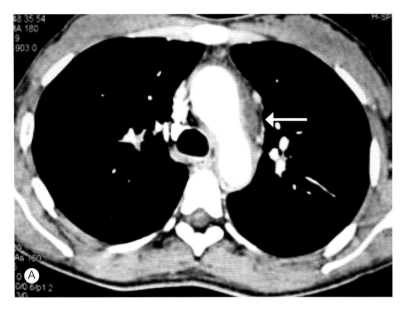 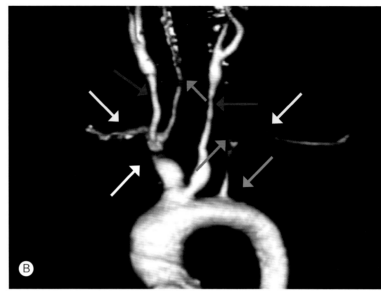

图 8-38. 多发性大动脉炎患者影像检查（头臂动脉型及胸腹主动脉型）

图 A： 胸部增强 CT 扫描，纵隔窗显示主动脉弓水平狭窄，管壁增厚（白色箭头）

图 B： 胸部 CT 血管造影，三维重建图像，显示主动脉弓及降主动脉均匀性狭窄（绿色箭头），无名动脉远端狭窄（白色箭头），双侧锁骨下动脉（黄色箭头）、双侧颈总动脉（红色箭头）及双侧椎动脉（蓝色箭头）狭窄

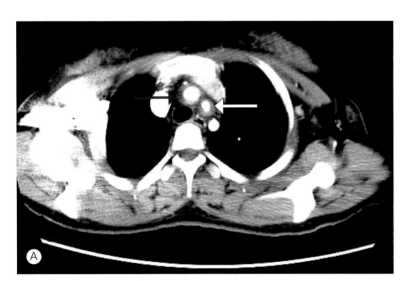 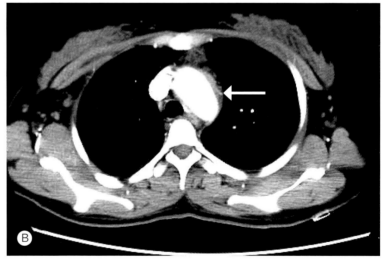

图 8-39. 大动脉炎患者胸部 CT 增强扫描检查

图 A： 显示无名动脉（红色箭头）及左侧颈总动脉（白色箭头）管壁均明显增厚

图 B： 显示主动脉弓管壁增厚（白色箭头）

图 C： 显示降主动脉近段管壁增厚（白色箭头），肺动脉明显增宽（红色箭头）

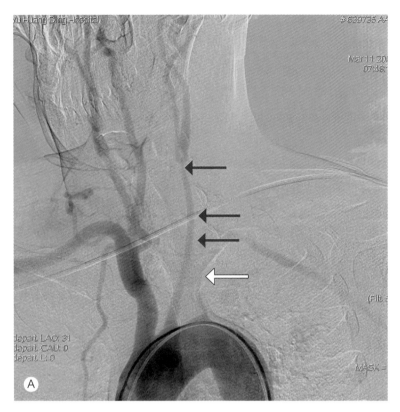 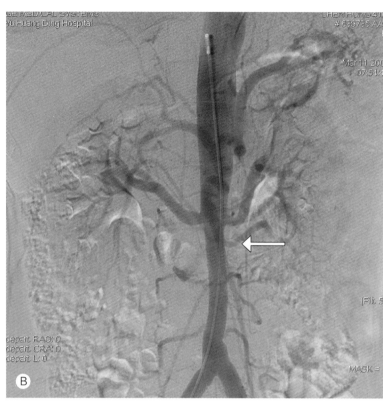

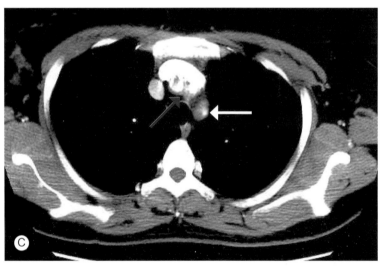 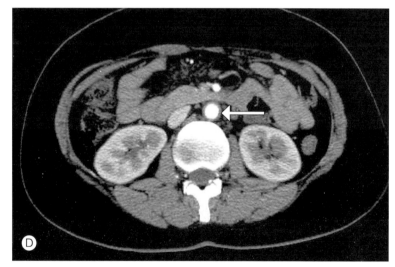

图8-40. 患者，女性，41岁。无明显不适症状，在健康检查时发现左侧桡动脉搏动减弱，右上肢血压150/90mmHg，左上肢100/70mmHg。血沉54mm/h。因而做了多项血管影像检查后诊断为多发性大动脉炎，广泛型（头臂型和胸腹主动脉型），锁骨下动脉盗血综合症，高血压

图A： 主动脉弓血管造影，显示左侧颈总动脉狭窄，分叉处尤其明显（红色箭头），远端血流尚可，左侧锁骨下动脉起始端闭塞（白色箭头），左椎动脉返流后左锁骨下动脉可显影

图C： 胸部CT增强扫描，轴位，显示左侧颈总动脉分叉处（红色箭头）、左侧锁骨下动脉起始段狭窄（白色箭头）

图B： 腹主血管造影，显示腹主动脉狭窄（白色箭头）

图D： 腹部CT增强扫描，显示腹主动脉狭窄，壁增厚（白色箭头）

　　本例患者因健康检查时发现两上肢的血压有明显差异而做进一步检查，发现多处动脉显影异常，才确诊患有大动脉炎，提示双臂血压不等是本病的典型的临床表现，应给予必要的重视。一般认为广泛型的大动脉炎属于病情较重的类型，但从本例在确诊之前，没有明显症状，所以大动脉炎广泛型病情重一说，只能视为相对而言，并不是绝对的。

五、PET/CT 检查

大动脉炎病灶在活动期的葡萄糖代谢明显增高，可以通过 ^{18}F-FDG PET/CT 来显示，其价值主要体现在以下三个方面：一是了解病变的范围，即主要累及哪些血管，以及其他部位的一些相关改变，如脾脏和骨髓增值所致的代谢增高等；二是明确病变的活动程度，可以通过 ^{18}F-FDG 的摄取高低来反映；三是评估疗效，即看 ^{18}F-FDG 摄取的变化。以下为一典型病例治疗前的 ^{18}F-FDG PET/CT 表现。此病例为 57 岁，女性患者，半年余来发热伴乏力、关节痛，多次抗炎治疗效果不佳，服用激素后体温可降至正常，但停用后体温又升高。检查血清免疫指标、感染指标未见明显异常。PET/CT 检查结果如下：

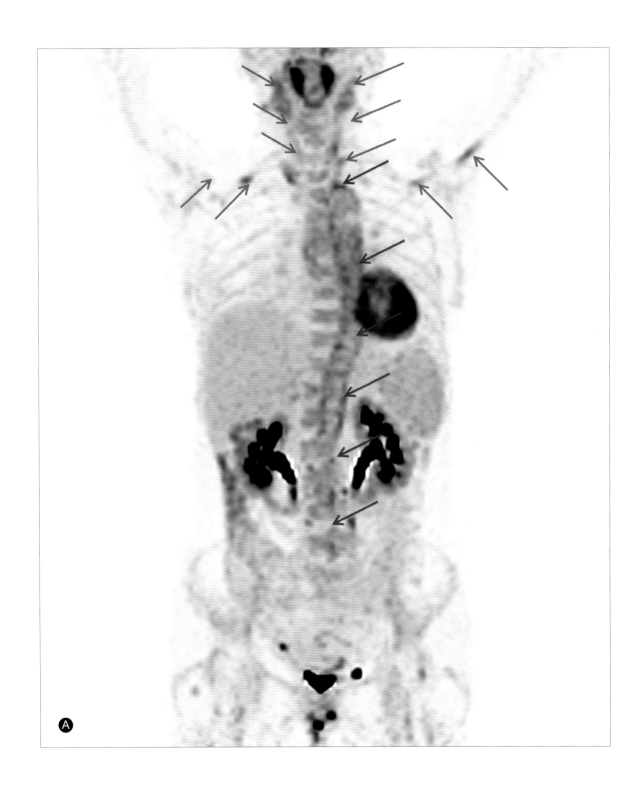

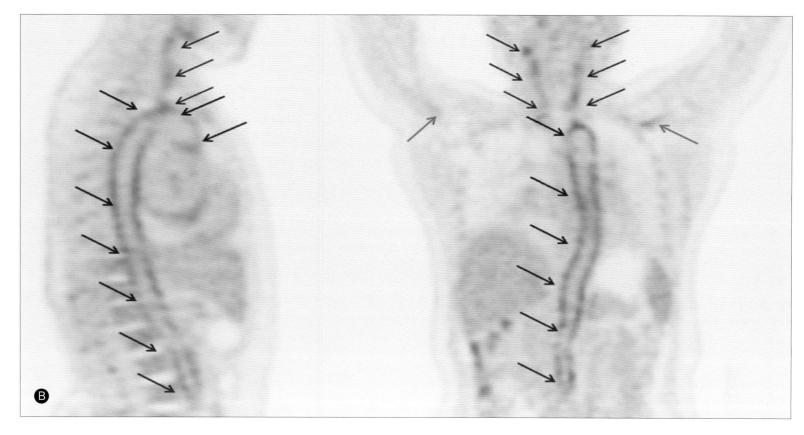

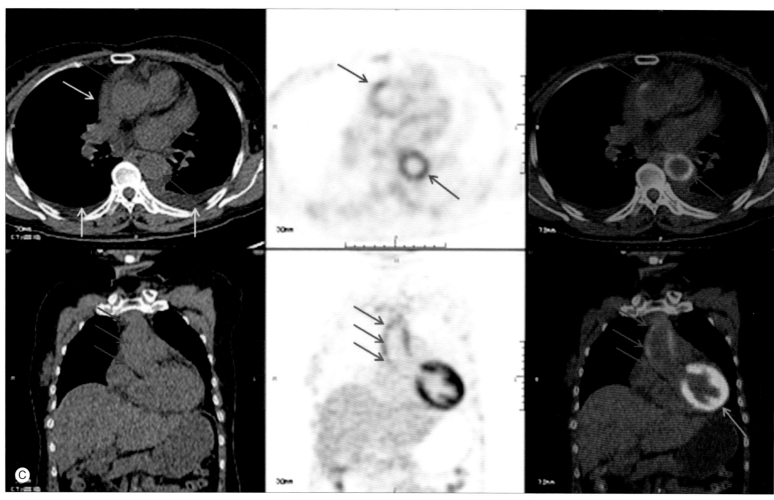

CT   PET   PET/CT 融合

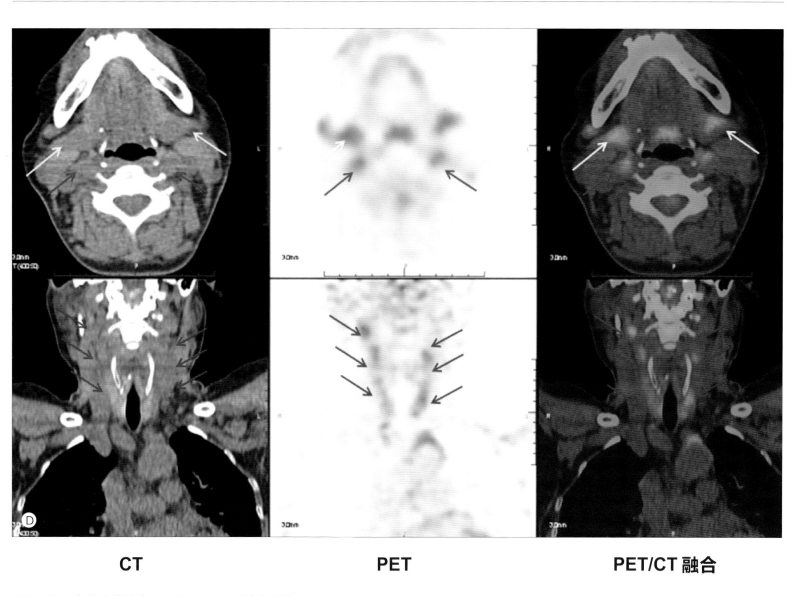

CT　　　　　　　**PET**　　　　　　　**PET/CT 融合**

图 8-41. 大动脉炎患者 PET 及 PET/CT 融合图像

图 A： 18F-FDG PET/CT 检查，显示最大密度投影（MIP）见于主动脉壁全程 代谢异常均匀增高（红色箭头），主动脉主要分支（双侧颈总动脉、双侧锁骨下及腋动脉）代谢亦增高（蓝色箭头）

图 C： CT、PET、PET/CT 融合图像，显示主动脉壁代谢异常均匀增高（红色箭头），冠状面见自左室流出道至升主动脉全程代谢增高；CT 图像未见 主动脉壁钙化，提示无明显、广泛的动脉粥样硬化斑块。左心室壁有较高 FDG 摄取（蓝色箭头）。双侧胸腔积液，少量心包积液（黄色箭头）

图 B： 18F-FDG PET 重建图像。主动脉壁代谢异常均匀增高（红色箭头），自主动脉起始部至髂动脉分叉水平均受累；双侧颈动脉自起始部至颅底水平代谢均匀增高（蓝色箭头）；双侧腋动脉代谢亦轻度增高（绿色箭头）

图 D： CT、PET、PET/CT 融合图像，显示双侧颈动脉代谢均匀增高（红色箭头），自起始部至颅底水平；双侧颌下腺对称性代谢增高（黄色箭头），提示可能与自身免疫疾病相关

　　上述 18F-FDG PET/CT 图像显示，患者的全主动脉及其分支的葡萄糖代谢明显增高，反映主动脉及其分支存在广泛的活动性炎症病灶，结合临床表现，提示本病例患有大动脉炎，广泛型活动期。

（王少坤　薛华丹　伍沪生　朱朝晖　张丽华）

第九章 巨细胞动脉炎

概 论

巨细胞动脉炎(giant cell arteritis, GCA)是一种常伴有肉芽肿的大动脉炎,好发于主动脉及其分支,颈总动脉、颞动脉和椎动脉亦容易受累,以往曾称之为颞动脉炎、颅动脉炎或肉芽肿性动脉炎等,现在则根据本病的组织学特点,学者多称之为巨细胞动脉炎。患者多为50岁以上老人,女性占多数,男女比例为1:(2~4)。本病多见于白种老年人,华人的发病率较低,但有逐年增加的趋势。其病因和发病机制还不清楚,可能在遗传素质、环境因素和免疫功能失调等综合作用下而发病。

巨细胞动脉炎的病理特征是一种系统性血管炎,易侵犯主动脉及其分支血管,包括中、小动脉分支。颞浅动脉最易受累,其次是椎动脉、眼及后睫状动脉,少数患者亦可累及颈内或颈外动脉、视网膜动脉。受累动脉常呈节段性分布,血管病损具有节段性跳跃征象。病程早期时,血管炎症限于内外弹力层,内膜可无影响。病情严重时,可累及动脉壁的全层,弹力纤维断裂,可有巨细胞聚集。巨细胞常出现在血管壁的坏死部位和肉芽肿处,巨细胞聚集虽是巨细胞动脉炎的病理特征之一,但并非必定存在。本病病理检查中有巨细胞聚集征象者约为50%左右,所以这一征象并非必需的诊断条件。

巨细胞动脉炎的临床表现比较复杂,典型表现为颞部头痛、间歇性下颌运动障碍、视觉障碍以及其他脏器受累症状。

全身症状主要为乏力、食欲减退、体重下降、发热等。发热一般为低热,偶可达40℃头痛是本病最常见的症状,约半数以上患者以此为首发症状。患者的头痛症状具有特征性,常位于一侧或双侧颞部,呈钝痛、针刺样痛或烧灼痛,多为持续性,也可为间歇性。头痛系颅内动脉受累征兆,但并不与病变的严重程度相平行。头皮触痛也是本病的一个特征性临床表现。患者触摸头皮、梳头或睡眠时头部接触枕头时有疼痛感。

大约60%的患者咀嚼或说话时,颌部出现明显疼痛或颌部运动障碍,常为单侧,休息后可以自行缓解。颌部间歇性运动障碍是巨细胞动脉炎的典型临床表现,具有诊断意义。其原因主要由于面部动脉受累,引起血管狭窄,血运受阻,导致局部组织供血不足所致。

本病患者可以出现多种眼部症状。视力减退或失明是巨细胞动脉炎的严重并发症之一,其主要原因是由于眼动脉或后睫状动脉受损而引起缺血性视神经炎所致,一旦失明,不易恢复。眼肌麻痹是本病的另一种眼部症状,同时可能伴有复视。

有10%~15%的患者病变可以累及主动脉弓、胸主动脉等大动脉,可在颈部、锁骨下、腋下或动脉分支处闻及血管性杂音,动脉搏动减弱或消失。腹主动脉亦可受累,并发腹主动脉瘤以及肠缺血性坏死。心脏受累者并不多见,有的患者因冠状动脉炎而引起心绞痛或心肌梗死，亦有报道并发心包炎和心肌炎的病例。

大约 30% 的患者可以出现神经系统病变，病变可多种多样，表现不一。中枢或周围神经均可受损，前者最常见的临床表现为短暂的脑缺血、中风，亦可表现为运动失调；周围神经因单神经或弥漫性多周围神经受损而呈现感觉减退、肢体肌无力、肌肉疼痛、肌电图异常等不同临床表现。

巨细胞动脉炎患者中，肾脏和呼吸器官受累者比较少见。大约有 10% 的巨细胞动脉炎患者可有呼吸道症状，其中以咳嗽最常见，也可出现咽喉部疼痛和发音嘶哑。引起呼吸道症状的原因还不清楚，可能因血管炎而导致局部组织缺血所致。

本病患者常伴有贫血、血沉增快、血清碱性磷酸酶升高。

巨细胞动脉炎与风湿性多肌痛 (polymyalgia rheumatica, PMR) 的关系很密切，约 1/4 的风湿性多肌痛患者最终发展为巨细胞动脉炎，而 30%~50% 的巨细胞动脉炎患者可出现风湿性多肌痛的临床征象，故有人认为两者是同一疾病的不同临床表现，即风湿性多肌痛可能是巨细胞动脉炎的临床表现之一。但也有人认为，它们应分属于独立的疾病。

风湿性多肌痛是以颈、肩胛带和骨盆带肌肉疼痛、晨僵伴有发热、血沉增快 等全身反应为主要特征的一种综合征。是老年人常见的一种风湿病，好发于 50 岁以上的老年人，随年龄增长发病渐增多，女性较男性多 2~2.5 倍。国外报道风湿性多肌痛的发病率为 20~54/10 万，70 岁以上发病率则可高达 110/10 万。我国风湿性多肌痛的发病率不详，但临床并不少见。

风湿性多肌痛的临床表现除不适、发热、乏力、纳差、消瘦等全身症状外，主要为对称性的近端关节和肌肉的疼痛及晨僵，颈肌、肩肌及髋部肌肉僵痛，上肢抬举受限，下肢不能下蹲，上下楼梯困难，严重者不能起床、翻身和深呼吸。晚期时可发展为肌肉萎缩、关节活动受限。有些患者也可出现腕及指间关节疼痛和水肿，甚至出现胸锁、肩、膝或髋关节的一过性滑膜炎。

风湿性多肌痛并无特殊病理学特点。10%~15% 的风湿性多肌痛患者，颞动脉活检呈典型的巨细胞动脉炎病理表现，提示它为潜在的巨细胞动脉炎。有报道显示膝关节、胸锁关节、肩关节和骶髂关节可有淋巴细胞性滑膜炎，肌活检一般正常或表现非特异性 II 型肌肉萎缩。此外，在风湿性多肌痛患者中，偶有伴肉芽肿性心肌炎与肝炎的报道。

风湿性多肌痛的实验室检查除血沉显著增快、C 反应蛋白增高外，无其他特殊改变。巨细胞动脉炎患者除血沉和 C 反应蛋白增高外还常有贫血。血清碱性磷酸酶亦可增高，对诊断有一定意义，其特异性为 80% 左右，但敏感性仅为 10%。

诊断要点

一、巨细胞动脉炎患者的临床表现多样，易误诊或漏诊。老年人原因不明的发热及血沉增快时，应考虑到巨细胞动脉炎的可能性。临床诊断中通常采用美国风湿病学会于 1990 年制定的巨细胞动脉炎分类标准。

1990 年美国风湿病学会巨细胞动脉炎分类标准

判定标准	定义
1. 发病年龄 ≥ 50 岁	发生症状或体征时年龄 ≥ 50 岁
2. 新近发作的头痛	新起的或与过去不同的局限性头痛
3. 颞动脉异常	颞动脉触痛，搏动减弱，与颈动脉硬化无关
4. 血沉增高	Westergren 法检测血沉 ≥ 50mm/h
5. 动脉活检异常	动脉活检显示以单核细胞浸润或肉芽肿性炎症为特征的血管炎，常伴有多核巨细胞

以上 5 项中，符合 3 项或 3 项以上者，可诊断为巨细胞动脉炎，其敏感性为 93.5%，特异性为 91.2%。颞动脉活检是诊断巨细胞动脉炎的"金标准"。本病的血管病变常呈广泛性、多样性，是以血管壁中层或外膜肉芽肿性炎症为特征的全层血管壁炎症。

二、2012 年欧洲抗风湿病联盟美国风湿病学会 (EULARACR) 公布了最新的风湿性多肌痛暂行分类标准。

2012 年 EULAR ／ ACR 风湿性多肌痛暂行分类标准

项目	评分（0~6）不包括超声检查结果	评分（0~8）包括超声检查结果
晨僵持续时间 >45 分钟	2	2
髋部疼痛或活动受限	1	1
类风湿因子或抗环瓜氨酸蛋白抗体阴性	2	2
无其他关节受累	1	1
超声检查：至少一侧肩部具有三角肌下滑囊炎和（或）肱二头肌腱鞘炎和（或）盂肱关节滑膜炎（后侧或腋窝处），并且至少一侧髋关节具有滑膜炎和（或）股骨转子滑囊炎	不计分	1
超声检查：双侧肩部具有三角肌下滑囊炎、肱二头肌腱鞘炎或盂肱关节滑膜炎	不计分	1

必须满足的条件：年龄 ≥ 50 岁；双侧肩胛部疼痛；C 反应蛋白和（或）红细胞沉降率升高。外加以上表格各项的总得分：不包括超声检查结果的评分系统 ≥ 4 分（诊断 PMR 的敏感性为 68%，特异性为 78%）或包括超声检查结果的评分系统 ≥ 5 分（诊断 PMR 的敏感性为 66%，特异性为 81%）提示诊断为风湿性多肌痛。

图 解

一、血管病变

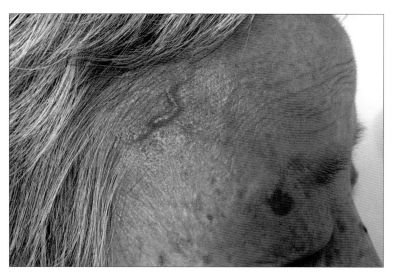

图 9-1. 巨细胞动脉炎患者的颞动脉炎外观，显示右侧颞动脉屈曲及怒张

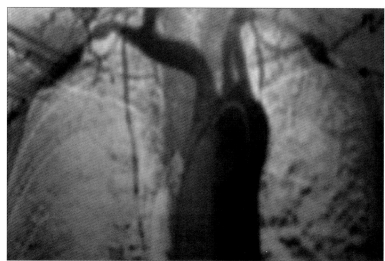

图 9-2. 巨细胞动脉炎患者血管造影，正位，显示双侧锁骨下动脉和腋动脉血管呈节段性狭窄和狭窄后扩张

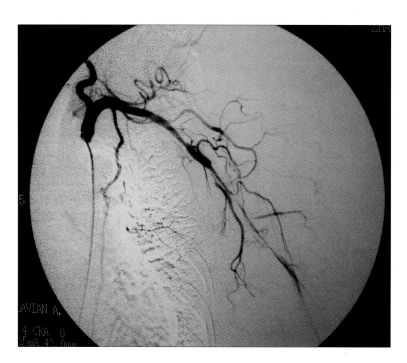

图 9-3. 巨细胞动脉炎患者血管造影，显示左侧腋动脉有一长段狭窄

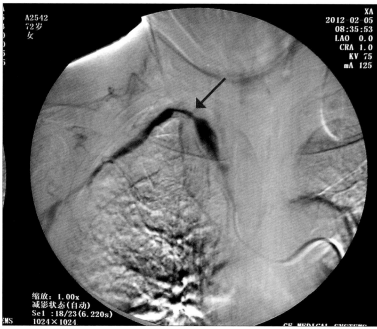

图 9-4. 巨细胞动脉炎患者血管造影，显示右锁骨下动脉起始段狭窄（箭头所指）

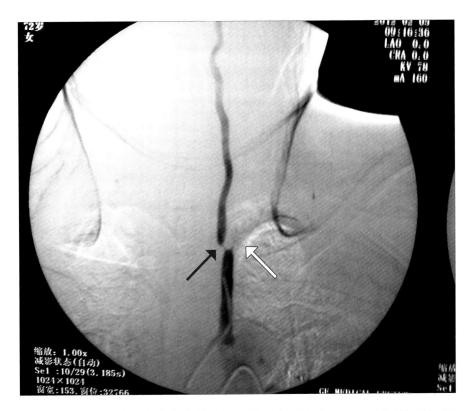

图 9-5. 巨细胞动脉炎患者血管造影，显示左颈内动脉起始段显著狭窄（红色箭头），左颈外动脉闭塞（白色箭头）

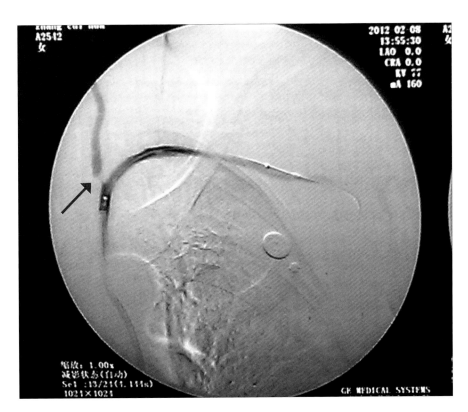

图 9-6. 巨细胞动脉炎患者血管造影，显示左椎动脉起始段明显狭窄（箭头所指）

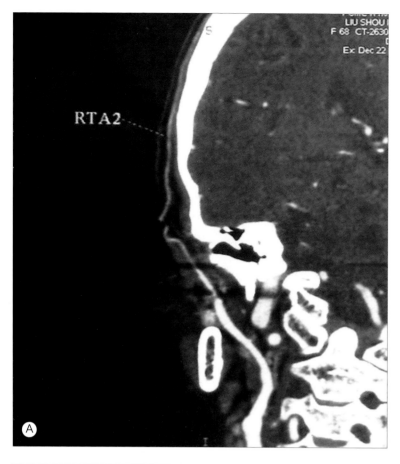

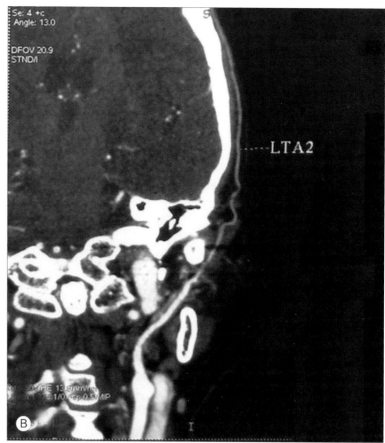

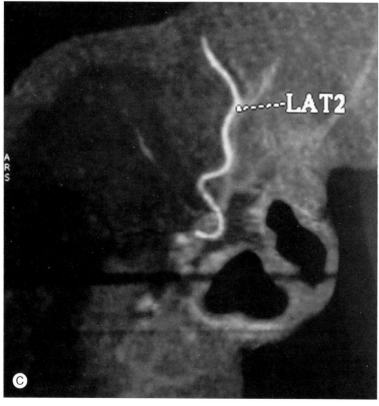

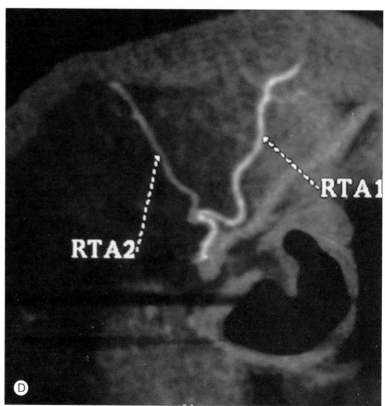

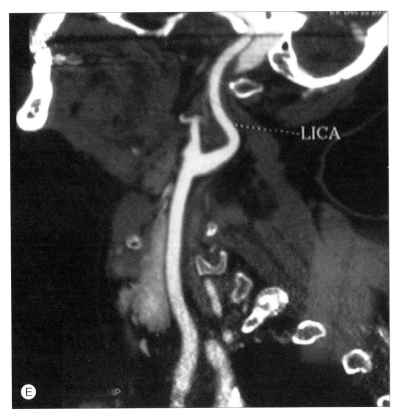
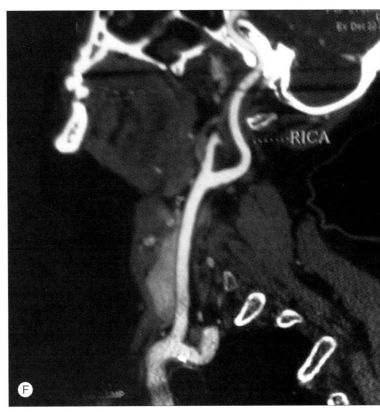

图 9-7. 巨细胞动脉炎患者 CT 血管造影，显示双侧颞动脉多处不规则节段性狭窄，部分重度狭窄，管腔闭塞

图 A： 曲面重建 (CPR)，显示右侧颞浅动脉至顶支管腔通畅，未见明显狭窄

图 B： 曲面重建 (CPR)，显示左侧颞浅动脉至顶支管腔纤细，呈不规则狭窄

图 C： 最大密度投影 (MIP)，显示左侧颞浅动脉顶支管腔不规则狭窄，近段管腔略呈串珠样改变

图 D： 最大密度投影 (MIP)，显示右侧颞浅动脉额支及顶支管腔通畅，未见明显狭窄

图 E： 屈面重建 (CPR)，显示左侧颈总及颈内动脉管腔通畅，未见明显狭窄

图 F： 屈面重建 (CPR)，显示右侧颈总及颈内动脉管腔通畅，未见明显狭窄

RTA1：右侧颞浅动脉额支；RTA2：右侧颞浅动脉顶支；LAT2：左侧颞浅动脉顶支；RICA：右侧颈内动脉；LICA：左侧颈内动脉

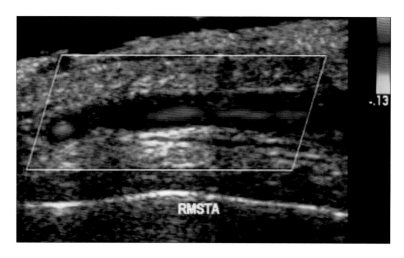

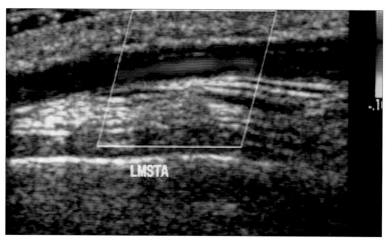

图 9-8. 巨细胞动脉炎患者血管纵断面超声声像图，显示右侧颞浅动脉主干血管壁呈向心性增厚，回声减低，彩色多普勒血流显像显示，血流信号呈周边充盈缺损样改变，且血流信号连续性中断；RMSTA：右侧颞浅动脉主干

图 9-9. 巨细胞动脉炎患者左侧颞浅动脉纵断面超声声像图，显示左侧颞浅动脉主干血管壁呈向心性增厚，回声减低，血管腔内径变窄，血流信号呈周边充盈缺损改变，局部连续性中断；LMSTA：左侧颞浅动脉主干

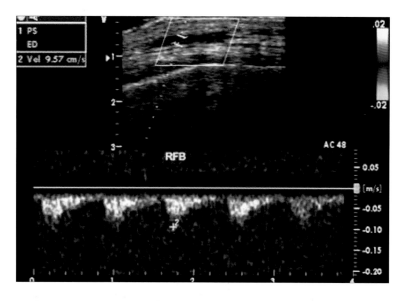

图 9-10. 巨细胞动脉炎患者血管纵断面超声声像图，显示右侧颞浅动脉额支血管腔内低速血流信号，血流流速为 15.7cm/s，正常血流速度范围约 30~60cm/s；RFB：右侧额支

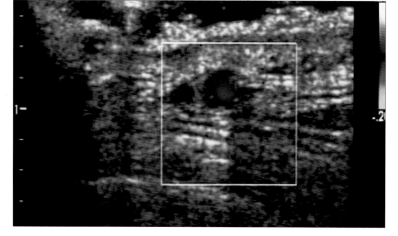

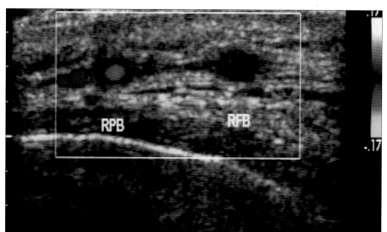

图 9-11. 巨细胞动脉炎患者血管横断面超声声像图，显示右侧颞浅动脉主干血管腔变窄，血流信号呈周边充盈缺损样改变，血管壁增厚呈低回声"晕"，环绕血管腔内血流信号，此为颞动脉炎的特征性图像改变；RMSTA：右侧颞浅动脉主干

图 9-12. 巨细胞动脉炎患者血管横断面超声声像图，显示右侧颞浅动脉的额支和顶支血管壁呈向心性增厚，回声减低，血管腔周围有一低回声"晕"，右侧额支血管腔消失，彩色多普勒血流显像显示血管腔内无血流信号；RPB：右侧顶支；RFB：右侧额支

二、病理检查

巨细胞动脉炎是一种以侵犯大动脉为主并以血管内层弹性蛋白为中心的坏死性动脉炎，伴肉芽肿形成，有淋巴细胞、巨噬细胞、多核巨细胞浸润，一般无纤维素样坏死。由于内膜增生、血管壁增厚、管腔变窄和阻塞，造成组织缺血。血管病变常呈节段性、多灶性或广泛性损害。

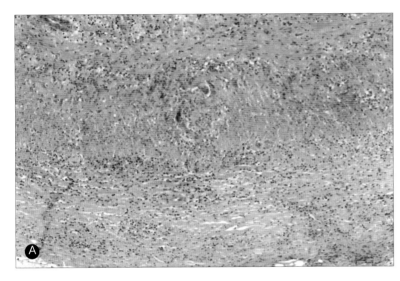

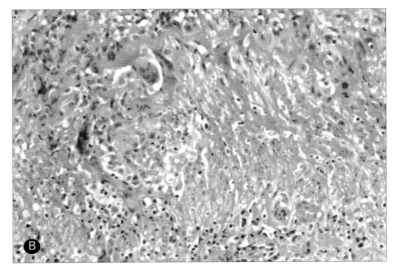

图 9-13. 巨细胞动脉炎患者血管病理检查，**图 A** 和**图 B** 均显示动脉壁坏死，以中膜为主的肉芽肿炎，有炎细胞和多核巨细胞浸润

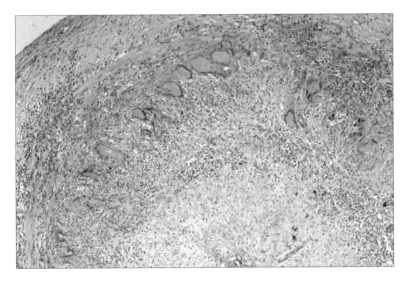

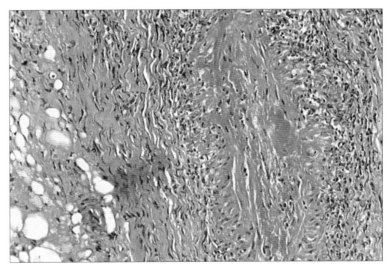

图 9-14. 巨细胞动脉炎患者颈动脉病理检查，显示动脉壁肥厚，内腔狭窄。内膜弹力板破坏，中膜有明显纤维蛋白样变性，有较多巨细胞、朗格罕巨细胞和异物巨细胞浸润，并有肉芽肿形成。外膜可见淋巴细胞及组织细胞浸润，轻度纤维化

图 9-15. 巨细胞动脉炎患者颞动脉活检病理检查，显示管腔狭窄，动脉管壁纤维素样坏死，中膜变性，血管壁外膜层见有多数淋巴细胞、中性粒细胞浸润（HE 染色）

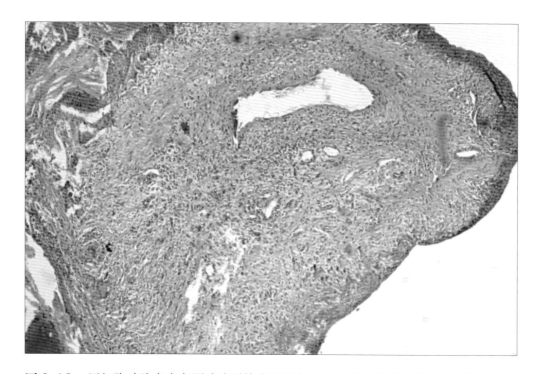

图 9-16. 巨细胞动脉炎患者颞动脉活检病理检查，显示管壁不规则增厚，纤维增生，小血管扩张，可见多核巨细胞（HE 染色）

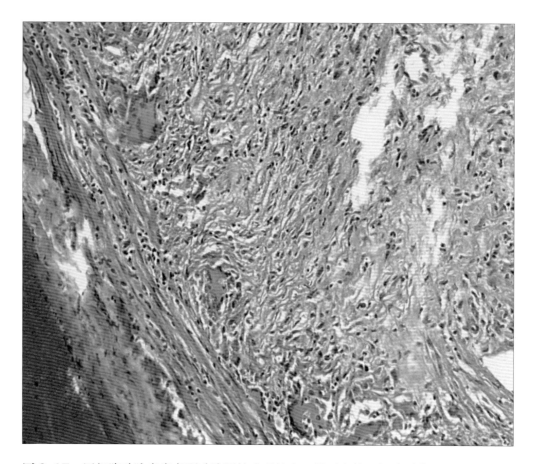

图 9-17. 巨细胞动脉炎患者颞动脉活检病理检查，显示多核巨细胞浸润（HE 染色）

三、眼部病变

眼部症状在巨细胞动脉炎患者中比较常见，特别是视力丧失和复视。视力受损是继发于眼动脉血管炎的最常见的症状，视力丧失通常反映睫状后动脉闭塞性动脉炎所造成的前部缺血性视神经病，该动脉是供应视神经盘的主要血管。多数患者陈述为"突然的"视力受损，也是较为严重的结果。失明可为首发症状或在其他症状出现数周或数月后突然发生。失明可为双侧或单侧，如未经治疗，对侧眼可在 1~2 周内受累；失明可以是一过性或永久性，约 10% 的巨细胞动脉炎患者可以出现一过性黑矇，约有 80% 的未经治疗的患者可以发展为永久失明。巨细胞动脉炎患者的另一潜在眼部并发症是眼肌麻痹，患者诉出现复视，其原因通常由于缺血引起的眼运动神经麻痹所致，治疗后可缓解。

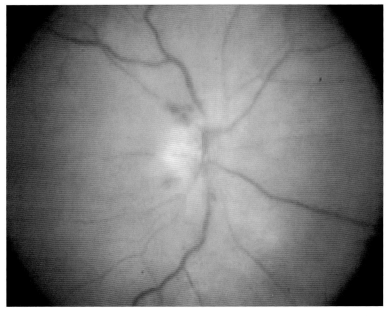

图 9-18. 巨细胞动脉炎患者右眼眼底彩色照相，显示视盘色淡，边界不清，略隆起，视盘旁可见小片状出血，视网膜动脉细

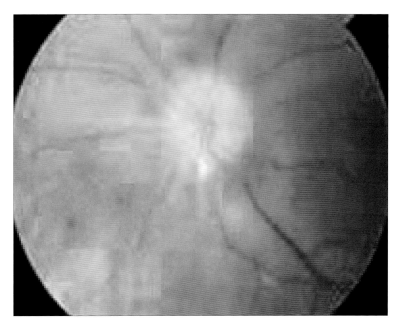

图 9-19. 巨细胞动脉炎患者左眼眼底彩色照相，显示视盘色淡，边界不清，视盘旁可见片状出血，视网膜动脉迂曲

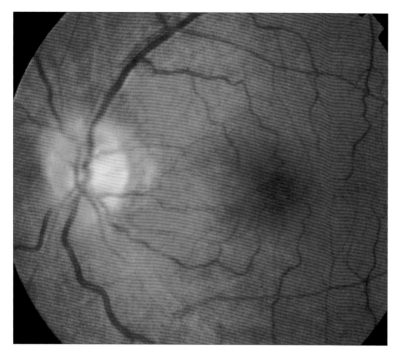

图 9-20. 巨细胞动脉炎患者左眼眼底彩色照相，显示视盘色稍淡，鼻上方边界略欠清，静脉迂曲，动脉细，中心凹反光欠清

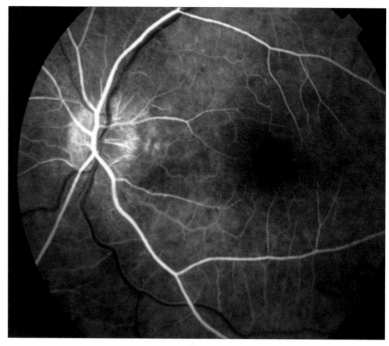

图 9-21. 巨细胞动脉炎患者左眼眼底荧光血管造影，显示视盘旁小片高荧光，背景荧光不均匀，小血管渗漏

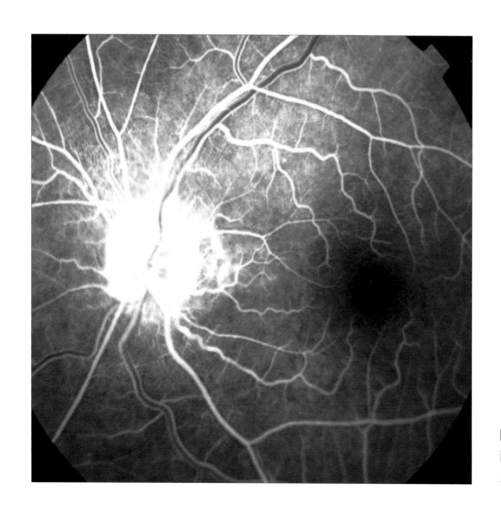

图 9-22. 巨细胞动脉炎患者左眼眼底荧光血管造影静脉层流期，显示视盘高荧光，边界不清，视网膜小血管渗漏

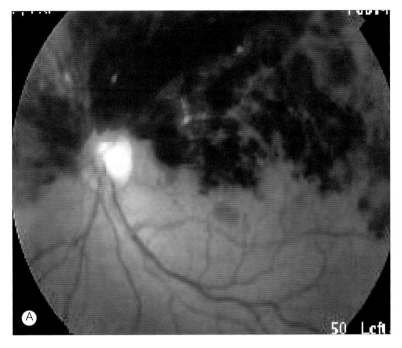

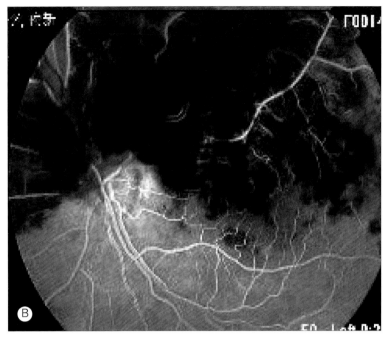

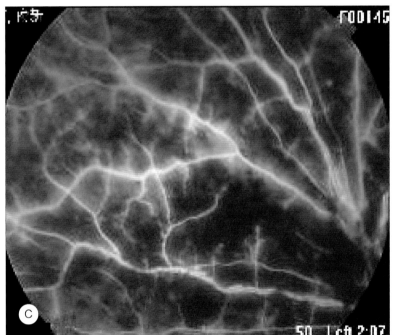

图 9-23. 巨细胞动脉炎患者眼底检查

图 A： 右眼底彩色像，可见整个眼底上半区域浓厚眼底出血

图 B： 同一患者的眼底荧光素血管造影早期，可见上方出血区域荧光遮蔽

图 C： 同一患者眼底荧光素血管造影晚期，可见视乳头鼻上方视网膜血管壁着染，视网膜静脉迂曲扩张

（杨清锐　张源潮　杨　宁　陈有信　薛华丹）

第十章 结节性多动脉炎

概 论

结节性多动脉炎（polyarterities nodasa，PNA）于1866年首次报道，是一种已有将近一百五十年历史的风湿免疫性疾病。当初认为此病患者的中等和微小血管均可受累，受累的血管常常出现炎性渗出和增殖，形成节段性结节，因而称之为结节性多动脉炎，并被认为是一种最常见的系统性血管炎。随着医学的发展，人们相继发现多种临床表现各异的血管炎病例，在1994年，有关学者在美国Chapel Hill市召开了一次血管炎专题会议，对结节性多动脉炎进行了讨论和审定。会议认为原来的结节性多动脉炎名称过于笼统，概念模糊。确定结节性多动脉炎限于中小肌性动脉受损的系统性血管炎，将那些主要累及微小动脉、毛细血管和小静脉的血管炎从原来的结节性多动脉炎中划分出来，归为另外一类血管炎中，名之为显微镜下多血管炎。2012年，Chapel Hill系统性血管炎分类标准中，结节性多动脉炎归类于中等血管炎。自从将有些血管炎如嗜酸性肉芽肿性多血管炎和显微镜下多血管炎分别归为另一类血管炎疾病后，结节性多动脉炎成为一种比较少见的血管炎病。

结节性多动脉炎占全部系统性血管炎的比例不到5%。男女发病率之比约为2:1，发病高峰为40~60岁。

病因还不明确，有研究认为与病毒感染，尤其是乙型肝炎病毒感染有一定相关性，此外，各种药物、疫苗也被认为与发病有关。有30%~50%的结节性多动脉炎患者带有乙型肝炎病毒，而乙型肝炎患者发生结节性多动脉炎的概率约为1%。因此，有人认为免疫复合物沉积于血管壁而诱发异常免疫反应，可能是介导发生本病的机制之一。

结节性多动脉炎的病理改变极少见到肉芽肿形成。此病有两个重要的病理特征：一是同一患者的血管病变呈多样性，甚至在相距不到20μm的连续病理切片中，血管病变可能有显著的区别，另一是急性坏死性病变与增殖和修复常常共存。

结节性多动脉炎可以急性发病或缓慢起病，可侵及多个内脏。疾病早期可有数周或数月的全身症状，如发热、肌痛、厌食、体重减轻等。也可出现突发的缺血或梗死，如手指坏疽、皮肤溃疡、肠缺血等。该病可累及全身器官，皮肤、周围神经、胃肠道、肾脏组织受损更较多见。脏器受损的原因主要是由于血管炎引起组织供血不足所致。

诊断要点

美国风湿病学会于 1990 年对结节性多动脉炎制定了下列分类标准：符合下列标准中 3 条或 3 条以上者可确诊。其诊断的敏感性为 82.2%，特异性为 86.6%。

1990 年美国风湿病学会结节性多动脉炎分类标准

判定标准	定义
1. 发病以来体重下降 ≥ 4kg	并无节食或其他因素
2. 网状青斑	肢体或躯干点状或网状斑
3. 睾丸疼痛或触痛	并非由感染，创伤，或其他因素所致
4. 肌痛、肌无力或下肢触痛	弥漫性肌痛或肌无力或腿部肌肉压痛（肩带或骨盆带肌除外）
5. 单神经病或多神经病	单神经病变，或多发单神经病变
6. 舒张压 >90mmHg	出现高血压，舒张压 >90mmHg
7. 血尿素氮或肌酐水平升高	血尿素氮 >40mg/dl 或肌酐 >1.5mg/dl，并非因脱水或泌尿道梗阻所致
8. 乙型肝炎病毒	血清中存在乙型肝炎病毒抗原或抗体
9. 动脉造影异常	显示内脏动脉出现动脉瘤或管腔闭塞，应除外动脉硬化、纤维肌发育不良或其他非炎性因素
10. 中小动脉活检异常	在动脉壁上含有多形核中性粒细胞和（或）单个核细胞浸润

需要特别指出，上述分类标准不能鉴别结节性多动脉炎和显微镜下多血管炎。结节性多动脉炎常常有以下一个或多个特点，这些特点虽非绝对，但与其他类型的血管炎有一定鉴别意义：

1. 常限于"中等大小"的血管，而非小血管（毛细血管和微静脉）或大血管（主动脉及其主要分支）。

2. 常累及动脉，累及静脉者比较少见。

3. 易形成微动脉瘤。

4. 肺部受累少见。

5. 无肉芽肿性炎症。

6. 缺乏相应的特异性自身抗体，如抗中性粒细胞胞浆抗体、抗肾小球基底膜抗体或类风湿因子。

7. 部分病例与乙型肝炎病毒感染有关。

图　解

一、皮肤和骨骼肌肉病变

有 30%~40% 的本病患者出现皮肤病变，其中较常见的有紫癜样皮损、局灶性溃疡、网状青斑、结节、斑丘疹以及指端缺血坏疽等皮肤损害，尤以下肢多发（腓肠肌、足背）。

关节受累表现为关节疼痛，不对称性非破坏性关节炎，尤其是下肢关节。非特异性肌肉疼痛和无力也是其特点。

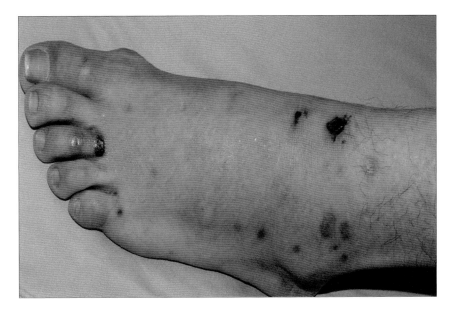

图 10-1. 结节性多动脉炎患者，足和踝部复发性皮下红色及紫红色疼痛性结节，结节破溃、坏死、结痂

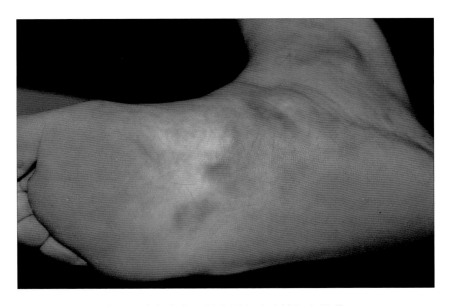

图 10-2. 结节性多动脉炎患者，足和踝部疼痛性红色结节

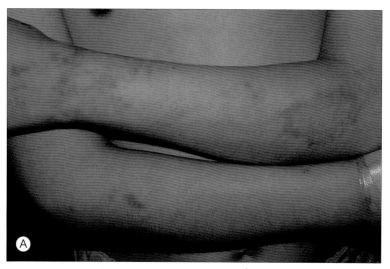

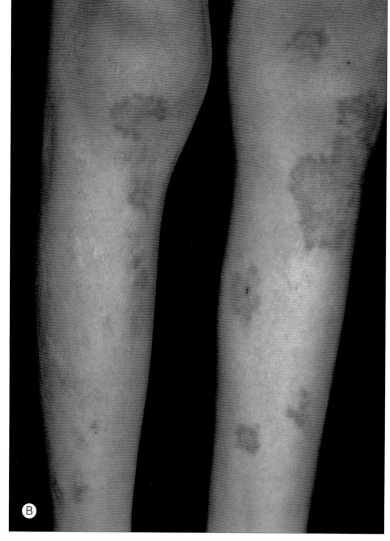

图 10-3. 结节性多动脉炎患者，四肢类环状皮损，边缘散在小结节

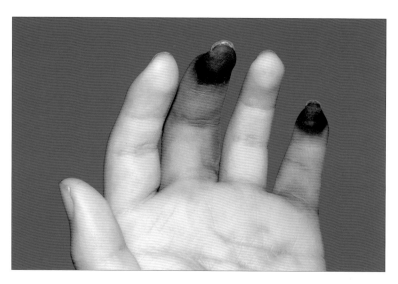

图 10-4. 结节性多动脉炎患者，左手中指和小指末端缺血坏死

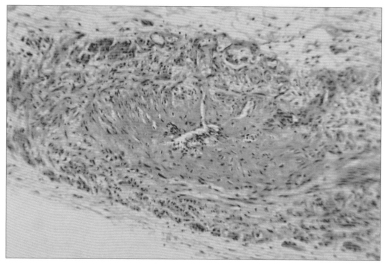

图 10-5. 结节性多动脉炎患者的皮肤病理检查，肌性动脉管壁增厚，少量淋巴细胞浸润，血管腔狭窄几乎闭塞，形成结节状

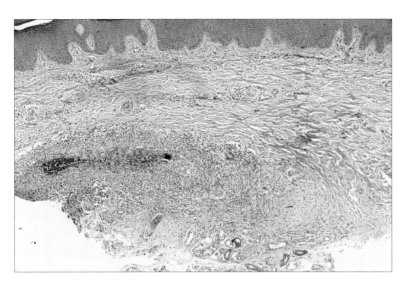

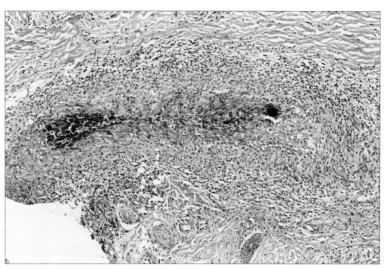

图 10-6. 结节性多动脉炎患者的皮肤病理检查，真皮深部动脉坏死性血管炎，动脉壁肌膜纤维蛋白样变性，中性粒细胞、单个核细胞及多核巨细胞浸润，可见白细胞碎裂现象，血栓形成

图 10-7. 结节性多动脉炎患者的皮肤病理检查，真皮深部动脉壁的肌膜纤维蛋白样变性，血管腔内血栓形成

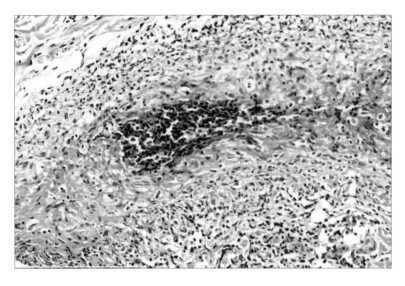

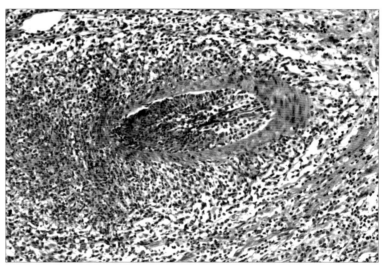

图 10-8. 结节性多动脉炎患者的皮肤病理检查，高倍镜显示血管壁增厚，有少量中性粒细胞及淋巴细胞浸润，壁内有滋养血管生成，有纤维素样坏死，血管腔内血栓形成

图 10-9. 结节性多动脉炎患者的皮肤病理检查，急性期全层动脉壁炎性改变，有密集的淋巴细胞、中性粒细胞和少量嗜酸性粒细胞浸润，可见纤维素样坏死

二、神经系统病变

本病对神经系统的损害主要是周围神经，周围神经病变以多发性单神经炎最常见，常累及腓总神经、正中神经、尺神经和腓肠神经。感觉神经和运动神经病变常为非对称性。

极少数患者偶尔亦可累及中枢神经系统，出现脑卒中，脑出血等，临床表现为意识模糊、定向力障碍、谵妄甚至精神异常。

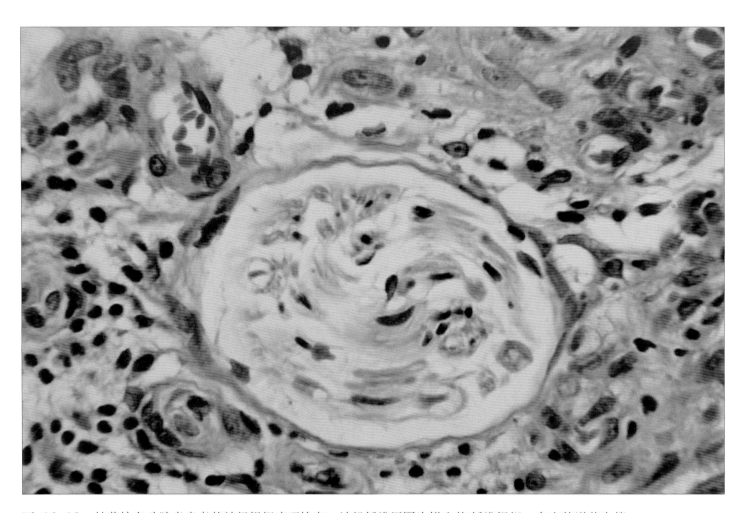

图 10-10. 结节性多动脉炎患者的神经组织病理检查，神经纤维周围为增生的 纤维组织，有小的滋养血管

三、消化道病变

结节性多动脉炎累及胃肠道常因肠系膜血管血栓或缺血所致，以小肠受累多见，胃和结肠缺血较少发生，临床上可有消化道溃疡、呕血、血便或黑便、穿孔、肠绞痛、急性胰腺炎等。弥漫性腹痛时应警惕肠系膜动脉栓塞导致的肠系膜梗死或动脉瘤破裂。

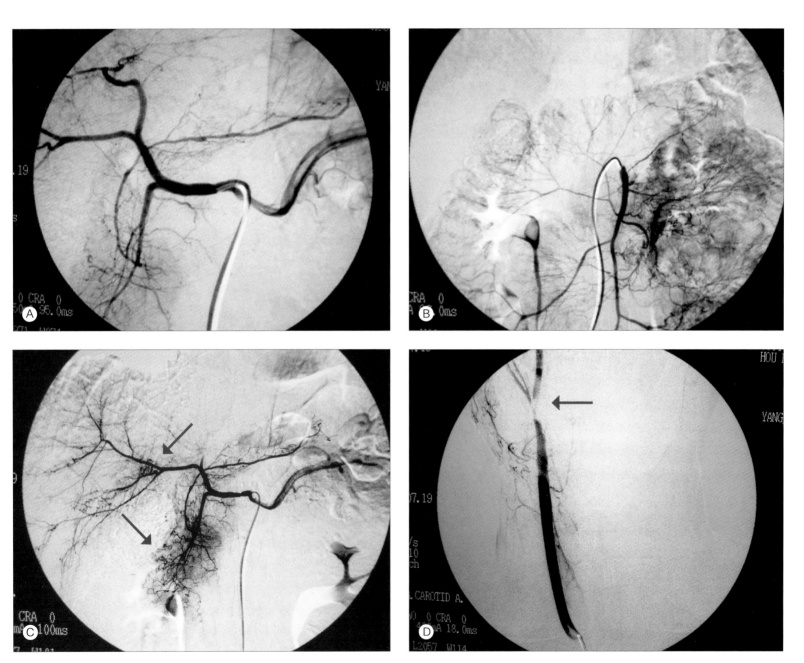

图 10-11. 患者，男性，48 岁，间断腹疼 8 年，加重 6 个月。剖腹探查切除 60cm 空肠，病理提示肠系膜血管炎，缺血性肠病。血管造影符合结节性多动脉炎改变

图 A： 肝总动脉造影，显示胃网膜右动脉粗细不均，血管壁不光滑

图 B： 肠系膜上动脉造影，显示空肠动脉稀疏、中断，血管壁不光滑

图 C： 肝动脉造影显示，肝内动脉分支、胃十二指肠动脉分支可见多数散在的小动脉瘤（箭头处）

图 D： 颈动脉造影，显示右颈动脉分叉处狭窄（箭头处）

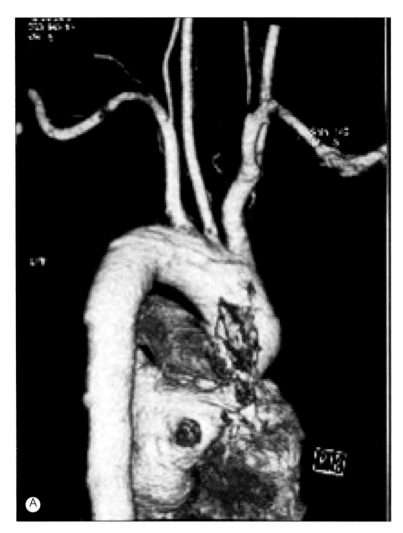

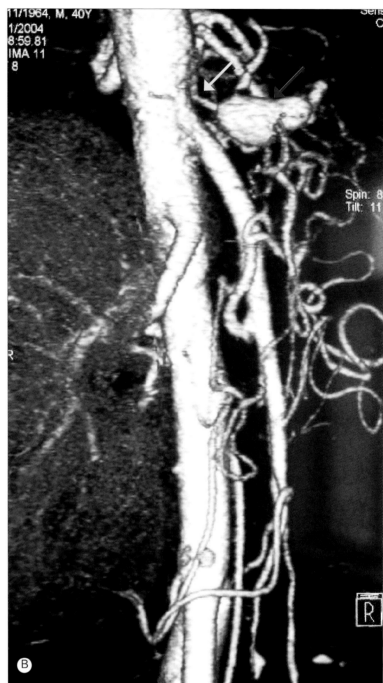

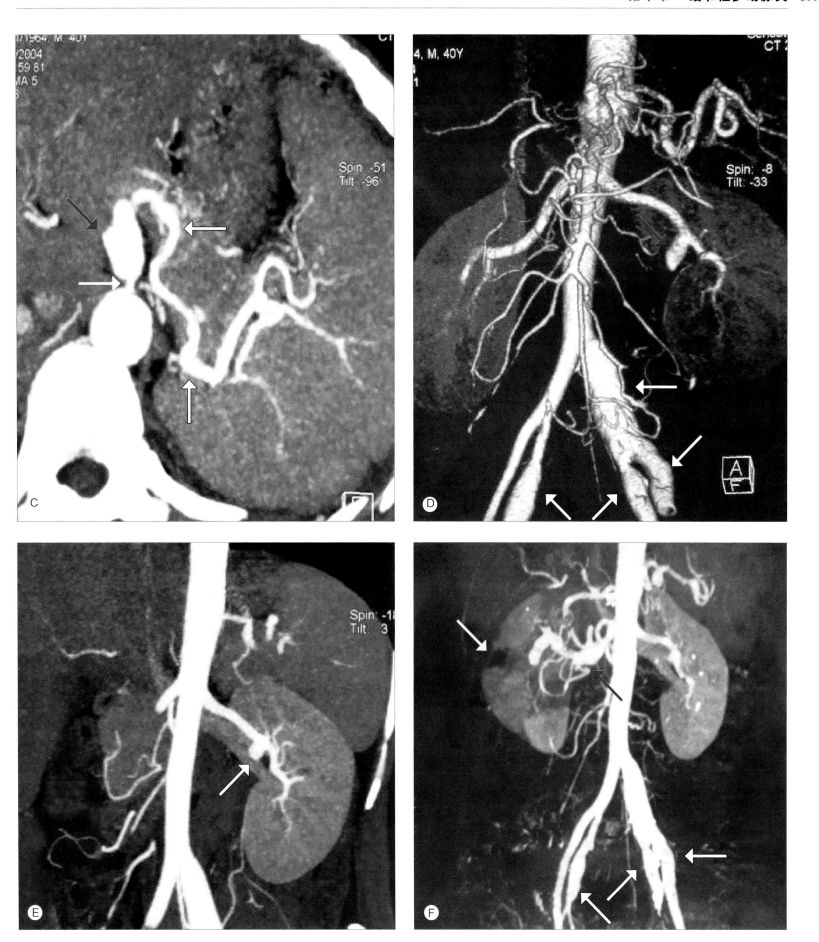

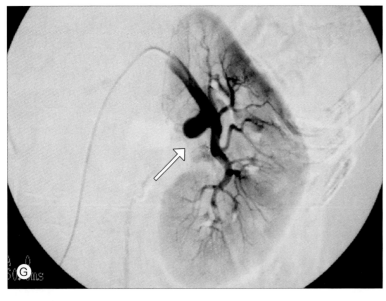 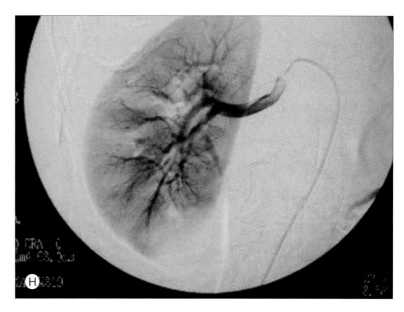

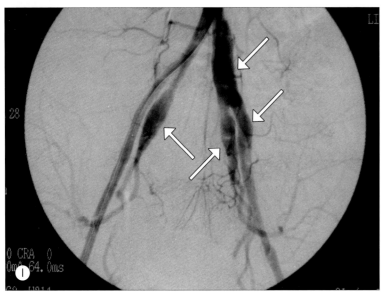 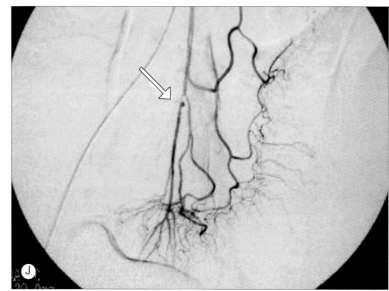

图 10-12. 患者，男性，44 岁。发热、间歇右下腹疼痛 4 年，加重 1 个月，拟诊肠梗阻入院。腹部 CT 血管造影显示多发动脉瘤形成。经开腹探查，发现肠系膜上动脉和静脉广泛血栓形成，回肠壁严重缺血，部分坏死。切除肠襻 60cm，病理检查显示：肠系膜和肠壁坏死、出血明显，局部有炎症反应，以脂肪坏死为主，部分血管有血栓形成。确诊为结节性 多动脉炎，给予泼尼松和免疫抑制剂治疗，病情明显好转。4 年后，患者右腰部疼痛，血压增高，腹部 CT 血管造影检查，发现右肾动脉管 腔狭窄，右肾梗死，左肾动脉、髂动脉、肠系膜动脉多发动脉瘤

图 A： 主动脉弓 CT 血管造影三维重建图像，显示双侧锁骨下动脉多发不规则充盈缺损，降主动脉可见多发结节状隆起

图 B 和图 C： 腹部 CT 血管造影，矢状位三维重建及轴位图像，显示腹腔干起始段狭窄（黄色箭头），伴狭窄后瘤样扩张（红色箭头），脾动脉不规则狭窄及扩张（白色箭头）

图 D： 腹部 CT 血管造影，冠状位三维重建图像，显示左肾动脉（红色箭头）、左髂总、髂外及双侧髂内动脉多发动脉瘤（白色箭头）

图 E： 腹部 CT 血管造影，冠状位，显示左肾动脉瘤（白色箭头）

图 F： 腹部 CT 血管造影，冠状位，显示右肾中部梗死（黄色箭头），右肾动脉（红色箭头）、左髂总、髂外及双侧髂内动脉多发动脉瘤（白色箭头）

图 G： 选择性肾动脉造影，前后位，显示左肾动脉瘤（白色箭头）

图 H： 右肾动脉造影，前后位，显示右肾下极梗死

图 I： 腹部血管造影，显示左髂总、髂外及双侧髂内动脉多发动脉瘤样扩张（白色箭头）

图 J： 腹部血管造影，显示动脉瘤及侧支循环。

　　本例患者的临床表现，以及各项检查和开腹探查所见，比较典型地反映了结节性多动脉炎的基本病变是血管炎的特征。

四、肾脏病变

30%~60% 的结节性多动脉炎患者并发肾脏病变，主要累及肾动脉、叶间动脉及弓状动脉。血管病变表现为局灶节段坏死性血管炎，根据病变发生的不同阶段，将其分为急性期及愈合修复期。急性期动脉壁水肿、黏液变性和纤维素样坏死，弹力膜断裂，可见中性粒细胞为主的炎症细胞浸润，可有血栓形成，严重者动脉壁破裂、出血。愈合修复期，坏死部分被肉芽组织取代，可见淋巴、单核细胞浸润及上皮样细胞增生，血栓机化，可形成动脉瘤，肉芽组织逐渐发生纤维组织增生及疤痕形成，导致血管壁偏心性增厚，管腔狭窄。

相应节段的肾小球出现缺血性改变，可见基底膜皱缩，毛细血管襻塌陷及肾小球硬化。较大血管严重缺血时，可引起肾梗塞，尤多见于肾皮质与髓质交界处。梗死灶呈楔形，底面朝向皮质，可伴有出血及血肿形成，镜下见核碎裂及无定形结构物质，后期被纤维结缔组织取代并形成瘢痕。相应的肾小管和肾间质发生灶状萎缩及纤维化。肾脏损害后的临床表现主要为高血压，伴不同程度的肾功能障碍。肾梗死、肾间质动脉瘤破裂或肾功能衰竭，可危及生命。

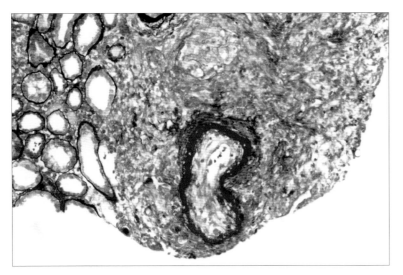

图 10-13. 结节性多动脉炎患者肾脏病理检查，显示中等动脉发生纤维素样坏死，内皮细胞肿胀（PASM+Masson 染色）

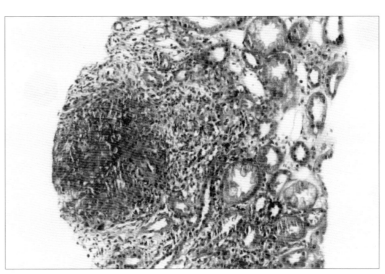

图 10-14. 结节性多动脉炎患者肾脏病理检查，显示肾间质内动脉坏死及出血，管壁炎症细胞浸润（PASM+Masson 染色）

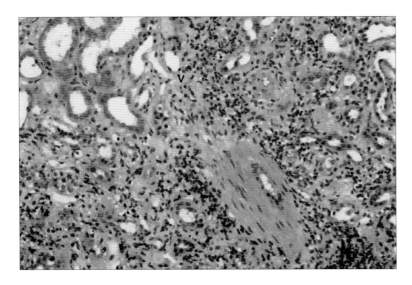

图 10-15. 结节性多动脉炎患者肾脏病理检查，显示肾间质内动脉管壁纤维结缔组织增生伴淋巴、单个核细胞浸润（HE 染色）

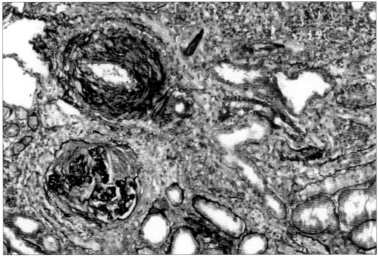

图 10-16. 结节性多动脉炎患者肾脏病理检查，显示肾间质内动脉管壁偏心性增厚，内膜纤维组织增生（PASM+Masson 染色）

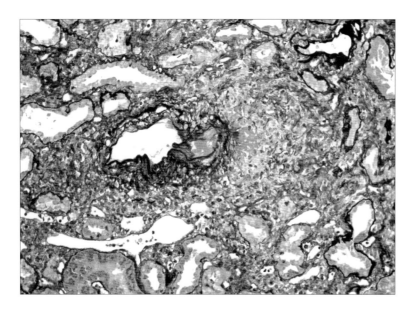

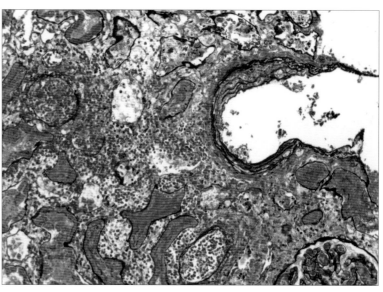

图 10-17. 结节性多动脉炎患者肾脏病理检查，显示肾中等动脉分支坏死性动脉炎，血管壁破坏，纤维素渗出，血管周围炎症细胞浸润（PASM 染色）

图 10-18. 结节性多动脉炎患者肾脏病理检查，显示肾中等动脉分支扩张形成血管瘤，伴有肾间质出血（PASM 染色）

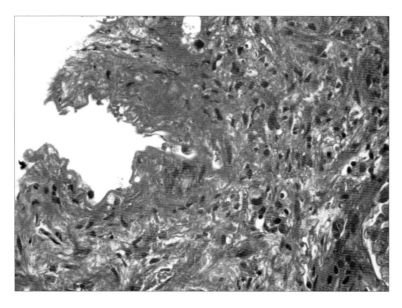

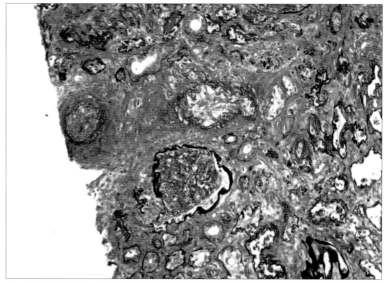

图 10-19. 结节性多动脉炎患者肾脏病理检查，显示肾中等动脉分支扩张形成血管瘤（Masson 染色）

图 10-20. 结节性多动脉炎患者肾脏病理检查，显示肾小叶间动脉内膜增厚，管腔严重狭窄，伴血管壁周围纤维组织增生。肾小球缺血性硬化，肾小管萎缩伴间质纤维化（Masson 染色）

五、心脏病变

10%~30% 的结节性多动脉炎患者可伴有心脏病变，如高血压，心律失常，充血性心力衰竭及心肌梗死等。

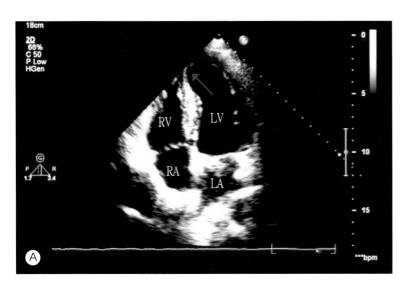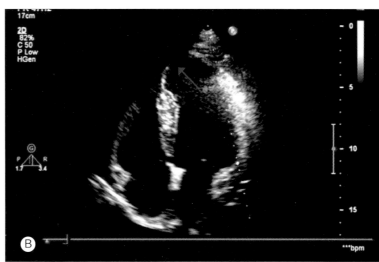

图 10-21. 患者，男性，32 岁，突发心肌梗死 1 月后诊断为结节性多动脉炎

图 A： 心肌梗死后 2 个月，超声心电图显示心尖部变薄，略向外膨出（箭头）

图 B： 心肌梗死 1 年后超声心动图检查，可见心尖部室壁更薄，无运动，向外膨出形成室壁瘤（箭头）

RV: 右心室；LV: 左心室；RA: 右心房；LA: 左心房

六、睾丸炎

大约 25% 的结节性多动脉炎患者可有睾丸病变，单侧睾丸炎是本病的一个特征。临床多表现为睾丸疼痛，部分患者也可能无明显症状。

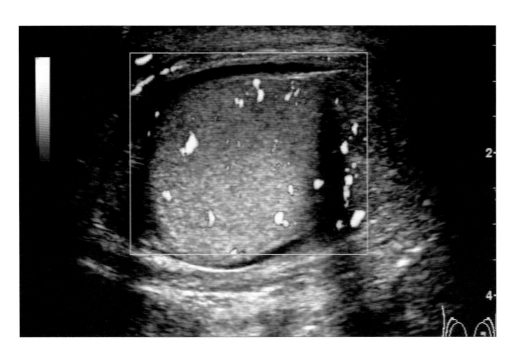

图 10-22. 结节性多动脉炎伴有睾丸疼痛患者的睾丸部位超声检查：左侧睾丸形态饱满，睾丸内探及丰富血流信号

七、眼部病变

结节性多动脉炎与其他风湿免疫性疾病一样，可以并发周边性角膜溃疡。周边角膜与球结膜邻近，球结膜有丰富的血管和淋巴管、巨噬细胞、Langerhans 细胞、淋巴细胞、浆细胞等免疫活性细胞。角膜缘血管中所含有的循环免疫复合物，可以停留在角膜缘血管的末端，吸引炎性细胞和炎症介质，引起蛋白酶和胶原酶的释放，导致角膜基质溶解，形成溃疡。

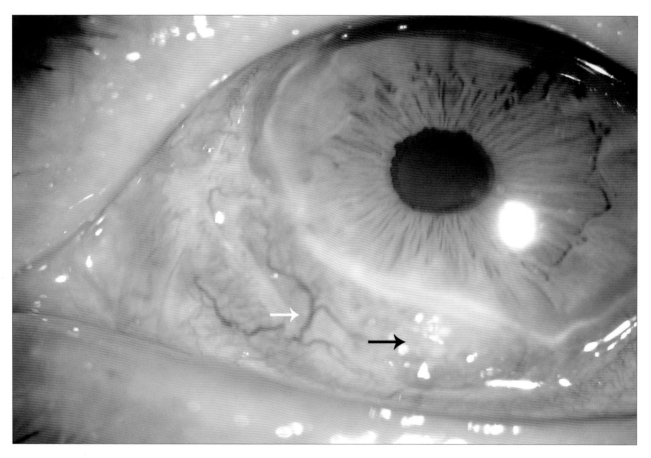

图 10-23. 结节性多动脉炎患者并发周边性角膜溃疡。左眼鼻下方角膜缘 可以看到进展性溃疡，局部混合性充血，角膜变薄（箭头）

八、皮肤型结节性多动脉炎

这一类型的患者多数病程较长,临床表现主要为皮肤改变,内脏受累较少,任何年龄均可发病,无性别差异。表现为复发性皮下疼痛结节,开始为红色,逐渐变为紫红色,数目不定,多发于足、小腿及前臂,偶尔发生于躯干、面、头皮及肩。有时下肢网状青斑,伴成簇结节。免疫荧光检查时可显示血管壁 IgM 和(或)补体沉积。皮损组织病理常表现为表浅真皮血管改变与白细胞碎裂性血管炎相似。典型特征是在真皮深层和皮下脂肪中有肌性动脉坏死性血管炎。

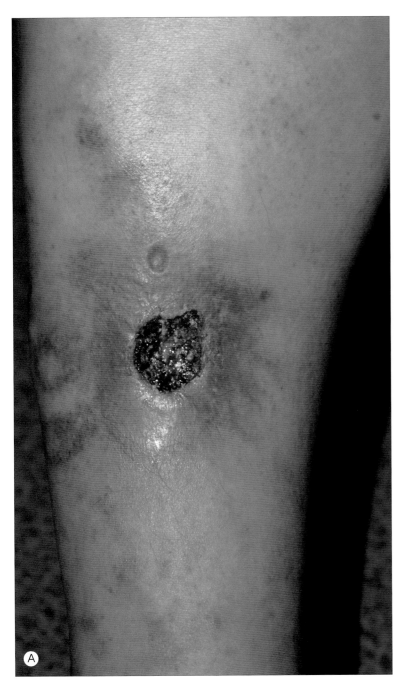

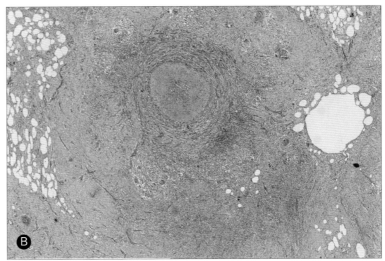

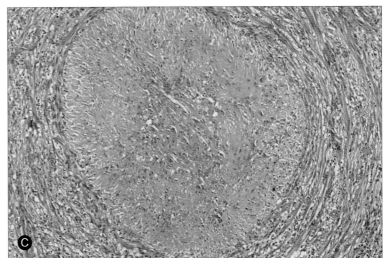

图 10-24. 皮肤型结节性多动脉炎患者的下肢溃疡及其病理检查

图 A: 皮肤型结节性多动脉炎患者小腿疼痛性结节、坏死,形成深在溃疡呈"鸟眼"状

图 B 和图 C: 该患者皮肤活检显示受累小动脉管壁纤维素样坏死,血管壁及血管周围中性粒细胞浸润,可见核尘,管腔狭窄

(王少坤　杨　宁　吴庆军　伍沪生　刘跃华　王素霞)

第十一章 显微镜下多血管炎

概　论

显微镜下多血管炎 (microscopic polyangiitis, MPA) 是一种主要累及小血管的系统性血管炎。在早年往往将它归属于结节性多动脉炎内讨论。1994 年在 美国 Chapel Hill 市召开的血管炎会议上，正式将本病与结节性多动脉炎分开，确定为诸多血管炎中的一种特定的疾病。在 2012 年 Chapel Hill 系统性血管炎分类标准中，显微镜下多血管炎分类于小血管炎中的抗中性粒细胞胞质抗体 (antineutrophil cytoplasmic antibody, ANCA) 相关性血管炎中。目前普遍认为显微镜下多血管炎为一独立的系统性坏死性血管炎，主要累及小动脉、微小动脉、毛细血管和小静脉，其中节段性、坏死性肾小球肾炎非常常见，肺毛细血管炎也比较多见。在血管炎病变中，无或极少免疫复合物沉积，不会有坏死性肉芽肿性炎症。

显微镜下多血管炎的病因还不清楚，本病患者体内细胞因子介导的黏附因子的表达往往异常，抗中性粒细胞胞浆抗体 (ANCA) 常阳性。所以将本病与肉芽肿性多血管炎和嗜酸性肉芽肿性多血管炎三种疾病称之为 ANCA 相关性小血管炎。

本病发病年龄多为 50 岁以上，男性略多于女性。发病时，多有发热、乏力、食欲减退、关节肌肉疼痛等全身症状，起病急缓不一。急性起病时，常表现为急进性肾小球肾炎，大多出现血尿，易并发肾功能不全。患者也常因肺出血而咯血，亦可发生胸膜炎。也有患者缓慢起病，常表现为间断发作紫癜，显微镜下血尿，轻度肾功能损害，间断咯血等。显微镜下多血管炎的典型临床表现往往具有皮肤、肺和肾脏的损害。皮损包括斑丘疹、紫癜、网状青斑、皮肤溃疡、坏死性结节等多样临床征象。肾脏损害是本病最常见临床表现、亦是影响预后的主要因素，临床呈现蛋白尿、血尿、管型尿、水肿、肾性高血压、肾功能不全等，其病理特征为节段坏死伴新月体形成，很少有血管内皮细胞增殖，并极少有免疫复合物沉积。大约 50% 的患者有肺部受损，常见的是肺泡毛细血管炎和弥漫性肺泡出血，患者表现咳嗽、咯血、呼吸困难。部分患者可在反复弥漫性肺泡出血的基础上，导致肺间质纤维化。

本病患者也可累及其他脏器。20%~30% 的患者有神经系统损害，可出现单神经炎或多神经病变，少数患者可能发生癫痫发作。消化器官可能因小血管炎而受损，出现腹痛、消化道出血、肠穿孔、胰腺炎等。少数患者也可能有心脏损害，出现心肌缺血、心力衰竭、心包炎等病症。有的患者亦可能出现鼻窦炎等耳鼻喉部的损害，眼部病变常有视网膜出血或色素膜炎，视力减退等。

本病患者的血沉和 C 反应蛋白常常增高。约 80% 的患者血清中 ANCA 阳性，肺受累显著者出现 ANCA 的机率更高。本病患者所出现的 ANCA，主要是 p-ANCA，例如北京协和医院积累的本病临床资料中，p-ANCA 占 74%，c-ANCA 占 23%，3% 患者兼有 p-ANCA 和 c-ANCA。

诊断要点

　　显微镜下多血管炎尚无统一的诊断标准，主要依靠患者的临床表现。患者如有皮肤、肺部和肾脏损害征象，应考虑本病的可能性，须做进一步检查。应该检测血沉、C 反应蛋白、尿液化验，肾功能及 ANCA 检测、胸部和肾脏的影像学检查等。如果血 ANCA，尤其是 p-ANCA 阳性，则更具有诊断意义。必要时，应做皮肤或肾穿刺活检，进行病理学检查。

图　解

一、皮肤病变

　　显微镜下多血管炎可出现各种皮疹，以紫癜及可触及的充血性斑丘疹多见，还可有网状青斑、皮肤溃疡、皮肤坏死、坏疽以及肢端缺血、坏死性结节、荨麻疹等。其病理改变多为白细胞破碎性血管炎。

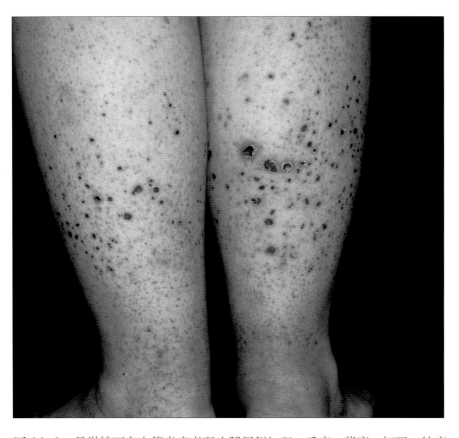 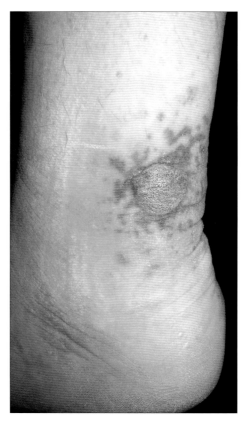

图 11-1. 显微镜下多血管炎患者双小腿屈侧红斑、丘疹、紫癜、坏死、结痂　　**图 11-2.** 显微镜下多血管炎患者踝部红斑、紫癜、血疱

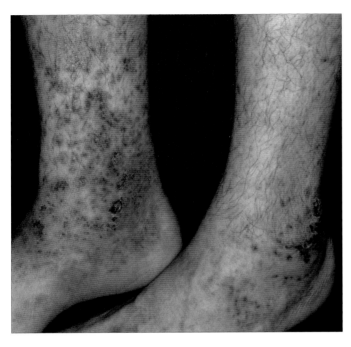

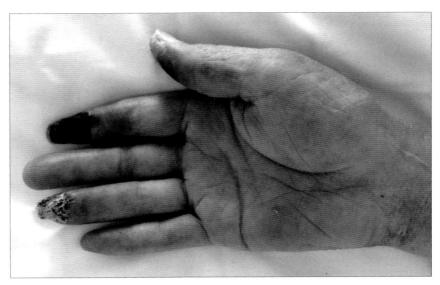

图 11-4. 显微镜下多血管炎患者右手指端缺血、坏疽

图 11-3. 显微镜下多血管炎患者小腿和踝部紫癜样斑丘疹，压之不褪色，坏死、结痂

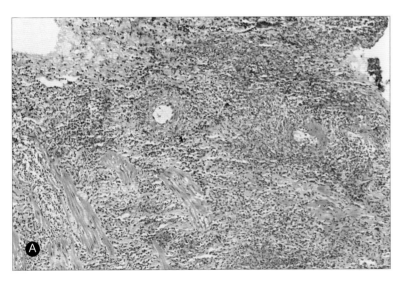

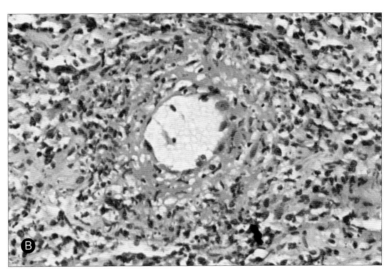

图 11-5. 显微镜下多血管炎患者皮肤活检病理检查

图 A： 真皮血管壁纤维蛋白样坏死，内皮细胞肿胀，血管壁及周围中性粒细胞浸润，伴有核尘，也可见淋巴细胞浸润

图 B： 上图高倍镜显示血管改变更明显

二、肾脏病变

肾脏损害是本病最常见的临床表现，病情轻重差异很大。多数患者出现蛋白尿、血尿、各种管型、下肢水肿和肾性高血压等，部分患者出现肾功能不全，但也有极少数患者可无肾脏病变。显微镜下多血管炎的肾脏病理改变主要为坏死性肾小球肾炎，光镜下的病理特征为节段性坏死伴新月体形成，很少或无毛细血管内皮细胞增殖。免疫荧光显示很少或无免疫复合物沉积。电镜下很少或无致密物沉积。上述特点和免疫复合物介导的肾小球肾炎、以及抗肾小球基底膜抗体介导的 Goodpasture 综合征不同，但和肉芽肿性多血管炎的肾脏病变以及特发性急进性肾小球肾炎有时不易鉴别。

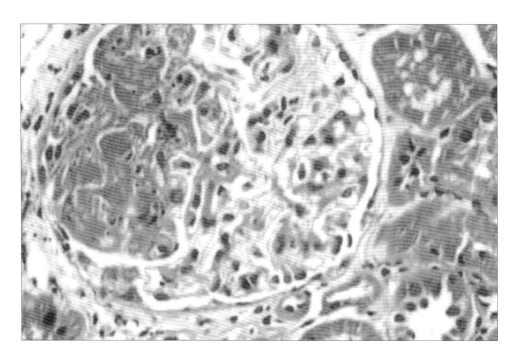

图 11-6. 显微镜下多血管炎患者肾脏病理检查，显示局灶节段性坏死性肾小球肾炎（HE 染色）

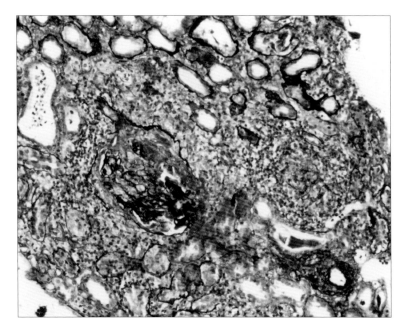

图 11-7. 显微镜下多血管炎患者肾脏病理检查，显示肾小球基底膜节段性纤维素样坏死，鲍曼囊壁破裂，周围有炎症细胞反应（PASM+Masson 染色）

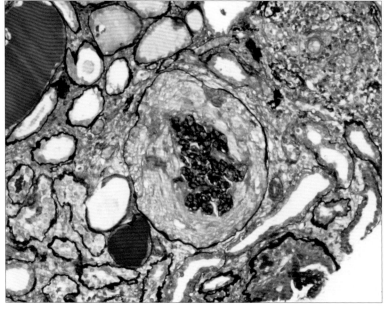

图 11-8. 显微镜下多血管炎患者肾脏病理检查，显示肾小球内细胞性新月体形成，鲍曼囊壁增厚（PASM+Masson 染色）

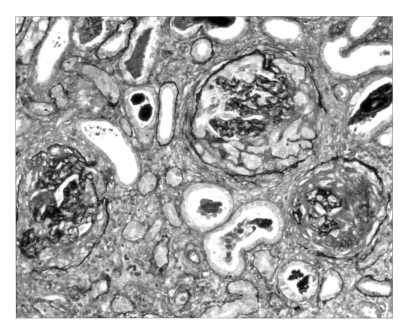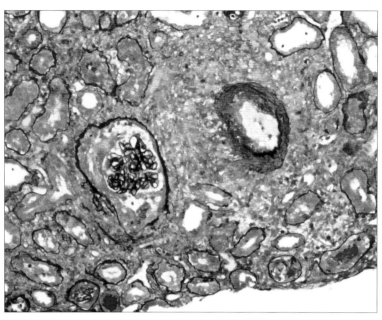

图 11-9.　显微镜下多血管炎患者肾脏病理检查，显示肾小球内可见细胞性、纤维性等新旧不一的新月体形成（PASM+Masson 染色）

图 11-10.　显微镜下多血管炎患者肾脏病理检查，显示肾间质小动脉纤维素样坏死（PASM+Masson 染色）

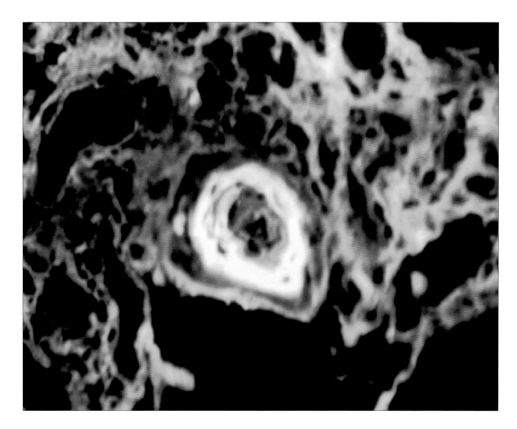

图 11-11.　显微镜下多血管炎患者肾脏病理检查，荧光显微镜显示，小动脉壁纤维素沉积。荧光 FITC 标记

三、呼吸系统病变

约有 50% 的患者有肺部损害,可发生肺泡壁毛细血管炎,10%~30% 的患者可有弥漫性肺泡出血。查体可见呼吸窘迫,肺部可有啰音。由于弥漫性的肺间质改变和炎症细胞肺部浸润,约 1/3 的患者出现咳嗽、咯血和贫血,大量的肺出血可导致呼吸困难、甚至死亡。部分患者可在弥漫性肺泡出血的基础上出现肺间质纤维化。

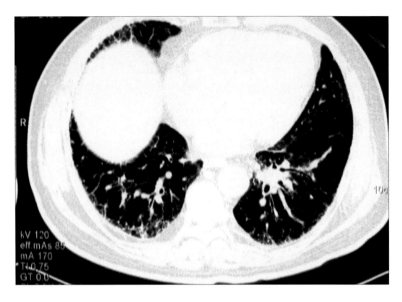

图 11-12. 显微镜下多血管炎患者胸部 CT 扫描检查,显示双下肺间质改变,胸膜下网状结构改变

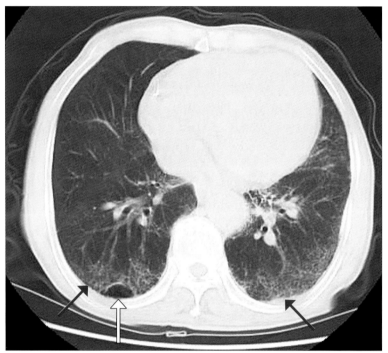

图 11-13. 显微镜下多血管炎患者胸部 CT 扫描检查,显示双肺间质病变,双肺下野胸膜下弥漫分布细网格状影(红色箭头),右肺下叶可见胸膜下肺大疱(白色箭头)

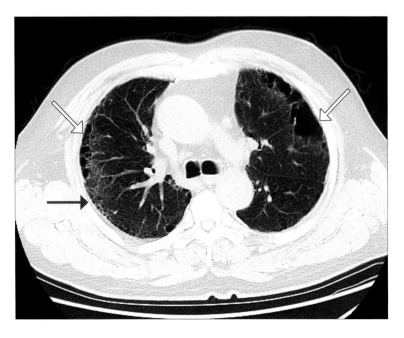

图 11-14. 显微镜下多血管炎患者胸部 CT 扫描检查,显示双肺下野外带多发网格状影(红色箭头),多发肺大疱(白色箭头)

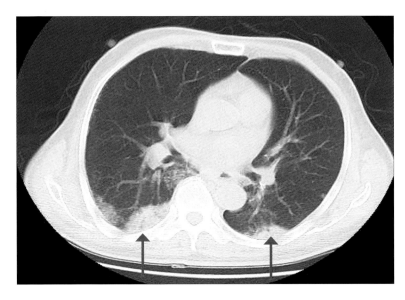

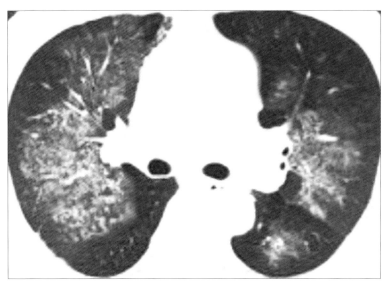

图 11-15. 显微镜下多血管炎患者胸部 CT 扫描检查，显示双肺下叶背侧外带可见胸膜下分布多发宽基底斑片状密度增高影（箭头）

图 11-16. 显微镜下多血管炎患者胸部 CT 扫描检查，显示双肺实质模糊淡片影，结合临床表现提示出血性肺泡炎

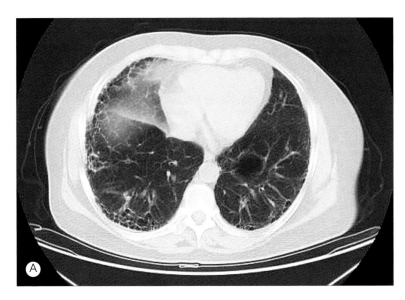

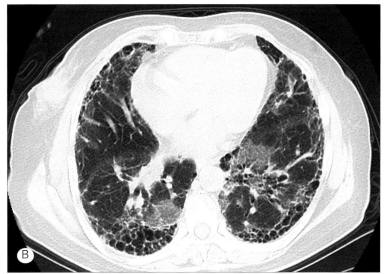

图 11-17. 显微镜下多血管炎并弥漫性肺间质病变患者胸部 CT 扫描检查。女性，56 岁，干咳 5 年、气短 2 年，查尿潜血阳性，血清 p-ANCA 阳性

图 A： 胸部 CT 扫描检查，显示双肺弥漫分布的蜂窝状阴影。经泼尼松及环磷酰胺治疗后，尿潜血转阴，仍有活动后气短

图 B： 两年后复查胸部 CT 扫描，显示双肺弥漫分布的蜂窝状阴影及多发肺大疱，病情加重

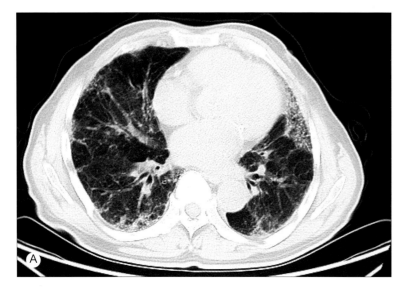

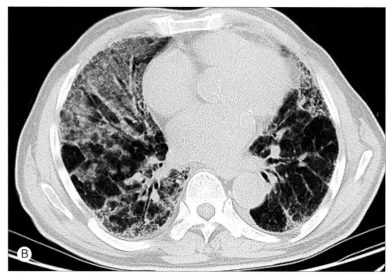

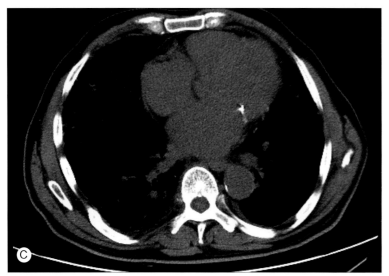

图 11-18. 显微镜下多血管炎患者，并间质性肺炎及出血性肺泡炎，胸部 CT 扫描检查

患者，男性，78 岁，干咳、活动后气短 2 月。查尿潜血 +++，p-ANCA 和抗髓过氧化物酶抗体均阳性

图 A： 入院时胸部 CT 扫描显示，双肺散在斑片状影，考虑间质性肺炎

图 B（肺窗）、**图 C**（纵隔窗）：入院 1 周后出现咳血，复查胸部 CT 扫描，显示双肺实质斑片影及蜂窝状阴影，提示出血性肺泡炎

给予泼尼松及免疫抑制剂治疗后咳血停止，病情好转出院

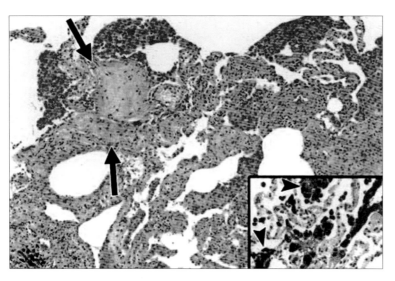

图 11-19. 显微镜下多血管炎患者肺活检组织病理检查，显示肺泡内巨噬细胞聚集，不规则间质纤维性增厚（HE 染色）

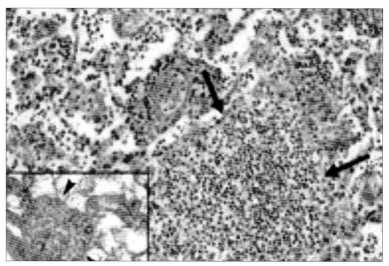

图 11-20. 显微镜下多血管炎患者肺活检组织病理检查，显示肺泡内出血、肺泡壁增厚，伴中性粒细胞浸润（箭头所示）。插入图显示中性粒细胞性毛细血管炎（HE 染色）

四、神经系统病变

　　20%~30% 显微镜下多血管炎患者有神经系统损害，常见为多发性单神经炎或多神经病变，表现为局部周围感觉或运动障碍。少数患者可有中枢神经系统受累，常表现为缺血性脑病。

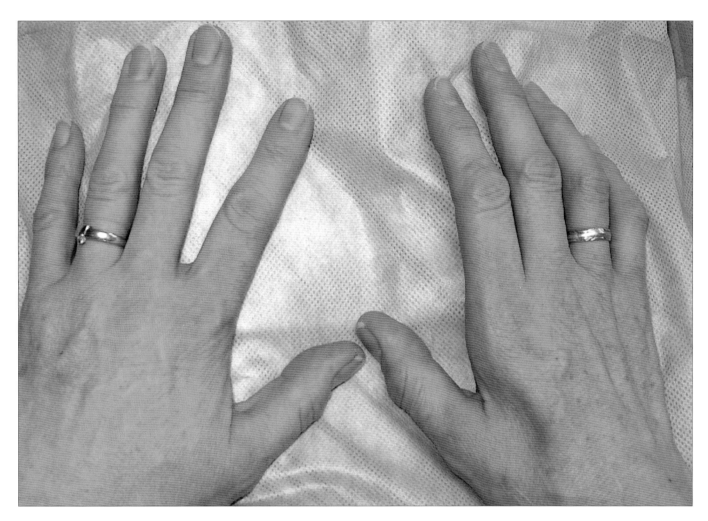

图 11-21. 显微镜下多血管炎并发右手单神经炎（正中神经）患者，大鱼际肌肉萎缩

五、其他病变

部分显微镜下多血管炎患者可有耳鼻喉及眼受累表现，如耳鸣、中耳炎、神经性听力下降及鼻窦炎、视网膜出血、虹膜睫状体炎、巩膜炎及葡萄膜炎等。

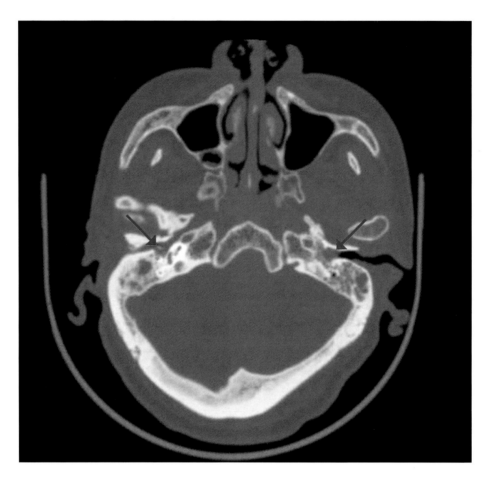

图 11-22. 显微镜下多血管炎患者颞骨薄层 CT 扫描检查，显示双侧中耳鼓室内及乳突气房内见密度增高影（箭头）

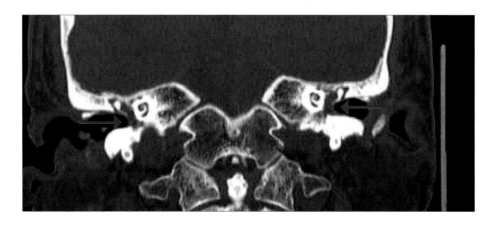

图 11-23. 显微镜下多血管炎患者颞骨薄层 CT 扫描（冠状位）检查，显示双侧中耳鼓室内见密度增高影（箭头）

六、相关的自身抗体

系统性血管炎相关自身抗体

自身抗体	靶抗原	敏感性（%）	特异性（%）	临床意义
抗中性粒细胞胞质抗体（ANCA）	中性粒细胞胞质内自身抗原	5~85	高	原发性小血管炎特异性自身抗体；作为原发性小血管炎的诊断指标，与疾病的活动性有关；另外还可见于多种炎性疾病
抗髓过氧化物酶（MPO）抗体	中性粒细胞嗜苯胺蓝颗粒中的髓过氧化物酶	24~65	90	MPA 的诊断标准之一；MPA 特异性抗体，活动性相关
抗蛋白酶 3（PR3）抗体	中性粒细胞嗜苯胺蓝颗粒中的蛋白酶 3	66~85	90	GPA 特异性自身抗体，疾病活动性相关
抗肾小球基底膜抗体	IV型胶原 α3 链非胶原结构域 1 (NC1)	90-100	95	Goodpasture 综合征特异性自身抗体
抗内皮细胞抗体	血管内皮细胞表面上的相对分子质量为 12kD~90kD 的一组异质性蛋白	59~87	差	系统性血管炎相关性抗体；协助诊断系统性血管炎；并且此抗体与系统性血管炎的临床活动度相关，可作为观察病情活动的指标之一

MPA：显微镜下多血管炎；GPA：肉芽肿性多血管炎

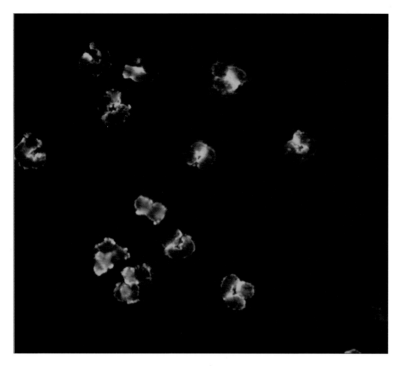

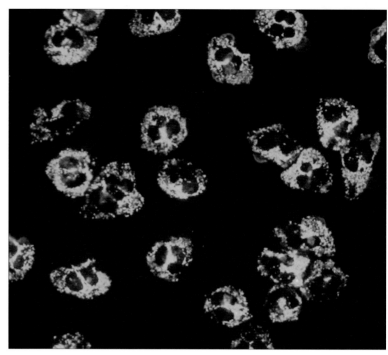

图 11-24. 抗中性粒细胞胞质抗体阳性，核周型（乙醇固定人中性粒细胞）

图 11-25. 中性粒细胞胞质抗体阳性，胞质型（乙醇固定人中性粒细胞）

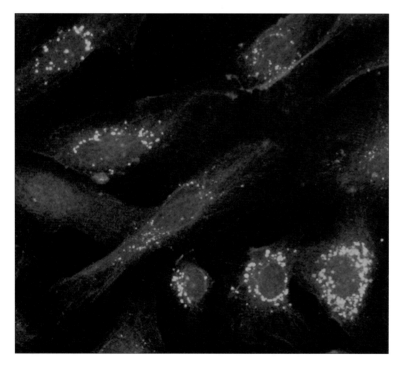

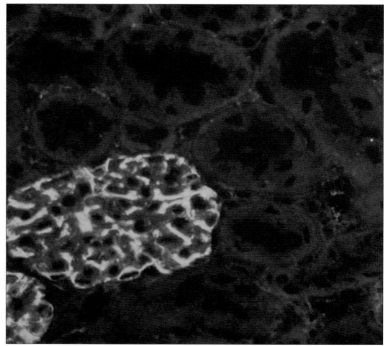

图 11-26. 抗内皮细胞抗体阳性（人脐静脉上皮细胞）

图 11-27. 抗肾小球基底膜抗体阳性（猴肾组织抗原基质）

（吴庆军　王素霞　刘跃华）

第十二章 肉芽肿性多血管炎

概 论

肉芽肿性多血管炎（granulomatosis with polyangiitis，GPA），以往称为 Wegener 肉芽肿病（WG），是一种主要侵犯小动脉、小静脉和毛细血管的系统性、坏死性肉芽肿和血管炎性疾病，偶而也可累及大动脉。该病好发于成人，男性略多于女性，无明显种族差异。典型的临床表现为上、下呼吸道的坏死性肉芽肿性血管炎，以及局灶性、节段性、坏死性肾小球肾炎和（或）新月体性肾小球肾炎，其他脏器也可受累。

肉芽肿性多血管炎的病因目前尚不明确，遗传因素、免疫因素、感染、化学物质刺激等均可能导致 GPA 的发生。此病发病涉及多种免疫过程的异常，包括抗中性粒细胞胞质抗体（antineutrophil cytoplasmic antibody，ANCA）的作用、T 细胞的作用、内皮细胞及抗内皮细胞抗体的作用等。目前认为，c-ANCA（PR3-ANCA）对本病具有很高的特异性，它在中性粒细胞的激活中扮演重要角色，激活的免疫细胞可以进一步损伤血管内皮。T 细胞已被证实与肉芽肿的形成有关。此外，抗内皮细胞抗体可以通过免疫介导机制导致血管炎症的发生。

肉芽肿性多血管炎可以累及全身多种器官，尤其是上、下呼吸道、肾脏、眼、皮肤黏膜、神经系统、关节等更易受累。多数患者有发热、乏力、体重下降、关节痛等症状。上呼吸道症状常常是本病首发的临床表现，通常表现为持续性的流鼻涕或其他"感冒样"症状。鼻窦炎是本病患者的典型表现之一，有的患者可以出现鼻中隔穿孔，鼻骨破坏而导致鞍鼻。血管炎累及咽鼓管可以引起中耳炎，内耳、乳突发生肉芽肿，可能出现听力障碍。肉芽肿性多血管炎肺部病变的特点是坏死性肉芽肿性肺部炎症，偶尔可以是肺泡毛细血管炎，影像学检查时可见肺部多发结节或空洞形成。大约有 85% 的本病患者有肾脏损害，表现为蛋白尿和血尿，严重时可伴有高血压和肾病综合征，一旦出现肾脏病变，通常病情进展迅速，最终可导致肾功能衰竭。肾脏的病理改变主要表现为局灶性、节段性、坏死性肾小球肾炎，少数病例表现为肾小球外血管炎和肾肉芽肿病变。约有 50% 的本病患者出现贫血，血象中白细胞增高，血清中丙种球蛋白可增高，可检出免疫复合物。约有 70% 以上的患者血清中可测出 c-ANCA，后者被认为是一种本病的特异性抗体，检出率与本病的活动性有关。文献报告，它对诊断的敏感性为 70%~100%，特异性为 86%。肉芽肿性多血管炎患者可以出现眼病，病变可涉及眼部的任何区域。多数患者可以出现皮肤、黏膜损伤，其中以皮肤紫癜最为常见。大约 1/3 的患者在病程中会出现中枢或外周神经系统病变。本病多数患者会出现脊柱或关节病变，但是症状较轻。

诊断要点

目前较为常用的肉芽肿性多血管炎诊断标准是美国风湿病学会于 1990 年制定的分类标准。在 4 条分类标准中，符合 2 条或 2 条以上时，可以诊断为肉芽肿性多血管炎，诊断的敏感性和特异性分别为 88.2% 和 92.0%。

1990 年美国风湿病学会肉芽肿性多血管炎分类标准

判定标准	定义
1. 鼻或口腔炎症	痛性或无痛性口腔溃疡，脓性或血性鼻腔分泌物
2. 胸部影像检查异常	胸片显示结节、固定浸润病灶或空洞
3. 尿沉渣异常	镜下血尿（RBC > 5/ 高倍视野）或尿沉渣中有红细胞管型
4. 病理为肉芽肿性炎	在动脉壁内或在动脉周围，或在血管（动脉或小动脉）外有肉芽肿性炎症改变

另外还可有关节痛，关节炎，眼受累，心肌病变及心包炎，神经系统受累，腮腺炎，前列腺炎，消化道受累等。90% 以上的患者血清中 ANCA 阳性，其中以 cANCA 抗体阳性为主。

图　解

一、上呼吸道病变

多数患者首先出现上呼吸道症状，如持续流涕，鼻黏膜糜烂、溃疡、结痂、出血或坏死，鼻中隔穿孔，严重者因鼻骨破坏，出现鼻背塌陷呈鞍鼻。病变组织病理检查时，可见血管炎、坏死性肉芽肿或非特异性急慢性炎症征象。另外还可有声音嘶哑、气道狭窄等咽喉部病变，还可因中耳、内耳炎症或迷路炎等影响听力。

1. 鼻部、耳部病变

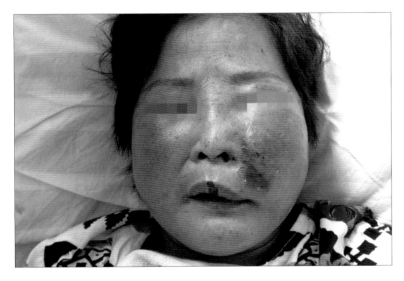

图 12-1. 肉芽肿性多血管炎患者，口腔黏膜溃烂，左颊部明显肿胀

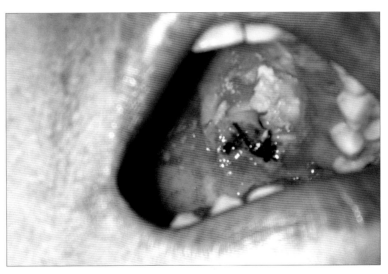

图 12-2. 肉芽肿性多血管炎患者，硬腭溃烂

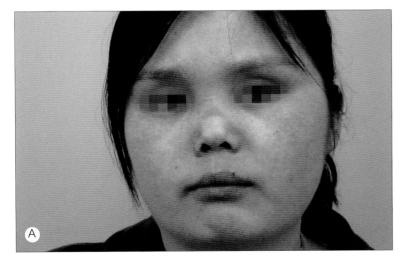

Ⓐ

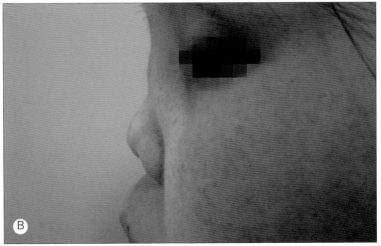

Ⓑ

图 12-3. 肉芽肿性多血管炎患者，晚期鼻软骨破坏导致鼻背塌陷，呈鞍鼻（正侧位）

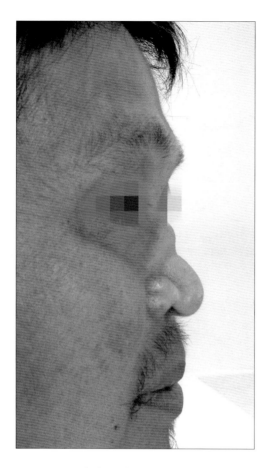

图 12-4. 肉芽肿性多血管炎患者，鼻软骨破坏导致鼻背塌陷，呈鞍鼻

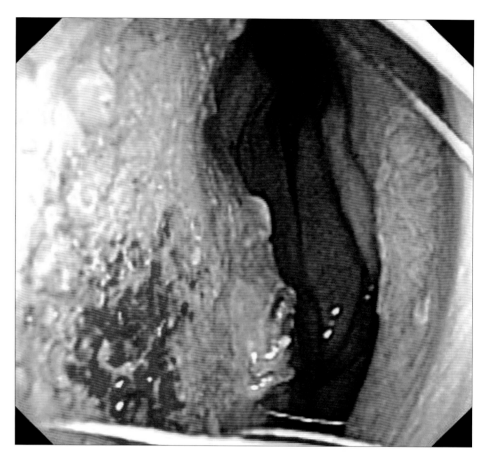

图 12-5. 肉芽肿性多血管炎患者纤维喉镜检查，显示鼻中隔及鼻腔外侧壁糜烂

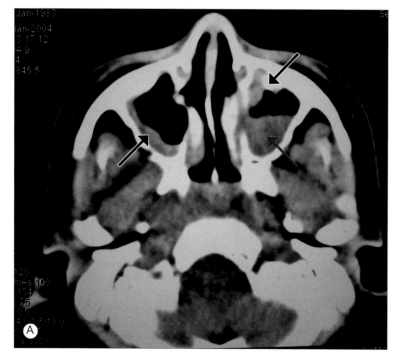

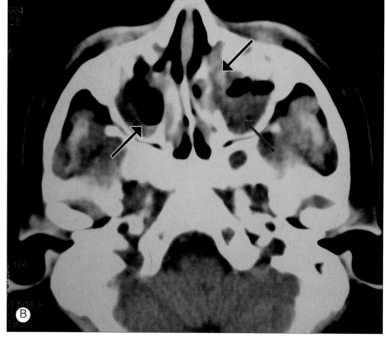

图 12-6. 肉芽肿性多血管炎患者副鼻窦 CT 扫描检查

图 A、图 B： 显示双侧上颌窦窦壁黏膜增厚（黑色箭头），窦腔内可见不规则软组织密度影填充（红色箭头）

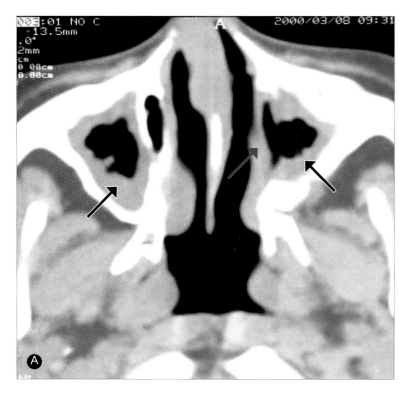

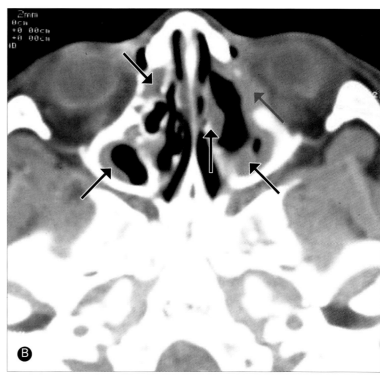

图 12-7. 肉芽肿性多血管炎患者鼻窦 CT 横轴位扫描检查

图 A、图 B：显示双侧上颌窦、筛窦及鼻腔壁的黏膜不均匀增厚，软组织密度不匀 (黑色箭头)，左侧上颌窦内侧壁及眼眶内侧壁部分骨质破坏消失 (红色箭头)

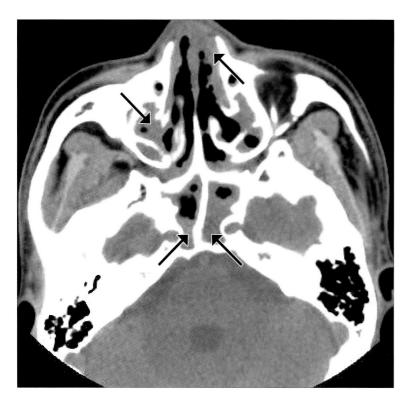

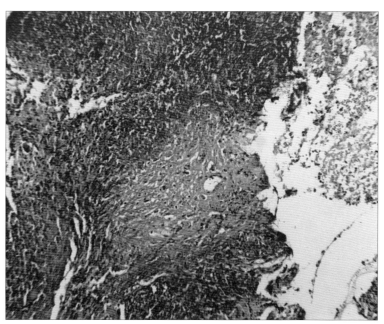

图 12-8. 肉芽肿性多血管炎患者，鼻窦 CT 横轴位扫描检查，显示鼻腔前部软组织增厚，双侧筛窦、蝶窦黏膜增厚

图 12-9. 肉芽肿性多血管炎患者鼻腔黏膜病理检查，显示少许纤维组织、大量炎性渗出及部分纤维素性渗出物

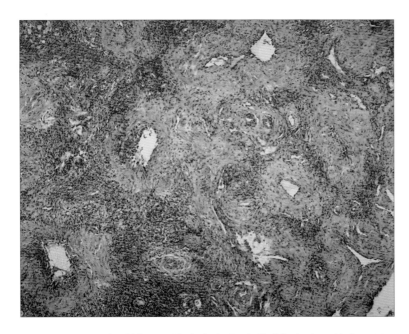

图 12-10. 肉芽肿性多血管炎患者鼻腔黏膜组织病理检查，显示纤维结缔组织增生，炎性细胞浸润，血管壁破坏，伴大量肉芽肿结构形成

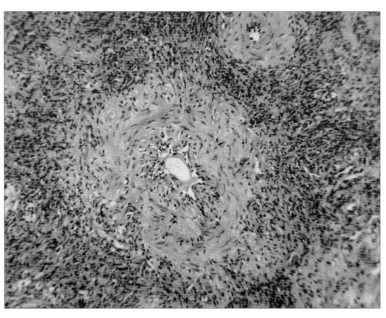

图 12-11. 肉芽肿性多血管炎患者鼻腔黏膜组织病理检查，显示血管壁增厚，纤维结缔组织增生，伴上皮样细胞及淋巴细胞浸润，形成肉芽肿结构

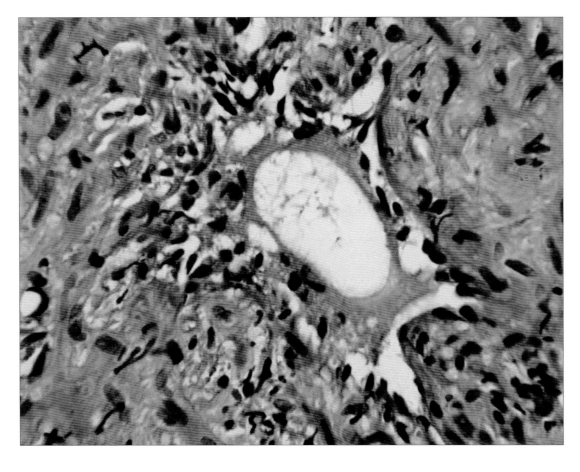

图 12-12. 肉芽肿性多血管炎患者鼻腔黏膜组织病理检查，显示血管内膜破坏，管壁水肿，伴淋巴细胞、单个核细胞及多形核白细胞浸润

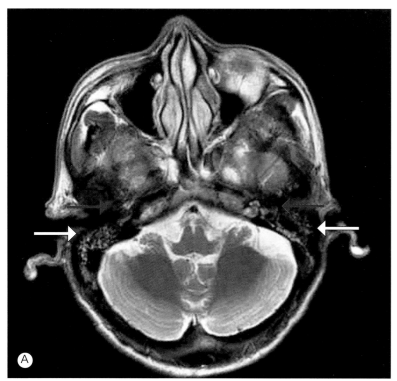

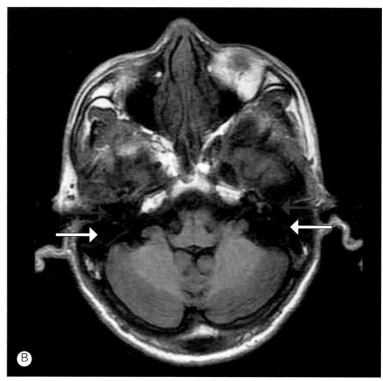

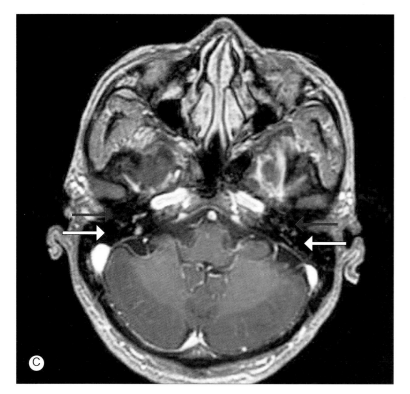

图 12-13. 肉芽肿性多血管炎并迷路炎患者，颅脑增强 MRI 检查

图 A： T2WI 红色箭头所示为耳蜗，白色箭头所示为乳突黏膜增厚、积液

图 B： T1WI 红色箭头为耳蜗，白色箭头所示为乳突黏膜增厚

图 C： 横轴位 T1WI 增强扫描，红色箭头所示膜迷路强化，白色箭头所示乳突黏膜增厚，强化

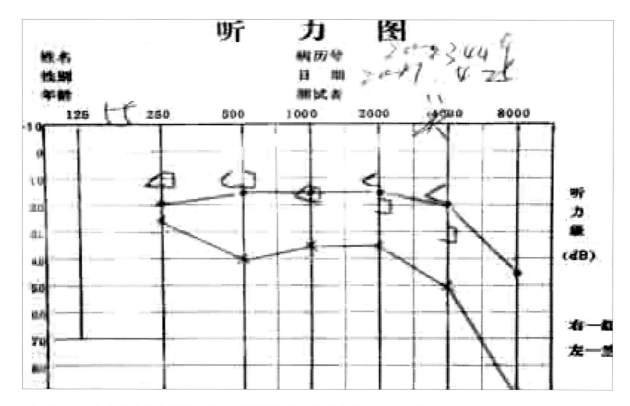

图 12-14. 肉芽肿性多血管炎患者，听力测定显示右耳高频区听力下降

2. 喉部病变

部分患者因病变侵及声门而引起声门下狭窄，出现声音嘶哑及渐进性呼吸困难。

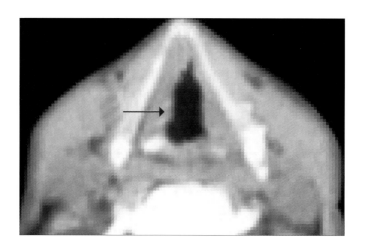

图 12-15. 肉芽肿性多血管炎患者喉部轴位 CT 扫描检查，显示喉部占位性病变

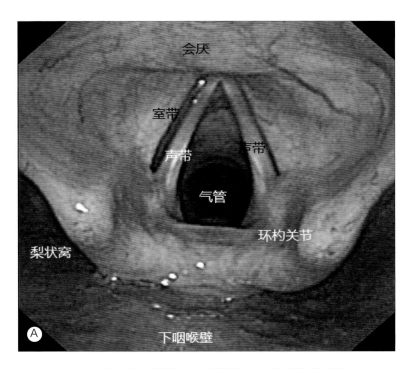

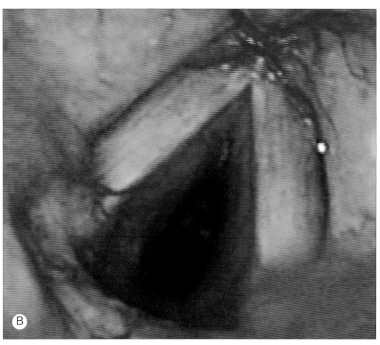

图 12-16. 健康人及肉芽肿性多血管炎患者的纤维喉镜检查

图 A: 健康人咽喉部纤维喉镜检查图像

图 B: 肉芽肿性多血管炎患者纤维喉镜检查，显示自双侧声带游离缘向下方的类似新生物，致声门下梭形狭窄

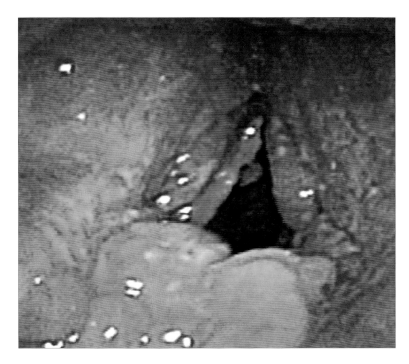

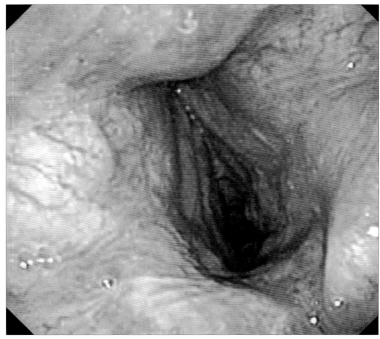

图 12-17. 肉芽肿性多血管炎患者纤维喉镜检查，显示喉黏膜弥漫肿胀，以杓间区、双声带明显，左声带游离缘可见黄色干痂

图 12-18. 肉芽肿性多血管炎患者纤维喉镜检查，显示声门下糜烂

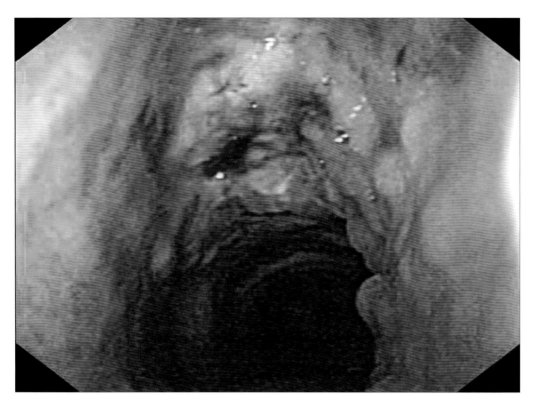

图 12-19. 肉芽肿性多血管炎患者纤维喉镜检查，显示声门下及气管环肉芽生成，黏膜糜烂

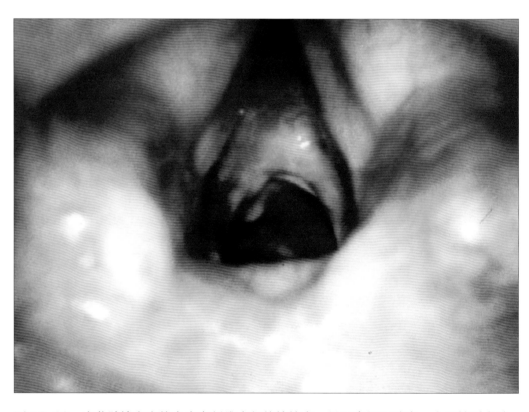

图 12-20. 肉芽肿性多血管炎患者纤维支气管镜检查，显示声门下狭窄，会厌披裂水肿

二、下呼吸道病变

　　肺部受累是本病的基本特征之一。50% 左右患者在起病时有肺部病变表现，如咳嗽、咯血、呼吸困难和呼吸衰竭等，易伴有肺部感染。胸部影像学检查可见多发结节及空洞等变化，病变组织病理可见肺泡毛细血管炎及坏死性肉芽肿。严重者肺功能低下时，肺功能曲线可表现为限制型或阻塞型功能障碍。

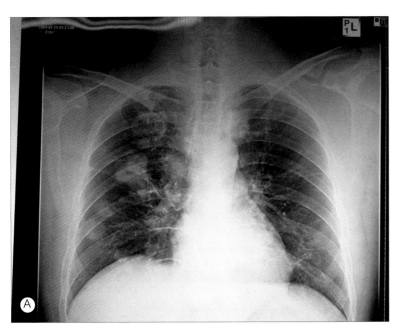
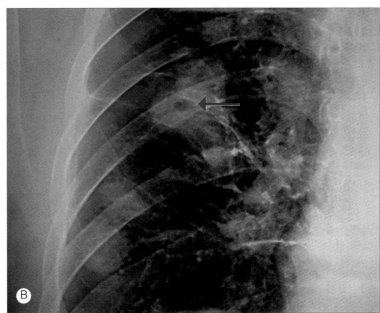

图 12-21. 肉芽肿性多血管炎患者胸部 X 线正侧位像
图 A、图 B： 均显示双肺可见多发大小不等结节影，以右肺为著，部分结节融合成团，部分结节内低密度空洞形成（箭头）

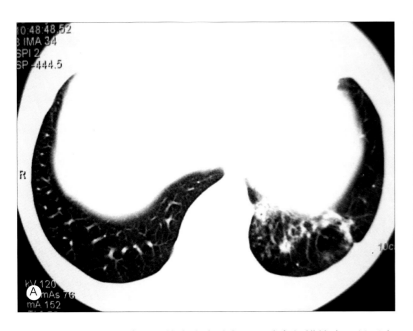
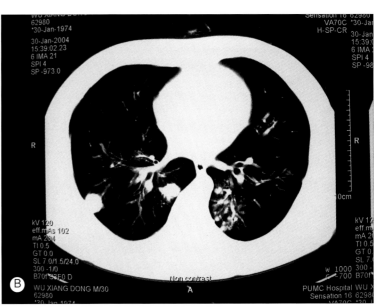

图 12-22. 肉芽肿性多血管炎患者胸部 CT 肺窗扫描检查，显示左下肺多发结节，大小不等，边界模糊

图 12-23. 肉芽肿性多血管炎患者胸部轴位 CT 扫描检查，显示左肺下野多发斑点影，右肺多发团片状影

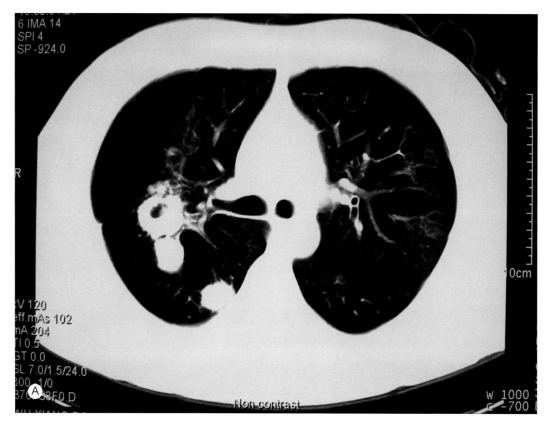

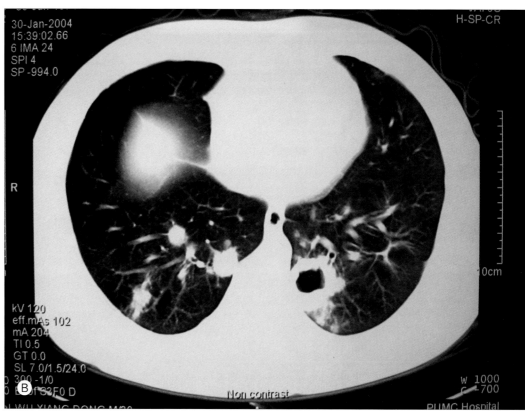

图 12-24. 肉芽肿性多血管炎患者胸部 CT 扫描检查

图 A、图 B： 均显示右肺上叶、右肺下叶及左肺下叶背段可见多发大小不等的实性结节灶及结节样空洞病灶；实性结节病灶边缘清晰，结节样空洞病灶的局部壁不规则，可见条状突起。以上病灶多位于胸膜下，局部病灶周围可见针刺状突起及少量点片状密度增高影

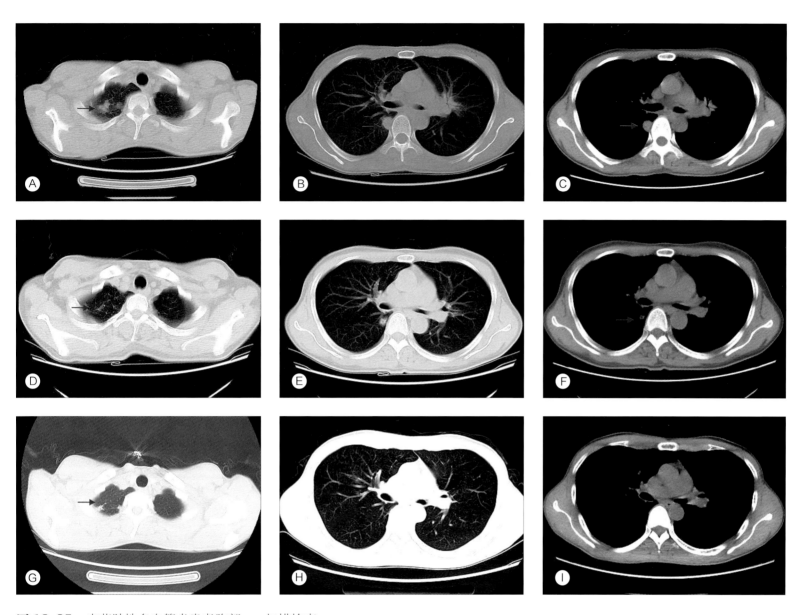

图 12-25. 肉芽肿性多血管炎患者胸部 CT 扫描检查

图 A： 治疗前右上肺可见斑片状和斑块状阴影

图 B、图 C： 治疗前右肺内结节

图 D、图 E 及图 F： 泼尼松及免疫抑制剂治疗 1 个月后，复查肺 CT 扫描，显示右肺内斑片状阴影减轻，结节明显缩小

图 G、图 H 及图 I： 治疗 2 年后，再次复查肺 CT 扫描，显示右上肺病灶仅余索条状纤维化影，肺内结节消失

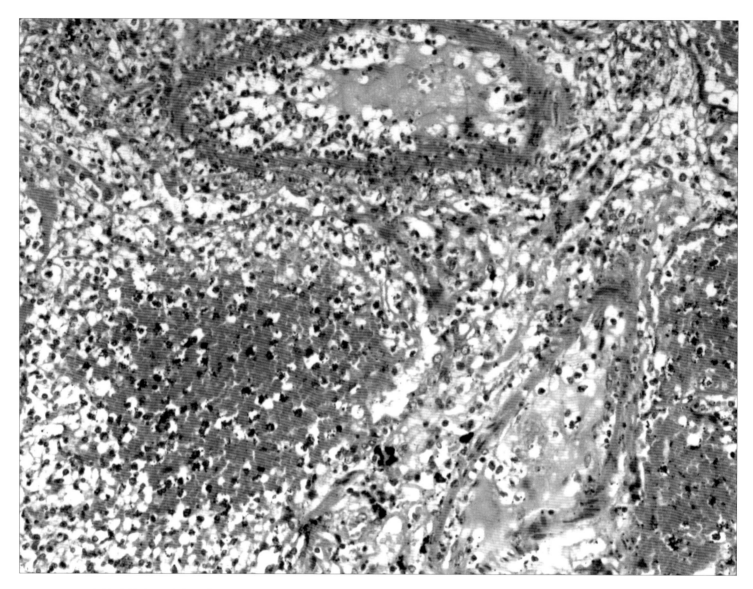

图 12-26. 肉芽肿性多血管炎患者肺组织病理检查，显示肺小动脉坏死性动脉炎，管壁可见纤维素样坏死（HE 染色）

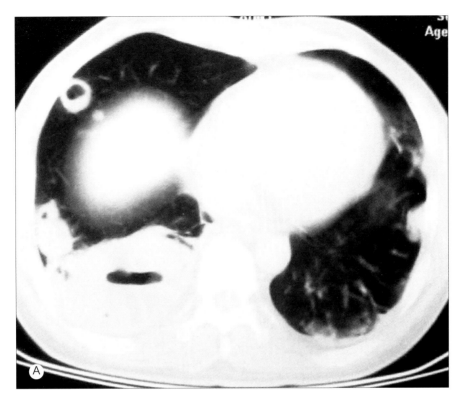

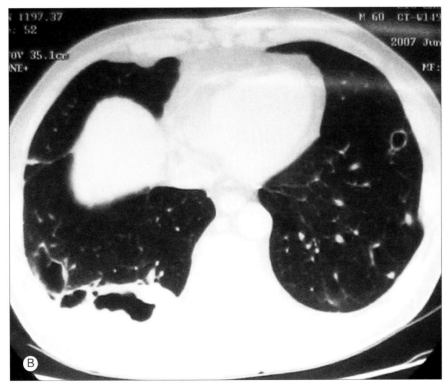

图 12-27. 肉芽肿性多血管炎患者胸部 CT 扫描检查

患者，男性，60 岁，发热 2 个月，咳嗽 1 个月，同时伴有畏寒、鼻塞、乏力、气短及关节肌肉酸痛等症状。周围血 WBC 9.8×10⁹/L、中性粒细胞 81.2%；尿蛋白微量；X 线胸相显示右中下肺多发密度不均匀斑点影。给予左氧氟沙星静脉点滴 6 天无效，体温升高至 39℃，伴寒战，出现双耳听力下降，外耳道流出咖啡色液体，以右耳为主。胸部 CT 扫描检查，显示右中下肺多发团块、结节影，内有小空洞。检测血清 ANCA 阳性，1:160；PR3-ANCA 183RU/ml，ANA、抗 dsDNA 抗体、抗 ENA 均阴性，诊断为肉芽肿性多血管炎。给予甲基泼尼松龙 80mg/d 及环磷酰胺 1.0 克 / 周，治疗 3 天后，症状明显改善。复查胸部 CT 扫描，双肺多发结节空洞较前明显好转。

图 A：治疗前胸部 CT 扫描，显示双肺多发厚壁空洞及团块影，最大者位于右下叶后基底段，可见气、液平面

图 B：甲基泼尼松龙和免疫抑制剂治疗后，复查胸部 CT 扫描，显示肺内多发空洞结节较前明显缩小

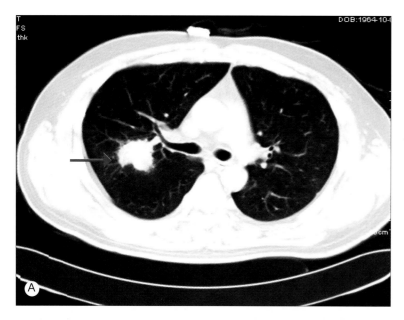

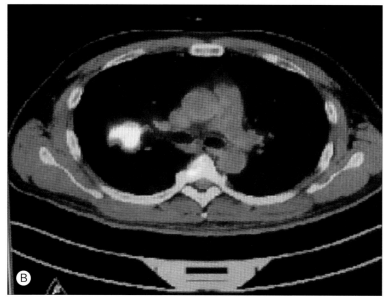

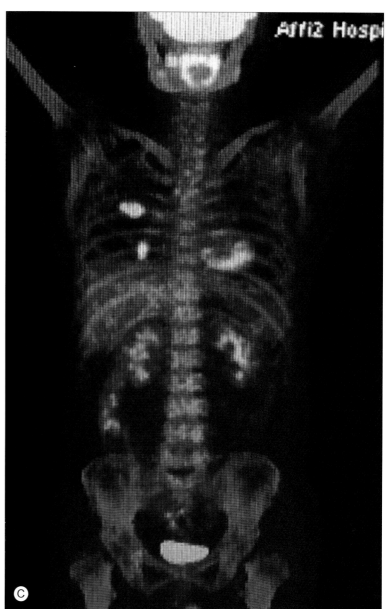

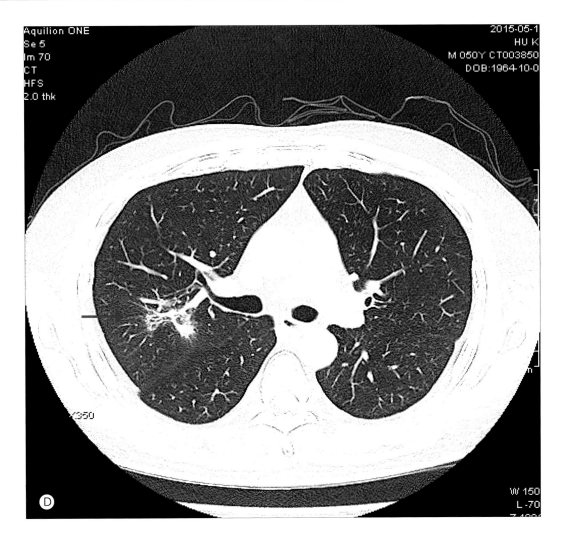

图 12-28. 肉芽肿性多血管炎患者胸部影像检查

患者，男性，50 岁，因咳嗽咳痰 1 周，咯血 1 天来医院就诊，肺部 CT 扫描，显示右肺上叶后段肿块，两肺下叶多个结节，右下肺后基底段结节。PET-CT 检查，提示右上肺后段肿块、糖代谢异常增高。支气管镜检查显示各叶段支气管未见明显异常。4R 组 TBNA 未见肿瘤细胞。CT 引导下右下肺穿刺活检病理检查，显示为肉芽肿性炎，结核不能除外。实验室检查：PPD 皮试阴性，血沉 39mm/h，CRP 11.3mg/L，ANA 全套阴性，PR3-ANCA 954.5AAU/ml，明显增高。鼻窦 CT 扫描，提示双侧上颌窦炎，右侧上颌窦小囊肿。根据上述检查结果，临床诊断为肉芽肿性多血管炎。给予甲基泼尼松龙 40mg 静脉点滴，每日 2 次；环磷酰胺 0.8g 静脉点滴，每月一次治疗。治疗 1 周后，复查肺部 CT 扫描，提示右肺上叶后段肿块明显减小。复查 PR3-ANCA 823.1 AAU/ml。以后定期随访，口服泼尼松龙，并逐渐减量，病情稳定。

图 A： 肺部 CT 提示右肺上叶后段肿块，边缘不规则，首先考虑肺癌

图 B、图 C： PET-CT 检查，提示右上肺后段肿块、糖代谢异常增高，考虑为右上肺癌可能性大，伴右肺门、纵隔（2R、4R）淋巴结转移；右下肺后基底段结节、糖代谢异常增高，考虑为恶性病变可能性大，转移灶或原发性肺癌可能

图 D： 经甲基泼尼松龙和环磷酰胺治疗 1 周后，复查肺部 CT 扫描，提示右肺上叶后段肿块较前片明显减小

　　本例患者主要的临床表现为咳嗽、咳痰和咯血，影像学检查发现右上肺有糖代谢明显增高的肿块，很自然地想到肺癌的可能性。然而，肺部活检组织病理检查显示肉芽肿形成，不符合恶性肿瘤。患者的血清 PR3-ANCA 明显增高，结合肺组织的肉芽肿性血管炎的病理改变，经糖皮质激素及免疫抑制剂治疗，短期内有良好的疗效，所以确诊为肉芽肿性多血管炎。从这一例的临床诊疗过程，提示疑似肺癌而又不能确诊的患者，应该想到风湿病的可能，进行血清免疫学检查及相关病理检查，因为在风湿病患者中，肺部病变是比较常见的临床表现。

三、肾脏病变

本病起病时有肾脏损害者仅占 10%~20%，但随着病程延长，80%~90% 的患者常有肾脏受累的表现，临床可出现蛋白尿、血尿、管型尿、肾性高血压和肾功能衰竭。肾脏病理表现为局灶坏死性肾小球肾炎，可伴有新月体形成。

病程后期可见纤维性新月体及肾小球硬化。肾小管灶状萎缩，肾间质内可见淋巴细胞及中性粒细胞浸润，并有肉芽肿结构。

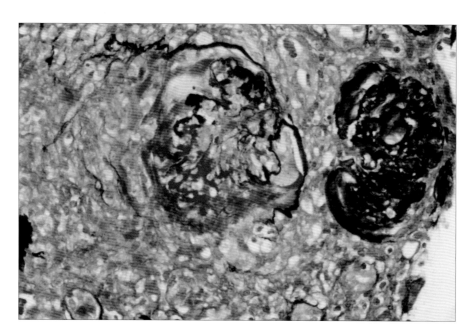

图 12-29. 肉芽肿性多血管炎患者肾病理检查，显示肾小球基底膜节段性纤维素样坏死，伴有细胞性新月体形成，鲍曼囊壁破裂。另一个肾小球硬化（PASM+Masson 染色）

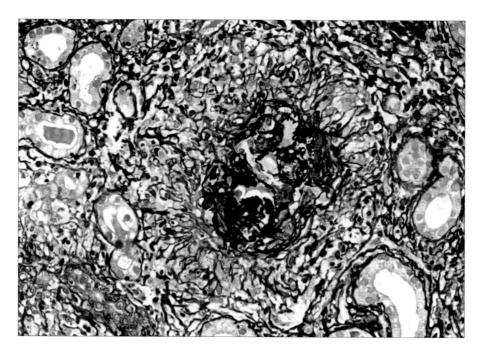

图 12-30. 肉芽肿性多血管炎患者肾病理检查，显示以肾小球为中心的肉芽肿结构形成，可见淋巴细胞、上皮样细胞等增生（PASM 染色）

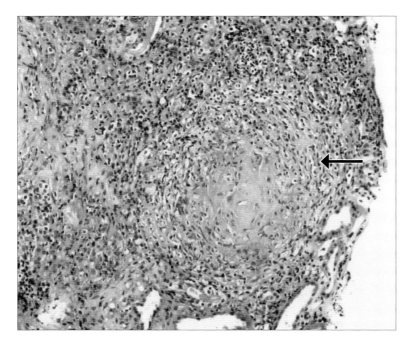

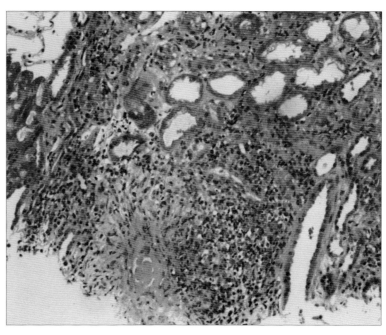

图 12-31. 肉芽肿性多血管炎患者肾病理检查，显示肾小球结构破坏，周围肉芽肿结构形成（箭头所示）（HE 染色）

图 12-32. 肉芽肿性多血管炎患者肾病理检查，显示肾间质小动脉壁可见淋巴细胞、中性粒细胞及嗜酸性粒细胞浸润，伴肉芽肿结构形成（HE 染色）

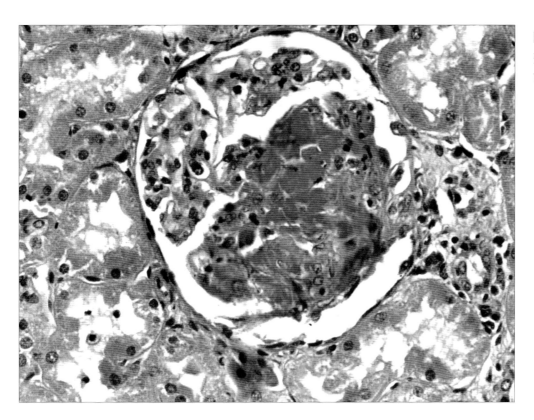

图 12-33. 肉芽肿性多血管炎患者肾病理检查，显示肾小球局灶性坏死，部分毛细血管襻可见纤维素样坏死物沉积（HE 染色）

四、皮肤病变

肉芽肿性多血管炎患者的皮肤病变可表现为结节、红斑、紫癜、瘀斑及坏疽性脓皮病样皮损，其中以皮肤结节较为常见，多发生在四肢伸侧，结节硬、疼痛、表面鲜红或带紫色，中央可发生坏死性溃疡。皮损组织病理表现主要是小动脉、小静脉呈坏死性血管炎及坏死性肉芽肿两型。

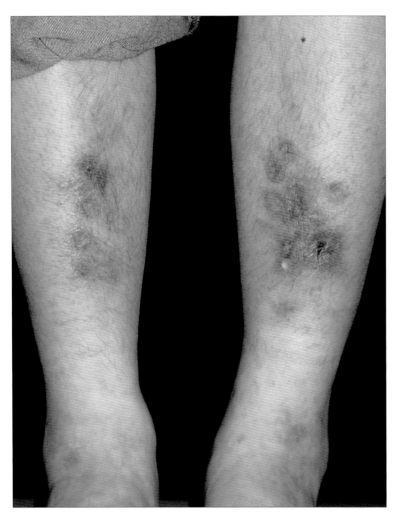

图12-34. 肉芽肿性多血管炎患者，双小腿水肿性红斑，中央坏死、结痂

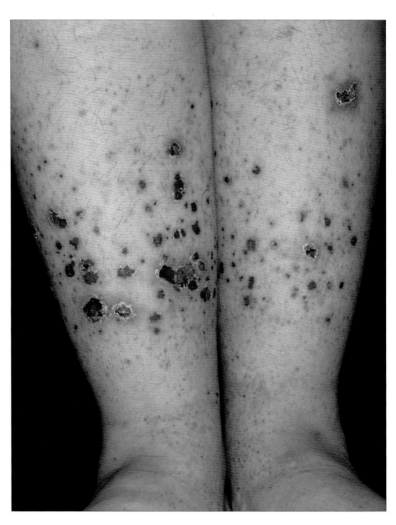

图12-35. 肉芽肿性多血管炎患者，双小腿伸侧红斑、丘疹、紫癜、坏死、结痂

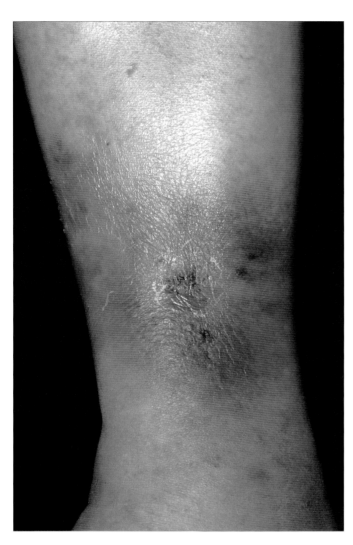

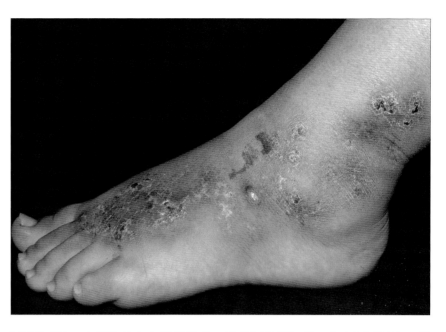

图 12-37. 肉芽肿性多血管炎患者，足背和踝部红斑，中央坏死结痂，萎缩凹陷形成白色萎缩性瘢痕，又称白色萎缩

图 12-36. 肉芽肿性多血管炎患者，小腿水肿性红斑，紫癜，出血，局部有坏死

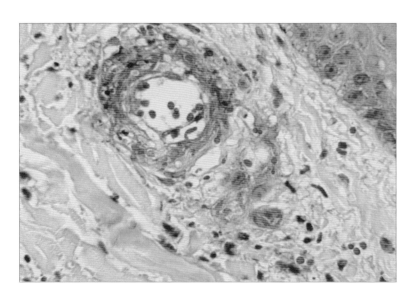

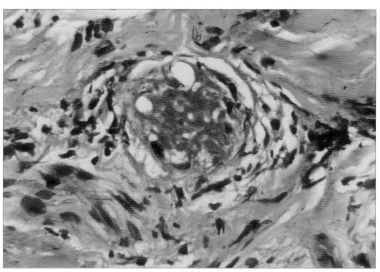

图 12-38. 肉芽肿性多血管炎患者皮肤病理检查，显示真皮浅层血管壁纤维素样坏死，内皮细胞肿胀、血管壁及周围中性粒细胞浸润，伴有核尘，红细胞外渗

图 12-39. 肉芽肿性多血管炎患者皮肤白色萎缩组织病理检查，显示真皮血管壁及管腔内纤维蛋白样物质沉积，管腔全部阻塞

五、眼部病变

  大约有 60% 患者累及眼部。前睫状血管炎可以出现角膜炎、巩膜炎、结膜炎。鼻窦炎可以侵犯眼眶引起上睑下垂，眼球突出，眼肌麻痹使眼球运动受限，也可以发生视神经炎、葡萄膜炎及视网膜血管炎。少数病例可以出现视网膜中央动脉阻塞和视网膜中央静脉阻塞。周边性角膜溃疡较常见，

  由于周边角膜与球结膜邻近，球结膜有丰富的血管、淋巴管和免疫活性细胞，另外，角膜缘血管终止于周边部角膜，血液中的循环免疫复合物可以停留在角膜缘血管的末端，吸引炎性细胞和炎症介质，引起蛋白酶和胶原酶的释放，导致角膜基质溶解。

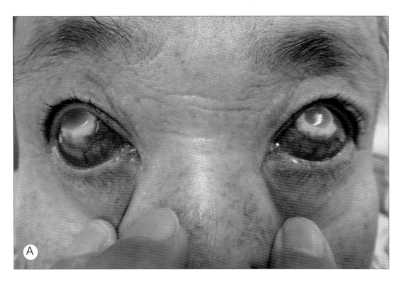

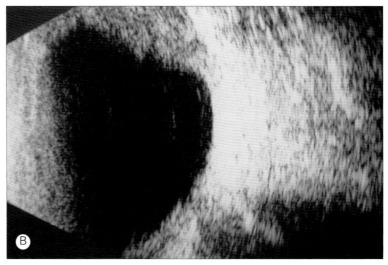

图 12-40. 肉芽肿性多血管炎患者眼科检查

图 A： 双结膜、巩膜充血、角膜全周溶解变薄，中央角膜混浊、水肿，局部刮片为水肿细胞及炎性渗出细胞，中性粒细胞比率 100%

图 B： 眼部超声检查，显示双眼玻璃体混浊，右眼球壁局限增厚

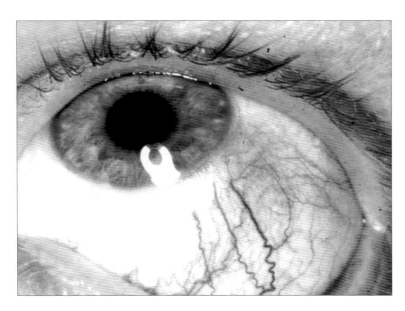

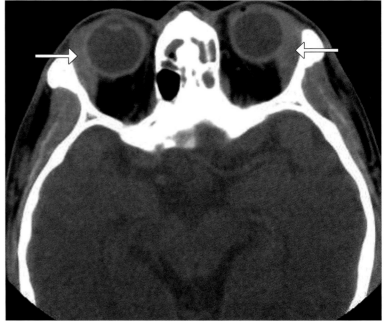

图 12-41. 肉芽肿性多血管炎患者，眼表层巩膜炎

图 12-42. 肉芽肿性多血管炎患者眼眶 CT 横轴位扫描检查，显示双侧泪腺增大

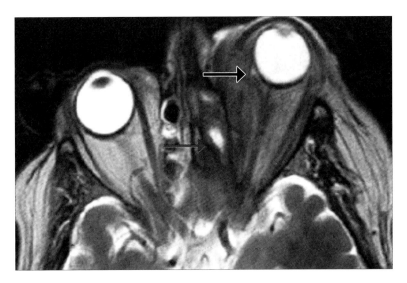

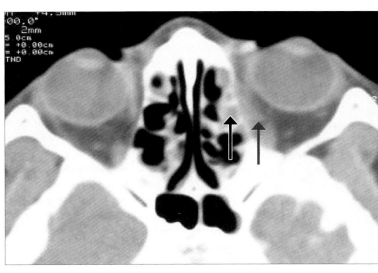

图 12-43. 肉芽肿性多血管炎患者 MRT2WI 序列检查，显示患者左侧眼球后等 T2 信号肿物（黑色箭头），左侧内直肌结构显示欠清，左眼球突出。双侧筛窦内混杂长短 T2 信号（红色箭头）

图 12-44. 肉芽肿性多血管炎患者 MRI 检查，显示左眼眶内侧壁软组织密度影（红色箭头），双侧筛窦内多发小片状等密度影（黑色箭头）

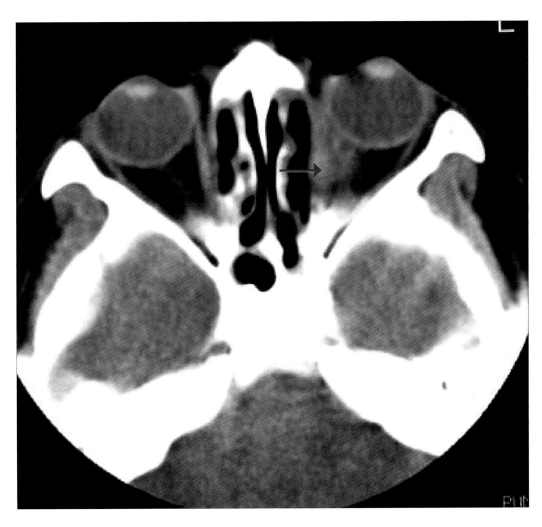

图 12-45. 肉芽肿性多血管炎患者 MRI 检查，显示左侧眼球后肿物

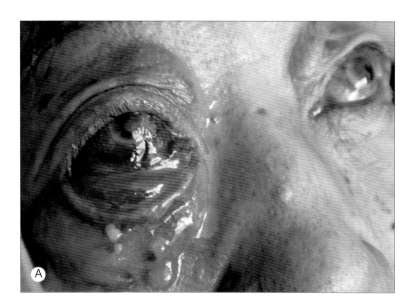
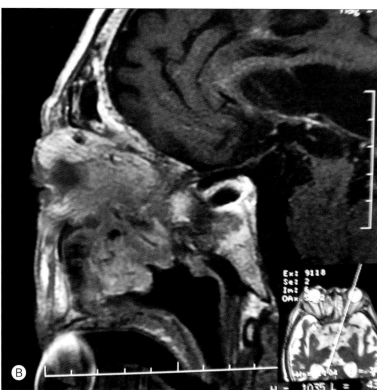
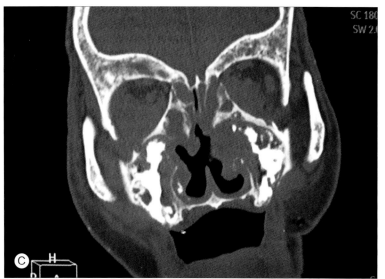
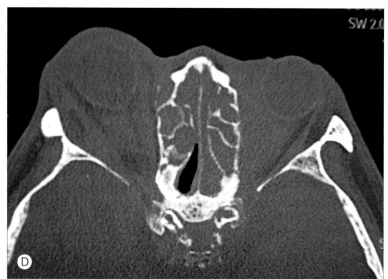

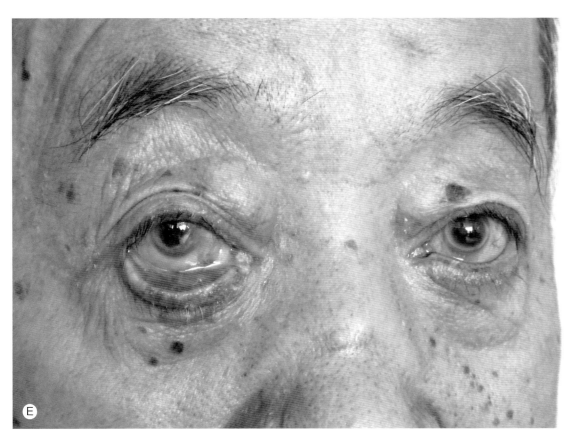

图 12-46. 肉芽肿性多血管炎患者眼部照相及 MRI 检查

患者,男性,84 岁。2 年前出现右眼发红、胀痛,未给予特殊治疗。此后反复发作,逐渐出现眼球突出及视力下降。同时伴鼻部不适及通气不畅。近一个月右眼突出明显加重,伴下眼睑外翻。耳鼻喉检查,见有鞍鼻畸形,鼻中隔穿孔,双侧鼻黏膜充血水肿、糜烂。鼻腔软组织活检病理检查,显示重度炎症及血管炎性改变。实验室检查,血清 ANA、RF 及 ANCA 均阴性。临床诊断为肉芽肿性多血管炎。

图 A: 双眼球突出,眼球运动障碍 (右眼上斜位及左眼前方固视),右眼肿胀压痛,结膜充血水肿,巩膜炎,下睑外翻,有较多分泌物,角膜糜烂。右眼光感,左眼手动

图 B: 眼部 MRI 检查,显示双眼眼眶肌锥内、外间隙异常信号,双面部软组织增厚肿胀,双鼻窦、鼻腔内软组织影。鼻中隔穿孔,鼻息肉黏膜组织慢性炎症

图 C、图 D: 鼻窦 CT 冠状位及轴位扫描检查,显示全鼻窦内及鼻腔内软组织影,左侧中鼻道明显,诸鼻甲不完整,部分钙化,双侧上颌窦内混杂密度影。鼻中隔穿孔。双侧眼眶内侧壁沟通性病变,双眼眶内异常软组织影,右眼外突明显

图 E: 给予泼尼松及免疫抑制剂治疗 2 个月后,患者突眼及眼睑外翻明显好转,眼球固定减轻,角膜、巩膜炎症好转,视力提高,可以阅读书报,但鞍鼻畸形更明显

　　肉芽肿性多血管炎患者的全身各个脏器均可受损,其中以上、下呼吸道受累起病者最为常见。本例患者以单独眼部病变为首发临床表现,并不多见,不易作出早期诊断。

六、心血管病变

肉芽肿性多血管炎患者有心脏受损的临床表现者并不多见，少数文献报告有并发心肌炎、心包炎者。

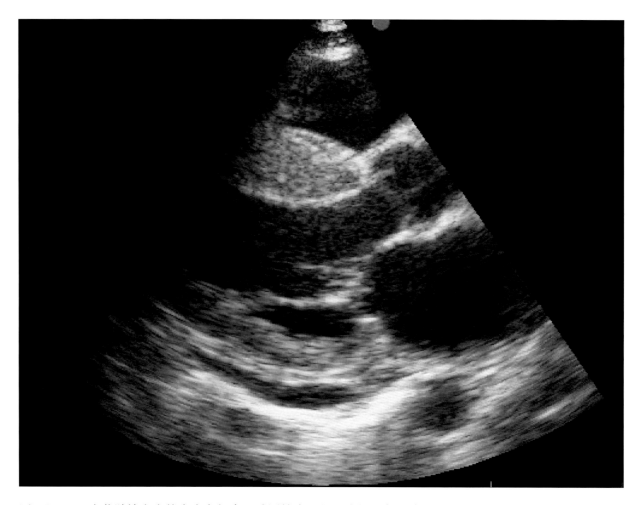

图 12-47. 肉芽肿性多血管炎患者超声心动图检查，显示少量心包积液（胸骨旁长轴切面）

七、神经系统病变

约有 30% 的本病患者可出现中枢或周围神经系统临床表现，其中以周围神经受累者比较多见。多发性单神经炎是主要病变类型，临床表现为对称性末梢神经病变，少数患者可出现颅神经或者其他中枢神经症状，甚至垂体受损，引起垂体功能减退。出现中枢神经症状的原因有二，一是可能鼻窦肉芽肿病变扩展侵及附近的中枢神经；二是可能颅内发生血管炎。

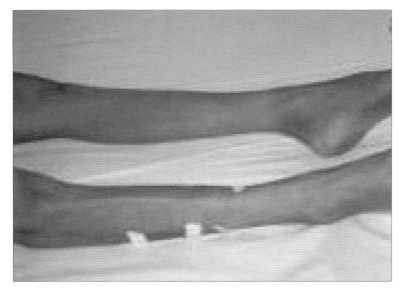

图 12-48. 肉芽肿性多血管炎患者，双下肢活动不灵，腿部肌肉萎缩、足下垂

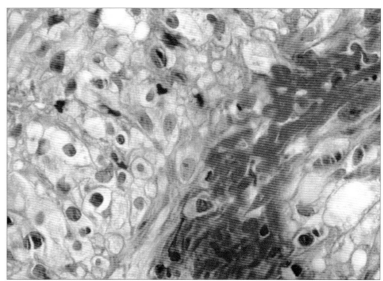

图 12-49. 肉芽肿性多血管炎患者下肢神经组织病理检查，显示腓肠神经束衣中的小动脉壁纤维素样坏死及炎细胞浸润，伴管腔闭塞（HE 染色）

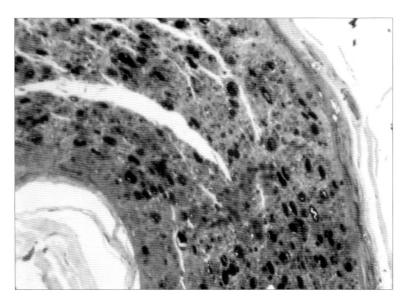

图 12-50. 肉芽肿性多血管炎患者下肢神经组织病理检查，显示腓肠神经有髓神经变性、崩解（LHF 染色）

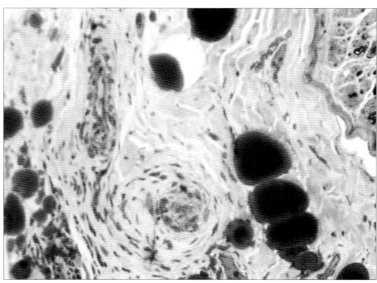

图 12-51. 肉芽肿性多血管炎患者下肢神经组织病理检查，显示腓肠神经内小动脉炎（LHF 染色）

八、消化道病变

肉芽肿性多血管炎也可累及消化道而出现腹痛、腹泻或消化道出血，但并不多见。

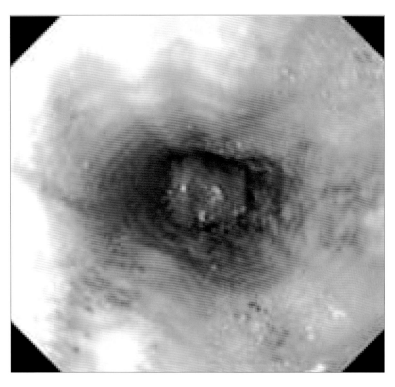

图 12-52. 肉芽肿性多血管炎患者纤维胃镜检查，显示食管下段黏膜充血，轻度糜烂

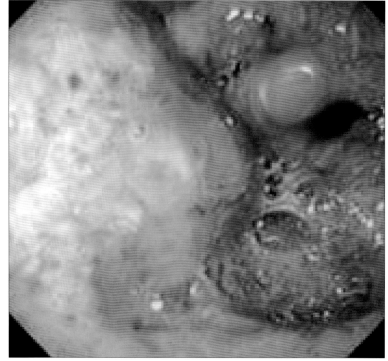

图 12-53. 肉芽肿性多血管炎患者纤维胃镜检查，显示胃窦后壁溃疡，表面附白苔，周围黏膜充血

（于　峰　王振刚　姜　鸿　徐凯峰　薛华丹）

第十三章 嗜酸性肉芽肿性多血管炎

概 论

嗜酸性肉芽肿性多血管炎 (eosinophilic granulomatosis with polyangiitis，EGPA) 又称之为 Churg-Strauss 综合征 (CSS)，是一种主要损伤中小动脉或静脉的系统性坏死性血管炎，其病理特征为受累组织有大量嗜酸性粒细胞浸润、坏死性血管炎和血管外肉芽肿形成。患者的临床特征是哮喘、高嗜酸性粒细胞血症以及呼吸道组织内有嗜酸性粒细胞浸润。

随着人们对本病认识的深化，其名称有一演变的过程。过去，人们将本病归类在结节性多动脉炎之内，后来，有人认为本病病理上具有血管外肉芽肿的特点，外周血中常常含有抗中性粒细胞胞质抗体 (ANCA)，这些都有别于结节性多动脉炎。

1994 年在美国 Chapel Hill 城召开的血管炎会议上，将本病定义为伴有哮喘、高嗜酸性粒细胞血症、病变常累及呼吸道、有大量嗜酸性粒细胞浸润、血管外肉芽肿形成、主要累及中小血管的坏死性血管炎，因此将其从结节性多动脉炎中划分出来，命名为变应性肉芽肿性血管炎 (allergic granulomatosis and angiitis)。2012 年 Chapel Hill 系统性血管炎分类标准又将其改名为嗜酸性肉芽肿性多血管炎。嗜酸性肉芽肿性多血管炎较为少见，在人群中年发病率为 1~3 例 / 百万人，但在哮喘患者中可增加至 67 例 / 百万人。多见于中年人，男性发病率略高于女性。

本病的病因和发病机制尚未明确。由于嗜酸性肉芽肿性多血管炎与过敏性鼻炎、哮喘、嗜酸性粒细胞增多、活动期 IgE 升高及类风湿因子、ANCA 阳性有关，提示此病与免疫异常有密切关系。有证据表明，本病患者体内 IL-5 升高，IL-5 能够促进嗜酸性粒细胞的成熟，进一步释放多种细胞因子，最终诱发血管炎的产生。另外本病部分患者还存在抗髓过氧化物酶 (MPO) 的抗体 (p-ANCA)，所以 p-ANCA 可能也与血管炎的发生有关。

嗜酸性肉芽肿性多血管炎典型的病理特征是嗜酸性粒细胞浸润、血管外肉芽肿形成和坏死性血管炎。不过，这些病理特征不一定同时出现，往往在疾病的不同时期分别表现。

本病典型的发病过程有三个阶段：第一阶段，出现多种过敏性疾病的症状。其中以过敏性鼻炎、鼻窦炎、哮喘为主。第二阶段嗜酸性粒细胞浸润为特征，导致患者全身不适，发热，可出现嗜酸性粒细胞性肺炎或胃肠炎等病变。第三阶段为中小血管的系统性坏死性血管炎伴有肉芽肿性炎症，因血管炎侵犯的部位不同而引起相应的脏器受损，进而呈现多种临床表现。本病最常侵犯的脏器是肺、心、皮肤、肾和外周神经。

呼吸系统受损最为常见。过敏性鼻炎常是本病的起始症状，并可有反复发作的鼻窦炎和鼻息肉，常进行性加重。往往伴有嗜酸细胞性肺炎，具有部位不固定的肺部阴影的特点。血管炎也可累及肺部小血管，有时导致肺泡出血、肺水肿等。

70%~80% 的患者常并发神经系统损害。主要为外周神经的小血管受损而引起，尤其是多发性单神经炎，表现为肢体局部麻木或无力，偶可累及颅神经。少数患者在病程晚期时，中枢神经血管也可受累。

约 50% 的患者有皮肤小血管损伤，典型的临床表现包括：下肢的红色斑丘疹和凸出皮面的紫癜。四肢皮下结节对本病具有特异性。

嗜酸性粒细胞浸润心肌及冠状动脉血管，可引起心肌炎、心肌梗塞、心力衰竭，常常是引起死亡的主要原因。

嗜酸性粒细胞浸润胃肠道，可引起嗜酸性粒细胞性胃肠炎，表现为腹痛、腹泻、消化道出血、假性肠梗阻等。

此外，本病还可累及肾小球，出现蛋白尿、显微镜下血尿等。有的患者亦可有游走性关节痛和关节肿胀、肌痛等表现。

多数患者的血沉和 C 反应蛋白增高，并有高嗜酸性粒细胞血症。大约有 70% 的患者血液中的 IgE 增高。患者也可以呈现抗粒细胞胞质抗体阳性，多数为 p-ANCA，个别患者亦可呈现 c-ANCA 阳性。

诊断要点

目前，诊断标准仍采用 1990 年美国风湿病学会制定的 CSS 分类标准，凡具备 ≥ 4 条者可诊断为本病，敏感性 84%，特异性 99.7%。

1990 年美国风湿病学会嗜酸性肉芽肿性多血管炎分类标准

判定标准	定义
1. 哮喘	哮喘史或呼气时肺部有弥漫高调啰音
2. 嗜酸性粒细胞增多	白细胞计数中嗜酸性粒细胞数 >10%
3. 单发性或多发性单神经病变或多神经病变	由于系统性血管炎所致单神经病、多发单神经病或多神经病（手套/袜套样分布）
4. 游走性或一过性肺浸润	由于系统性血管炎所致胸片上迁移性或一过性肺浸润（不包括固定浸润影）
5. 鼻窦炎	急性或慢性鼻窦疼痛或压痛史，或影像检查显示鼻窦区模糊
6. 血管外嗜酸性粒细胞浸润	包括动脉、小动脉或小静脉在内的活检显示血管外有嗜酸性粒细胞积聚

图　解

一、呼吸系统病变

　　过敏性鼻炎往往是本病的初始症状，发病率约 70%，常伴有反复发作的鼻窦炎和鼻息肉，鼻黏膜活检常见嗜酸性粒细胞浸润和血管外肉芽肿形成。哮喘是本病的主要临床表现之一，发病率可高达 80%~100%，肺内也可同时出现嗜酸性粒细胞浸润病变，发病率介于 70%~90% 之间，胸部 X 线检查显示结节影或斑片状影，位置常不固定，常常很快消失。部分患者还可出现胸腔积液和肺泡出血。肺部病变组织病理显示肺实质有大量嗜酸性粒细胞浸润，可见小动脉炎、有时也可有小静脉血管炎。

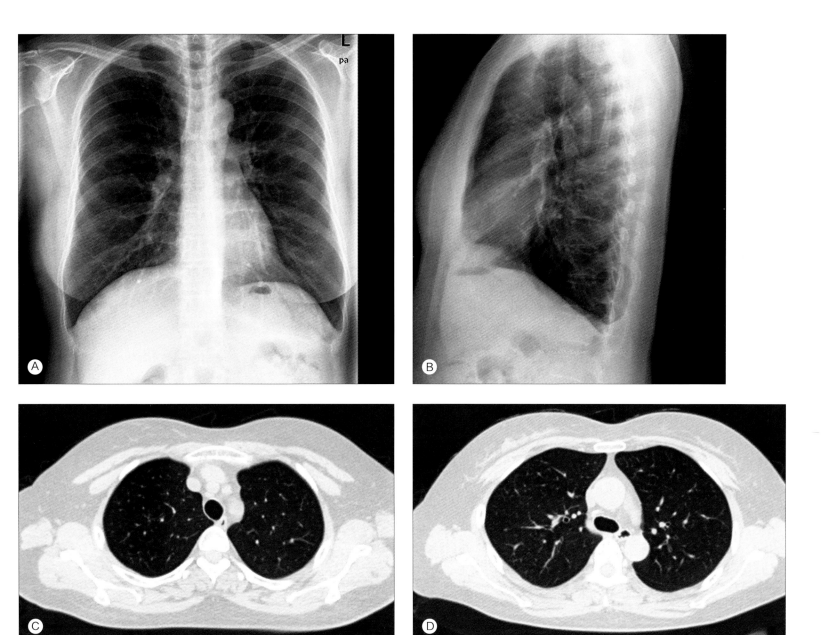

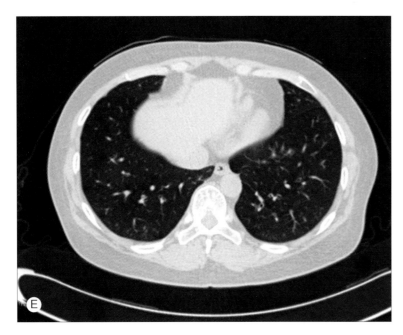

图 13-1. 嗜酸性肉芽肿性多血管炎患者的肺部影像检查

图 A 和**图 B：** 胸部 X 线平片（正位、侧位），显示双肺野大小不等的结节改变

图 C、图 D 和**图 E：** 肺 CT 各层面扫描，显示双肺内可见散在的结节影

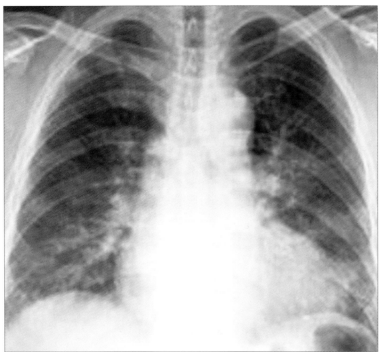

图 13-2. 嗜酸性肉芽肿性多血管炎患者胸部 X 线平片，显示双侧中下肺野广泛斑片影

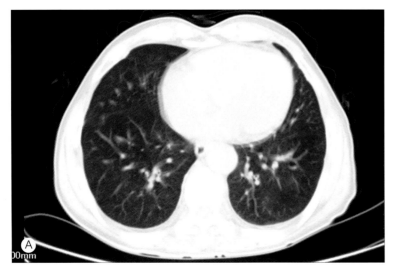

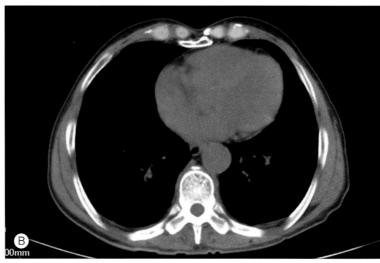

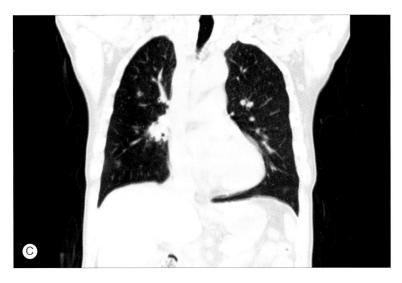

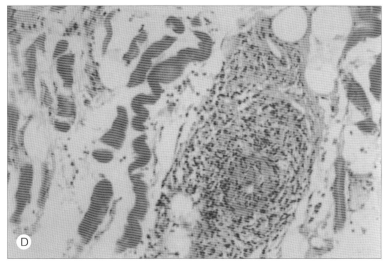

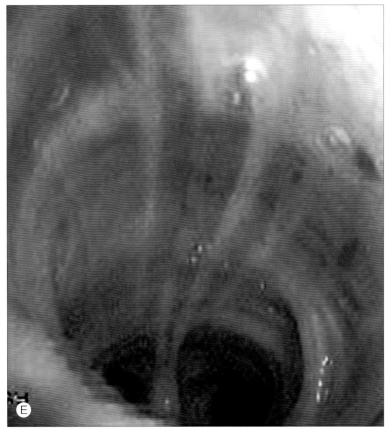

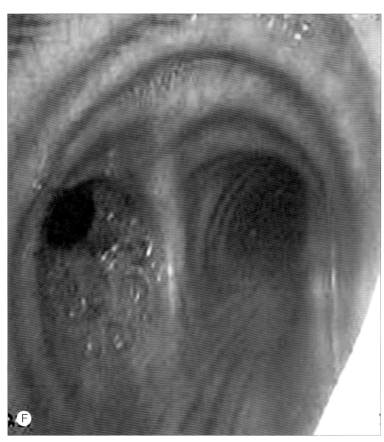

图 13-3. 嗜酸性肉芽肿性多血管炎患者，男性，47 岁。反复发作性哮喘病史 20 年，中度发热伴双小腿肌痛 2 月余

图 A： 肺 CT 平扫，显示双肺分布条索状和斑片状影

图 C： 肺 CT 冠状位扫描，显示双肺广泛散在片状影

图 E 和图 F： 纤维支气管镜检查，显示支气管黏膜充血、水肿

图 B： 肺 CT 纵隔窗扫描，显示双肺片状密度增高影

图 D： 腓肠肌活检病理检查，显示肌肉内血管周围大量嗜酸性粒细胞环绕血管聚集

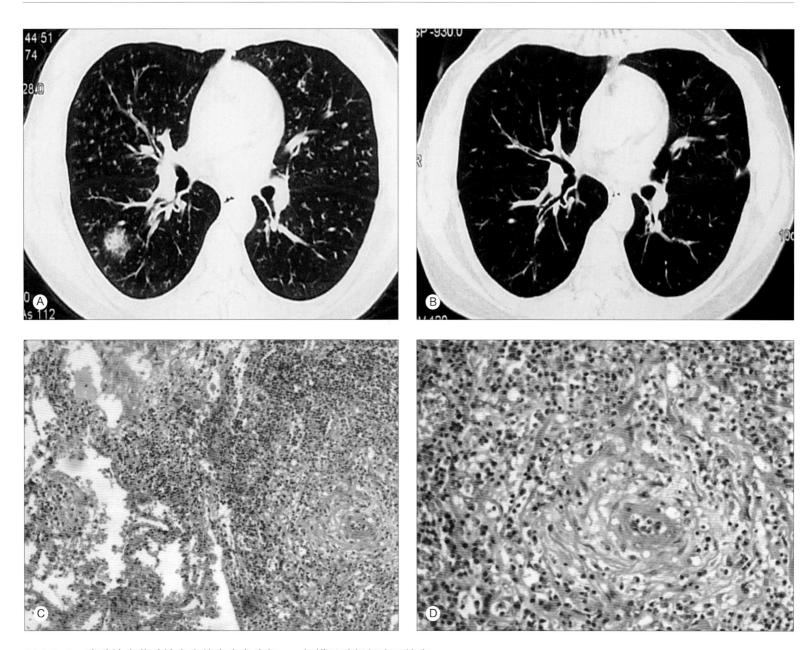

图13-4. 嗜酸性肉芽肿性多血管炎患者胸部 CT 扫描及肺组织病理检查

患者，女性，35 岁。于 1 年前出现咳嗽，咳痰，并常有喘息发作，诊断为"哮喘"，使用舒利迭吸入治疗，症状可部分缓解。曾行胸部 CT 扫描检查，提示双肺多发散在小片状影及双肺多发小叶中心性结节，伴有支气管扩张。实验室检查，外周血嗜酸性粒细胞占 20.2%，血清 IgE 129 KU/L。口服泼尼松 20mg/d 后，症状减轻，肺部阴影也有改善。但泼尼松减量至 10mg 时，咳喘症状和胸部影像病变又加重。1 个月前腰部及四肢出现散在红色片状斑丘疹，瘙痒明显，可自行消退。胸部 CT 扫描检查显示双肺沿支气管多发"树芽征"改变，双肺多发斑片及磨玻璃影，纵隔多发淋巴结肿大。肺组织活检病理检查，显示肺组织、肺泡腔及间质见较多嗜酸性粒细胞浸润，伴组织细胞、多核巨细胞及少许非坏死性肉芽肿，细支气管扩张伴支气管黏液嵌塞，黏液中有较多嗜酸性粒细胞，小气管及小血管周围亦伴有嗜酸性粒细胞浸润。根据上述检查结果，诊断为嗜酸性肉芽肿性多血管炎。给予口服泼尼松 (40mg/d) 及环磷酰胺 (100mg/d) 治疗后，临床症状和肺部影像学均明显改善。

图 A：胸部 CT 扫描显示双肺多发"树芽征"改变及斑片影　　　**图 B：**治疗后复查胸部 CT 扫描，显示病灶明显吸收

图 C 和图 D：治疗前肺活检病理检查，显示肺组织内大量嗜酸性粒细胞浸润，肺泡壁增厚，肺泡腔内可见渗出物。伴有小血管炎及肉芽肿形成。肺内血管壁破坏，大量嗜酸性粒细胞浸润

　　概论中已经提及嗜酸性肉芽肿性多血管炎的病程进展可分为三个阶段，最初阶段，患者常常呈现包括哮喘在内的过敏性疾病的临床表现，在这一阶段时，不易明确诊断为嗜酸性肉芽肿性多血管炎，需要密切随诊，观察临床症状的演变和做必要的检查，以免延误诊断。

二、皮肤病变

大约 70% 的本病患者可出现多种皮肤病变，是常见的临床表现之一。皮损以红色斑丘疹、出血性皮疹（瘀斑、紫癜）和皮下结节最为常见，这三种皮损可同时出现，也可单独出现。皮损呈簇，自发消退，反复发作，很少融合。本病的皮损和皮下结节，其病理改变有高度特异性，具有重要的诊断意义。

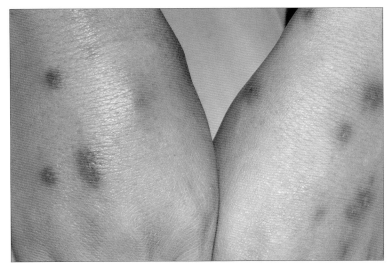

图 13-5. 嗜酸性肉芽肿性多血管炎患者双手背水肿性红斑、紫癜

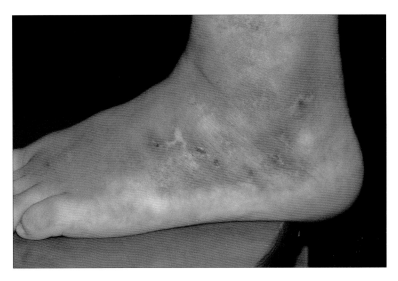

图 13-6. 嗜酸性肉芽肿性多血管炎患者，足背及踝部陈旧性皮损，局部萎缩，呈瓷白色，称白色萎缩

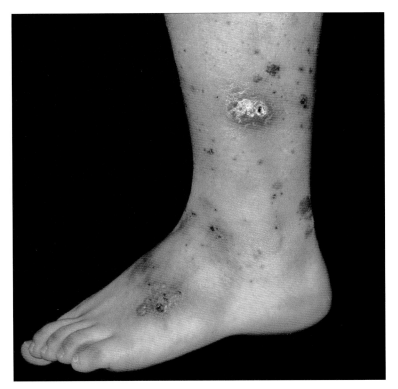

图 13-7. 嗜酸性肉芽肿性多血管炎患者，小腿陈旧性红斑，表面有破溃结痂，周围散在新发红色及紫红色斑疹、斑丘疹及丘疹。足背不规则红斑，表皮坏死，少量渗出、结痂

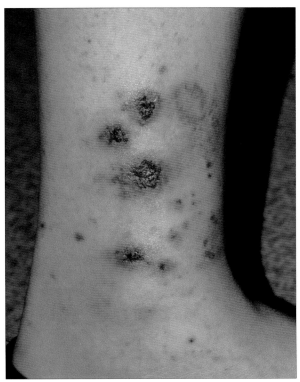

图 13-8. 嗜酸性肉芽肿性多血管炎患者，小腿散在红斑，浅表坏死、结痂，周围散在充血性红斑疹

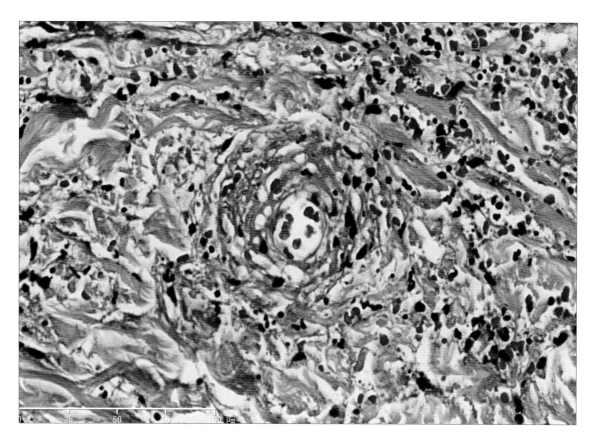

图 13-9. 嗜酸性肉芽肿性多血管炎患者皮肤活检病理检查，显示真皮血管壁纤维素样坏死，管壁及血管周围中性粒细胞浸润，可见核尘，红细胞外溢

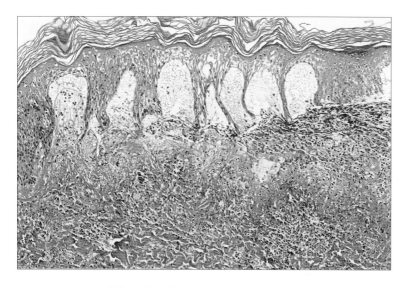

图 13-10. 嗜酸性肉芽肿性多血管炎患者，坏死、水疱皮损处活检组织病理检查，显示表皮坏死，表皮下方水疱形成，真皮浅层血管壁纤维素样变性，周围组织坏死，大量嗜酸性粒细胞及核尘

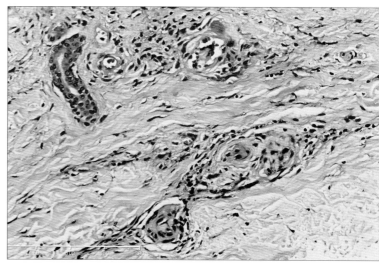

图 13-11. 嗜酸性肉芽肿性多血管炎患者，陈旧性皮损处活检组织病理检查，显示真皮血管管壁增厚，部分管腔栓塞

三、心脏病变

本病患者心脏受累比较常见，引起心脏病变的主要原因是嗜酸性粒细胞浸润心肌以及冠状动脉血管，从而导致心肌炎、心肌梗塞、心力衰竭以及心包炎。心脏严重受损是导致患者死亡的重要原因。病变侵犯心包时，可引起缩窄性心包炎。

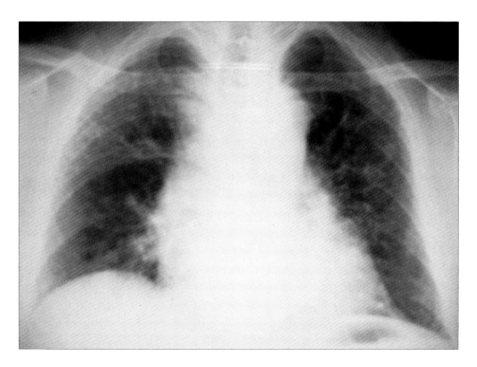

图 13-12. 嗜酸性肉芽肿性多血管炎患者胸部 X 线平片，显示心脏左右室均增大

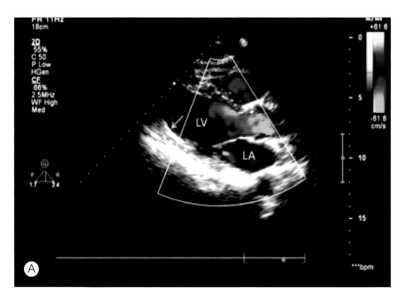

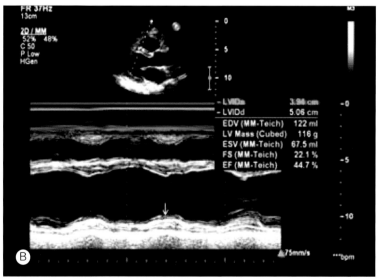

图 13-13. 嗜酸性肉芽肿性多血管炎患者，病程中发生急性心肌梗死

图 A： 超声心动图检查，显示左室下后壁心内膜回声增强（箭头），二维可见该处运动明显减低，二尖瓣少量反流

图 B： M 型心脏超声心动图检查，显示左室下后壁心肌的运动幅度比室间隔减低，测量表明射血分数为 44.7%，提示左室收缩功能轻度减低

LV：左心室；LA：左心房

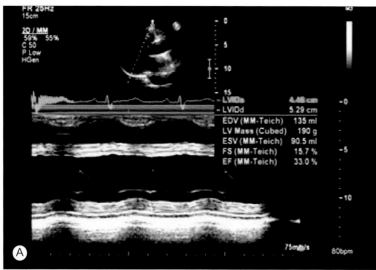

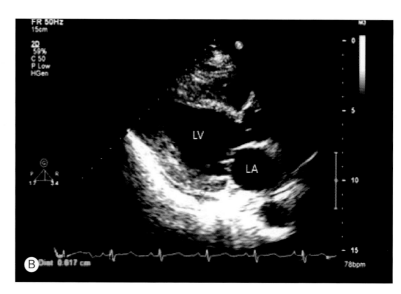

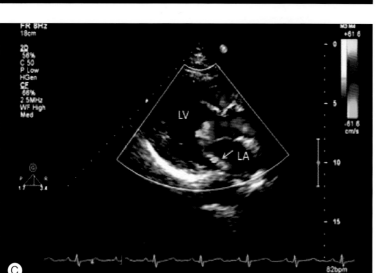

图 13-14. 嗜酸性肉芽肿性多血管炎患者超声心动图检查

图 A: M 型心脏超声检查，显示左房、左室比例增大，左室收缩功能重度减低，射血分数为 33%

图 B: 超声心动图检查，显示左室下后壁少量心包积液 6mm

图 C: 超声心动图检查，显示左房内少量二尖瓣反流 (箭头)

LV: 左心室；LA: 左心房

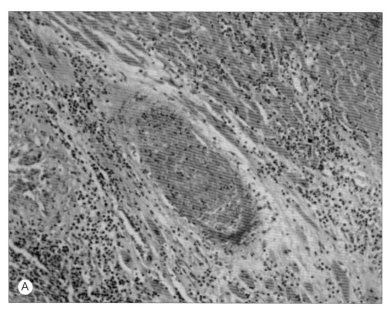

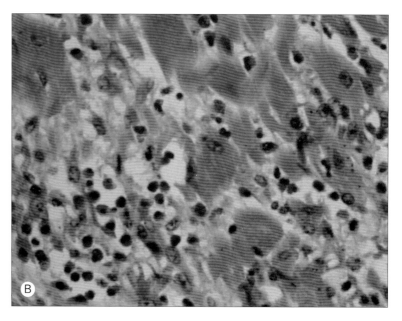

图 13-15. 嗜酸性肉芽肿性多血管炎患者心肌组织病理检查

图 A: 心肌间质大量嗜酸性粒细胞浸润，其中可见一血管内血栓形成

图 B: 心肌间质有大量嗜酸性粒细胞浸润

四、神经系统病变

约有60%的本病患者可出现神经系统的损害，常为本病的早期表现，主要为外周神经受累，以多发性单神经炎比较多见。少数可累及脑神经，出现缺血性视神经炎，也可引起脑出血和脑梗死。中枢神经系统受累者比较少见。

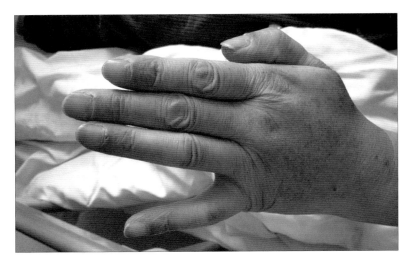

图13-16. 嗜酸性肉芽肿性多血管炎患者尺神经受累，并指时小指不能并拢

五、消化系统病变

大量嗜酸性粒细胞浸润胃肠道时，可引起嗜酸性粒细胞胃肠炎，临床表现为腹痛、腹泻、恶心、呕吐、便血等。如果肠道严重受到嗜酸性粒细胞浸润而有肉芽肿形成，出现结节性肿块，压迫肠腔，可引起肠梗阻。嗜酸性粒细胞浸润浆膜时，可以引起腹膜炎。

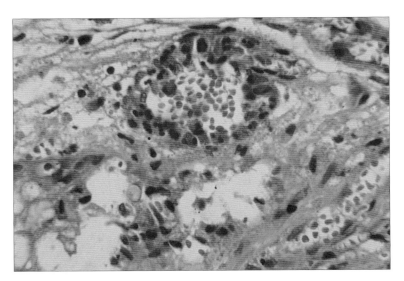

图13-17. 嗜酸性肉芽肿性多血管炎患者小肠黏膜组织病理检查，显示小血管壁中性粒细胞和嗜酸性粒细胞浸润，血管壁破坏

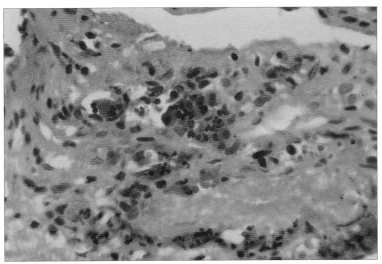

图13-18. 嗜酸性肉芽肿性多血管炎患者小肠黏膜组织病理检查，显示小血管壁炎细胞浸润，主要为嗜酸性粒细胞，部分为中性粒细胞

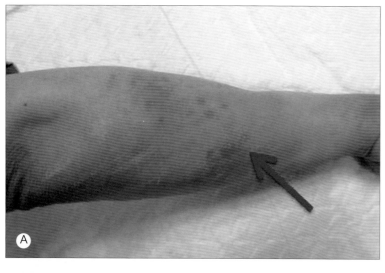

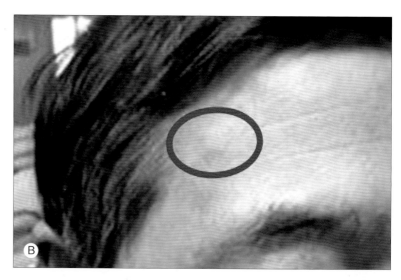

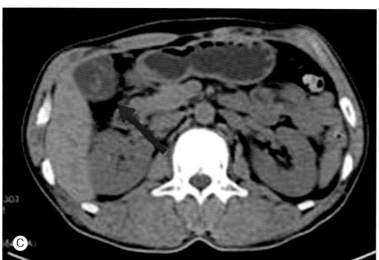

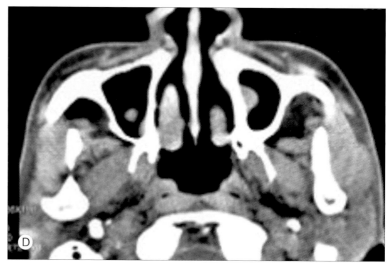

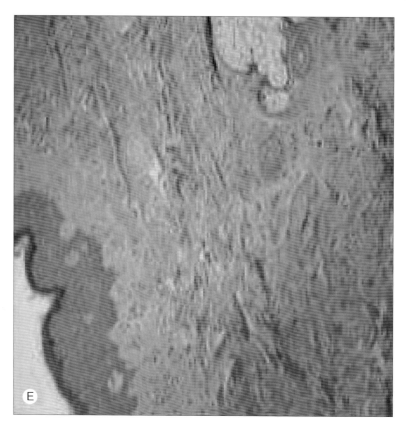

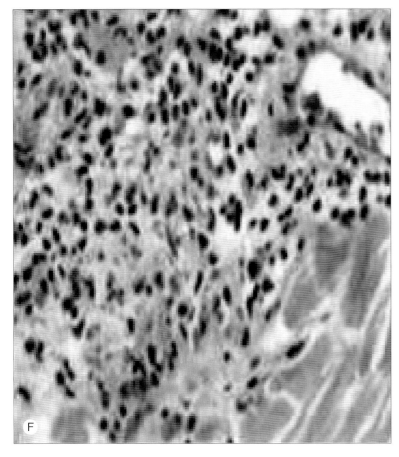

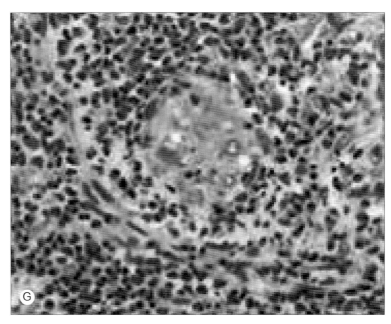

图 13-19. 嗜酸性肉芽肿性多血管炎患者，男性，49 岁，因反复右上腹疼痛 5 月入院。5 年来常有过敏性鼻炎发作。入院前 10 个月发现皮下结节，3 个月前出现双手遇冷变白变紫，双手、双足部皮肤麻木。入院查体：头皮、前额、耳后、双侧前臂可见皮下结节，双手指端皮温低。双足部皮肤感觉减弱。实验室检查：白细胞 13.2×10⁹/L，嗜酸性粒细胞占 29.3%，血沉 45mm/h，CRP62.0mg/L。血清总 IgE 12.1 IU/mL，ANA、ANCA 均阴性。胃镜检查，胃窦多发溃疡，病理提示黏膜慢性炎伴嗜酸性粒细胞浸润。肺 CT 扫描检查，显示右肺中叶及下叶背段少许纤维灶。腹 CT 及鼻窦 CT 检查见图 C 和图 D。完善右前臂皮肤活检及胆囊切除后病理检查（图 E-G），诊断为嗜酸性肉芽肿性多血管炎。给予甲基泼尼松龙及免疫抑制剂治疗后，右上腹疼痛消失，皮下结节缩小，双手遇冷变白变紫减轻

图 A 和图 B： 前臂及前额头皮可见皮下结节，直径大小约 0.3~0.8cm，质韧，活动度可，边界不清，无压痛

图 C： 腹部 CT 扫描，显示胆囊底部壁增厚伴胆囊内 1.8cm×1.6cm 占位病变

图 D： 鼻窦 CT 扫描，显示双侧上颌窦炎症伴多发囊肿

图 E： 前臂皮肤活检病理显示真皮及皮下组织大量炎细胞浸润，嗜酸性粒细胞浸润

图 F： 胆囊切除后病理检查显示胆囊壁及血管周围大量嗜酸性粒细胞浸润（HE 染色）

图 G： 胆囊病理检查：嗜酸性肉芽肿，中心可见坏死物质（HE 染色）

本例患者因右上腹反复疼痛来医院就诊，检查发现胆囊壁增厚伴有结节，因此容易诊断慢性胆囊炎，也须除外胆囊肿瘤的可能。但是患者有较多不符合单纯的胆囊疾病的临床表现，如：周围血嗜酸性粒细胞明显增高、有皮下结节及其活检组织含有较多嗜酸性粒细胞浸润、外周神经炎、手指有雷诺现象等。虽然嗜酸性肉芽肿性多血管炎的胆囊病变比较少见，但是根据患者的上述临床特征，仍应考虑此病可能。最后基于胆囊的病理改变，及对糖皮质激素和免疫抑制剂的良好治疗效果，符合本病的诊断。

六、肾脏病变

约 45% 的患者可有肾脏受累，与肉芽肿性多血管炎和显微镜下多血管炎比较，本病患者的肾脏病变相对较轻，临床表现为蛋白尿和显微镜下血尿，病理表现为局灶性、节段性肾小球肾炎，少数也可伴坏死性病变及新月体形成。部分病例肾间质病变突出，表现为急性过敏性间质性肾炎，间质内有较多的嗜酸性粒细胞浸润，并可形成肉芽肿结构。

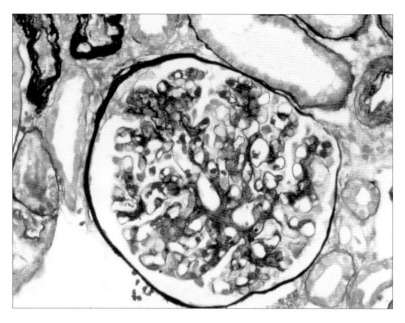

图 13-20. 嗜酸性肉芽肿性多血管炎患者肾脏组织病理检查，显示肾小球局灶节段性增生

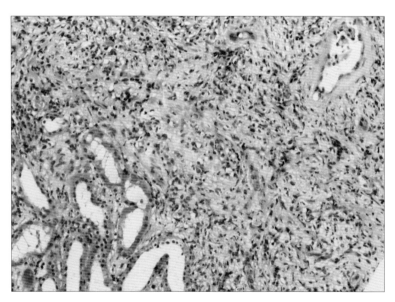

图 13-21. 嗜酸性肉芽肿性多血管炎患者肾脏组织病理检查，显示肾间质水肿伴淋巴细胞和较多的嗜酸性粒细胞浸润（HE 染色）

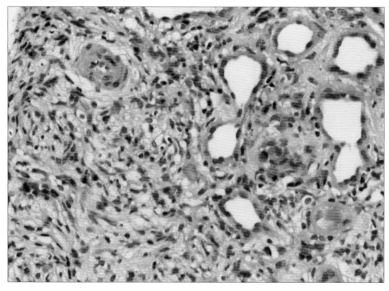

图 13-22. 嗜酸性肉芽肿性多血管炎患者肾脏组织病理检查，肾间质可见明显的嗜酸性粒细胞浸润（HE 染色）

七、血液系统病变

　　本病患者外周血嗜酸性粒细胞增多，一般在 $1.5 \times 10^9/L$ 以上，占外周血白细胞数量的 10% 以上，这是本病的特征性表现。偶有外周血嗜酸性粒细胞数不高者，但组织中必定有较多嗜酸性粒细胞浸润。当病情缓解时，外周血嗜酸性粒细胞数量可恢复正常。

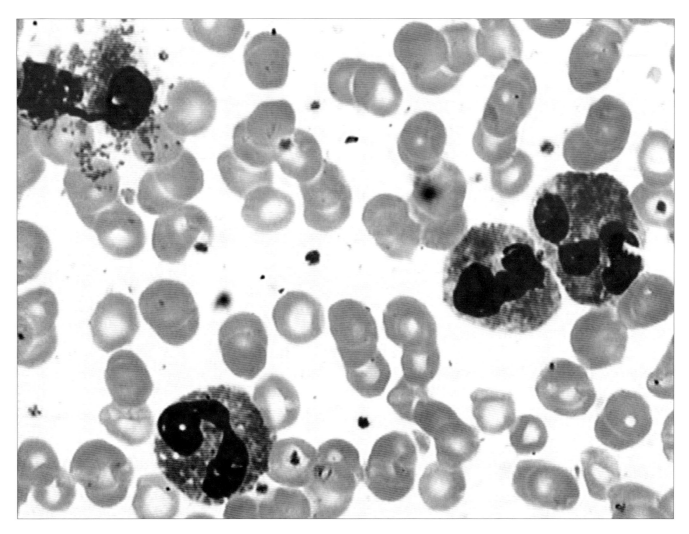

图 13-23. 嗜酸性肉芽肿性多血管炎患者血液涂片检查，外周血嗜酸粒细胞明显增高

（陈美璞　薛　静　徐凯峰　张丽华）

第十四章 白塞病

概　论

白塞病 (Behet's disease，BD)，亦称贝赫切特病，是一种以口腔溃疡、外阴溃疡、眼色素膜炎为临床特征的，可以累及多个系统的疾病。本病呈慢性病程，口腔溃疡和外阴溃疡常常反复发作。白塞病的发病年龄主要为青壮年，男女比例相近，但男性患者的病情通常更为严重。本病具有明显的地区性分布的特点，高发于地中海地区、中东和东亚等国家，因此又称之为"丝绸之路病"。我国人群中亦较多见。

白塞病的病因与发病机制尚不明确。该病有一定的家族聚集现象和遗传倾向，如 HLA-B51 等基因与本病有显著的相关性。亦有人认为此病可能与结核菌、链球菌、病毒等微生物感染，或免疫异常等多种因素有关，但缺乏肯定的佐证。目前认为白塞病的病理变化是中性粒细胞的过度活化和浸润而引起的血管周围炎症，同时还有 CD4$^+$T 细胞的浸润及抗内皮细胞抗体 (AECA) 的参与，导致血管内皮细胞肿胀，血管壁破坏。部分患者滋养血管受累，可引起大血管全层炎症、血管狭窄或形成假性动脉瘤。不同大小的动静脉和毛细血管均可能受累。所以血管炎是本病的病理基础。

白塞病的基本症状包括：① 复发性口腔溃疡，是本病诊断的重要条件，通常是首发症状。② 复发性外阴溃疡，多见于男性的阴囊、女性的阴唇。③ 眼部受累可见于 50% 的本病患者，其中葡萄膜炎最常见，包括虹膜睫状体炎 (前葡萄膜炎) 和视网膜炎 (后葡萄膜炎)，前者伴前房积脓时预示炎症较为严重，后者则可导致严重视力障碍甚至失明。④ 80% 的患者会出现皮肤病变，如毛囊炎、痤疮样皮疹、结节红斑等，后者主要见于下肢。另外，用无菌针头刺入前臂皮肤内，24 小时后，局部常出现毛囊炎样红丘疹或脓疱疹样改变，这种针刺反应具有相对特异性的诊断意义。除上述基本症状外，本病患者还可以累及其他脏器，呈现不同的临床表现。根据其内脏系统的损害不同分为血管型、神经型、胃肠型等。血管型指有大中动脉和 (或) 静脉受累者；神经型指有中枢或周围神经受累者；胃肠型指有胃肠道溃疡、出血、穿孔等。

10% 的本病患者可有大中血管受累。静脉受累可引起血栓性静脉炎，30% 的患者可出现深或浅静脉的血栓，极个别引起肺栓塞，少数患者有上腔静脉血栓。低于 5% 的患者可能出现动脉受累，累及主动脉时可形成动脉瘤，少数累及肺动脉，可形成动脉瘤或血栓，产生呼吸困难、胸痛、咳嗽、咯血等症状。亦可累及心脏，如心肌或心内膜受损、房室传导阻滞等。

5%~10% 的患者有中枢神经系统受累，表现多样。如脑膜炎症状，包括头痛、意识模糊、发热等；脑干受累，可出现脑干损伤的相应症状，如语言、平衡障碍；硬膜窦血栓可引起头痛和颅内压增高。

10%~15% 患者有消化道受累，在东亚族裔患者中更为常见，表现为腹绞痛、腹泻、食管、胃或肠道溃疡，消化道出血等，类似 Crohn 病。

此外，半数患者的膝关节、踝关节也可出现非侵蚀性关节炎和关节痛。5% 的患者可有附睾炎。病情严重的患者可能累及肾脏，但比较少见。

诊断要点

迄今，白塞病无特异性的实验室检测指标，也缺乏特异性的病理诊断标准，对其诊断主要依赖于临床医生对患者的各种临床表现进行综合分析后作出判断。如果具有口腔溃疡、会阴溃疡和眼炎等三联征的典型临床特征，诊断并不困难。然而，对于临床表现不典型的患者，诊断会比较困难。目前诊断多采用国际白塞病研究组于 1989 年制定的分类标准，满足 1 项必要条件和 2 项或 2 项以上次要条件即可诊断为白塞病。文献报告，此标准诊断白塞病的敏感性为 91%，特异性为 96%。

1989 年国际白塞氏病研究组分类标准

判定标准	定义
1. 复发性口腔溃疡	在一年内观察到至少 3 次口疮样或疱疹样溃疡
2. 复发性外阴溃疡	经医师确诊或患者本人确有把握的外阴溃疡或瘢痕
3. 眼炎	前后葡萄膜炎，或眼科医生用裂隙灯查到玻璃体内有白细胞，或视网膜血管炎
4. 皮肤损伤	未用过糖皮质激素和非青春期者而目前或以往有过结节红斑或假毛囊炎、脓性丘疹、痤疮样脓疱
5. 针刺试验阳性反应	由医生在 24~48 小时判断

有反复口腔溃疡伴其余 4 项中 2 项以上者，可诊断为本病。

有的学者提出，具有典型的反复口腔溃疡、会阴部溃疡和眼炎三联征中的两项，再加以皮肤病变或针刺阳性反应中的一项者，可以诊断为白塞病。如果典型的三联征中只有一项，同时有皮肤病变和针刺阳性反应者，可视为不典型的白塞病病例，应该密切随诊。

白塞病是一血管炎性疾病，大中小血管均可受累，临床表现比较复杂，因此对上述的分类标准不应生搬硬套，对一时不能确定的患者，应该随诊观察，以免误诊或漏诊。

图　解

一、口腔溃疡

　　大约 98% 的患者可出现口腔溃疡，是本病最常见的首发症状，且常常反复发作，每年发作至少 3 次，发作多在颊黏膜、舌缘、唇、软腭等处。刚出现时表现为一个或数个红色丘疹，继而形成溃疡，溃疡直径一般为 2~3mm，疼痛常较明显。有的以疱疹起病，约 10 天左右可自行消退，不留瘢痕。亦有少数持续数周不愈，最后遗有瘢痕。复发性口腔溃疡是诊断白塞病的重要依据。

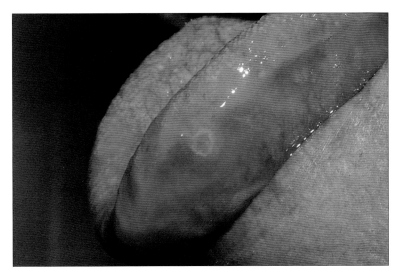

图 14-1. 白塞病患者，舌左下缘圆形浅溃疡，底部有黄色分泌物

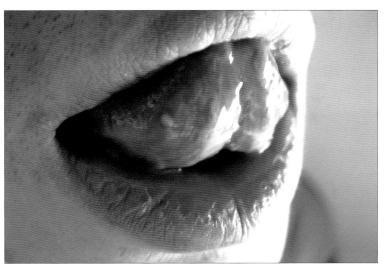

14-2. 白塞病患者，舌体右下缘疱疹样改变，溃疡已经形成

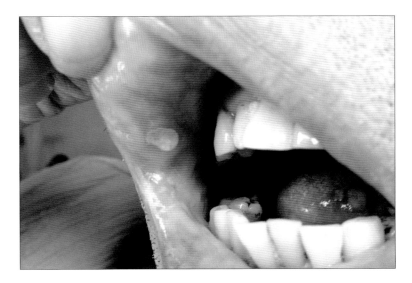

图 14-3. 白塞病患者，舌左侧缘多发溃疡，底部有浅黄色分泌物；上唇左内侧溃疡，边缘清楚，底部有灰白色分泌物

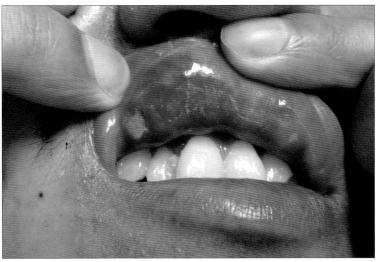

图 14-4. 白塞病患者，口腔黏膜右上侧较深的溃疡，边缘清楚，底部有浅黄色分泌物

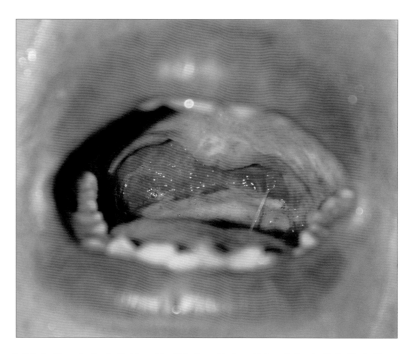

图 14-5. 白塞病患者，舌下溃疡，较大、深，底部有黄色分泌物

二、咽喉部溃疡

　　咽喉部溃疡一般检查不易被发现，在纤维喉镜检查时，可以发现咽喉部位的溃疡、糜烂、肿胀。声带病变可导致声音嘶哑，环杓关节病变可引起颈部疼痛、活动受限。

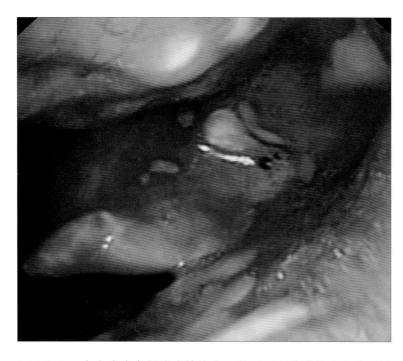

图 14-6. 白塞病患者纤维喉镜检查，显示下咽黏膜散在大小不等的多发溃疡

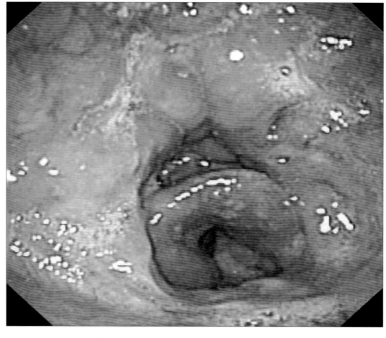

图 14-7. 白塞病患者纤维喉镜检查，显示舌根溃疡及环杓关节溃疡，并伴有舌根淋巴结肿大

三、会阴部溃疡

　　大约 80% 的患者有此病变，与口腔溃疡性状基本相似。通常溃疡较深，疼痛较剧烈，愈合慢，可能留下瘢痕。常见的部位是女性的大、小阴唇，其次为阴道；男性则多见于阴囊和阴茎。也可以出现在会阴部。

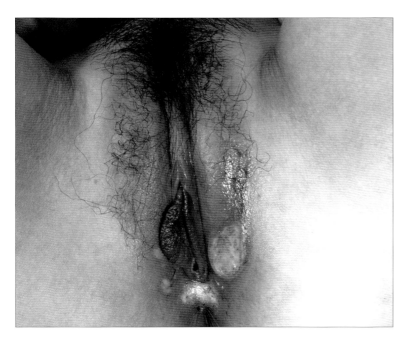

图 14-8. 白塞病患者，左侧大阴唇溃疡，边界清楚，底部有黄白色渗出物

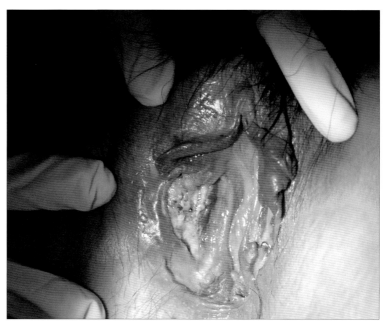

图 14-9. 白塞病患者，右侧大阴唇溃疡，深、大，底部有白色渗出物

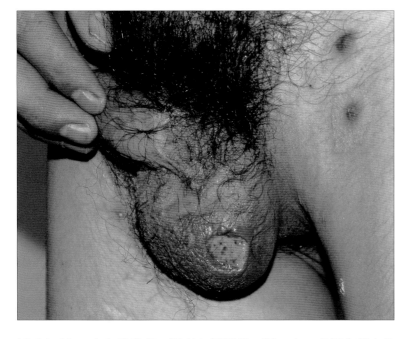

图 14-10. 白塞病患者，阴囊左侧溃疡，深、大，底部有黄白色渗出物。双侧腹股沟区可见多个毛囊炎样皮疹，有的带脓头、有的不带脓头

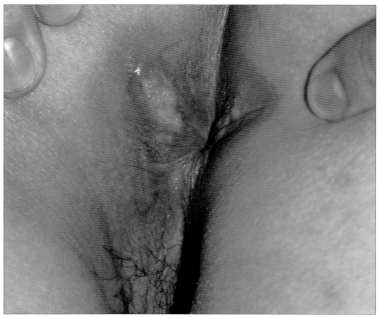

图 14-11. 白塞病患者，肛周溃疡

四、眼部病变

白塞病往往合并眼部病变，发生率为 60% ~80%，为非肉芽肿性炎症，伴有视网膜血管炎的弥漫性葡萄膜炎。常常双眼同时或先后发病。葡萄膜炎是白塞病最主要的眼部病变，根据炎症累及的部位，可以分为：前节型，仅出现反复发作的前葡萄膜炎，不伴有脉络膜视网膜的炎症改变；另一种为反复发作的全葡萄膜炎型，表现为前葡萄膜炎、玻璃体炎及视网膜血管炎。眼部的临床表现有前房积脓，玻璃体炎症细胞浸润、混浊，玻璃体反复少量出血，玻璃体增殖膜，视网膜出血，视网膜渗出，视网膜血管白鞘或闭塞，黄斑渗出水肿，视乳头炎，视神经萎缩，并发性白内障，继发性青光眼等。还可有结膜炎、角膜溃疡、脉络膜炎、视神经炎等。上述临床表现均可反复发作，可以导致严重的视力障碍甚至失明。

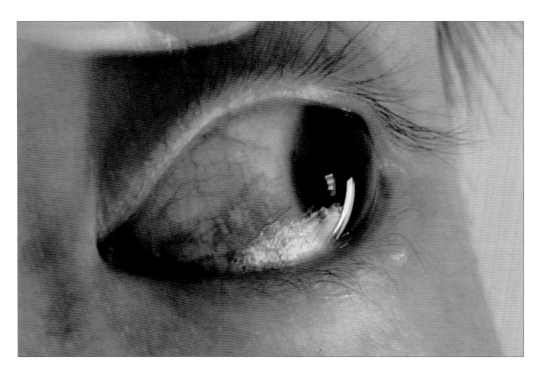

图 14-12. 白塞病患者结膜炎，结膜及巩膜充血

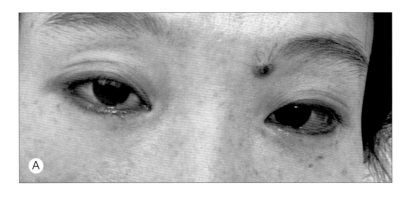

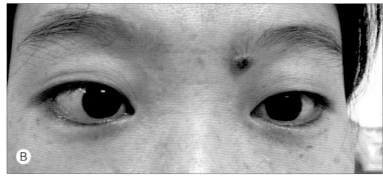

图 14-13. 白塞病患者双眼结膜炎

图 A： 治疗前双眼结膜明显充血

图 B： 泼尼松治疗 1 周后，双眼结膜充血消退

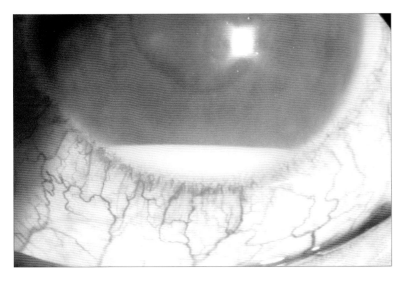

图 14-14. 白塞病患者合并有眼前部炎症，前房下方有白色积脓

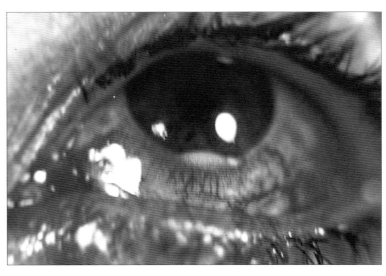

图 14-15. 白塞病患者，外眼检查可见虹膜睫状体炎和前房积脓

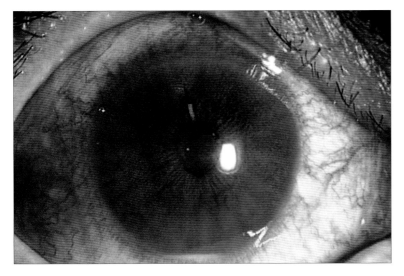

图 14-16. 白塞病患者合并前葡萄膜炎，眼前节照相可见混合充血，前房下方积脓，瞳孔局部后粘连

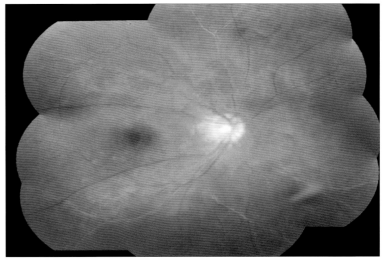

图 14-17. 白塞病患者合并视网膜血管炎，眼底彩色照相可见广泛视网膜静脉白鞘及闭塞

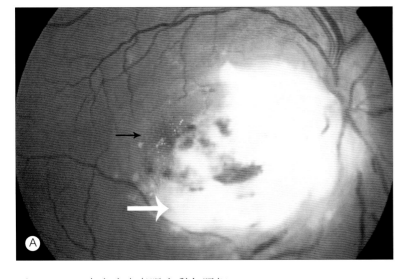

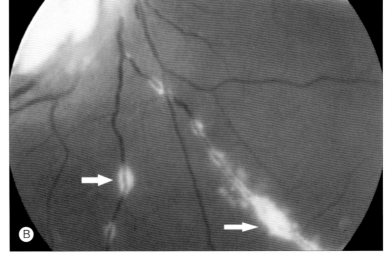

图 14-18. 白塞病患者眼底彩色照相

图 A： 右眼视盘边界不清，视盘和黄斑区之间视网膜前有一大片黄白色渗出，其间有片状出血（白色箭头），黄斑区有少量渗出点，黄斑中心凹反光看不见（黑色箭头）

图 B： 右眼鼻下静脉管径粗细不均，静脉旁有节段性的渗出（白色箭头），提示血管炎

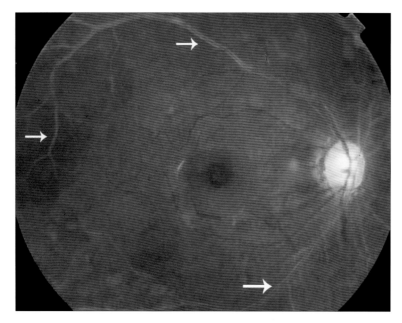

图 14-19. 白塞病患者眼底彩色照相，显示视网膜动脉和静脉均较细，血管周边有白鞘，部分动脉闭塞

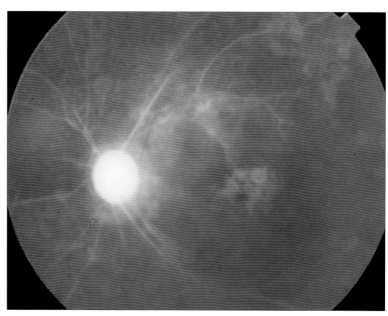

图 14-20. 白塞病患者眼底彩色照相，显示视盘色苍白，左眼视网膜动脉、静脉都很细，大部分闭塞，黄斑区萎缩瘢痕

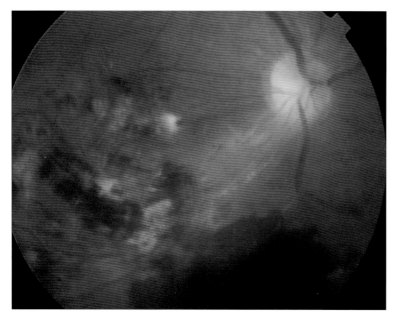

图 14-21. 白塞病患者眼底彩色照相，显示右眼颞下大片出血及渗出，累及黄斑，视网膜静脉迂曲

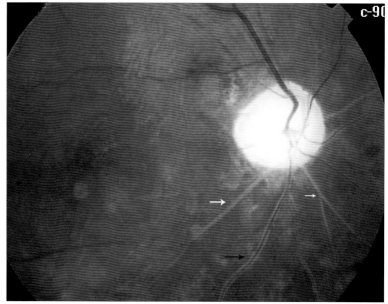

图 14-22. 白塞病患者眼底彩色照相，显示右眼视盘色苍白，静脉细，周边有白鞘（黑色箭头），动脉极细闭塞（白色箭头）

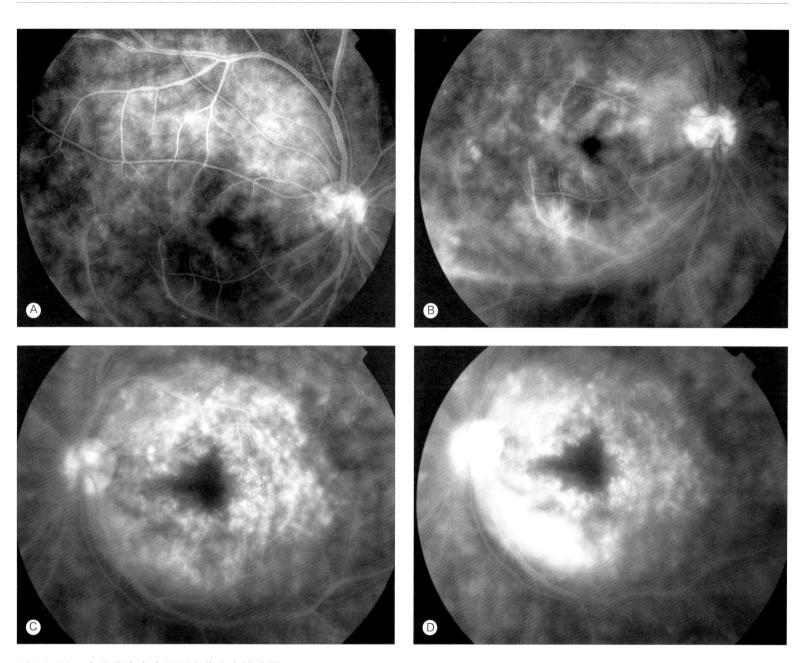

图 14-23. 白塞病患者右眼眼底荧光血管造影

图 A(右眼)、**图 C**(左眼)：荧光造影早期，显示点状强荧光斑，这些强荧光与视网膜血管无直接联系，提示脉络膜组织的荧光素钠通过受损病灶部位的视网膜色素上皮，渗漏至视网膜神经上皮下所致

图 B(右眼)、**图 D**(左眼)：荧光造影晚期，显示病变部位的强荧光范围扩大，强度增加，左眼视盘高荧光，双眼视网膜黄斑区可见黄斑水肿

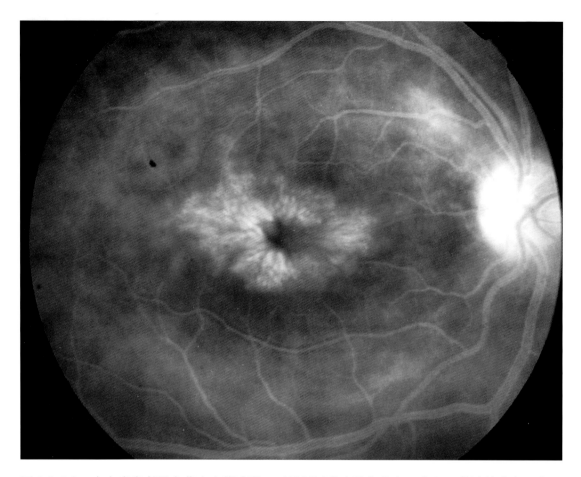

图 14-24. 白塞病患者眼底荧光血管造影，可见视网膜弥漫高荧光，黄斑区花瓣状荧光积存，表示黄斑水肿

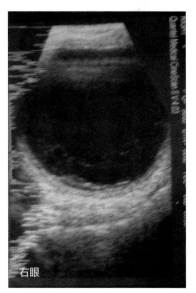
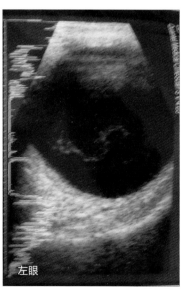
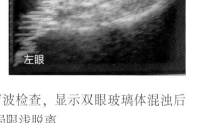
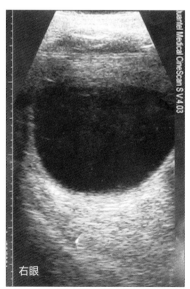
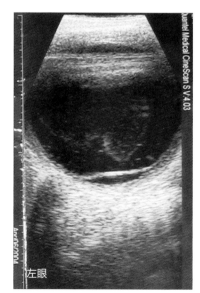

图 14-25. 白塞病患者眼部超声波检查，显示双眼玻璃体混浊后脱离，右眼玻璃体出血及视网膜局限浅脱离

图 14-26. 白塞病患者眼部超声波检查，显示双眼玻璃体混浊，左眼较右眼重，左眼视网膜脱离

五、皮肤病变

本病可有多种皮肤病变，如结节红斑、假性毛囊炎、痤疮样毛囊炎等。另外也可有多形红斑、环形红斑、坏死性结核样皮肤损害。其中以下肢结节红斑最为常见，具有特异性。约有 30% 的患者还可发生带脓头或不带脓头的毛囊炎，这类皮肤病变多见于面部和颈部。

——— 1. 皮肤外观改变 ———

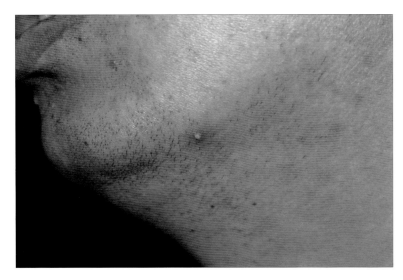

图 14-27. 白塞病患者，左颌下带脓头的毛囊炎

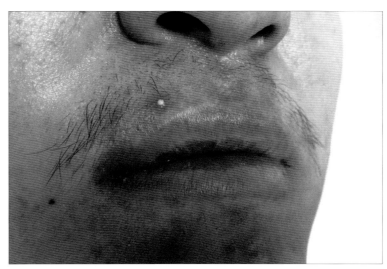

图 14-28. 白塞病患者，右唇上方带脓头的毛囊炎

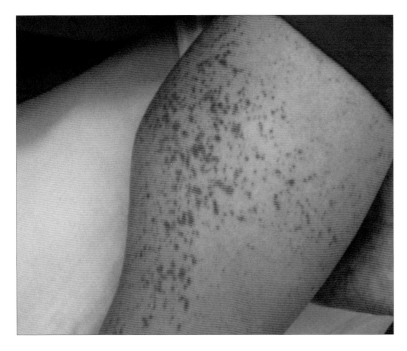

图 14-29. 白塞病患者，皮肤紫癜样皮疹

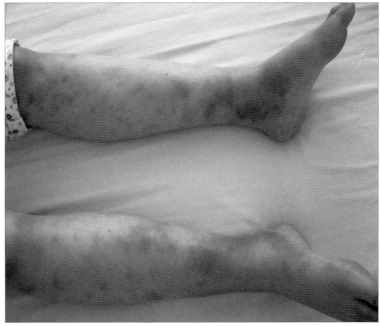

图 14-30. 白塞病患者，双小腿结节红斑

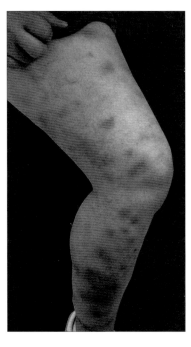
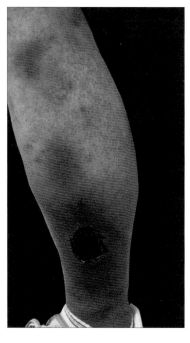
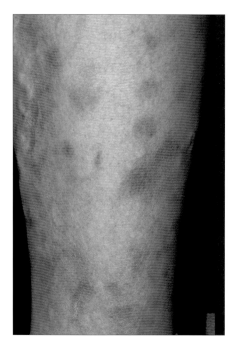

图 14-31. 白塞病患者下肢新旧不一、大小不等的结节红斑及皮肤溃烂

图 14-32. 白塞病患者小腿后部结节红斑，愈合后遗留色素沉着

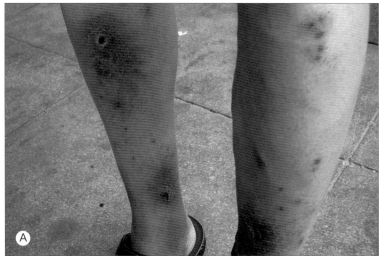
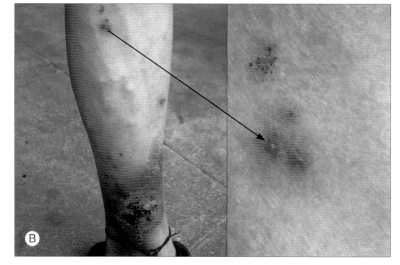
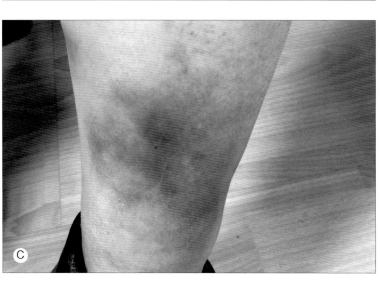

图 14-33. 白塞病患者下肢结节红斑

图 A： 下肢红斑，部分破溃结痂

图 B： 踝部红斑破溃结痂，小腿在针灸治疗后，针刺部位出现脓疱疹

图 C： 经激素及免疫抑制剂治疗后，下肢皮疹明显好转，遗留色素沉着

—— 2. 皮肤病理改变 ——

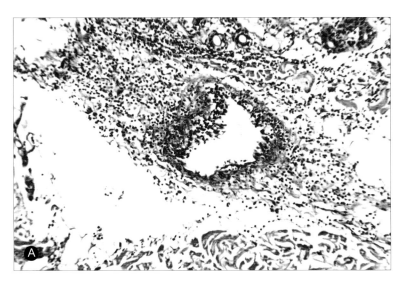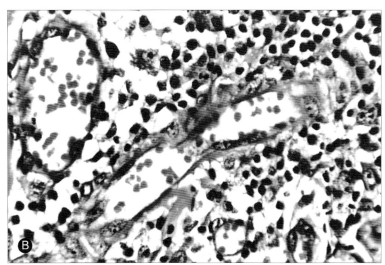

图 14-34. 白塞病患者皮肤活检病理检查

图 A 及 **图 B** 均显示真皮内可见大量中性粒细胞浸润，血管壁增厚，血管壁内及周围可见大量中性粒细胞、淋巴细胞、组织细胞浸润及核尘

—— 3. 皮肤针刺反应 ——

　　针刺反应是白塞病的一种较特异的试验，用无菌针头刺入前臂屈面中部的皮内，24~48 小时后局部出现直径约 2mm 的毛囊炎样红丘疹或脓疱疹样皮疹为阳性结果。

图 14-35. 白塞病患者前臂针刺反应阳性

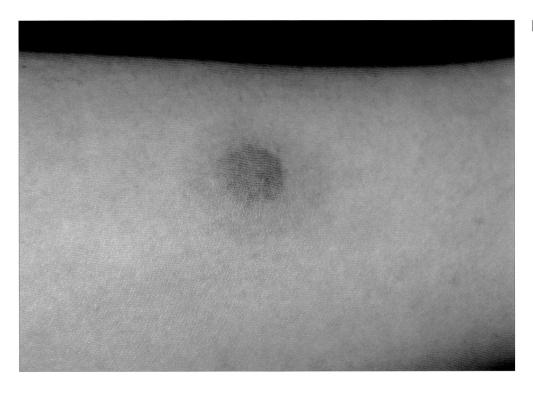

六、呼吸系统病变

　　肺部损害发生率较低，但大多病情严重。肺血管受累可形成肺栓塞、肺动脉瘤，瘤体破裂时可出现肺血管-支气管瘘，引起肺内出血。患者有咳嗽、咯血、胸痛、呼吸困难等，大量咯血可致死亡。

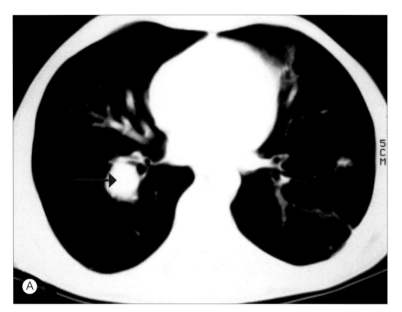

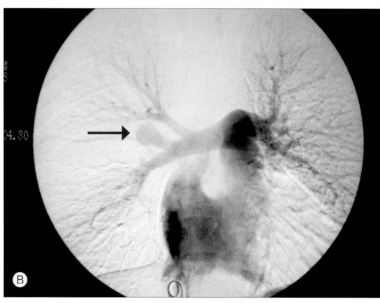

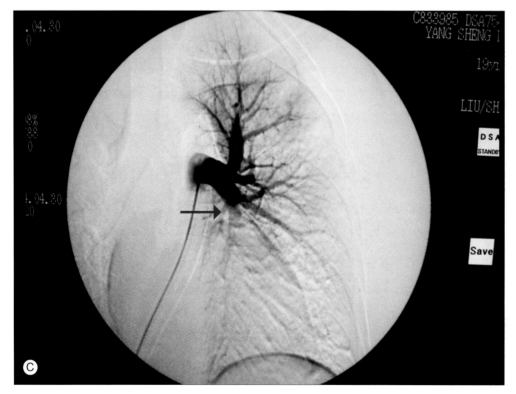

图 14-36. 白塞病患者，反复口腔溃疡、间断咯血、发热 9 个月

图 A： 胸部 CT 扫描，显示右肺门区光滑结节，密度均匀

图 B： 肺动脉造影，显示右下肺动脉血管瘤

图 C： 肺动脉造影，显示左下肺动脉闭塞

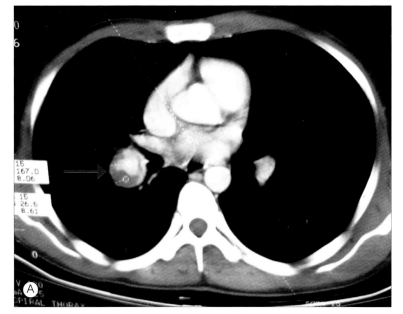

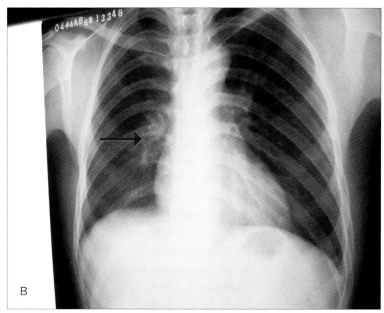

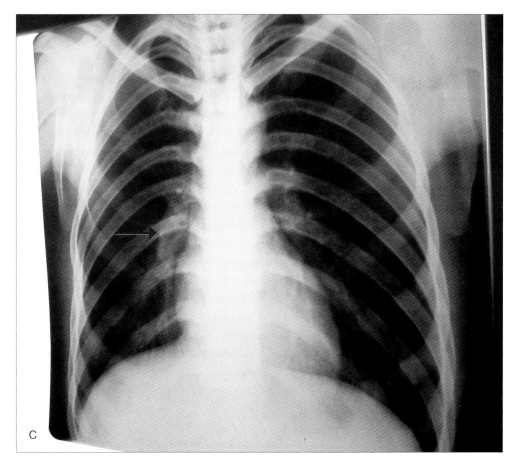

图 14-37. 白塞病患者，复发出现口腔、生殖器溃疡、间断咯血两年，10 个月前发现肺动脉瘤

图 A: 胸部增强 CT 扫描，显示右肺动脉瘤，瘤体内可见附壁血栓

图 B: 胸部 X 线平片，显示右下肺动脉段（右下肺门）突出

图 C: 胸部 X 线平片，显示在一次大咯血后，右下肺动脉段明显缩小

七、神经系统病变

白塞病患者可以出现中枢或外周神经系统病变，前者较后者多见，临床表现随受累的部位而异。可能发生的临床表现主要有脑膜脑炎、脑梗死、脑血栓、脑干损害、良性颅内压增高、脊髓损害和周围神经病变，也可以出现精神行为异常。白塞病患者并发神经系统病变时，提示其病情较为严重。

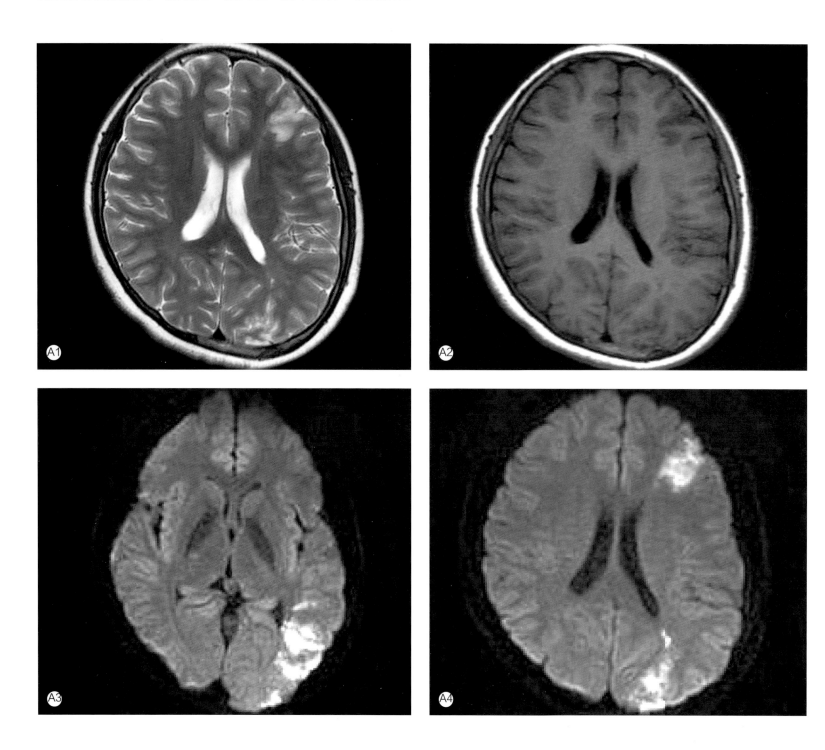

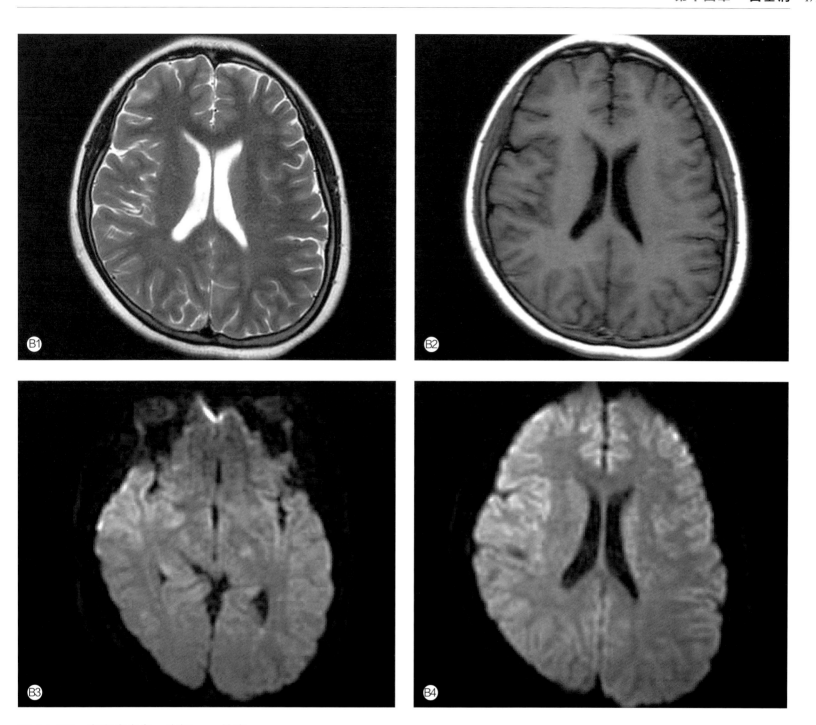

图 14-38. 白塞病患者，头部 MRI 检查

患者，女性，19 岁。反复口腔溃疡 5 年，近 1 年又出现外阴溃疡，并常有毛囊炎及下肢红斑，应用激素及硫唑嘌呤治疗有效。自行停药 20 天后出现右侧肢体活动不灵。脑 MRI 显示左侧额顶、颞枕叶多发脑梗死。给予甲基强的松龙 500mg 冲击治疗 3 天后，改为口服强的松 60mg/d。12 天后复查脑 MRI，显示梗死灶明显吸收。

图 A： 治疗前脑 MRI，显示左侧额叶、顶叶及颞枕叶见多发斑片状稍长 T1、稍长 T2 信号影，DWI 像呈明亮高信号，局部脑沟消失，有轻微占位效应，提示多发脑梗死灶形成

图 B： 治疗后复查脑 MRI，上述病灶明显吸收好转

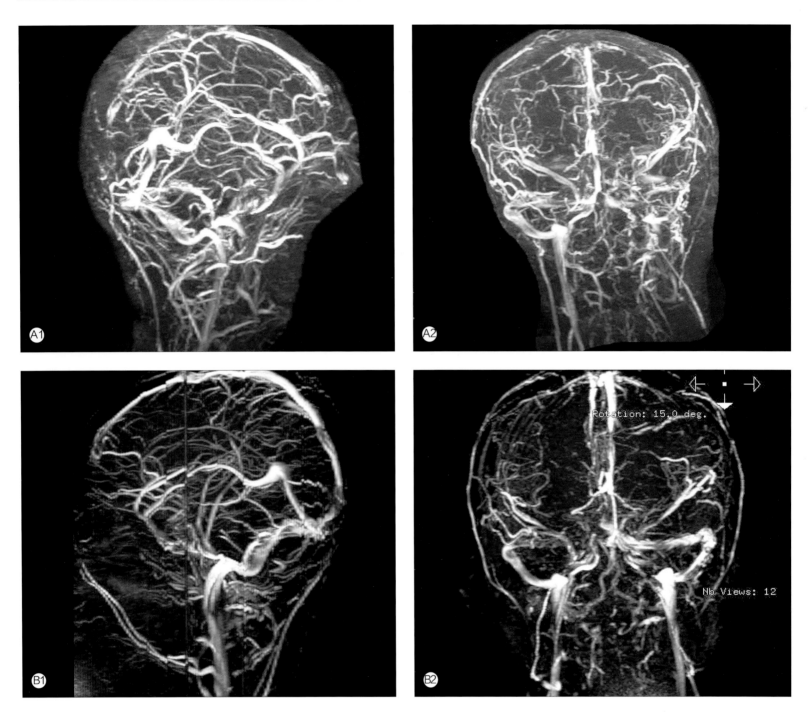

图 14-39. 白塞病患者，头部 MRV 检查

患者，男性，20 岁。反复口腔溃疡 4 年余，头痛 20 天，阴囊溃疡 10 余天。查体可见口腔黏膜及舌缘可见数个溃疡，右侧阴囊有 3 处豆粒大小溃疡，左侧阴囊有 2 处红色丘疹。手背静脉穿刺处可见红色丘疹。腰穿显示脑压 >350mmH₂O。脑磁共振血管造影 (MRV) 检查，显示静脉窦血栓形成。给予糖皮质激素、脱水药物和华法林治疗 4 周后，症状缓解，复查 MRV，明显改善。

图 A： 治疗前，脑 MRV 检查，显示上矢状窦后部、窦汇、左侧横窦及乙状窦血栓形成，脑表面见较多侧支血管形成

图 B： 治疗 4 周后，复查 MRV，双侧颈内静脉、乙状窦、窦汇、上下矢状窦均显示清晰

八、消化道病变

白塞病患者的消化道任何部位均可出现溃疡，其中以回盲部较为常见，往往多发，通过胃肠 X 线钡餐造影、纤维内镜或手术探查可以确定溃疡的部位。严重者可以并发消化道出血或穿孔、瘘管形成等。

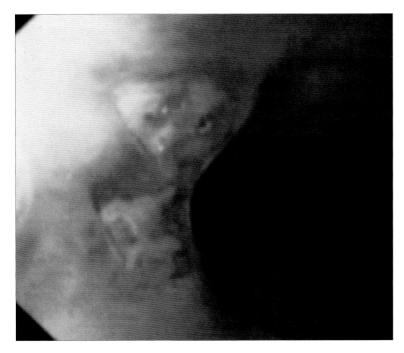

图 14-40. 白塞病患者纤维胃镜检查，显示食管溃疡

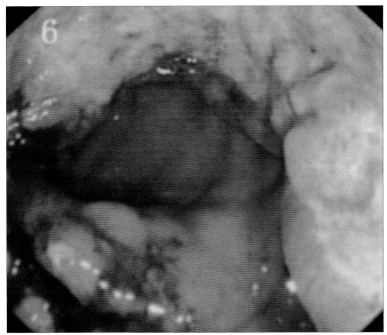

图 14-41. 白塞病患者纤维结肠镜检查，显示回盲部巨大溃疡

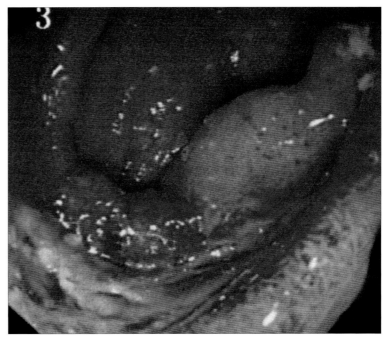

图 14-42. 白塞病患者纤维结肠镜检查，显示回盲部溃疡，表面覆盖黄色分泌物

九、心血管病变

白塞病患者可出现大、中、小各级血管病变，静脉较动脉更易受累。较大的静脉可形成血栓，上腔静脉、下腔静脉、肝静脉等均可被累及，可以呈现上腔静脉综合征、下腔静脉综合征、布 - 加综合征等临床表现。较大的动脉炎由于血管壁变性、坏死，可形成动脉瘤。少数患者可出现心内膜炎、心包炎、心肌梗死、心腔内血栓形成等。

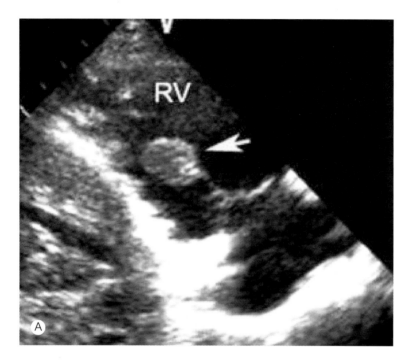

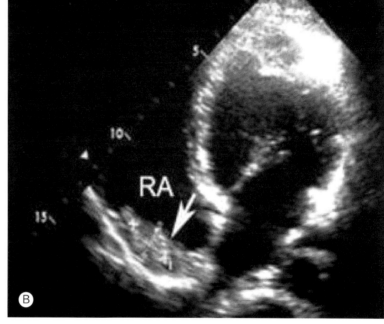

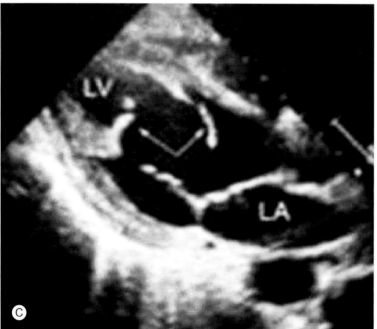

图 14-43. 白塞病患者超声心动图检查
图 A(右心室)、**图 B**(右心房) 和**图 C**(左心室) 均显示心腔内有多发附壁血栓形成 (如箭头所示)
RV: 右心室；RA: 右心房；LV: 左心室；LA: 左心房

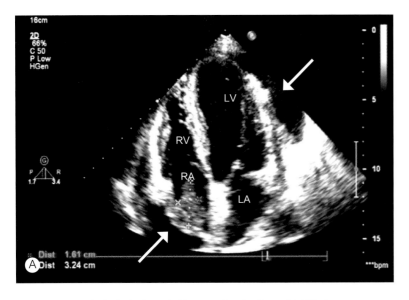
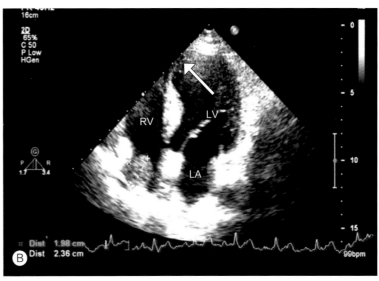

图 14-44. 白塞病患者，女性，37 岁，超声心动图检查

图 A： 治疗前，显示右房内血栓（大小 1.61cm×3.24cm），左室侧壁心包积液（箭头所指），室间隔下段心肌梗死

图 B： 治疗后 1 个月，显示右房内血栓略缩小，心包积液消失，室间隔下段心肌梗死仍存在。箭头所指为室间隔下段心肌梗死部位

LV：左心室，RV：右心室，LA：左心房，RA：右心房

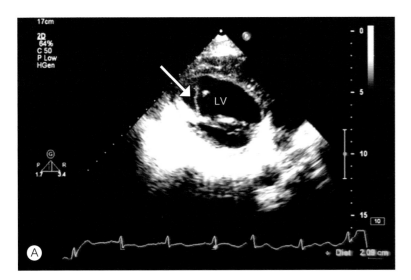
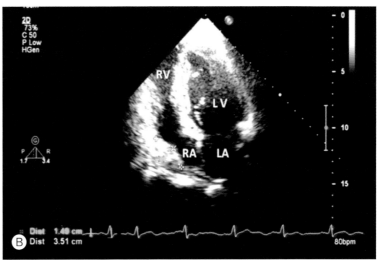

图 14-45. 白塞病患者，男性，32 岁，超声心动图检查

图 A 和**图 B** 均显示左、右心室内各有附壁血栓形成。LV：左心室；RV：右心室；LA：左心房；RA：右心房

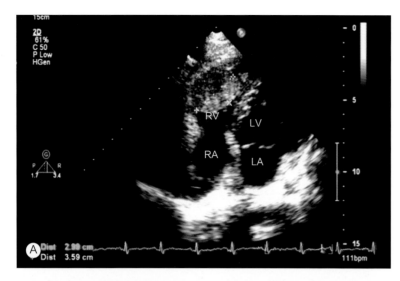

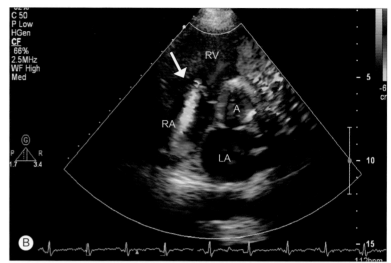

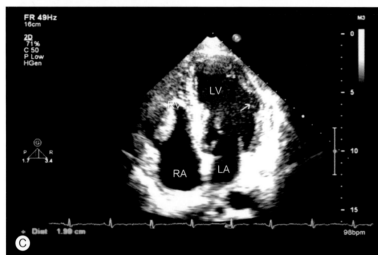

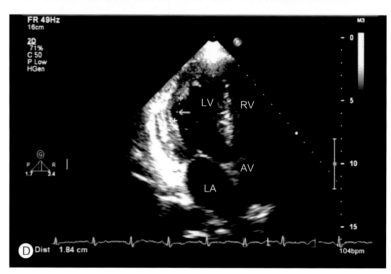

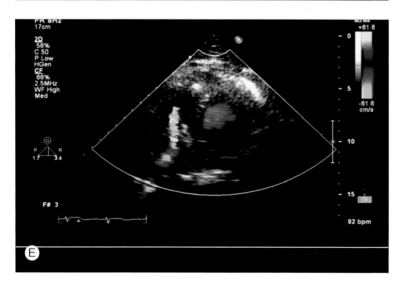

图 14-46. 白塞病患者，男性，21 岁，超声心动图检查

图 A： 测量区域显示右心室侧壁血栓 (3.59cm×2.99cm)

图 B： 显示三尖瓣前叶和三尖瓣反流（蓝色）。由于右室内血栓与三尖瓣前叶粘连致三尖瓣关闭不全

图 C： 箭头所指为左心室侧壁中部局部心肌坏死后形成的小室壁瘤，心脏 MRI 检查提示该部位心外膜下局部类似炎性包块与心包粘连

图 D： 箭头所指为左心室下后壁中部局部心肌坏死后形成的小室壁瘤，心脏 MRI 检查提示该部位心外膜下局部类似炎性包块，与心包粘连

图 E： 华法林钠抗凝和激素免疫抑制剂治疗 5 个月后，复查超声心动图，显示右室占位明显缩小，已经不甚清晰，三尖瓣有少量反流

LV：左心室；RV：右心室；LA：左心房；RA：右心房；AV：主动脉根部及主动脉瓣

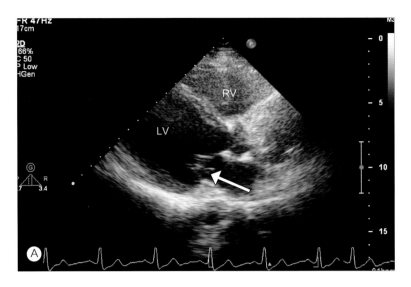

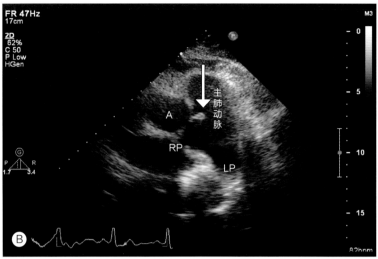

图 14-47. 白塞病患者，女性，37 岁，超声心动图检查

图 A： 显示二尖瓣瓣膜及左房条索样物（箭头）

图 B： 胸骨旁大动脉短轴切面超声扫描，显示主肺动脉及分叉处、肺动脉内有条索样物（箭头所指）

LV： 左心室；RV： 右心室；A： 主动脉根部；RP： 右肺动脉开口；LP： 左肺动脉开口

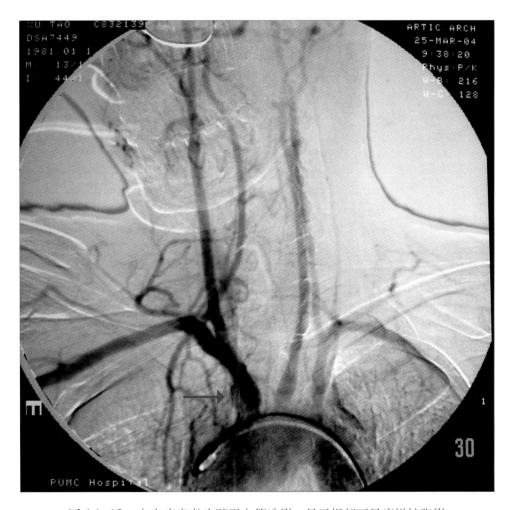

图 14-48. 白塞病患者头臂干血管造影，显示根部可见瘤样扩张影

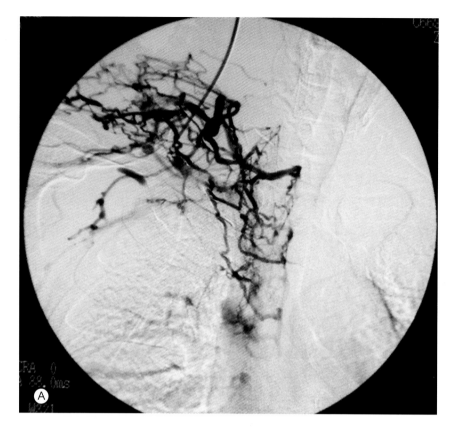

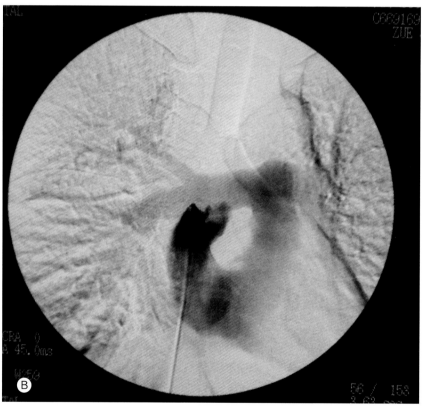

图 14-49. 白塞病患者血管造影检查。患者反复口腔溃疡 2 年，出现上腔静脉阻塞征象 2 周
图 A、图 B：经颈静脉进行上腔静脉造影、经股静脉进行上腔静脉造影，均显示上腔静脉闭塞，周围
有大量侧支循环开放

十、关节病变

部分白塞病患者可出现外周关节病变，多表现为非对称性大关节炎，常累及膝关节和踝关节，但关节破坏较少见。脊柱和骶髂关节也可被侵及。

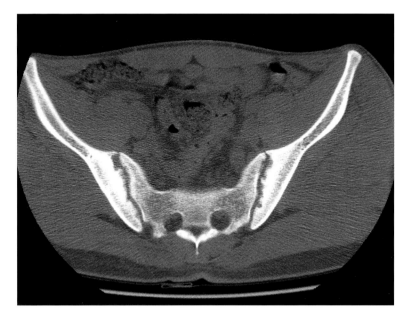

图 14-50. 白塞病患者伴腰部疼痛，骶髂关节 CT 扫描检查，显示双侧骶髂关节面毛糙不平，髂骨侧关节面下骨质硬化

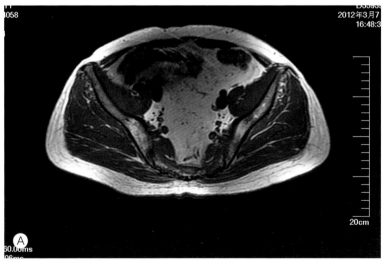

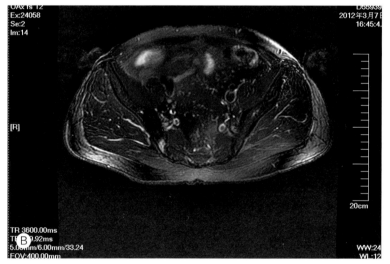

图 14-51. 白塞病患者伴腰背部疼痛，骶髂关节 MRI 检查

图 A： MRI(T1WI) 显示左侧骶髂关节面欠光滑

图 B： MRI(T2WI) 显示右侧髂骨面下部骨髓水肿

（王少坤　饶慧　蒋明　杨宁　韩若安　张丽华　吴海燕）

第十五章 复发性多软骨炎

概 论

复发性多软骨炎（relapsing polychondritis，RP）是一种以全身多部位软骨和结缔组织反复发生的非感染性炎症为特征的系统性疾病。此病的致病因素和发病机制尚不完全明了，有研究证明免疫反应（Ⅱ型胶原和 matrilin-1）和遗传因素（HLA-DR4）在此病的发病机制中起到重要作用，并已提出"两步"假说，认为 matrilin-1 和Ⅱ型胶原是诱发多软骨炎的始动因子。此病的病理改变特点是软骨周围炎（peri-chondritis）和软骨溶解，但无特异性。初期常显示多种急性和慢性炎细胞浸润，随后软骨基质内酸性黏多糖减少或消失，软骨基质疏松或破坏。晚期时，软骨基质坏死、溶解或液化，并出现肉芽组织。最后大部分软骨消失，肉芽组织纤维化，疤痕形成，表面皮肤凸凹不平或皱缩，形成畸形。

复发性多软骨炎的流行病学资料很少，文献报道的大部分患者为高加索人，但各人种均可发病。此病在任何年龄均可发病，好发于中年。女性发病率略高于男性（1.2:1）。家族性病例罕见。

复发性多软骨炎常突然发作，依据病变累及部位的不同，各患者可以表现为完全不同的临床表现，其中各器官的软骨受累是较为典型的临床症状。除炎症改变外，还可破坏其结构而导致功能障碍及畸形。本病的软骨受累多见于耳软骨、鼻软骨、喉软骨、气管支气管软骨和肋软骨等部位。

83% 的复发性多软骨炎患者出现单侧或双侧耳软骨炎，鼻软骨炎发病率为 63%～82%，表现为受累器官部位疼痛、肿胀、发红和触痛，反复发作者及晚期患者可有外观异常改变（如菜花耳、鞍鼻畸形）。

50% 的患者有内耳损害，表现为单侧或双侧不同程度的耳聋、眩晕和耳鸣。症状较轻时，容易被忽略。前庭功能异常比较常见，但伴有明显眩晕症状者少见。听觉受损可为传导性听力下降或感音神经性听力下降，其可能原因包括：外耳道狭窄、咽鼓管软骨炎造成的中耳炎，或内耳动脉炎造成的感觉神经损害。

70% 的患者有喉、气管及支气管软骨受累，可同时出现，亦可先后出现；亦可累及下段支气管，表现为难治性咳嗽、咯痰、声音嘶哑、胸闷、气短等，严重患者出现反复感染及呼吸困难等一系列症状。该病的早期呼吸道受累可以无症状。

肋软骨炎则导致局部胸壁或肋缘处疼痛，伴相应部位的肿胀。

70% 的患者累及关节，关节病变包括关节痛及关节炎。可表现为少关节炎、多关节炎、急性关节炎、发作性关节炎或游走性关节炎等。外周关节病通常是非对称性的，主要累及腕关节、掌指关节、近端指间关节、肘关节、膝关节、踝关节和胸骨旁关节。关节滑液中细胞数较少。腱鞘炎和其他关节周围表现很常见，如颈部和腰部炎性疼痛等。外周关节和脊柱的 X 线多无异常改变。

除软骨炎外，在复发性多软骨炎病程的不同阶段中，可出现眼睛、皮肤及心血管等系统受累而出现各种不同的症状。

50% 的患者出现眼部病变，可累及眼睛的各个部分。反复发作的浅层巩膜炎或结膜炎比角膜炎、葡萄膜炎更常见。视网膜血管炎、视神经病变或坏死性巩膜炎少见。明显的眼球突出应注意排除韦格纳肉芽肿、甲状腺相关的突眼和淋巴瘤。

该病的皮肤表现各种各样，缺乏特异性。

该病还可出现心血管受累，发生率可高达 30% 左右，表现为传导系统异常、心肌缺血及心脏结构改变等。

诊断要点

复发性多软骨炎尚无统一的分类标准。

1976 年，McAdam 等提出的诊断标准如下：① 双耳复发性多软骨炎；② 血清阴性非侵蚀性关节炎；③ 鼻软骨炎；④ 眼部炎症 (结膜炎，角膜炎，巩膜炎 / 巩膜外层炎，葡萄膜炎)；⑤ 喉和 (或) 气管软骨炎；⑥ 耳蜗和 (或) 前庭受损 (感觉神经性听力损失，耳鸣，眩晕)。满足以上 3 条或 3 条以上者可诊断复发性多软骨炎。不足 3 条者需软骨活检证实。

为了便于早期诊断，1979 年 Damiani 和 Levine 对 McAdam 的诊断标准提出了修订意见：① 符合至少三条 McAdam 诊断标准。② 符合 McAdam 诊断标准中的一条，再加上软骨活检病理证实；③ 病变累及 2 个或 2 个以上的解剖部位，糖皮质激素或氨苯砜治疗有效；凡符合上述中的一条，就可诊断为复发性多软骨炎。

1986 年，Miche 等又提出新的修改标准。他们的修改标准分为主要标准及次要标准，其主要标准为已证实累及耳软骨，或鼻软骨，或喉、气管软骨的发作性炎症；其次要标准为眼炎 (结膜炎、角膜炎、外层巩膜炎、葡萄膜炎)；听力减退；前庭功能不全；血清阴性关节炎。如果符合两项主要标准或一项主要标准加两项次要标准，就可诊断复发性多软骨炎，并不需要对受累软骨进行活检。

本病缺乏特异的实验室检查。急性期，可有白细胞增高、血沉增快及 C 反应 蛋白增高。

影像学检查 (喉部 CT、肺 CT、纤维喉镜、气管镜) 对复发性多软骨炎有助于提供诊断及鉴别诊断线索。内窥镜下可见喉部水肿、声门下狭窄、气管黏膜水肿及气道狭窄等早期改变以及软骨环消失、气管塌陷等晚期表现。喉及胸部 CT 扫描可见气管壁及软骨弥漫或局限增厚、狭窄，以及晚期的气道明显狭窄。

复发性多软骨炎是一个逐渐发展的过程。初始症状表现复杂，与受累器官相关。临床研究发现：50% 患者以耳软骨炎或关节炎为首发表现，随病情进展大多数患者会出现多种临床表现。符合诊断标准的患者多非疾病的早期，并对受累器官已造成不可逆的损害。因此，该病的诊断需要结合临床症状、体征、实验室检查、影像学及其他相关功能检查如纯音测听、前庭功能检查等。目前认为，一般不需要软骨组织活检。应继续研究该病的早期诊断问题。

图　解

一、耳软骨炎

耳软骨炎是复发性多软骨炎最主要的临床表现。急性发作时，耳郭疼痛、触痛、红肿、皮温增高，可累及单侧或双侧，因耳垂没有软骨，不会受累。反复炎症发作，可导致耳下垂、"菜花耳"、耳部硬结等永久性后遗症。

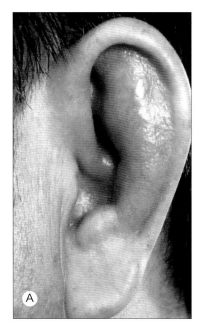
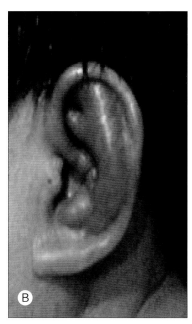

图 15-1. 复发性多软骨炎患者的耳郭软骨炎急性发作期
图 A、图 B：显示左耳郭红肿、增厚、耳垂不受累

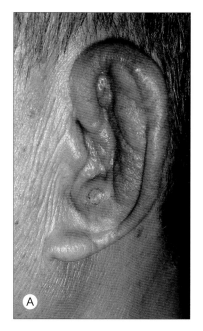
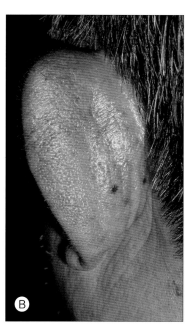

图 15-2. 复发性多软骨炎患者的耳郭软骨炎急性发作期
图 A、图 B：显示左耳郭正面及背侧均明显肿胀、增厚，表面皮肤充血

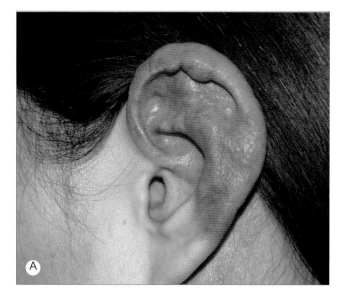

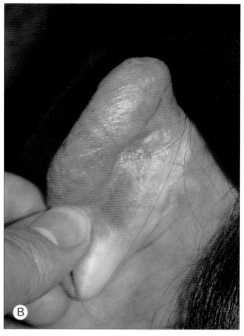

图 15-3.　复发性多软骨炎患者的耳郭软骨炎急性发作期

图 A、B：显示左耳郭正面及背侧均明显不均匀肿胀、发红伴硬结，除耳垂外的皮肤表面充血

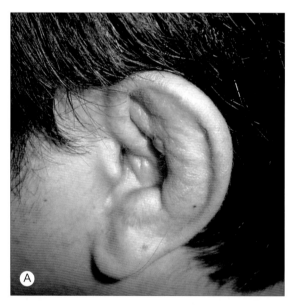

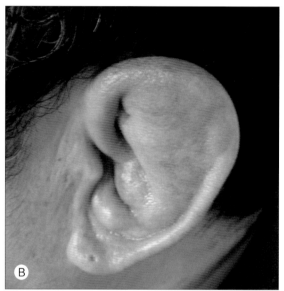

图 15-4.　复发性多软骨炎患者的耳郭软骨炎急性发作期

图 A、图 B：显示左耳郭增厚、畸形，外耳道狭窄

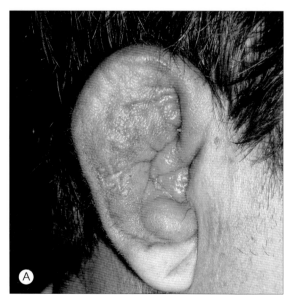

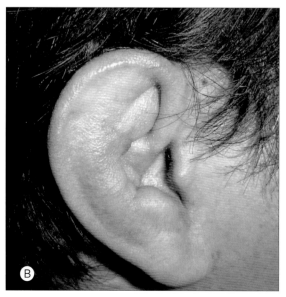

图 15-5.　复发性多软骨炎患者的耳郭软骨炎急性发作期

图 A、图 B：显示右耳郭上部明显肿胀、增厚，伴萎缩、结节及畸形，外耳道明显狭窄

二、内耳损害

　　复发性多软骨炎患者的内耳损害主要包括听力损害及前庭功能损害。听力和前庭损害常常是众多学者在诊断此病时所强调的。听力损害可分为感音神经性耳聋、传导性耳聋和两者兼有的混合型耳聋。

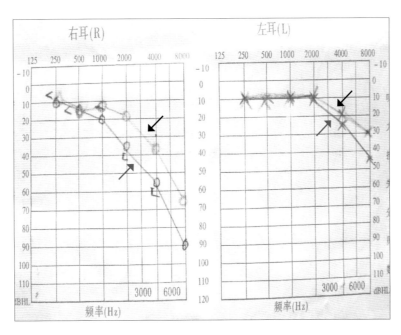

图 15-6. 复发性多软骨炎患者的听力测试。红色箭头：显示双耳感音性耳聋，高频部分明显，以右耳明显；黑色箭头：治疗 2 周后，复查听力测试，结果表明有好转

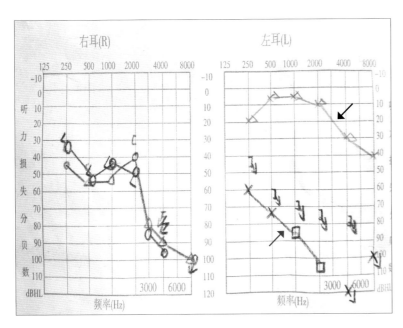

图 15-7. 复发性多软骨炎患者严重双耳感音性耳聋，高频部分明显，左耳听力更差。治疗后左耳听力好转，右耳变化不明显。红色箭头：治疗前；黑色箭头：治疗后

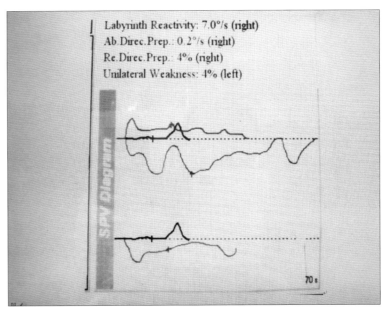

图 15-8. 复发性多软骨炎患者前庭功能检查，显示半规管功能减弱

三、鼻软骨炎

急性发作期，鼻软骨炎表现不如耳软骨炎明显，症状仅表现为鼻部疼痛、有压痛、轻度肿胀，偶有发红，有时伴有鼻塞或鼻硬结。有些患者无明显急性发作征象，首诊时已有因软骨破坏、塌陷而引起的鞍鼻畸形。

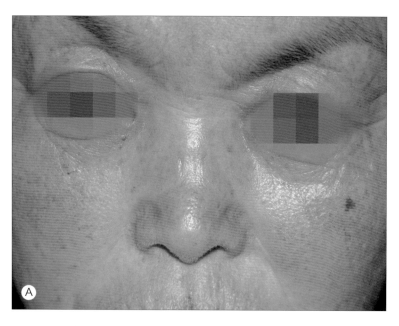
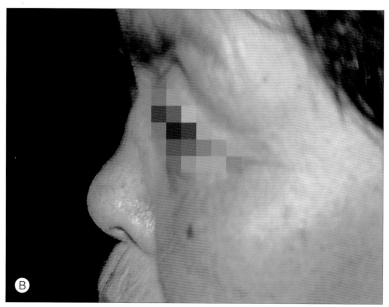

图 15-9. 复发性多软骨炎患者鼻软骨受损
图 A、图 B： 鼻正侧位照相显示鼻软骨塌陷呈鞍状鼻

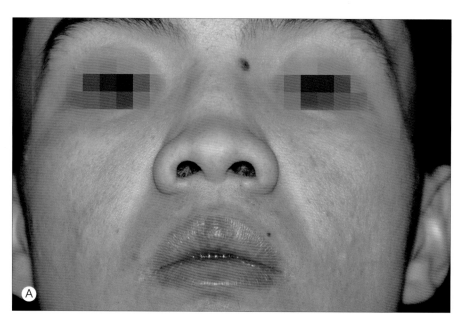
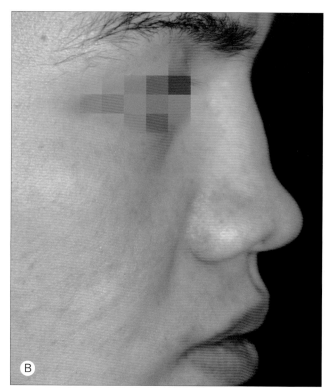

图 15-10. 复发性多软骨炎患者鼻软骨受损
图 A、图 B： 鼻正侧位照相显示鼻软骨塌陷呈鞍状鼻

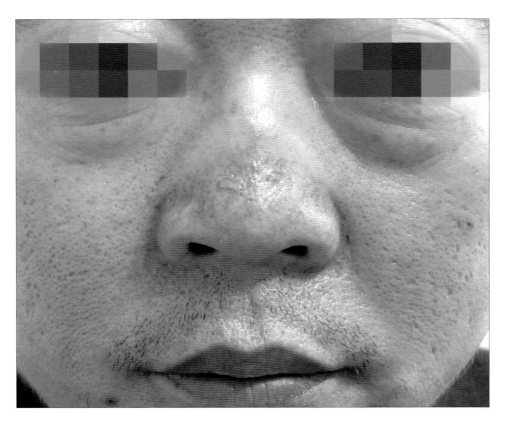

图 15-11. 复发性多软骨炎患者鼻软骨部位皮肤充血发红，并有下陷，表明鼻软骨炎急性发作尚未消退，鼻软骨已有破坏

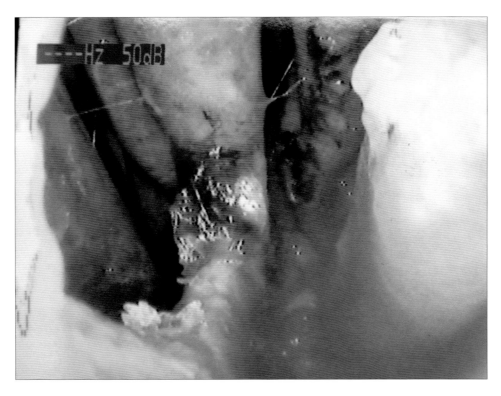

图 15-12. 复发性多软骨炎患者，鼻部受累呈鞍鼻畸形，内窥镜检查显示鼻黏膜糜烂、出血，鼻中隔穿孔

四、喉、气管及支气管软骨炎

喉、气管或支气管软骨炎常同时出现，可累及下段支气管。喉软骨炎可引起声音嘶哑或失声、累及气管和支气管时可出现呼吸困难。出现呼吸困难的原因，早期多由于呼吸道炎性水肿；后期与呼吸道软骨破坏塌陷，引起呼吸道弹性狭窄有关；晚期时则由于呼吸道软骨纤维化和瘢痕收缩而造成

呼吸道永久性狭窄所致。由于呼吸道清除分泌物的功能减退，容易引起反复感染。

纤维喉镜检查时，常可显示喉部会厌、声带、环杓软骨、气管等的异常改变。

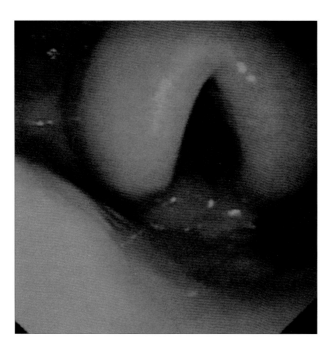

图 15-13. 复发性多软骨炎患者纤维喉镜检查，显示会厌披裂水肿

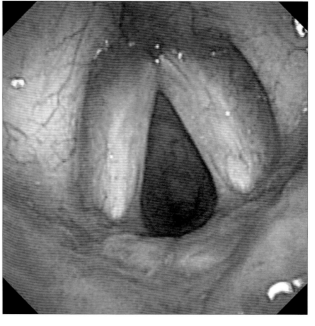

图 15-14. 复发性多软骨炎患者纤维喉镜检查，显示气管狭窄，会厌披裂充血水肿

图 15-15. 复发性多软骨炎患者纤维喉镜检查，显示双侧声带鱼腹状息肉，声门裂明显变窄，双声带任克层水肿

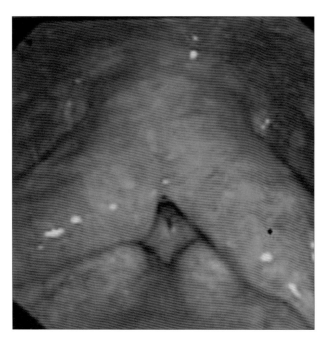

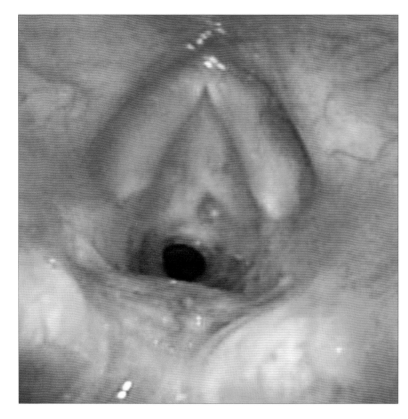

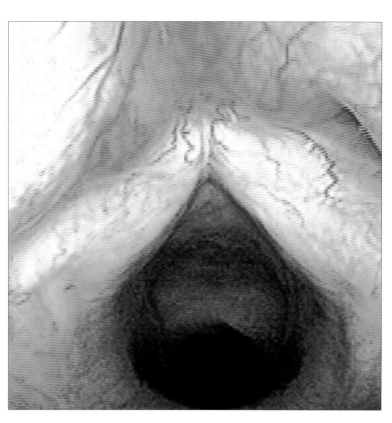

图 15-16. 复发性多软骨炎患者纤维喉镜检查，显示声门下狭窄，可见双侧声带游离缘向声门下方的膜状新生物，致声门下环形狭窄

图 15-17. 复发性多软骨炎患者纤维喉镜检查，显示气管软骨肿胀，声带肿胀，可见气管软骨环肿胀，气道变窄

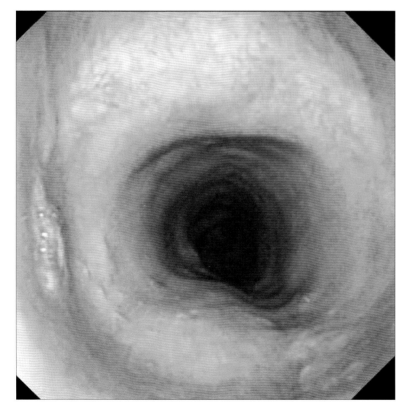

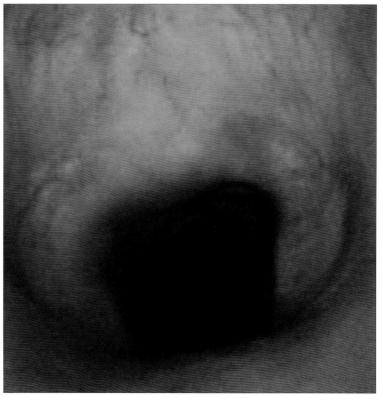

图 15-18. 复发性多软骨炎患者纤维喉镜检查，显示气管环形狭窄，声门下环形软骨显示不清，伴狭窄

图 15-19. 复发性多软骨炎患者纤维喉镜检查，显示气管软骨肿胀，声门下可见肿胀的气管软骨

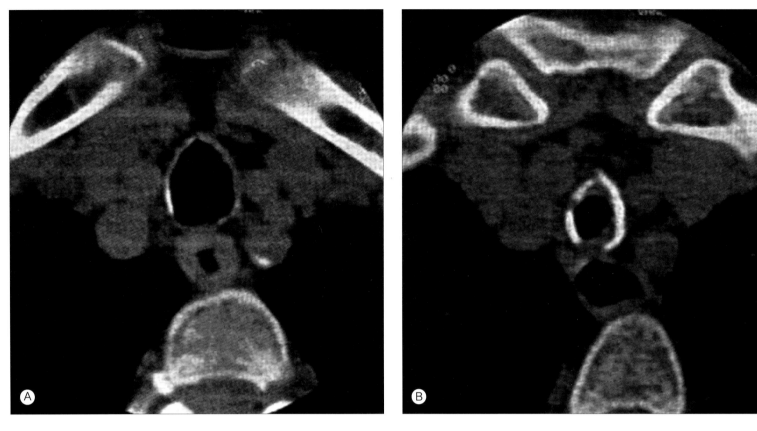

图 15-20. 复发性多软骨炎患者胸部 CT 扫描检查，显示呼气末气管明显塌陷（**图 A：** 吸气末；**图 B：** 呼气末）

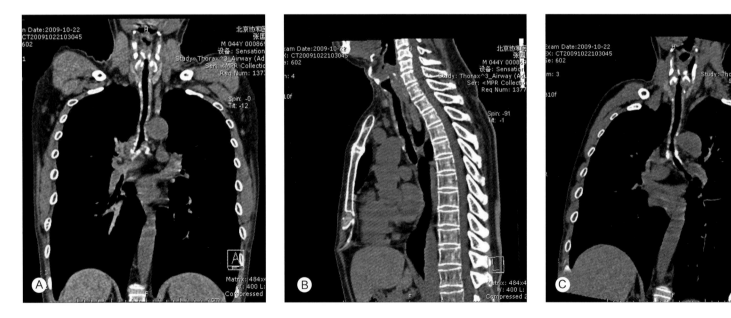

图 15-21. 复发性多软骨炎患者胸部 CT 扫描检查，**图 A**、**图 B** 及**图 C** 分别显示气管、左右支气管管壁弥漫性增厚，管腔不规则狭窄，部分管壁伴钙化

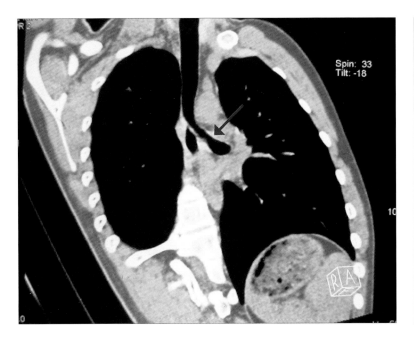

图 15-22. 复发性多软骨炎患者胸部 CT 扫描检查，显示支气管边缘钙化

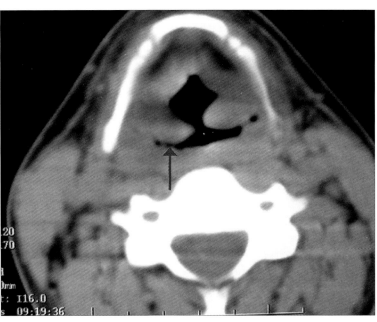

图 15-23. 复发性多软骨炎患者颈部 CT 扫描检查，显示气道黏膜肥厚，狭窄

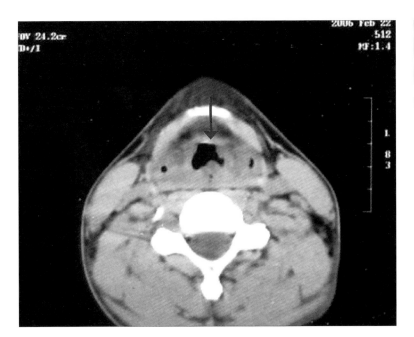

图 15-24. 复发性多软骨炎患者颈部 CT 扫描检查，显示气管局部塌陷

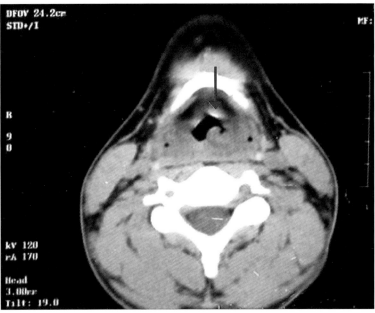

图 15-25. 复发性多软骨炎患者颈部 CT 扫描检查，显示气管局部钙化及塌陷

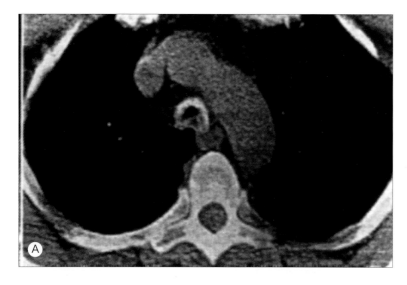

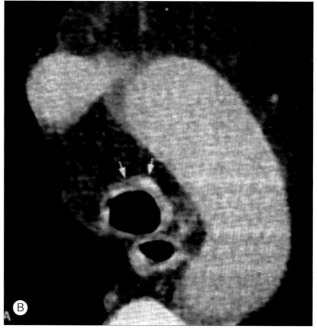

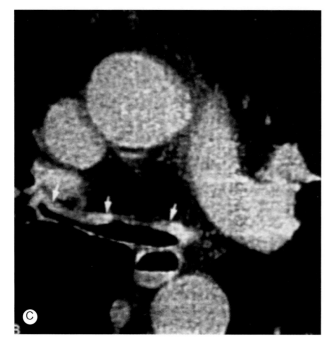

图 15-26. 复发性多软骨炎患者胸部 CT 扫描检查
图 A、图 B、图 C: 分别显示气管、支气管及气管分叉处管壁增厚、管腔狭窄

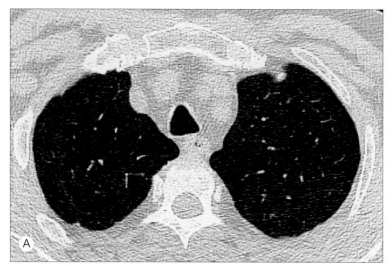

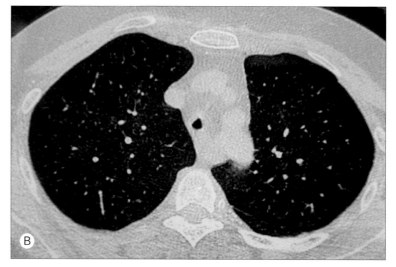

图 15-27. 复发性多软骨炎患者胸部 CT 扫描检查

图 A: 显示主气管非均一性的气管软骨破坏，气管塌陷成三角形

图 B: 显示气管管腔明显变细，管壁增厚

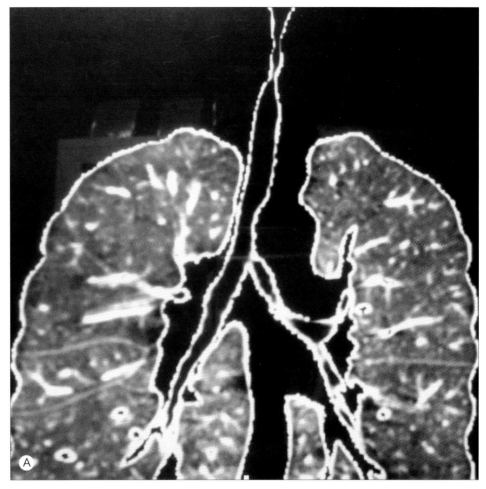

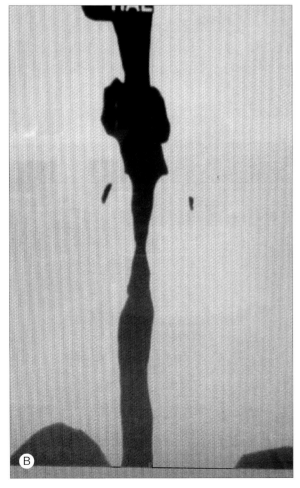

图 15-28. 复发性多软骨炎患者 CT 气管三维成像

图 A： 显示主气管及左支气管狭窄

图 B： 显示主气管狭窄

五、肋软骨炎

肋软骨炎可致局部胸壁疼痛和肋软骨肿胀，但很少引起前胸壁塌陷。

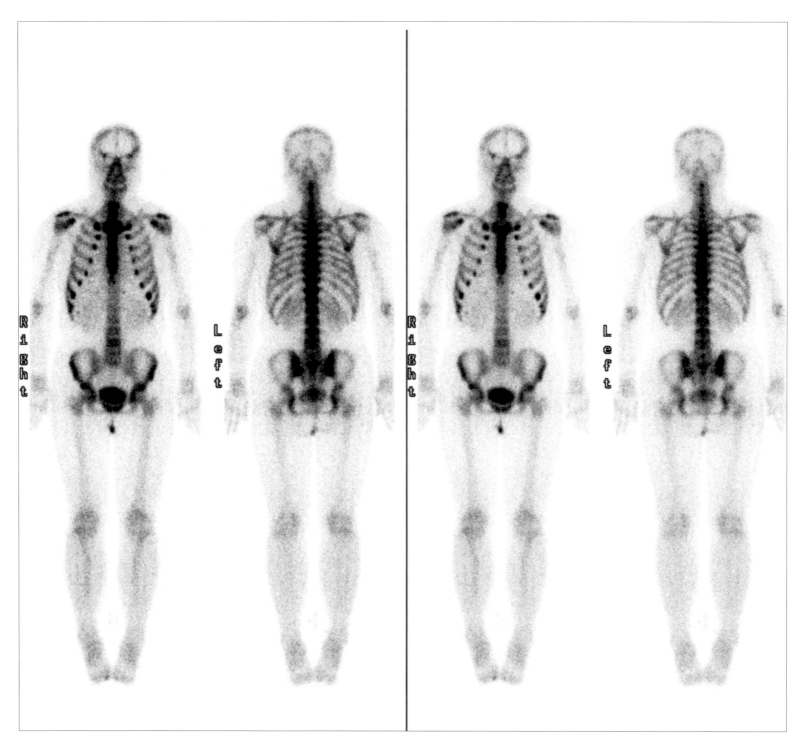

图 15-29. 复发性多软骨炎患者同位素扫描检查，显示甲状软骨、双侧肋软骨均可见异常放射性增高区，符合甲状软骨、肋软骨炎

六、眼部损害

复发性多软骨炎患者的眼睛受累部位包括结膜、角膜、巩膜、葡萄膜。

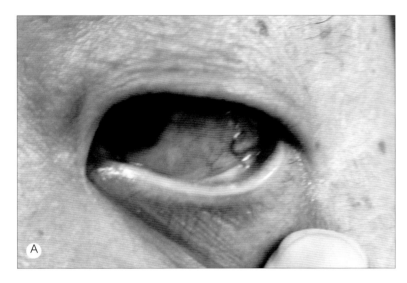 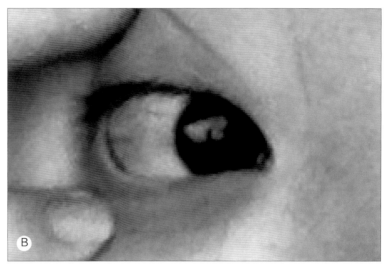

图 15-30. 复发性多软骨炎患者外眼病变

图 A：左眼外侧巩膜充血

图 B：右眼外侧浅层巩膜充血。这种外眼病变虽缺乏特异性，但在复发性多软骨炎患者中，比较常见

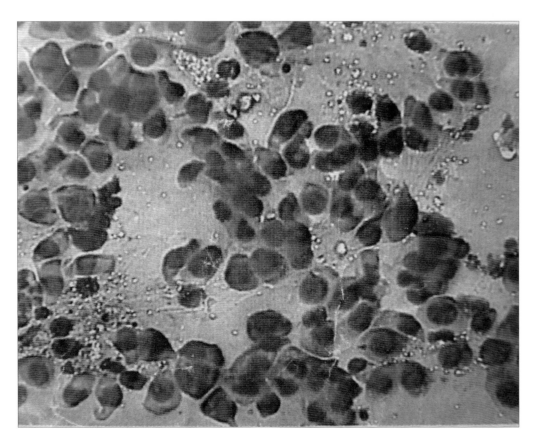

图 15-31. 复发性多软骨炎伴有结膜炎患者的结膜涂片检查，显示结膜涂片中可见散在或片状分布的细胞，多数为完整细胞，大小欠均匀，有少数炎症细胞浸润

七、病理改变

复发性多软骨炎患者的炎性部位组织活检可见 CD4+ 淋巴细胞、巨噬细胞、中性粒细胞及毛细血管浸润，从软骨表面贯穿到深层。软骨基质的嗜碱性染色消失，提示缺乏蛋白多糖。软骨细胞形成空泡并死亡。已破坏的软骨组织被纤维组织取代，甚至钙化或骨化。

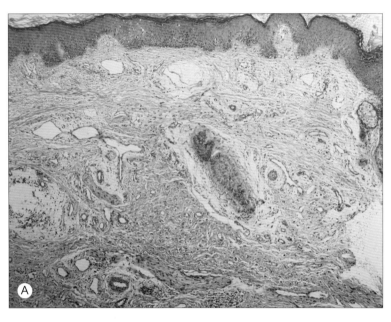
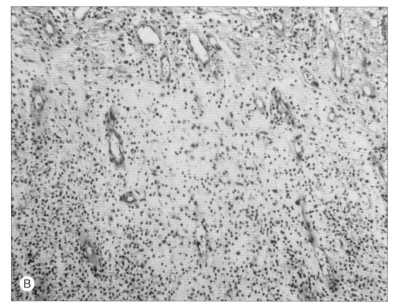

图 15-32. 复发性多软骨炎患者受累耳软骨的病理检查
图 A、图 B 均显示组织高度水肿，多量炎性细胞浸润，有小血管增生

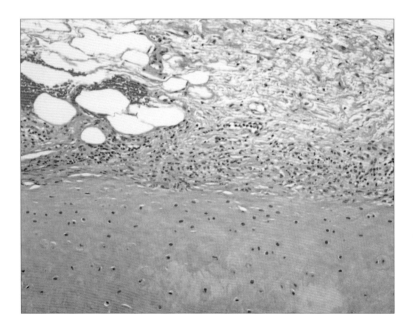

图 15-33. 复发性多软骨炎患者肿胀外耳软骨的活检病理，显示软骨膜处大量炎细胞浸润，纤维组织增生

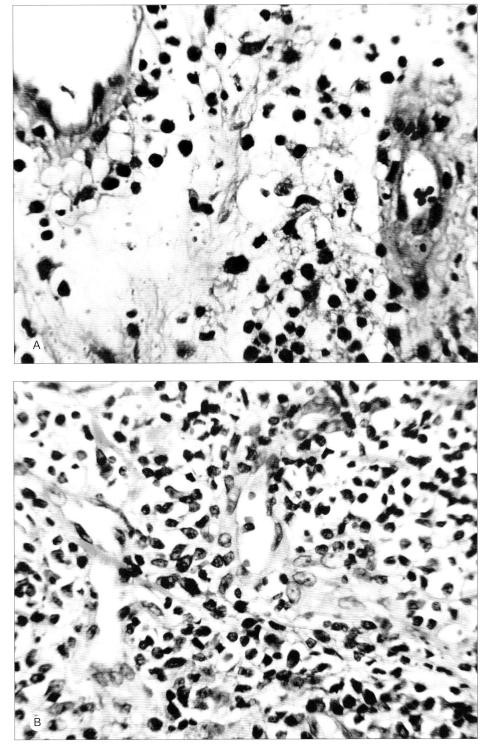

图 15-34. 复发性多软骨炎患者受累耳软骨的病理检查，图 A、图 B 显示间质高度水肿，大量淋巴细胞及浆细胞浸润，有小血管增生

（王振刚　薛华丹　姜　鸿　卢朝辉）

第十六章 痛风和高尿酸血症

概 论

痛风（gout）是一种代谢性疾病，其生化基础是由于嘌呤代谢紊乱或尿酸排泄减少而引起高尿酸血症（hyperuricemia, HUA），长期高尿酸血症使得大量的尿酸盐晶体沉积于关节及其周围，在机械性或寒冷等因素刺激下，可以诱发痛风性关节炎。痛风病程或高尿酸血症超过5年时，约有8%左右的患者可导致肾脏损害，即痛风性肾病，也可能形成尿酸肾结石。痛风患者发生心血管病意外的危险性比正常人要高出60%，患急性心肌梗塞的风险高出12%左右。痛风好发于男性，女性患者仅占5%左右，且大多出现在绝经期后。

尿酸为嘌呤代谢的终末产物。血尿酸正常水平的维持取决于嘌呤核苷酸的吸收、生成、分解以及排泄之间的动态平衡。尿酸产生过多或排泄减少，均可造成高尿酸血症。血液中98%的尿酸以钠盐的形式存在，在37℃、pH7.4的生理条件下，尿酸盐溶解度约为380μmol/L，加之尿酸盐与血浆蛋白结合量，因此血尿酸饱和度约为420μmol/L。当血尿酸持续升高或急剧波动，呈过饱和状态时，就可能产生尿酸盐结晶，沉积于关节、关节周围、肾脏及皮下组织等处，引发急性炎症和慢性病变。然而，在血尿酸水平持续升高的人群中，罹患痛风者仅占5%至12%之间，说明痛风发病的原因中，除了高尿酸血症以外，还有别的因素参与。但是，血清尿酸的浓度与痛风发生的关系非常密切，血内尿酸水平高于540μmol/L持续5年以上时，急性痛风性关节炎的发生率可高达50%。持续高尿酸血症的患者由于尿酸盐反复沉积可使局部组织发生炎症、坏死，促使上皮细胞、巨噬细胞及纤维组织增生，形成结节，这种内含尿酸盐结晶的结节称之为痛风石。痛风慢性期出现痛风石形成、痛风石性慢性关节炎、尿酸盐肾病、尿酸性尿路结石等，严重者可出现关节破坏、肾功能不全。上述表现可呈不同组合，体现了本病的异质性。痛风常可合并肥胖、高脂血症、高血压、Ⅱ型糖尿病及心脑血管病。按其自然病程可分为无症状高尿酸血症期，以及急性期、间歇期、慢性期痛风。痛风急性期表现最具特征性，部分患者发作前有饱餐、饮酒、过劳、受凉、关节局部损伤等诱发因素。痛风性关节炎的急性发作具有特征性，且常为痛风的初发临床表现。典型病例可无任何先兆，于夜间或凌晨急骤起病，受累关节明显红肿、剧烈疼痛，于1~2天达到高峰，数天至数周后自行缓解，进入无症状的间歇期，常可反复发作。初次发作多累及肢体远端单关节如第一跖趾关节，以后发作次数渐频，间歇期缩短，受累关节增多，症状不能完全缓解。

血尿酸常用尿酸酶法检测，血尿酸水平高于416μmol/L（7.0mg/L）时为高尿酸血症。尿尿酸的定量检测需在进食低嘌呤饮食5天之后测定。24小时尿尿酸排出量超过600mg，或普通饮食下超过800mg时，提示人体内尿酸生成过多。尿酸盐晶体的鉴定常使用有红光补偿的偏振光显微镜，可在关节滑液、滑膜、软骨或皮下结石的标本中发现，结晶长约 2~20 μm、杆状或针状。检测出强负性双折光的尿酸盐晶体，是诊断痛风的"金标准"。

影像学检查对痛风性关节炎的诊断与病情评估具有重要的临床意义。不同的影像技术对痛风性关节炎的应用价值有很大的差异。关节超声在临床应用方便，无创伤，可重复检查，能显示痛风关节骨侵蚀和痛风结节的部位，但是不能清楚显示炎症的范围和炎症的程度，对痛风结节晶体不易评估，对骨骼破坏程度也不能完整地显示，可以用于痛风性关节炎的基本检查和筛选检查。X 线平片下急性痛风性关节炎仅有偏心性软组织肿胀，慢性痛风石性关节炎的影像学显示为虫凿样或囊性骨侵蚀，具有重要的诊断价值，但对痛风的炎症程度和痛风结节的存在不易显示。CT 扫描可显示骨侵蚀，不能显示炎症程度，也不能显示痛风结节。磁共振（MRI）T1W 像能清晰显示骨质侵蚀和痛风结节，T2W 压脂像可清晰显示痛风结节和炎症状态。双源 CT（DECT）可清晰显示痛风结节，但对骨质侵蚀显示不清。PET 可清晰显示痛风结节所在区域的炎症，但骨质侵蚀显示不清。所以，如欲全面了解痛风病变的情况，应选用多种影像检查，结合起来加以分析，才能有助于痛风性关节炎的诊断。

诊断要点

国际上对痛风这一疾病还没有一个的统一的诊断标准，目前，临床表现、放射学和实验室检查所见是诊断痛风的主要依据，概括起来包含下列 5 个方面：

1. 典型的间歇性单关节炎病史，间歇期呈完全缓解。
2. 第 1 跖趾关节炎，具有上述特点，发作时炎症程度在 24 小时内达到高峰。
3. 明显可见或可触及到局限性的痛风结节。
4. 高尿酸血症病史。
5. X 线平片显示骨皮质下囊性改变，超声检查显示典型的滑膜痛风结节沉积。磁共振检查的痛风骨侵蚀。在痛风第一次发作时，这些影像学检测可能不易被观察到。

典型的急性痛风性关节炎常常表现为第 1 跖趾关节红、肿、痛，疼痛程度在 24 小时内达到高峰，即 Podagra 征，对痛风的临床诊断有较高的特异性；但要排除化脓性关节炎和外伤性关节炎。不论是在急性期还是缓解期，如在受侵的关节液内检测到尿酸盐晶体，则可确诊。

急性痛风性关节炎的诊断目前多采用 1977 年美国风湿病学会（ACR）的分类标准。

1977 年美国风湿病学会急性痛风性关节炎分类标准

1.滑囊液中查见特异性尿酸结晶，或

2.痛风石经化学方法或偏振光显微镜检查，证实含尿酸钠结晶，或

3.具备下列 12 项临床、实验室和 X 线征象中的 6 项者：

  (1) 一次以上的急性关节炎发作

  (2) 炎症反应在 1 天内达高峰

  (3) 单关节炎发作

  (4) 患病关节皮肤暗红色

  (5) 第 1 跖趾关节疼痛肿胀

  (6) 单侧第 1 跖趾关节受累

  (7) 单侧跗骨关节受累

  (8) 有可疑痛风石

  (9) 高尿酸血症

  (10) X 线检查显示关节非对称性肿胀

  (11) X 线检查显示骨皮质下囊肿不伴骨质侵蚀

  (12) 关节炎发作期间，关节液微生物培养阴性

然而，上述分类标准主要适用于急性痛风性关节炎的诊断，对诊断间歇期或慢性痛风的敏感性和特异性并不满意。所以，在 2015 年，美国风湿病学会（ACR）联合欧洲抗风湿病联盟（EULAR）对痛风又制定了一个新的分类标准。

2015 年 ACR/EULAR 痛风分类标准

项目	分类	评分
第一步：纳入标准（只在符合本条件情况下，采用下列的评分体系）	至少 1 次外周关节或滑囊发作性肿胀、疼痛或	
第二步：充分标准（如果具备，则可直接分类为痛风而无需下列其他"要素"）	有症状的关节或滑囊中存在单钠尿酸盐晶体（如在滑液中）或痛风石	
第三步：标准（不符合"充分标准"情况下使用）		
临床症状发作时所累及的关节 / 滑膜囊	踝部或足中部（作为单关节或寡关节发作的一部分而没有累及第 1 跖趾关节）	1
	累及第 1 跖趾关节（作为单关节或寡关节发作的一部分）	2
症状发作时的特征（包括以往的发作） 受累关节表面发红（患者诉说或医生发现） 受累关节不能耐受碰触或按压 受累关节不能活动或非常困难		
	有 1 项特征	1
	有 2 项特征	2
	有 3 项特征	3
发作过程不论是否抗炎治疗， 有以下两项或两项以上为一次典型发作 疼痛到达高峰的时间少于 24 小时 14 天或不到 14 天内症状消失 发作间歇期间症状完全消失（处于基线水平）		
	一次典型发作	1
	复发性典型发作	2
痛风石的临床征象 透亮皮肤下的粉笔灰样皮下结节，常常有血管覆盖，出现于典型的部位：关节、耳郭、鹰嘴部、指腹、肌腱（例如跟腱）		
	有	4

实验室检查		
血尿酸：用尿酸酶方法检测，理想的话，患者没有接受降尿酸药物治疗和痛风发作后 4 周以上时（即发作间歇期）检测	<40mg/L（<0.24mmol/L）	-4
	60～<80mg/L（0.36～<0.48mmol/L）	2
	80～<100mg/L（0.48～<0.60mmol/L）	3
	> 或 =100mg/L（> 或 =0.60mmol/L）	4
关节或滑膜囊有发作症状时，滑膜液分析（应该由有经验者来检测）	单钠尿酸盐阴性	-2
影像学检查		
有症状的关节或滑膜囊内显示有尿酸盐沉积影像征象：超声检查发现"双轨征"或双能 CT 扫描提示有尿酸盐沉积	有此征象	4
与痛风相关的关节损害的影像学征象：手和（或）足用传统放射学检查发现至少有一种侵蚀病损	有此征象	4

评分标准：当上述各项评分相加达到 8 分或大于 8 分时，即可分类为痛风，其敏感性为 92%，特异性为 89%。这一新的分类标准不适于无症状的高尿酸血症的患者。

关节滑液中检测出尿酸盐结晶是诊断痛风的金标准，不过在临床实际工作中并不适合普遍使用，因为它不仅具有创伤性，而且操作比较复杂。依靠临床表现作为诊断依据时，须与由于多种其他病因所导致的急性单关节炎或多关节炎，如外伤、化脓性关节炎，假性痛风等相鉴别。

图　解

一、痛风的尿酸盐晶体

急性发作期炎症反应与中性粒细胞激活有密切相关。首先是尿酸盐晶体与中性粒细胞结合，可通过补体、细胞表面信号通路（如 CD14-TLR-2-TLR-4）或抗原递呈细胞（APC）完成。继而中性粒细胞中的酪氨酸激酶被激活，促进 IL-1（炎症因子）和 IL-8（中性粒细胞趋化因子）的合成与释放，从而募集更多中性粒细胞、促进炎症反应。痛风性关节炎急性发作后，常常可以自行缓解，巨噬细胞在这种炎症的自行缓解中发挥较大的作用。巨噬细胞可清除凋亡的中性粒细胞、诱导 TGF-β、IL-10 等抑制炎症细胞因子的释放，使炎症反应受到明显的抑制。

慢性期中，易发生多关节损伤、畸形和痛风石形成。痛风石是由于尿酸盐晶体被单核细胞和巨细胞（giant cell）包绕的结果，是痛风慢性期的标志。痛风石常出现于反复急性发作多年后，典型的部位在耳廓的皮下组织，也可发生于关节内、关节周围、尺骨鹰嘴、第 1 跖趾和跟腱以及肾脏。皮下痛风石为大小不一的黄白色结节，破溃后排出白色糊状物，可查见尿酸盐晶体。关节内痛风石可致骨质破坏、关节毁损，临床上出现慢性关节肿痛、畸形、功能障碍等。

1. 痛风的尿酸盐晶体形态学及急性炎症期中性粒细胞吞噬晶体现象

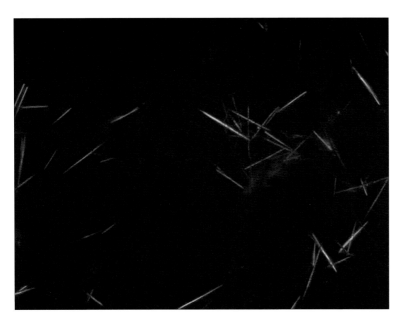

图 16-1.　急性痛风关节炎关节液、内晶体检查。尿酸盐晶体在无红光补偿条件的偏振光显微镜下，呈针状，透明，长度为 5~20 μm

图 16-2.　急性痛风关节炎关节液、内晶体检查。尿酸盐晶体在有红光补偿条件的偏振光显微镜下，呈针状，长度为 5~20 μm。晶体方向与红光方向平行时，晶体呈红或黄色，晶体方向与红光方向垂直时，晶体呈蓝色

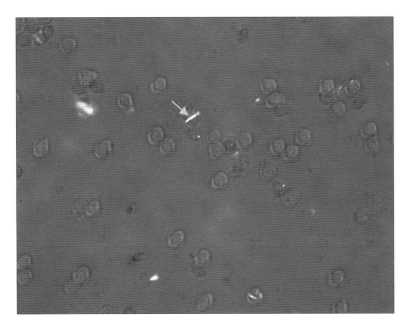

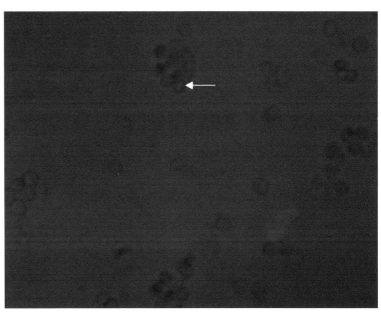

图 16-3.　急性痛风性关节炎时，关节液中炎性细胞吞噬尿酸盐晶体现象，无红光补偿，晶体透明，呈针状

图 16-4.　急性痛风性关节炎时，关节液中炎性细胞吞噬尿酸盐晶体现象，有红光补偿，晶体呈黄色针状

2. 痛风结节、关节滑膜及肾脏的病理改变

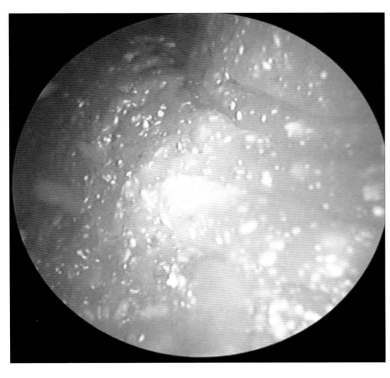

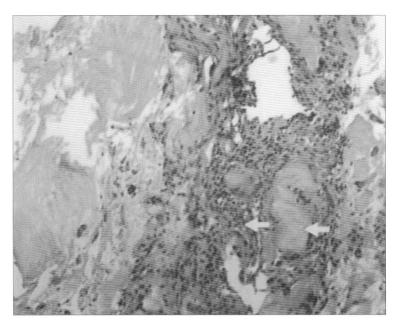

图 16-5.　急性痛风关节炎患者关节液检查，在关节镜下肉眼观察膝关节滑膜痛风结节，呈颗粒状或片状，附着于滑膜表面

图 16-6.　痛风性关节炎周围组织形成的痛风结节，尿酸盐晶体聚集形成结石，周围被大量炎症细胞包绕，形成肉芽肿

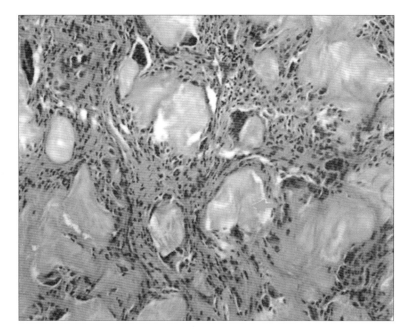

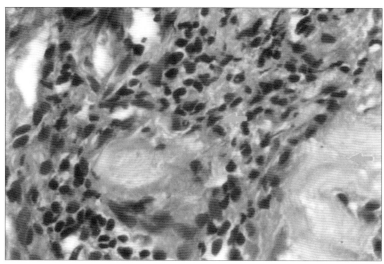

图 16-7. 关节滑膜痛风结节在低倍镜下显示，滑膜组织大量炎性细胞浸润，晶体周围形成炎性肉芽肿，可见多核巨细胞，形态类似异物巨细胞

图 16-8. 痛风结节在高倍显微镜下的组织病理显示，尿酸盐晶体聚集形成结石，内部结构紊乱，周围积聚大量炎症细胞，形成肉芽肿

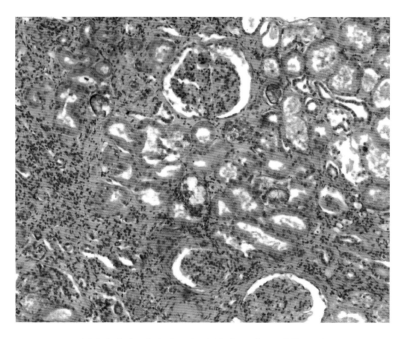

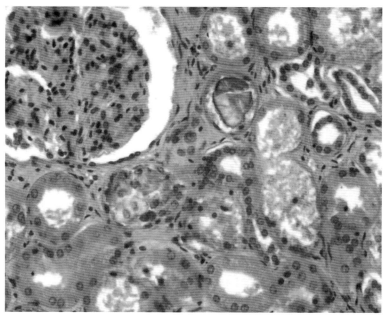

图 16-9. 痛风患者肾脏病变，肾小管内凝集尿酸盐晶体 (HE 染色)

图 16-10. 痛风患者，肾小管中可见尿酸盐结晶凝集 (HE 染色)

二、痛风性关节炎的发生部位与特征

痛风性关节炎可发生在任何关节。首次发作时，60%~70% 的患者发生在第 1 跖趾关节，其次为踝关节、足背、膝关节、远端或近端指间关节、肘关节、腕关节，甚至在脊柱、骶髂关节和下颌关节均可发生。初始发作时，通常为单关节炎，随着发作频率的增高，可累及多个关节同时发作。

在第一次发作后未经降尿酸等治疗的患者中，一年内复发率可达 60% 左右，两年内复发者约为 80%，三年内复发者可高达 85% 左右。随着病程的延长，痛风发作的频率越来越频，可以出现不间断的顽固性痛风。

1. 第 1 跖趾关节痛风性关节炎

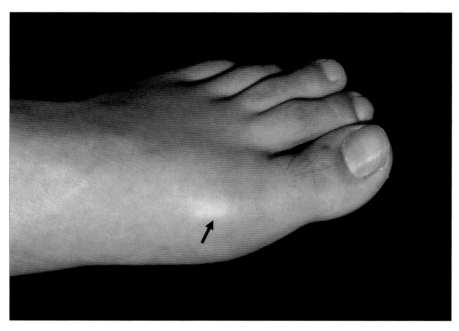

图 16-11. 痛风性关节炎患者，男性，32 岁，中午饮酒后，次日凌晨出现左侧第 1 跖趾关节疼痛，逐渐加重，晨起时疼痛剧烈，呈刀割样难以忍受，不能行走。查体见左足第 1 跖趾关节局部红肿、皮温高，触痛，足背轻度红肿。考虑为急性痛风性关节炎，给予秋水仙碱及非甾体抗炎药治疗后症状迅速缓解。这是典型的痛风性关节炎的临床表现

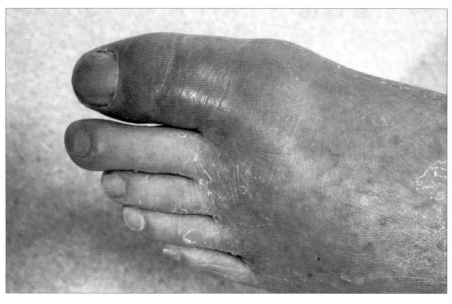

图 16-12. 痛风性关节炎患者，左足第 1 跖趾关节及近端趾间关节红肿，足背肿胀

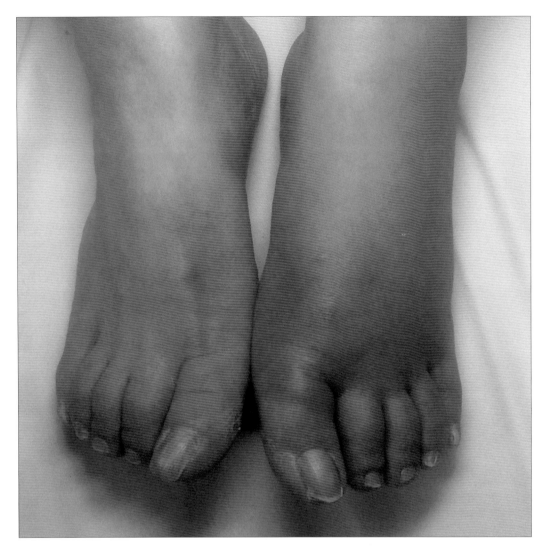

图 **16-13.** 痛风性关节炎患者左足第 1 跖趾关节急性痛风性关节炎，局部红肿，延续至足背

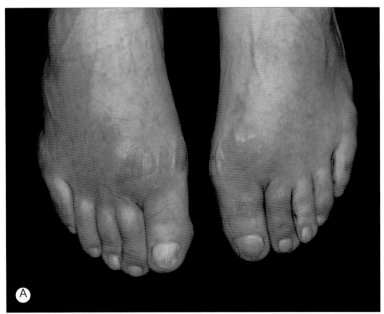

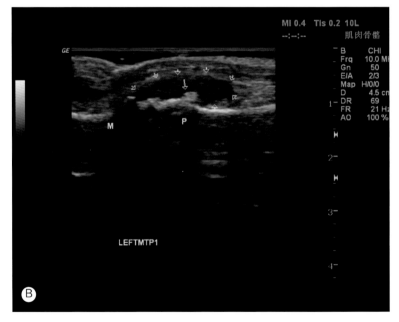

图 **16-14.** 慢性痛风性关节炎患者双足第 1 跖趾关节炎照片及 B 超检查

图 A：双足第 1 跖趾关节肿胀，双足第 2 远端趾节伸侧及第 5 跖趾关节外侧可见痛风石

图 B：右足超声检查，显示第 1 跖趾关节腔扩大，内部回声不均匀，可见低回声滑膜及尿酸盐晶体沉积所致斑块状强回声（长箭头所指）。M：第 1 跖骨头；P：近节趾骨底

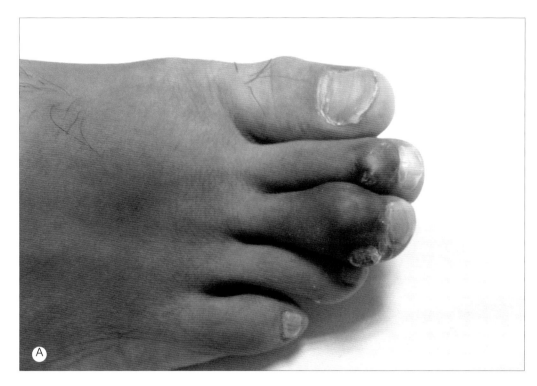

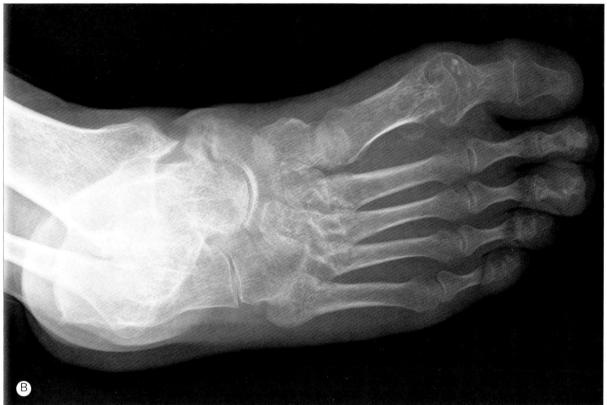

图 16-15. 慢性痛风性关节炎患者右足相及 X 线平片

图 A：右足第 1 跖趾关节、第 1 趾间关节及足背肿胀，第 2、3 远端趾间关节肿胀，伸侧可见痛风结节，表面破溃

图 B：双足 X 线平片，显示右侧第 1 跖趾关节、第 1 趾间关节、第 2、3 远端趾间关节穿凿样破坏

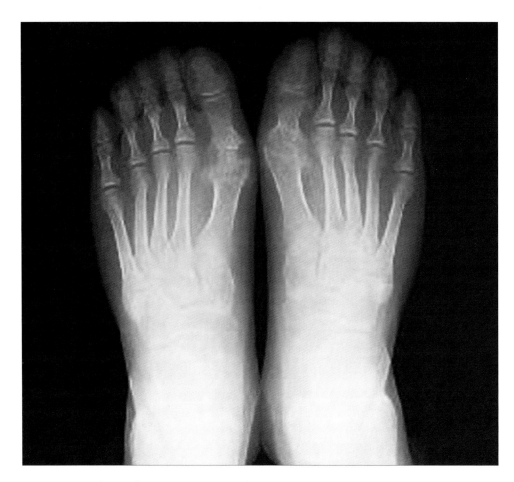

图 16-16. 痛风患者双足正位 X 线平片像，显示双足第 1 跖趾关节间隙明显变窄，关节边缘见边缘清晰锐利的穿凿样骨质破坏区。双足拇外翻畸形

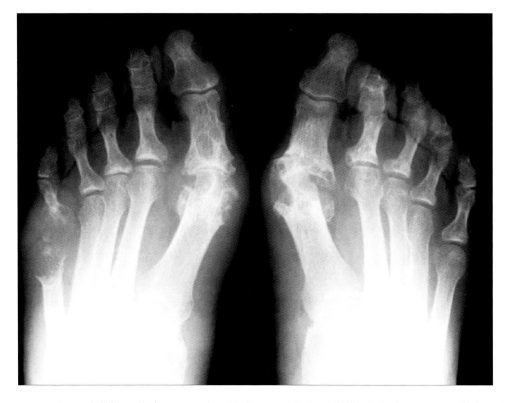

图 16-17. 慢性痛风患者双足正位 X 线像，显示多发关节破坏，趾间关节可见穿凿样变

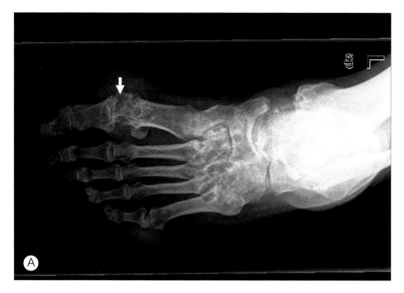

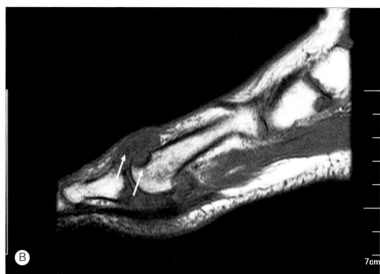

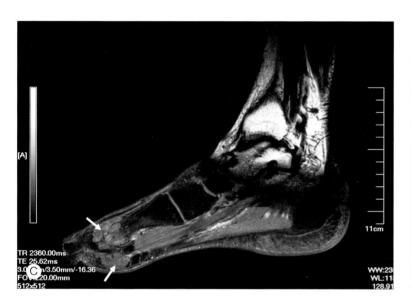

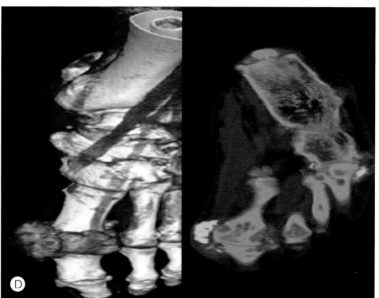

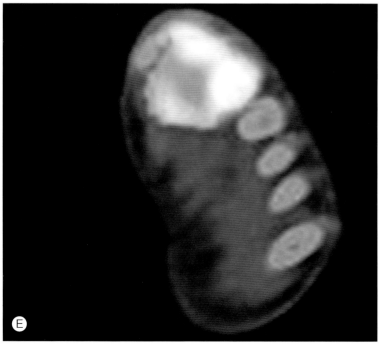

图 16-18. 痛风性关节炎患者，跖趾关节痛风性关节炎不同影像检查的比较

图 A： 左足 X 线正位平片像，显示左足第 1 跖趾关节、各跗骨及各跖骨近侧端均有不同程度的骨侵蚀

图 B： 左足 MRI 检查，矢状位，T1WI，显示第 1 跖趾关节骨侵蚀，关节周围肿胀及低信号，提示为痛风结节

图 C： 左足 MRI 检查，矢状位，T2W 抑脂（STIR）像，显示第 1 跖趾关节骨侵蚀及其周围痛风结节，呈高信号影

图 D： 双源 CT 扫描检查，左图为右足 CT 3D 重建正位图像，显示第 1 跖趾关节痛风结节，右图为融合图像，显示第 1 跖趾关节有尿酸盐晶体（绿色），并有骨侵蚀

图 E： 左足 18 氟脱氧 PET（¹⁸FDG-PET）轴位与 CT 融合像，显示明显的炎症（橘红色部位）

───── **2.踝关节痛风性关节炎** ─────

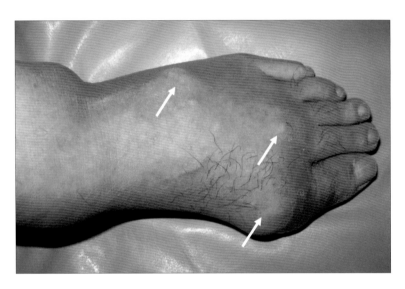

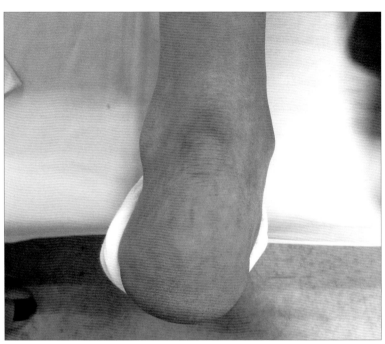

图 16-19. 急性痛风性关节炎患者，左足第 1 跖趾关节和左踝关节局部显著肿胀，但肤色无明显异常，在受累关节附近伴有多个痛风结节（箭头所指）

图 16-20. 急性痛风性关节炎患者，足跟红肿，跟腱处有痛风结节

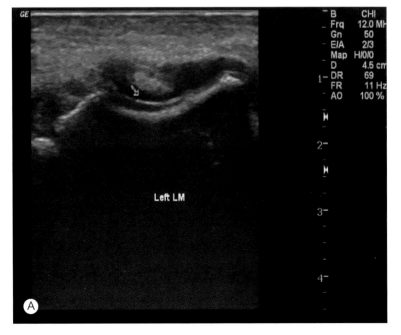

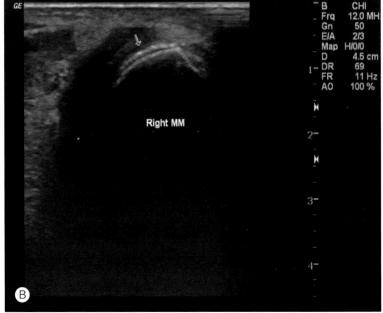

图 16-21. 痛风性关节炎患者超声检查
图 A（外踝）和**图 B**（内踝）超声声像图显示，踝关节积液、滑膜增生及尿酸盐晶体沉积于软骨表面所致的"双轨征"（箭头）

3.膝关节痛风性关节炎

膝关节痛风性关节炎的临床特点是关节部位明显肿胀和有关节腔积液，也常伴有腘窝囊肿和髌上囊积液。一旦形成慢性膝关节痛风，除有关节滑膜表面大量的尿酸盐晶体像冰糖样沉积于滑膜表面外，也可在长期积液处和关节周围形成痛风石，甚至破坏骨质，形成骨侵蚀。

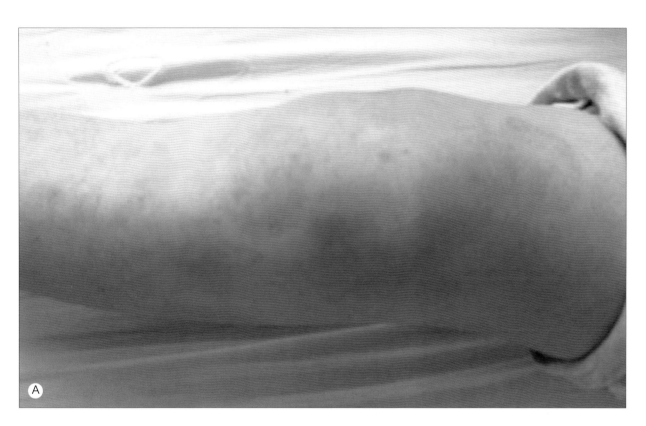

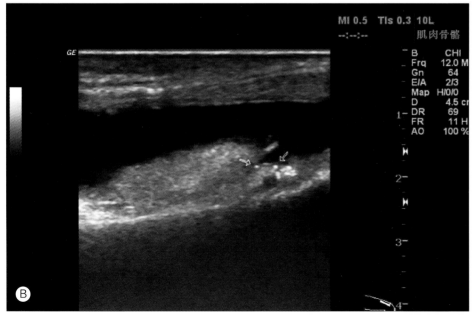

图 16-22.　膝关节痛风性关节炎患者膝关节炎

图 A：膝关节局部明显肿胀，有压痛

图 B：膝关节超声检查，显示髌上囊积液，滑膜增厚，滑膜上可见尿酸盐晶体沉积所致斑点状强回声

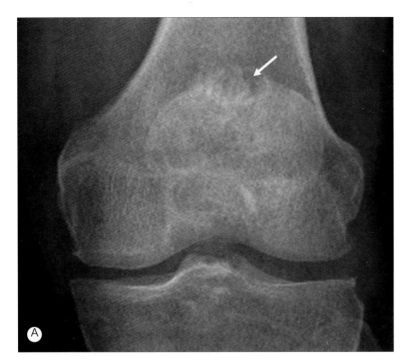

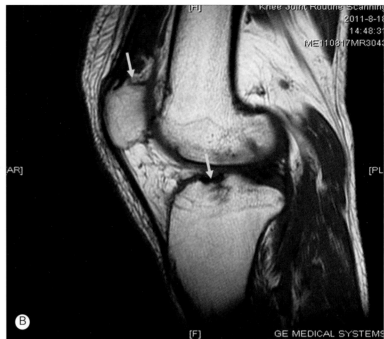

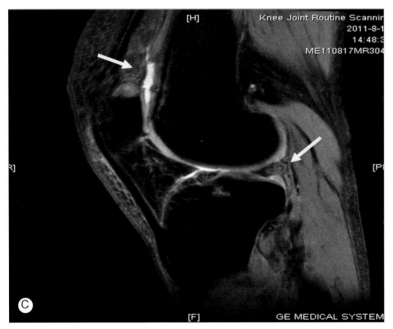

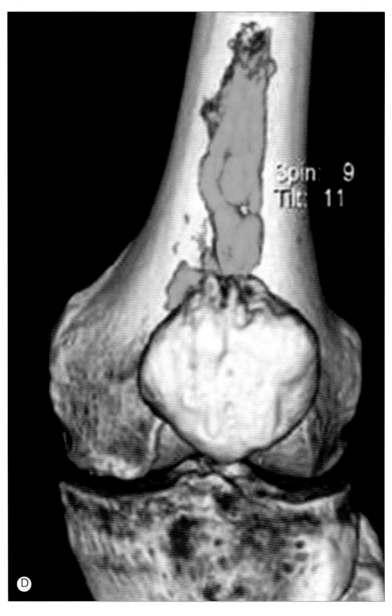

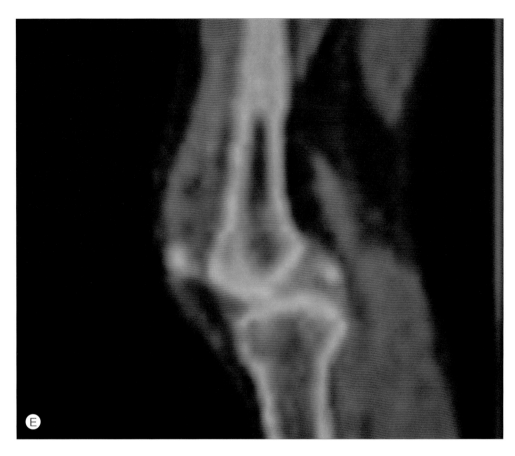

图 16-23. 右膝关节痛风性关节炎患者的不同影像学检查比较

图 A： 右膝关节 X 线正位平片像，显示右膝关节肿胀，髌骨上缘骨侵蚀（箭头所指）

图 B： 右膝关节 MRI 检查，矢状位，T1WI，显示关节腔内和髌上囊积液，髌骨上缘、胫骨平台和胫骨下端有不同程度的骨侵蚀

图 C： 右膝关节 MRI 检查，矢状位，T2WI 抑脂像（STIR），显示关节滑膜炎性改变，呈稍高信号灶，髌上囊和腘窝灰白色灶，为痛风结节

图 D： 右膝双源 CT 3D 正位彩色重建图像，显示绿色为关节和髌上囊内尿酸盐晶体沉积，髌骨上缘骨侵蚀

图 E： 右膝关节 PET-CT 融合图像，矢状位，显示膝关节腔内、髌上囊和腘窝痛风炎症（橘红色显色部位）

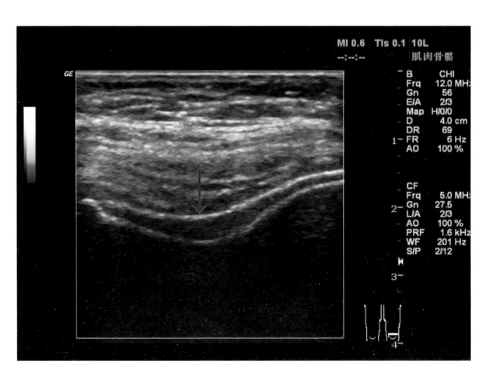

图 16-24. 痛风患者膝关节屈曲位髌骨上方横断面超声检查，显示尿酸盐晶体沉积于软骨表面所致的"双轨征"（箭头处）

—— 4. 痛风累及手背、足背 ——

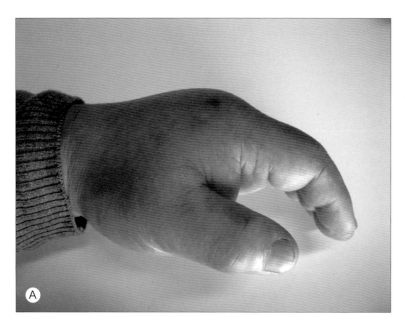

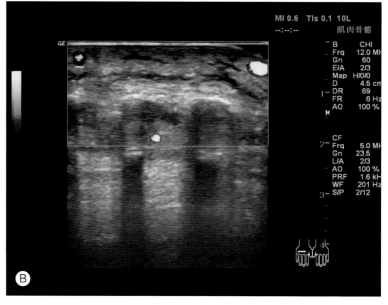

图 16-25. 急性痛风性关节炎患者左手相及超声检查

图 A: 急性痛风性关节炎患者左手背红肿

图 B: 超声显示左手背皮下软组织肿胀

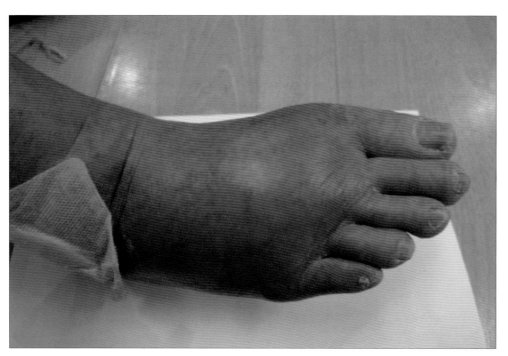

图 16-26. 急性痛风性关节炎患者，右足背红肿

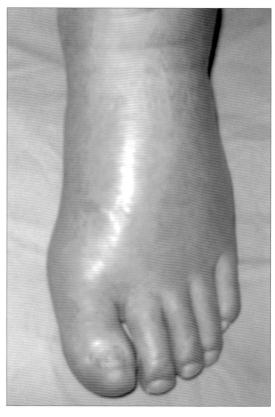

图 16-27. 急性痛风性关节炎患者，左足背红肿，皮肤发亮

5. 手关节痛风性关节炎

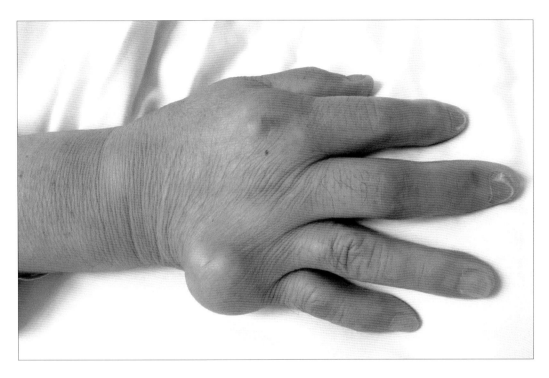

图 16-28. 痛风性关节炎患者，右手第 3 近端指间关节红肿，手背尺侧痛风结节

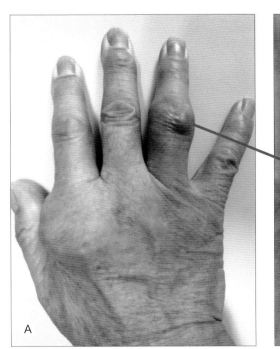

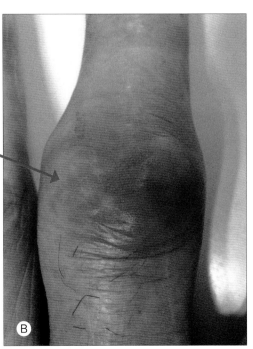

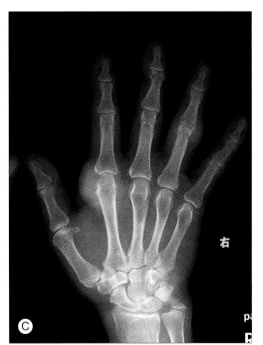

图 16-29. 慢性痛风性关节炎患者右手相及 X 线平片

图 A： 右手第 4 近端指间关节痛风性关节炎急性发作，局部红肿热痛　　**图 B：** 右手第 4 近端指间关节炎放大相

图 C： 右手 X 线正位平片像，显示第 2 掌指关节及第 4 近端指间关节周围软组织肿胀，第 3 远端指间关节及第 4 近端指间关节可见囊状骨质破坏

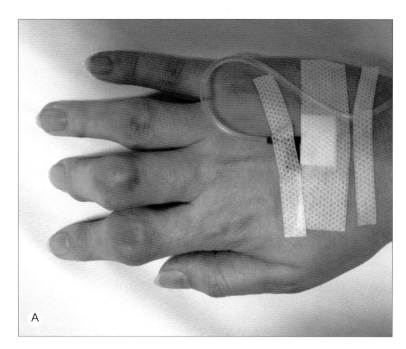

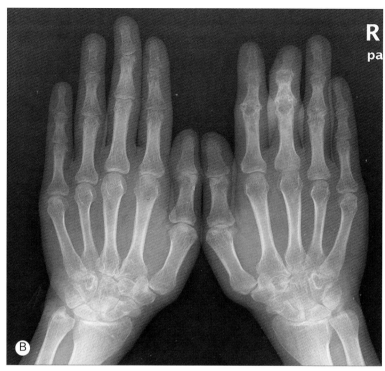

图 16-30. 手关节痛风性关节炎患者，手关节反复发作红肿热痛 10 年，血尿酸 784 μ mol/L

图 A: 右侧第 2、3、4 近端指间关节肿胀，第 2、3 近端指间关节伸侧可见 **图 B:** 双手 X 线平片，显示右侧第 2、3 近端指间关节穿凿样破坏 痛风结节

──────── **6. 肘关节痛风性关节炎** ────────

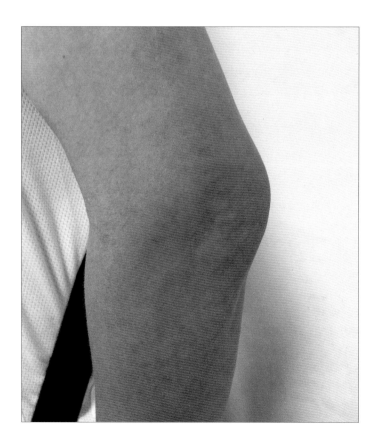

图 16-31. 肘关节痛风性关节炎患者，左肘部伸侧肿胀

——— 7.脊柱、骶髂关节痛风性关节炎 ———

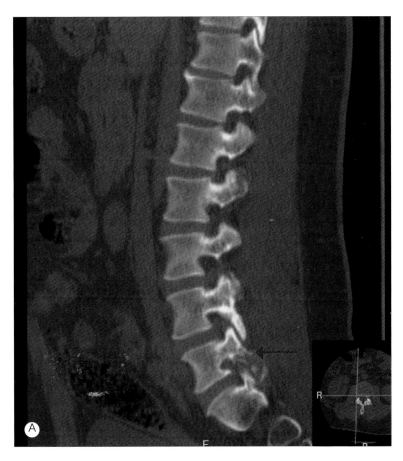

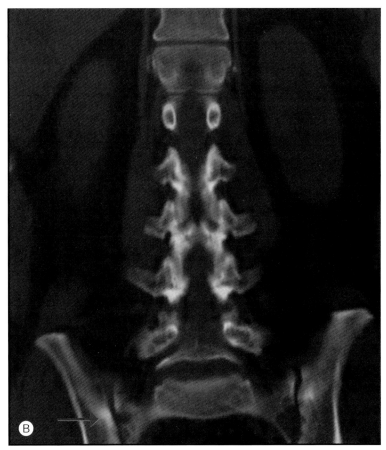

图 16-32. 痛风性关节炎患者,两年来有双侧跖趾关节及足背反复红肿热痛发作史,未正规治疗,因腰骶部疼痛 2 月入院。无发热,血尿酸测定:495mg/dl。给予秋水仙碱及非甾体抗炎药治疗后,疼痛逐渐缓解,又加用降尿酸药物治疗,随访两年未再复发

图 A: 腰椎 CT 扫描检查,显示腰椎和骶椎骨质破坏

图 B: 双侧骶髂关节 CT 扫描检查,可见穿凿样破坏

三、痛风结节的发生部位与特征

痛风结节，又名之为痛风石，是慢性痛风的标志。出现痛风结节的主要原因是由于未经系统的降尿酸治疗，血尿酸水平持续增高的结果。有人报告持续高尿酸血症5~10年后，有30%~40%的患者可在不同的部位发生痛风结节。耳郭是最易观察到痛风结节的部位，其次是第1跖趾关节、足背和

远端指间关节等周围。容易受到摩擦的部位，如鹰嘴和足跟也是痛风结节的好发部位。痛风石在形成初期时质地比较软，随着时间的延长，结节不仅逐渐增大，而且由于纤维化和钙化质地逐渐变硬。痛风结节可以破溃，流出粉末状的尿酸盐结晶。

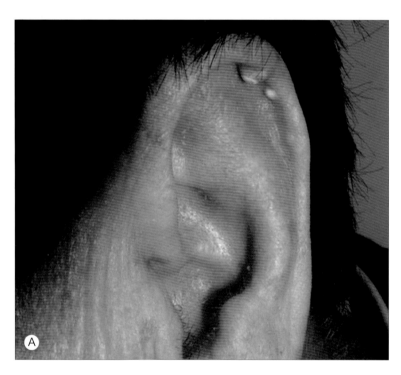
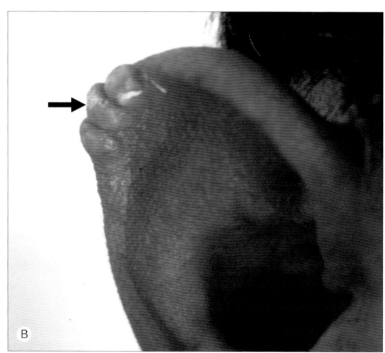

图 16-33. 痛风患者的耳郭边缘多发痛风结节

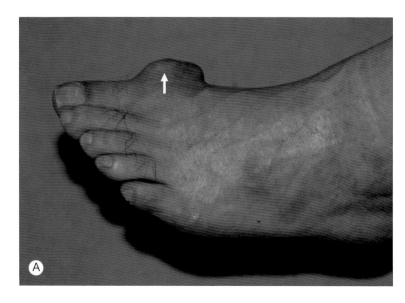
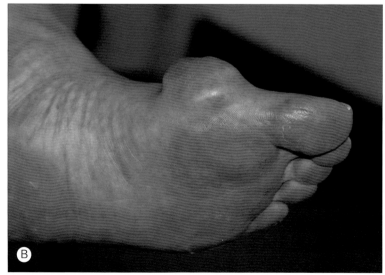

图 16-34. 痛风患者的左足第1跖趾关节处痛风结节

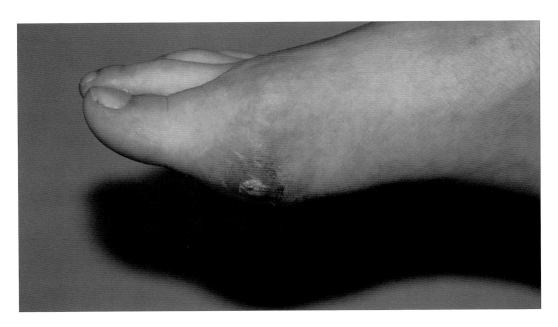

图 16-35. 痛风患者，右足第 1 跖趾关节痛风结节，已破溃

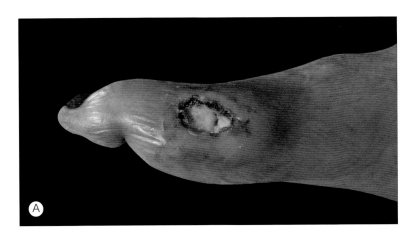

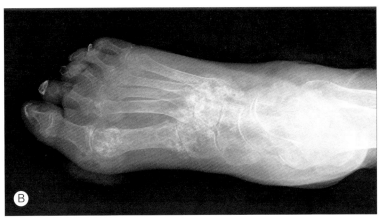

图 16-36. 慢性痛风性关节炎患者右足相及 X 线平片

图 A: 右足第 1 跖趾关节内侧破溃的痛风结节，破溃处可见白色尿酸盐晶体

图 B: 右足 X 线平片，显示右足第 1、2 跖趾关节、楔骨、骰骨、跖骨底多处骨侵蚀

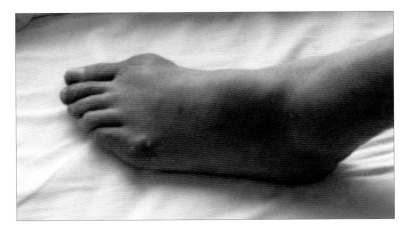

图 16-37. 痛风患者的左足第 5 跖趾关节外侧有痛风结节

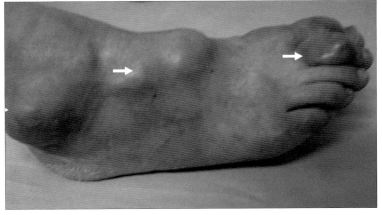

图 16-38. 痛风患者，右足第 2 足趾关节、足背及外踝部均有痛风结节

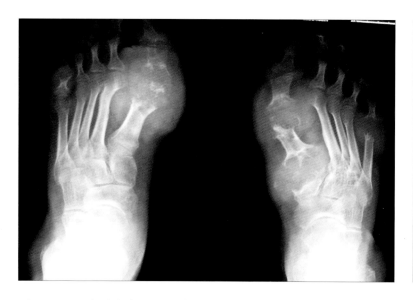

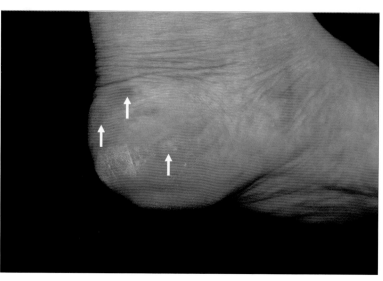

图16-39. 痛风患者双足正位X线平片像，显示双足多发骨破坏，呈融骨状及囊状改变，周围可见肿胀及痛风结节形成

图16-40. 痛风患者左足跟局部肿胀，足跟部有痛风结节，色红（箭头所指）

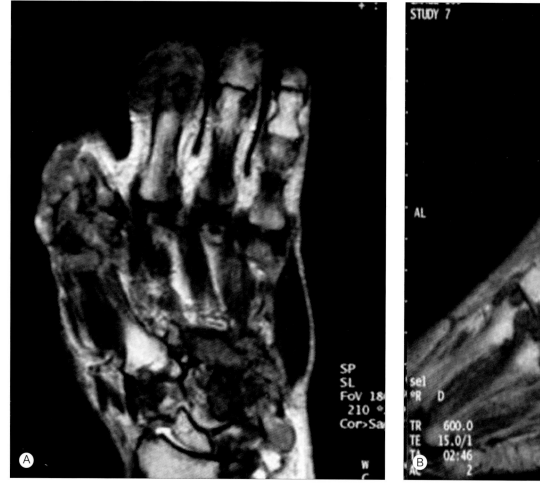

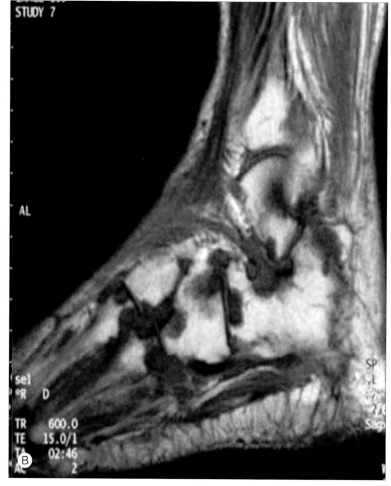

图16-41. 痛风性关节炎患者手、踝关节MRI检查，**图A、图B**均显示多个指趾间关节骨破坏，呈溶骨样改变，周围软组织肿胀，密度不均，可见结节影，并且可见低信号影，为痛风结节。踝关节显示滑膜肿胀，软组织内肿胀改变

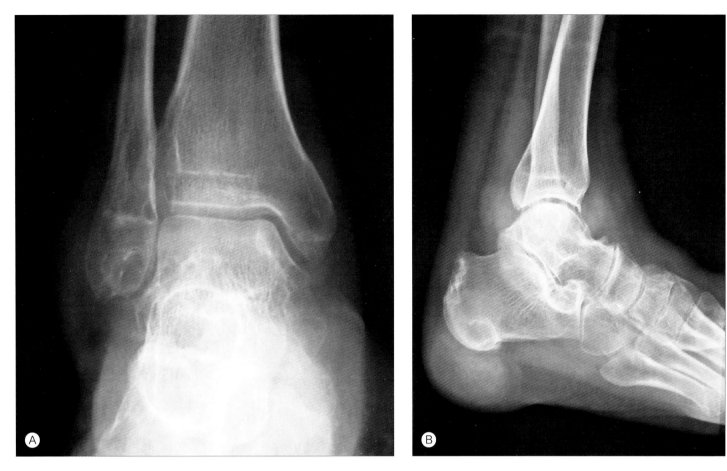

图 16-42. 痛风患者左踝关节正侧位片像，显示左踝关节周围结节形成，并可见钙化痛风结节影

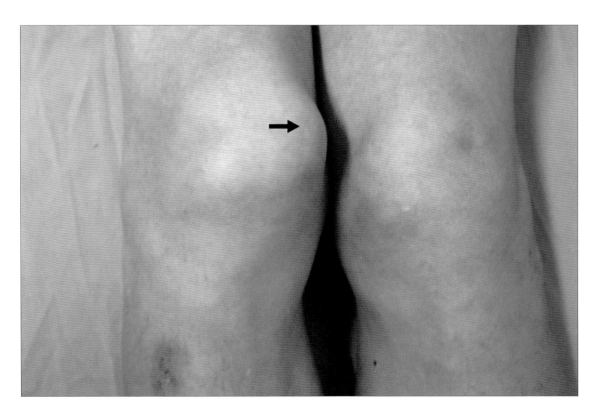

图 16-43. 痛风患者右膝周围痛风结节（箭头所指）

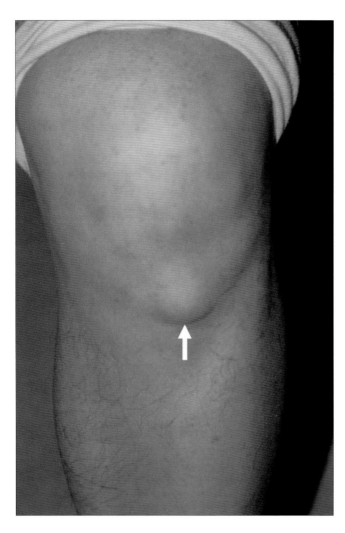

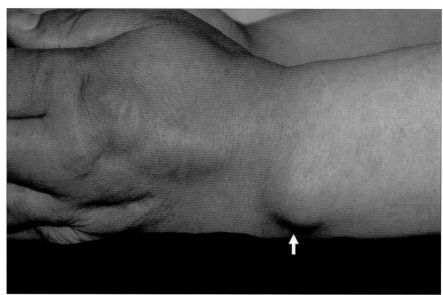

图 16-45. 痛风性关节炎患者，左腕及左手背局部皮肤红肿；手背（黑色箭头所指）及尺骨头处痛风结节（白色箭头所指）

图 16-44. 痛风性关节炎患者，左膝胫骨粗隆部位皮肤轻微红肿，见有痛风结节（箭头所指）

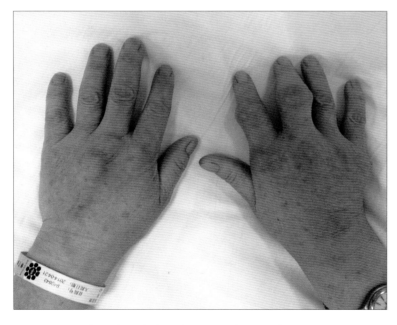

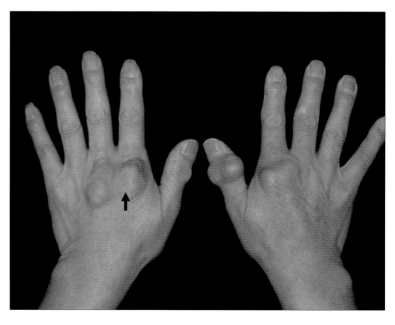

图 16-46. 痛风性关节炎患者，双手第 2、3 掌指关节，右手第 5 掌指关，右手第 2、3 近端指间关节周围及左手背可见痛风结节

图 16-47. 痛风患者，双手第 1 指间关节、第 2 掌指关节和左手背痛风结节

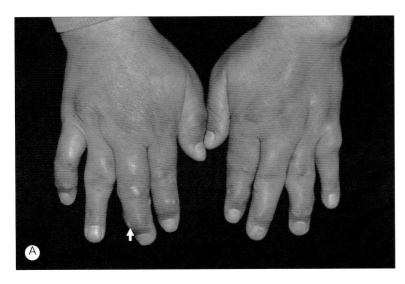

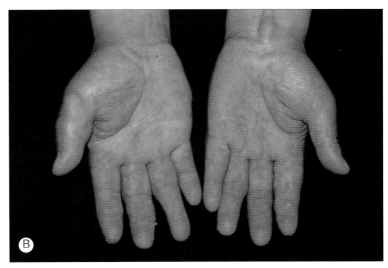

图 16-48. 痛风性关节炎患者手指痛风石

图 A: 部分远端指间关节和近端指间关节急性痛风性关节炎，局部红肿，关节周围伴有痛风结节

图 B: 双手掌可见多处芝麻大小痛风结节

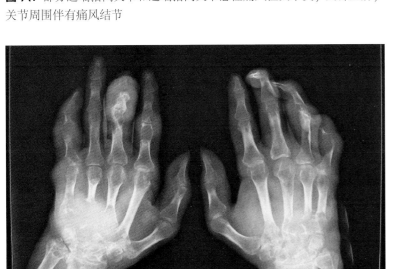

图 16-49. 痛风患者双手 X 线正位平片像，显示双手多发骨破坏，呈溶骨状及囊状改变，关节周围可见肿胀及痛风结节形成

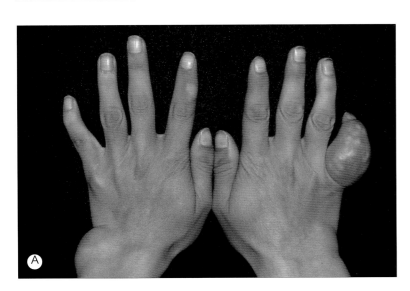

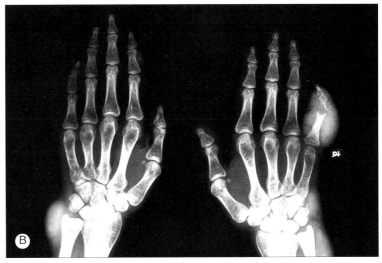

图 16-50. 痛风患者伴有腕关节及手指痛风结节

图 A: 右手第五指间关节、双腕关节尺侧痛风结节

图 B: 双手 X 线正位平片像，显示痛风结节影及双侧第五指近端指间关节骨破坏

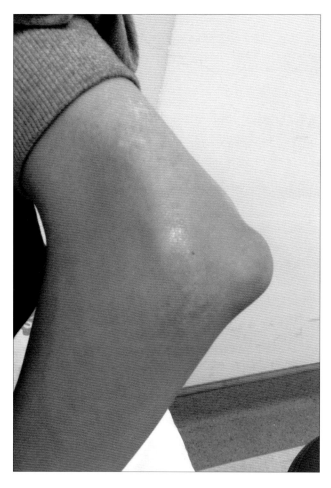

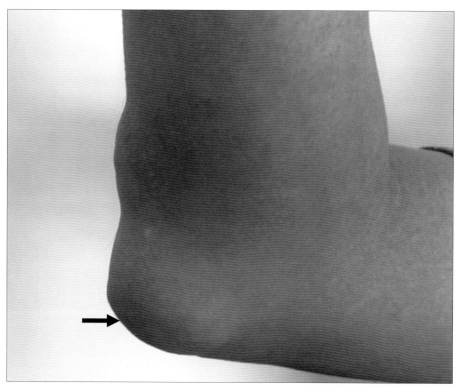

图 16-51. 痛风患者的左肘鹰嘴处痛风结节

图 16-52. 痛风患者，右肘鹰嘴处及肘关节伸侧远端痛风结节

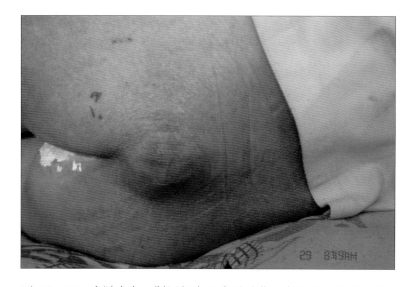

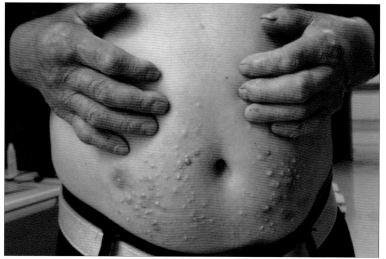

图 16-53. 痛风患者，骶尾部出现痛风结节，在临床中比较少见

图 16-54. 痛风患者手关节伸侧及腹壁多发痛风石

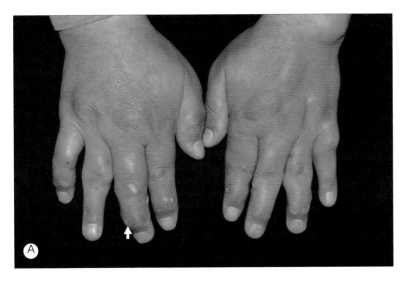 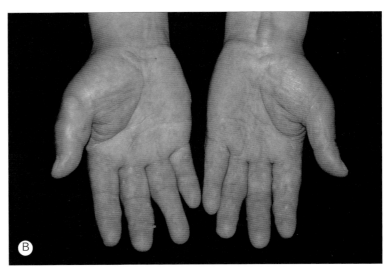

图 16-48.　痛风性关节炎患者手指痛风石

图 A：部分远端指间关节和近端指间关节急性痛风性关节炎，局部红肿，关节周围伴有痛风结节

图 B：双手掌可见多处芝麻大小痛风结节

图 16-49.　痛风患者双手 X 线正位平片像，显示双手多发骨破坏，呈溶骨状及囊状改变，关节周围可见肿胀及痛风结节形成

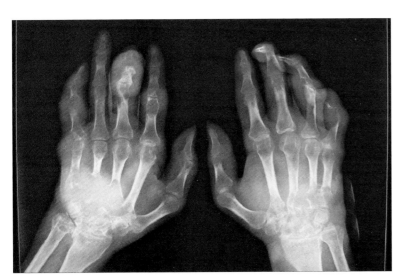

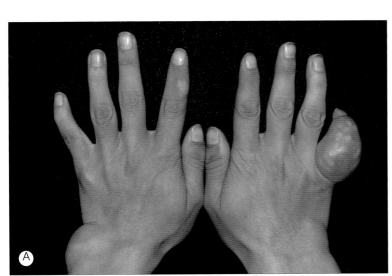 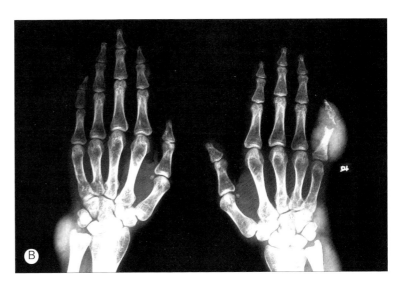

图 16-50.　痛风患者伴有腕关节及手指痛风结节

图 A：右手第五指间关节、双腕关节尺侧痛风结节

图 B：双手 X 线正位平片像，显示痛风结节影及双侧第五指近端指间关节骨破坏

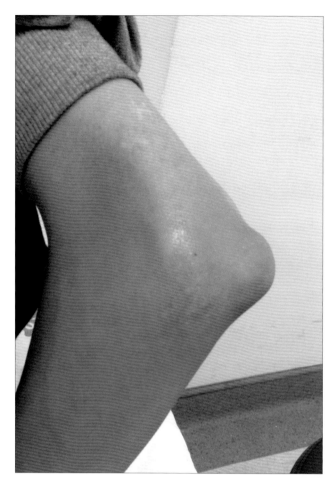

图 16-51. 痛风患者的左肘鹰嘴处痛风结节

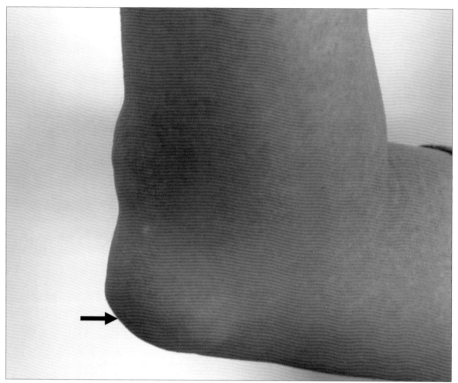

图 16-52. 痛风患者，右肘鹰嘴处及肘关节伸侧远端痛风结节

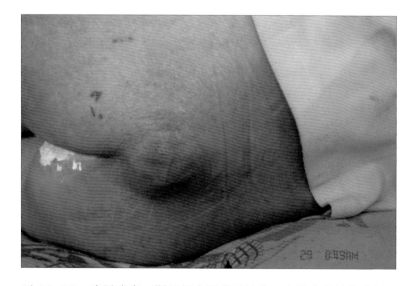

图 16-53. 痛风患者，骶尾部出现痛风结节，在临床中比较少见

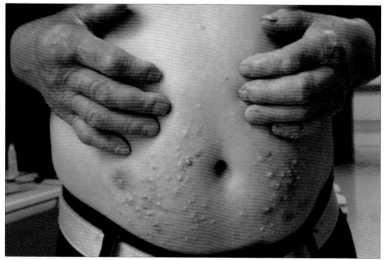

图 16-54. 痛风患者手关节伸侧及腹壁多发痛风石

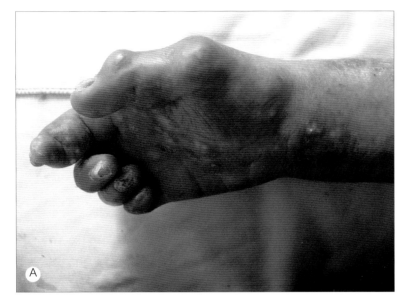
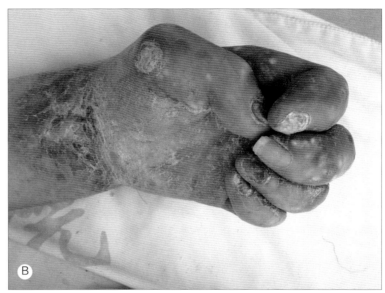
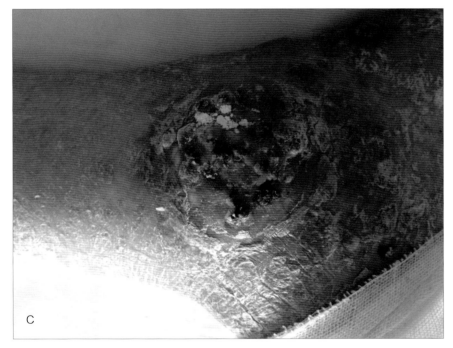
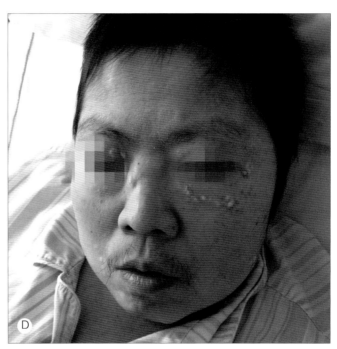

图 16-55. 痛风患者多部位痛风石

图 A： 多发痛风结节右手相

图 B： 多发痛风结节左手相

图 C： 踝关节已破溃的痛风结节，流出白色石灰样物

图 D： 双侧眼睑周围、面部可见痛风结节

四、痛风肾

　　痛风肾是慢性痛风的重要合并症之一。在持续高尿酸血症、病程 10 年以上的痛风患者中，痛风肾病的发生率可超过 30%。由于纯尿酸结石在 X 线下不能显影，所以 B 超和 MRI 检查成为重要的检查手段。超声检查可以清楚显示直径 >3mm 的尿酸结石，但超声对泥沙样痛风肾结石不易检出。由于肾脏长期受到尿酸盐的刺激，可逐渐形成慢性肾病，引起肾功能受损。

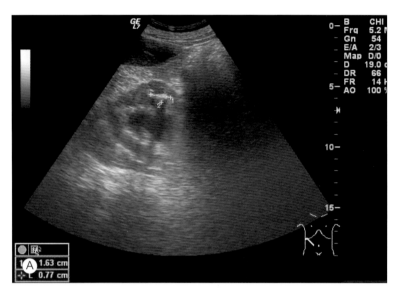

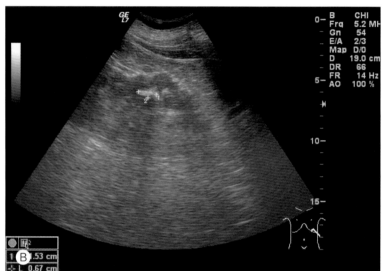

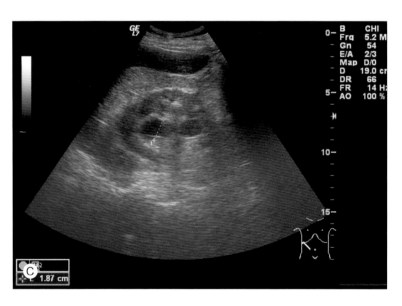

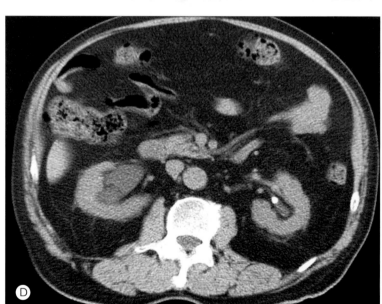

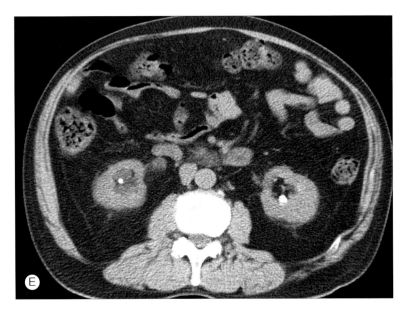

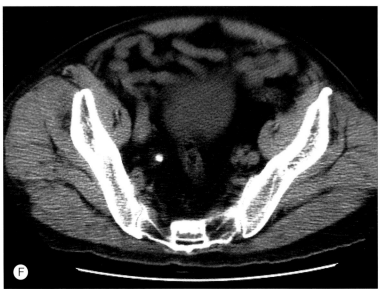

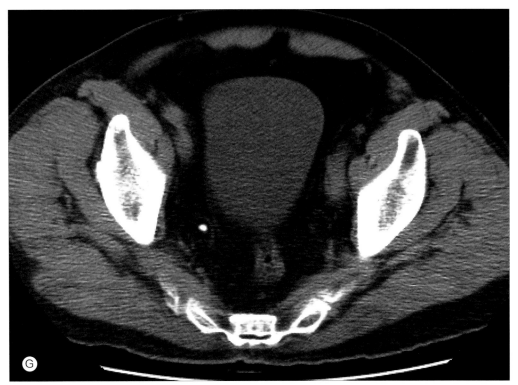

图 16-56. 痛风患者，男性，66 岁，关节红肿热痛反复发作性 15 年。血生化检测：尿酸 602.7 μmol/L，肌酐 145 μmol/L，尿素 12.79mmol/L。诊断：痛风性关节炎、泌尿系结石、梗阻性肾病、肾功能不全

图 A、图 B： 超声检查显示双肾内强回声团块，提示肾结石

图 C： 超声显示右肾积水

图 D： 腹部 CT 轴位平扫，显示左肾肾盂内斑块状高密度影，提示肾结石，右肾肾盂积水

图 E： 腹部 CT 轴位平扫，显示双肾肾盂内斑块状高密度影，提示肾结石

图 F、图 G： 腹部 CT 扫描检查，显示右侧输尿管内见多处沙粒样高密度影，提示输尿管内结石

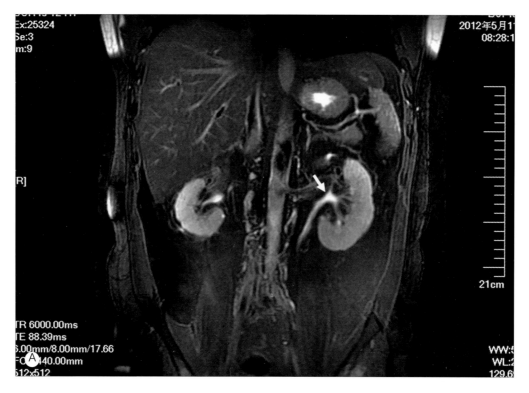

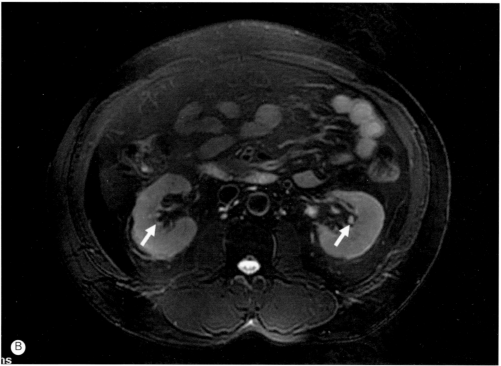

图 16-57 痛风患者腹部 MRI 检查
图 A: (冠状位, T2WI 抑脂像) 、**图 B:** (轴位平扫, T2WI 抑脂像) : 显示双肾肾盂及左肾肾盏多发痛风结石的强信号影

（苏厚恒　王少坤）

第十七章 强直性脊柱炎

概 论

强直性脊柱炎（ankylosing spondylitis，AS）是一种病因未明、主要累及中轴关节的慢性全身性自身免疫性疾病。其发病机制尚不十分清楚，但已认识到是多因素所致，有遗传倾向，也受环境因素所影响。已被证实强直性脊柱炎的遗传风险因素约有 3/4，即：HLA-B27（40%）、ARTS1（23%）、IL23R（9%）和 IL1A（5%）；还有 1/4 左右的遗传风险因素属于未知。强直性脊柱炎的环境促发因素也不肯定。有人推测和肠道感染有关，但尚缺乏有力的证据。

强直性脊柱炎的患病率与 HLA-B27 的阳性率相平行，依人群而不同。文献报告，高加索人群患病率为 0.1%~1%，日本、非洲地区的患病率很低（不到 0.1%），我国汉族人群为 0.3% 左右。男女比例为（2~10）:1，多发于 10~45 岁，发病的高峰年龄为 20~30 岁，95% 的患者首发症状常在 40 岁以下。

临床表现多种多样，以慢性腰痛和僵硬为最常见的典型表现。病程早期时，症状可因长时间不活动而加重，可因活动而缓解。病情活动时可有夜间痛和晨僵。不少患者也可以单侧性间歇性或交替性臀区痛或者腹股沟痛为首发症状；部分患者发生大腿后外侧酸痛，以至误认为"坐骨神经痛"。还有部分患者表现为以下肢大关节为主的炎症性非对称性寡关节炎。其他症状包括附着点炎、眼葡萄膜炎、主动脉炎、主动脉瓣关闭不全、心包炎、心肌病、肺纤维化、胸膜增厚、继发性肾淀粉样变性以及肾小球肾炎，以及抑郁、乏力和睡眠障碍等。患者常可见脊柱活动度下降、胸廓活动度降低、受累关节和周围肌腱的压痛以及外周关节肿胀等。

骶髂关节的影像学改变是诊断强直性脊柱炎的重要手段，也是评价病情轻重和病变范围的重要依据之一。X 线平片检查是强直性脊柱炎最基本的影像学检查，应用最广，可用于评价病程和病情分级。CT 扫描检查分辨力高，层面无干扰，能发现骶髂关节轻微的变化，有利于早期诊断，但不能评价病变部位的炎症程度。MRI 检查是在 X 线平片基础上的最佳影像学检查方式，T1WI 可清晰观察骨质的改变，T2WI 可清晰分辨受累骨骼的炎症和骨髓水肿的轻重程度，能更早期发现骶髂关节炎。脊柱影像学改变包括：椎体方形变，继之韧带骨赘形成，最后由于韧带钙化引起脊柱竹节样变，导致脊柱强直。

超声检查简单易行，又无需暴露在射线下，对检测附着点炎、骶髂关节炎、外周关节炎、主动脉炎、主动脉瓣关闭不全、心包炎以及心肌病等有一定意义。

本病尚无特异性实验室指标。ESR、CRP 升高一般提示病情活动，但如果正常也不能除外病情活动。HLA-B27 检测对强直性脊柱炎的临床诊断有一定意义，但无特异性，HLA-B27 阴性并不能排除此病，而阳性者也不能肯定本病。

诊断要点

具有典型临床表现的强直性脊柱炎诊断并不困难，但其早期诊断并非易事，尤其是对于那些无影像学骶髂关节炎证据者。CT 引导下的骶髂关节活检，获得骶髂关节组织，进行病理学检查，对于尚未呈现 影像学改变的早期骶髂关节炎的病例，有较大的诊断价值。

一、传统上诊断强直性脊柱炎常采用 1984 年修订的纽约标准

1984 年纽约强直性脊柱炎分类标准

临床标准	影像学标准
1. 下腰痛持续至少 3 个月，活动后可缓解	根据骶髂关节 X 线相的病变征象，可以分为以下 5 级
2. 腰椎在垂直和水平方向活动受限	0 级：正常骶髂关节
3. 胸廓活动度较同年龄、性别的正常人减少	Ⅰ级：可疑或极轻微的骶髂关节炎
	Ⅱ级：轻度骶髂关节炎，关节边缘模糊，近关节区域硬化，关节间隙轻度变窄
	Ⅲ级：中度骶髂关节炎，关节边缘明显模糊，近关节区域硬化，关节间隙明显变窄，骨质破坏明显
	Ⅳ级：骶髂关节融合或完全强直，伴或不伴有硬化

如果骶髂关节 X 线相显示，单侧骶髂关节为 Ⅲ~Ⅳ 级或双侧骶髂关节为 Ⅱ~Ⅳ 级，并至少符合 1 条以上的临床标准者，可以诊断为强直性脊柱炎。

二、2009 年国际脊柱关节病评价工作组（ASAS）制订了炎性背痛标准和新的中轴型脊柱关节病标准

炎性背痛标准

（1）发病年龄＜ 40 岁
（2）隐匿起病
（3）运动后改善
（4）休息后不能改善
（5）夜间痛，起床后改善

如果患者满足上述 4 项，可判断为炎性背痛，其敏感性为 77.0%，特异性为 91.7%。

中轴型脊柱关节病的分类标准

影像学骶髂关节炎：

① MRI 提示骶髂关节活动性（急性）炎症，高度提示与脊柱关节病相关的骶髂关节炎或

② 明确的骶髂关节炎影像学改变（根据 1984 年修订的纽约标准）

脊柱关节病特征：

① 炎性背痛

② 关节炎

③ 起止点炎（跟腱）

④ 眼葡萄膜炎

⑤ 指（趾）炎

⑥ 银屑病

⑦ 克罗恩（Crohn）病，溃疡性结肠炎

⑧ 对非甾体抗炎药（NSAIDs）反应良好（用药后 24 ～ 48 小时疼痛完全消失或明显改善）

⑨ 有脊柱关节病家族史（第一代或第二代亲属患有强直性脊柱炎、银屑病、急性葡萄膜炎、反应性关节炎、炎性肠病中的任一种疾病）

⑩ HLA-B27 阳性

⑪ CRP 升高

起病年龄＜ 45 岁和腰背痛＞ 3 个月的患者，加上符合下述中 1 种标准：
① 影像学提示骶髂关节炎加上 ≥ 1 个下述的脊柱关节病特征；
② HLA-B27 阳性加上 ≥ 2 个下述的其他脊柱关节病特征。

图　解

一、骶髂关节病变

1. 骶髂关节功能测定方法

常用骶髂关节推压试验和"4"字试验。由于髂骨比较突出，又存在支持关节的韧带，因此骶髂关节一般摸不到。但两侧髂后上棘连线相当于第 2 骶椎水平，通过骶髂关节中心，可为定位参考。

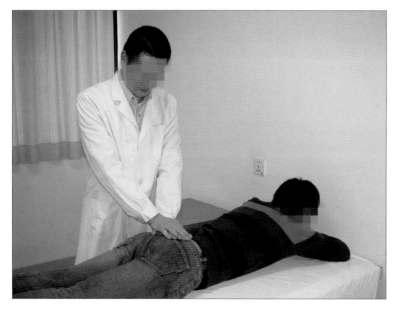

图 17-1. 骶髂关节推压试验：患者俯卧，检查者双手按压骶髂关节部位，如局部出现疼痛，提示该关节受累

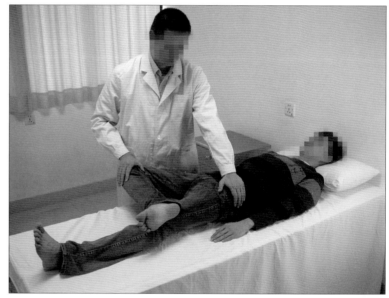

图 17-2. "4"字试验方法：患者仰卧，一腿伸直，另一腿屈曲置于直腿上（双腿呈 4 字状）。检查者一手压直腿侧髂嵴，另一手握屈腿膝上搬、下压。如臀部出现疼痛，提示屈腿侧骶髂关节受累

2. 骶髂关节影像学检查

（1）骶髂关节炎 X 线检查

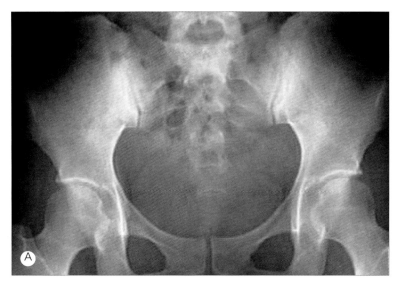

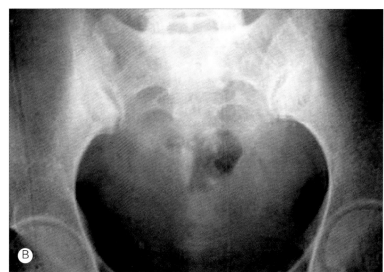

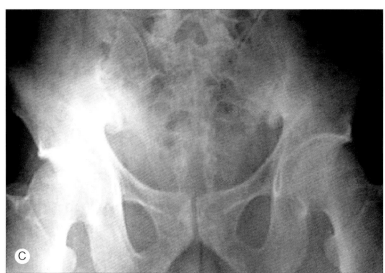

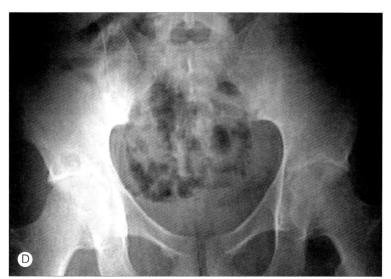

图 17-3. 骨盆 X 线正位像检查

图 A: 正常骶髂关节，关节边缘锐利，无侵蚀或硬化

图 B: 骶髂关节炎 1 级，显示双侧骶髂关节骨皮质密度减低、边缘模糊，但无明确侵蚀或硬化

图 C: 骶髂关节炎 2 级，髂骨侧关节边缘模糊，可见局限性侵蚀、硬化，关节间隙无增宽 / 狭窄

图 D: 骶髂关节炎 3 级，关节边缘广泛侵蚀、硬化，关节边缘模糊，关节间隙以变窄为主

图 E: 骶髂关节炎 4 级，双侧骶髂关节完全强直

（2）骶髂关节炎 X 线评分：双侧加分 >4 分或一侧 ≥ 3 分为阳性

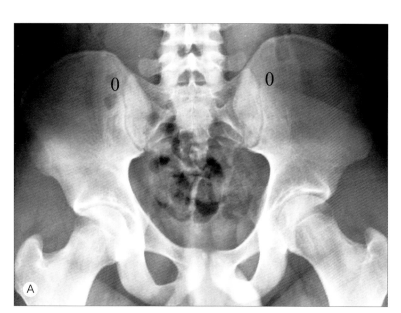

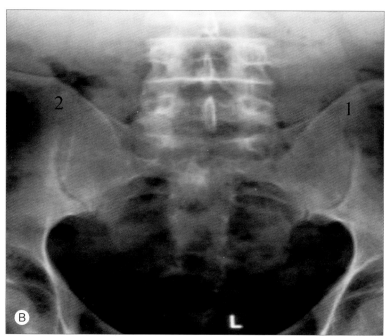

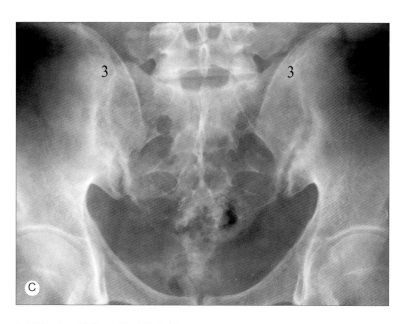

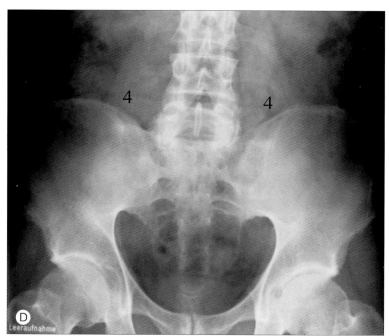

图 17-4. 骨盆 X 线正位像检查

图 A： 双侧骶髂关节正常，左右 X 线评分均为 0 分

图 C： 双侧骶髂关节 X 线评分均为 3 分，双侧相加大于 4 分，有明确的侵蚀病变，符合脊柱关节病的影像学改变

图 B： 右侧骶髂关节 X 线评分 2 分，即有微小轻度的改变；左侧骶髂关节 X 线评分 1 分，双侧评分小于 4 分，单侧小于 3 分，非脊柱关节病

图 D： 双侧骶髂关节均强直化，X 线评分双侧均为 4 分

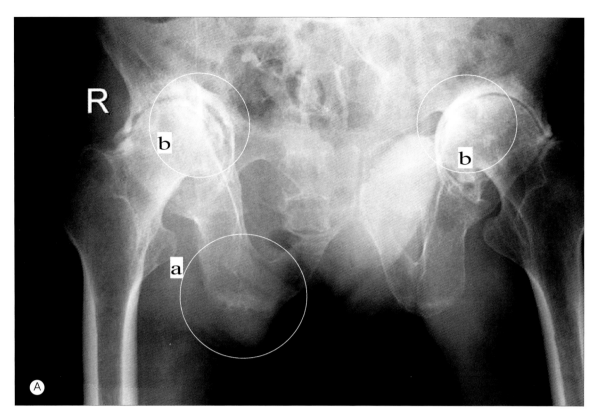

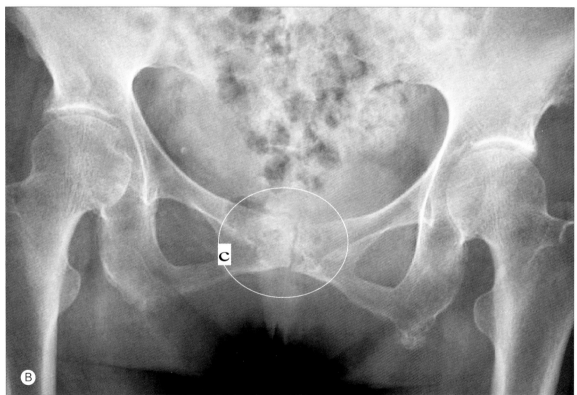

图 17-5. 骨盆正位像除检查骶髂关节外，还有利于发现其他部位的病变

图 A： 坐骨结节受累，局部骨质侵蚀及增生硬化，边缘呈羽毛状或"胡须"样改变（a）。髋关节受累，双髋关节间隙狭窄，关节面下骨硬化和部分强直，左侧外翻畸形（b）

图 B： 耻骨联合受累，可见骨质侵蚀，关节面磨烂及小囊变，伴有周围骨质硬化（c）

（3）骶髂关节 CT 扫描检查

CT 扫描对早期骶髂关节炎的诊断意义优于常规 X 线片。但考虑到患者接触放射线的问题，一般在 X 线片不能诊断时再使用 CT 扫描检查。 CT 骶髂关节炎分级也用纽约标准分级法。

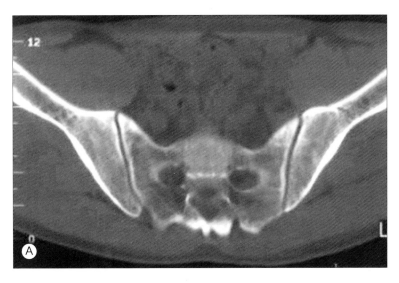
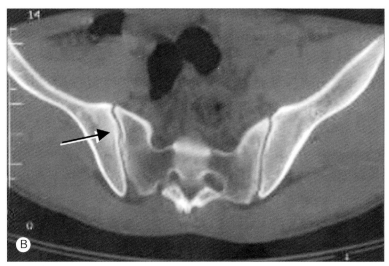
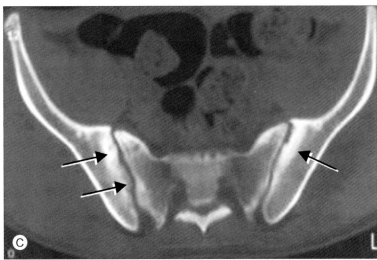
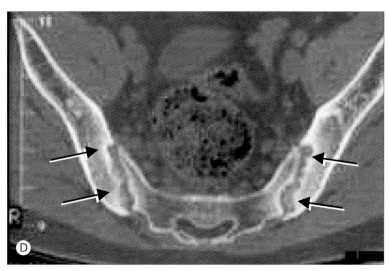
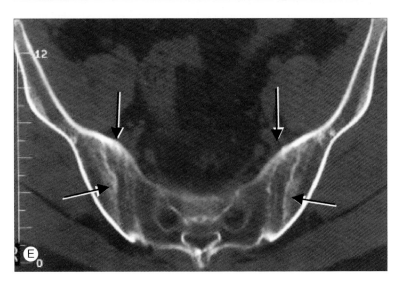

图 17-6. 骶髂关节 CT 扫描检查

图 A： 正常骶髂关节

图 B： 骶髂关节炎 1 级

图 C： 左侧骶髂关节炎 2 级，右侧 3 级

图 D： 骶髂关节炎 3 级

图 E： 骶髂关节炎 4 级

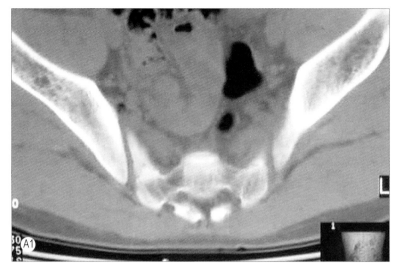
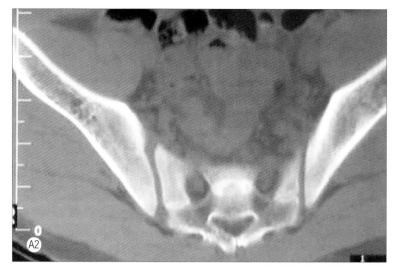
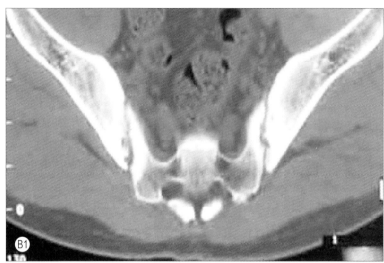
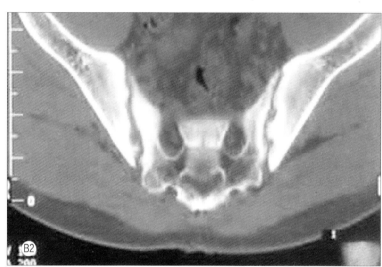

图 17-7. CT 扫描检查在骶髂关节炎的随访方面也有优越性

图 A：患者为 15 岁男性，2003-6-13 骶髂关节 CT 检查所见：关节间隙无明显增宽、变窄，关节面尚光滑，为正常骶髂关节

图 B：2008-1-22 随访可见骶髂关节呈锯齿样改变，囊性变，关节间隙宽窄不均，诊断 3 级骶髂关节炎

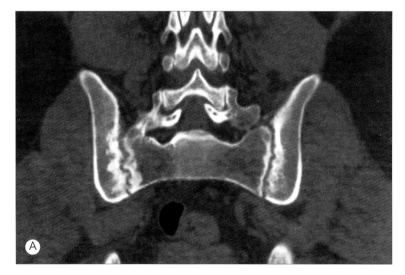
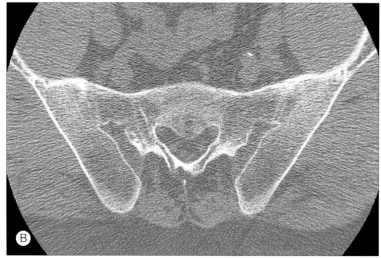

图 17-8. 不同晚期强直性脊柱炎患者 CT 扫描检查

图 A：显示双侧骶髂关节关节面毛糙、凹凸不平，关节面下骨质硬化，以髂骨侧为著

图 B：显示双侧骶髂关节融合，关节间隙显示不清

（4）骶髂关节炎 MRI 检查

骶髂关节 MRI 检查时，常用 T1WI、T2WI、FS/STIR 抑脂序列扫描。急性炎症损伤的征象主要为：骨髓水肿、关节囊炎、滑膜炎及附着点炎。MRI 表现为相应部位长 T1 长 T2 信号，长 T2 信号以 FS/STIR 序列表现明显，动态增强出现明显强化。慢性炎症损伤主要为关节结构破坏：骨板侵蚀、骨质硬化、骨髓脂肪沉积、软骨破坏、骨桥形成、强直等。骨质增生硬化的 MRI 表现为关节骨板下各序列均为低信号区。骨板侵蚀的表现为各序列骨板线中断凹陷，侵蚀灶或其周围关节间隙内往往可见长 T1 长 T2 的血管翳，FFE 序列上其形态多数与软骨或骨间隙的异常形态相吻合。疾病发展到晚期，关节软骨破坏、间隙变窄、骨桥形成及关节强直，MRI 表现为关节区被骨髓信号所取代。

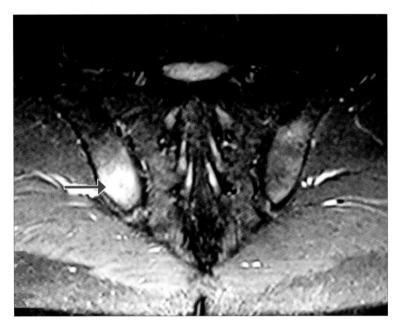

图 17-9. 强直性脊柱炎患者骶髂关节 MRI STIR 序列检查，显示右侧骶髂关节髂骨侧呈长 T2 信号（箭头所示），提示急性骶髂关节炎所致骨髓水肿

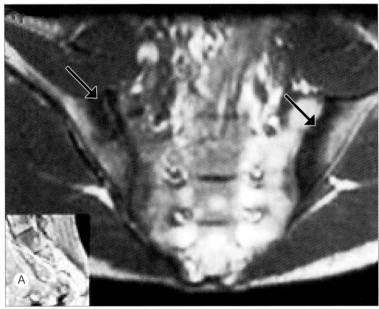
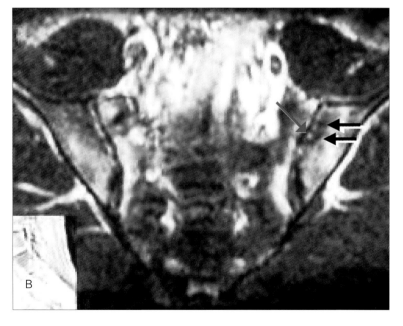

图 17-10. 强直性脊柱炎患者骶髂关节 MRI 检查

图 A: T1WI 双侧骶髂关节髂侧面骨板下呈低信号，提示水肿及骨质增生硬化

图 B: STIR 序列水肿为高信号，骨质硬化仍为低信号（黑色箭头所示），相应部位骨板可见点状骨质侵蚀灶（红色箭头所示）

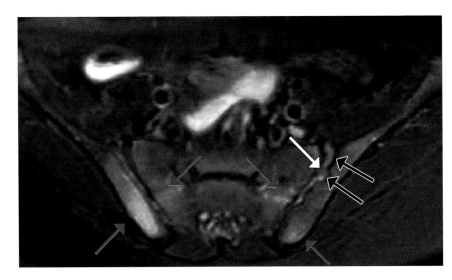

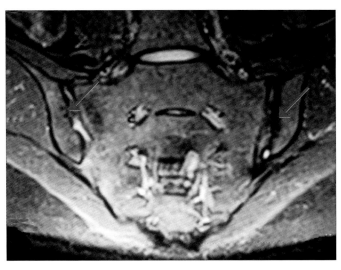

图 17-11. 强直性脊柱炎患者骶髂关节 MRI 检查，T2 压脂像显示双侧髂骨及骶骨呈高信号，提示水肿（红色箭头）；左侧骶髂关节滑膜增厚（白色箭头），左侧髂骨示骨侵蚀（黑色箭头）

图 17-12. 强直性脊柱炎患者骶髂关节 MRI 检查，STIR 序列，显示双侧骶髂关节髂骨面虫蚀样骨质侵蚀，左侧较重

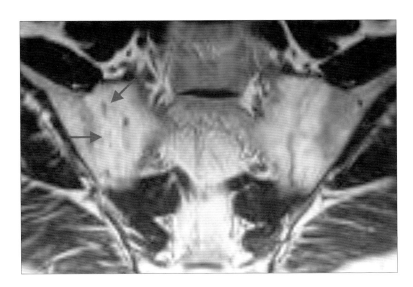

图 17-13. 强直性脊柱炎患者骶髂关节 MRI 检查，T1WI 序列，显示骶髂关节呈明显高信号，提示脂肪沉积，右侧骶髂关节大部分皮质消失、强直

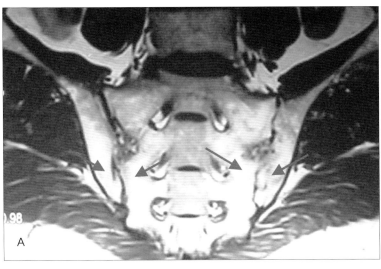

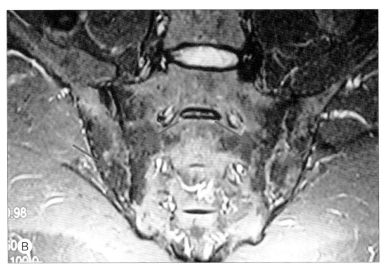

图 17-14. 强直性脊柱炎患者骶髂关节 MRI 检查

图 A（T1WI 序列，呈高信号）、**图 B**（STIR 序列，呈低信号）：显示周围脂肪沉积

———— **3. 骶髂关节炎的 CT 引导下穿刺方法与病理** ————

临床上疑似骶髂关节炎而 X 线、CT、MRI 检查均为阴性的病例，可考虑骶髂关节病理检查。骶髂关节炎的病理表现包括滑膜炎、软骨变性、破坏、软骨下骨板破坏、血管翳形成以及炎症细胞浸润等。

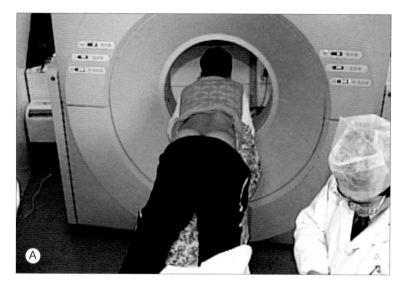

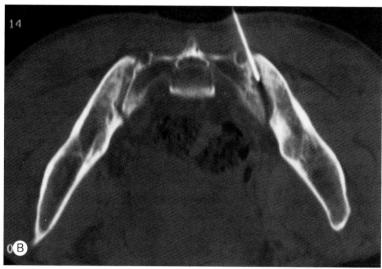

图 17-15. 骶髂关节的细针活检
图 A: 在 CT 导引下进行骶髂关节穿刺
图 B: CT 显示穿刺针的位置
图 C: 获得标本用以病理检查

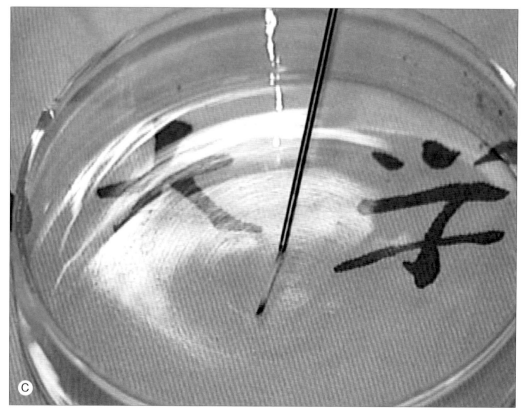

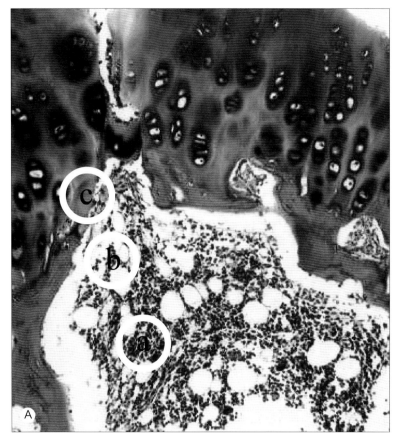

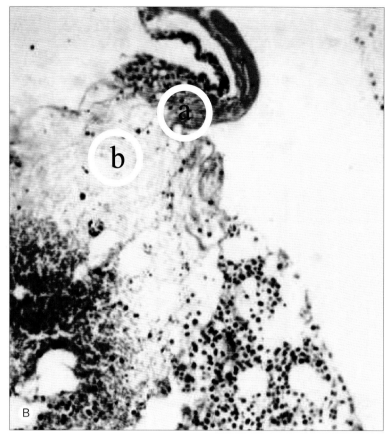

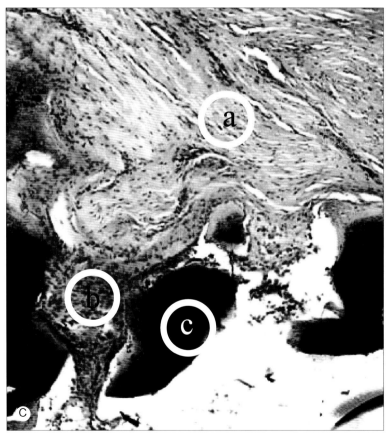

图 17-16. 骶髂关节炎的病理改变

图 A: 血管翳破坏骨板、侵犯软骨。骨髓炎症细胞浸润(a)；血管翳形成(b)；软骨下骨板和软骨破坏 (c)

图 B: 滑膜。滑膜衬里细胞轻度增生 (a)；疏松结缔组织增厚、炎性细胞浸润 (b)

图 C: 附着点炎。致密结缔组织（韧带）(a)；纤维血管增生，炎性细胞浸润 (b)；骨组织 (c)

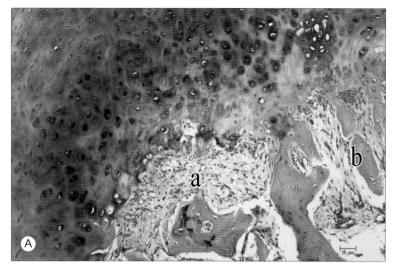

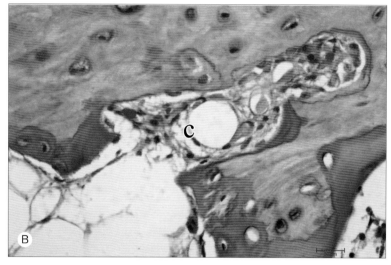

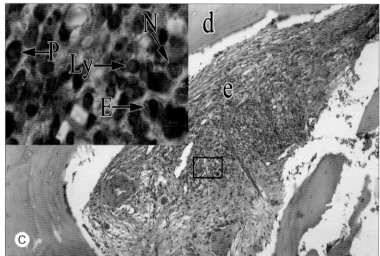

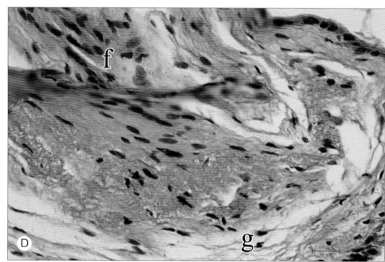

图 17-17. 骶髂关节炎的病理改变

图 A： 肉芽组织（a）；软骨下骨板破坏（b）

图 C： 附着点炎。骨组织（d）；致密结缔组织（韧带）并炎症细胞浸润（e）左上角为黑框放大图（N：中性粒细胞；Ly：淋巴细胞；P：浆细胞；E：嗜酸细胞）

图 B： 软骨下骨板破坏血管翳侵入软骨（c）

图 D： 滑膜炎。滑膜衬里细胞轻度增生（f）；疏松结缔组织增生伴组织内水肿（g）（HE 染色）

二、脊柱病变

脊柱炎的病理表现为椎间盘纤维环和椎骨边缘连接处的肉芽组织形成。纤维环外层可能最终被骨替代，形成韧带骨赘，进一步发展将形成 X 线所见的竹节样脊柱，这种变化常从胸椎和上腰椎开始出现。脊柱的其他损伤包括弥漫性骨质疏松，邻近椎间盘边缘的椎体破坏、椎体方形变及椎间盘硬化。

临床表现为腰背僵硬，短暂肌痛或肌肉、肌腱部位压痛。肋脊和横突关节受累引起扩胸和呼吸运动受限。随着病变的发展，整个脊柱日益僵硬，逐渐出现腰椎变平和胸椎过度后突。颈部受累可引起进行性加重的颈部活动受限，患者被迫俯屈，可通过枕墙距和耳墙距检查来评估患者颈部受累程度。胸部渐变平，同时腹部向前膨出，患者的扩胸度明显减少甚至为 0。晚期脊柱发生强直，病变可局限于脊柱的一部分，个别病例整个脊柱在屈曲位置融合，极大限制了视野，以至患者行走时难以向前看。

1. 脊柱活动度检查

脊柱活动度检查方法包括，改良 Schober 试验，脊柱活动测量器检查，前指地距、侧指地距、枕墙距和转颈试验等。

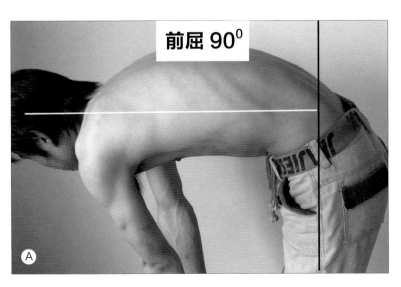
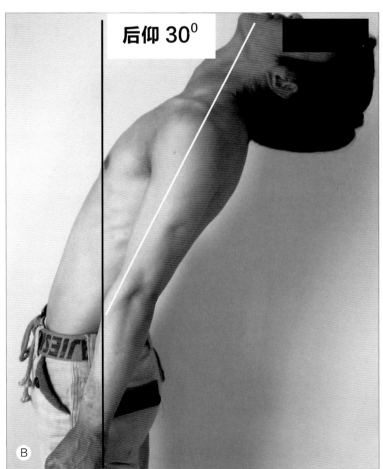

图 17-18.　一般情况下，正常人站姿伸膝位可前屈约 90°，后仰约 30°

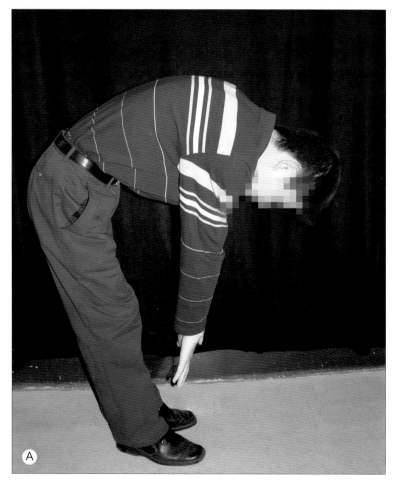

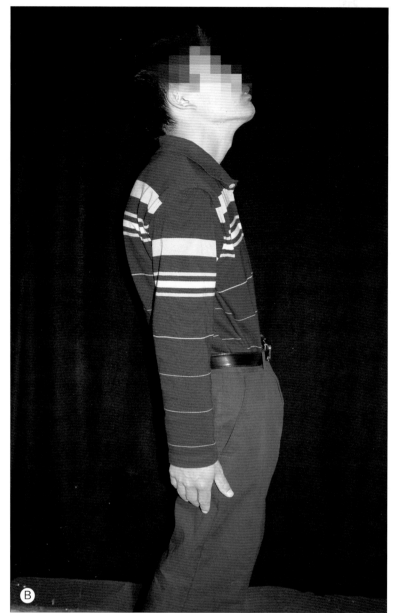

图 17-19. 强直性脊柱炎患者脊柱受累后，前屈及后仰活动度均受限

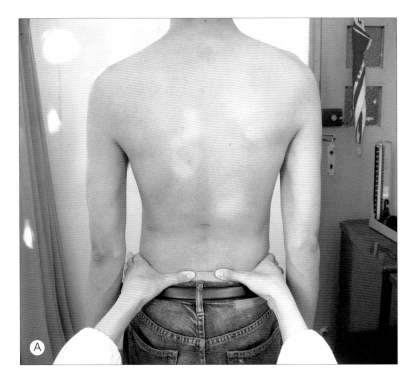
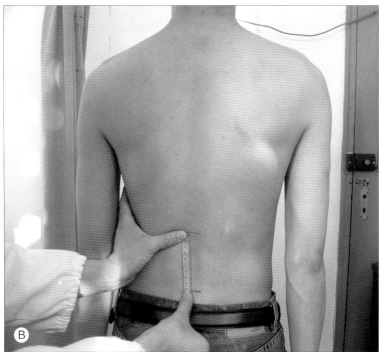
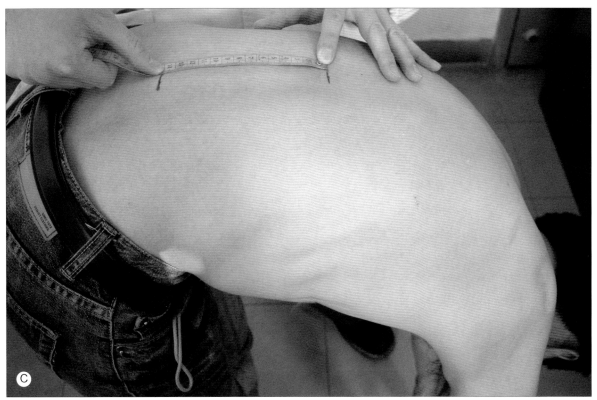

图 17-20. 改良 Schober 试验方法：患者直立，在背部正中线髂棘水平作一标记为零，向上 10cm 做另一标记。令患者尽量弯腰（注意保持双腿伸直），测量两个标记间距离。若增加少于 4cm 为阳性，提示腰椎活动度降低

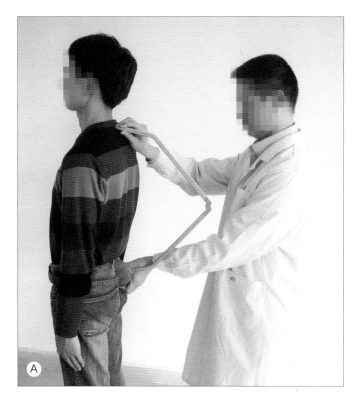
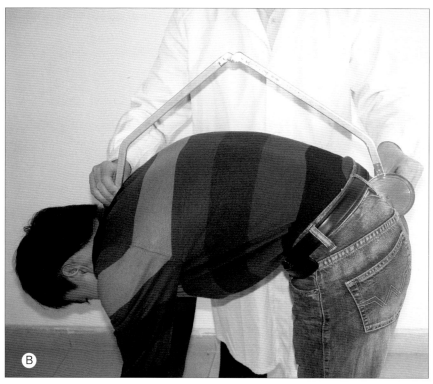

图 17-21. 脊柱活动测量器检查方法：脊柱活动测量器由两支长 42cm 金属杆构成。一端为可滑动连结，另一端 12cm 处弯曲 35°，一支末端连有 180° 量角器。检查时将量角器一端置于骶骨，使支点位于第 5 腰椎 / 第 1 骶椎水平，另一端置第 1 胸椎骨突。令患者尽量前屈（保持双膝直立），记录角度改变，<40° 者为异常

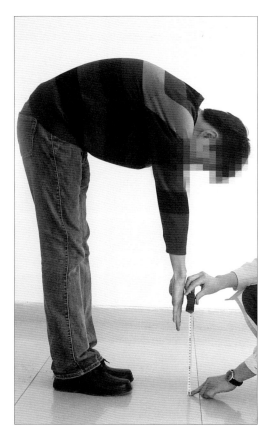
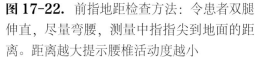
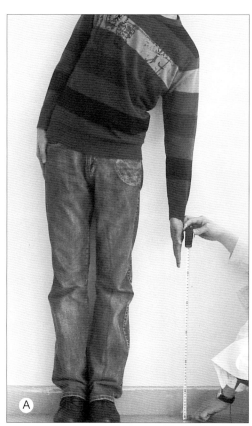
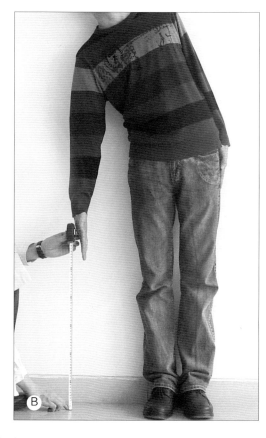

图 17-22. 前指地距检查方法：令患者双腿伸直，尽量弯腰，测量中指指尖到地面的距离。距离越大提示腰椎活动度越小

图 17-23. 侧指地距检查方法：令患者背靠墙壁、双腿伸直、足跟触地，测量腰最大侧屈时，同侧中指指尖到地面的距离。距离越大提示其腰椎活动度越小

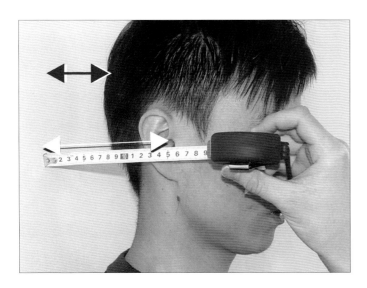

图 17-24. 枕墙距检查和耳墙距检查方法：枕墙距检查（黑色箭头）：受测者直立，肩、足根和臀部靠墙（以避免轴向旋转），眼睛平视，测量枕骨结节到墙壁水平距离。正常为零，距离越大提示颈部前屈越严重；耳墙距检查（白色箭头）：受测者直立，肩、足后跟和臀部靠墙（以避免轴向旋转），眼睛平视，测量耳屏到墙壁水平距离。距离越大提示颈部前屈越严重

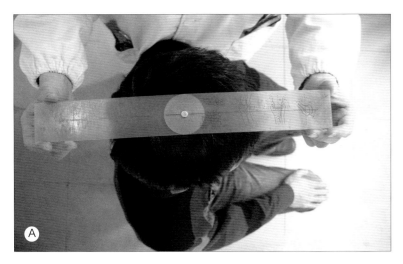

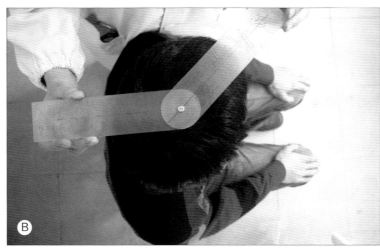

图 17-25. 转颈试验：患者端坐凳上，双手放平膝上，眼平视。检查者将角度计置患者头顶，和鼻中线对齐。令患者向左最大限度地转动颈部，记录旋转角度。重复两次，以旋转最好的一次为颈左旋角度。同样程序测量颈右旋角度。以两侧平均值为检查结果（0°~90°）

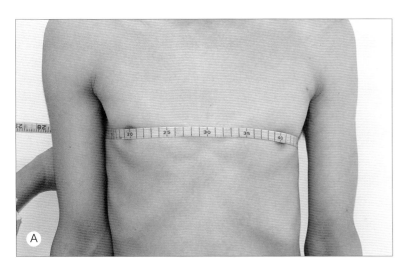

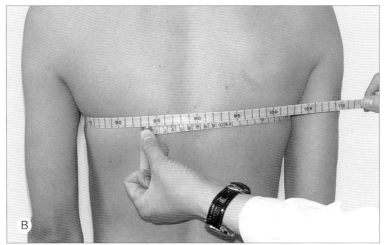

图 17-26. 胸廓活动度检查：患者直立，用刻度软尺测其第 4 肋间隙水平（女性乳房下缘）深呼气和深吸气之胸围差，小于 5cm 者为异常。不少患者一时还不会深呼吸，应注意指导

2. 脊柱 X 线检查

　　早期可见骨质疏松，但很少有生理曲度改变；中晚期可见脊柱变直以至驼背和侧弯畸形，骨质疏松越来越明显。X 线片还可检出骨突关节炎、椎体炎以及韧带钙化，最后呈"竹节样变"。

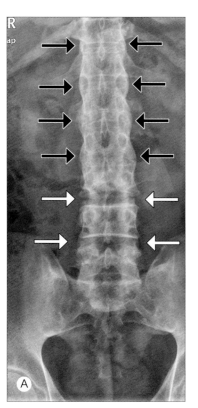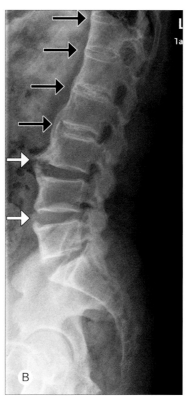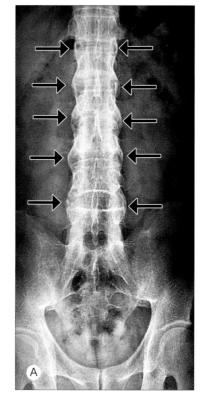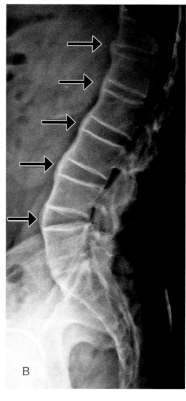

图 17-27. 强直性脊柱炎病程晚期时，骶髂关节间隙消失，脊柱骨质疏松，胸椎及上段腰椎强直呈"竹节样"改变（黑色箭头），而下段腰椎可见韧带骨赘，尚未完全形成骨桥（白色箭头）

图 17-28. 强直性脊柱炎病程晚期时，脊柱强直呈"竹节样"改变，骶髂关节间隙消失并骨小梁通过

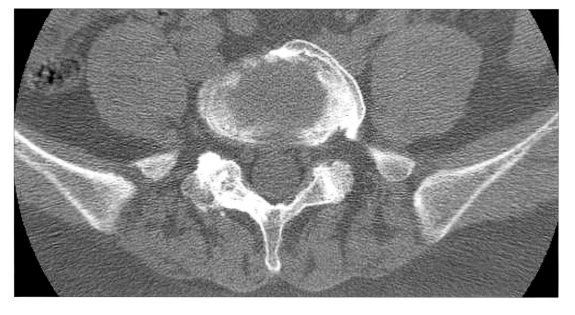

图 17-29. 强直性脊柱炎病程晚期时，椎小关节骨质硬化，关节间隙消失

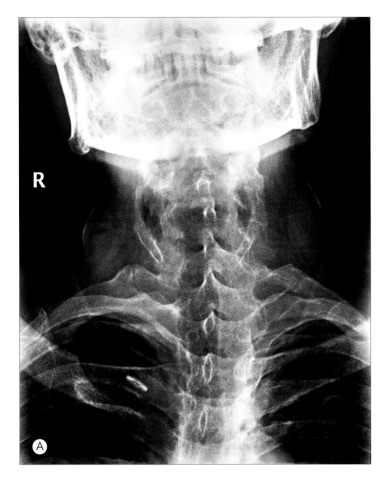

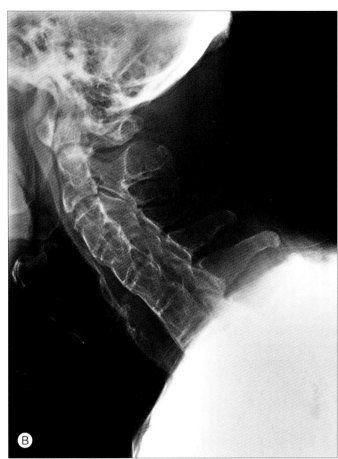

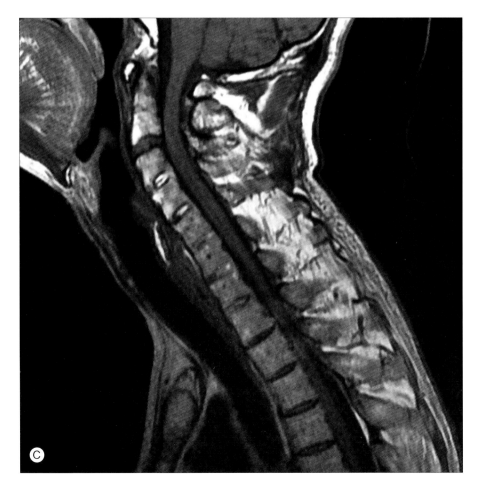

图 17-30. 强直性脊柱炎患者颈椎影像检查
图 A、图 B（X 线检查）及**图 C**（MRI 检查），均显示颈椎"竹节样"改变，颈椎生理曲度变直，椎间隙变窄，前后纵韧带钙化

——— 3. 脊柱 MRI 检查 ———

常用 SE T1WI、SE T2WI、SPIR/STIR、T1WI 抑脂增强等序列行矢状、冠状及横断面扫描。急性炎症损伤包括椎体炎、椎间盘炎及椎关节突关节 / 椎肋关节炎、棘突炎及脊柱韧带附着点炎（包括棘上韧带、棘间韧带及黄韧带）。MRI 表现为椎体的边角、椎体终板下骨髓和椎间盘、椎小关节、棘突或韧带附着点长 T1 长 T2 水肿信号，SPIR/STIR 序列上为高信号，增强扫描病灶明显强化。慢性炎症损伤包括椎体及附件骨质增生硬化、骨桥形成或强直。MRI 显示椎体边角 / 终板、椎小关节各序列均为低信号的硬化区。椎体呈方形，相邻椎体边缘骨桥形成，脊柱呈"竹节样"变。椎间盘结构破坏，椎体融合。椎小关节融合强直。

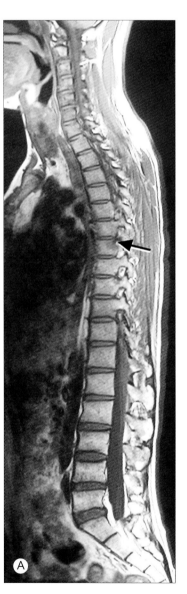
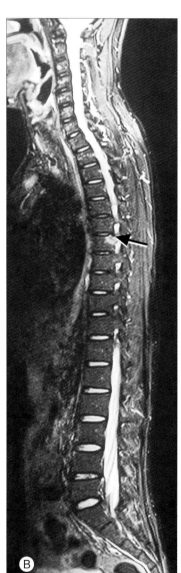
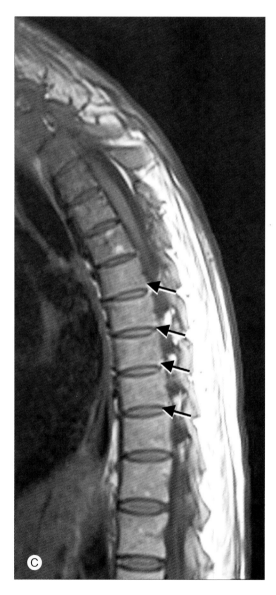

图 17-31. 强直性脊柱炎患者的 MRI 序列（Romarus 损伤）同期影像

图 A： 第 7 胸椎上缘后角 T1WI 序列呈椎体后下角骨损伤的低信号

图 B： 相应部位 T2WI 抑脂像骨髓水肿呈高信号

图 C： 骨桥形成，伴脂肪沉积

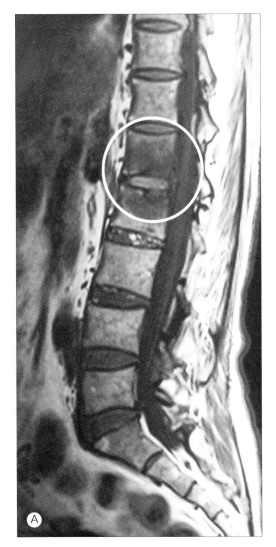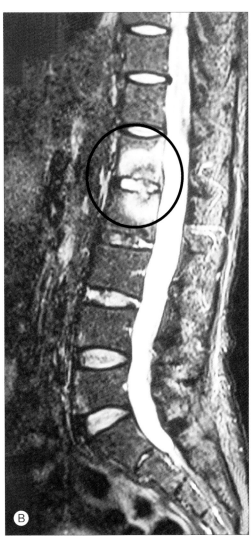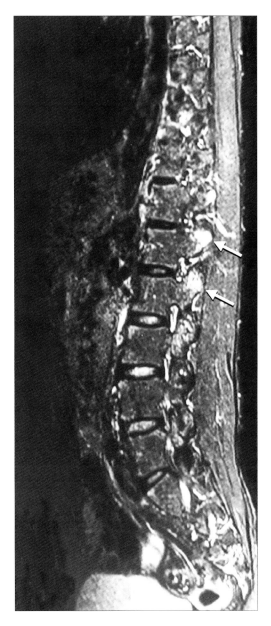

图 17-32. 强直性脊柱炎患者脊柱 MRI 检查

图 A: T1WI 显示第 1、2 腰椎呈低信号骨损伤, 相邻终板下骨髓水肿

图 B: T2W2 抑脂呈高信号, 为强直性脊柱炎活动的相对特征性表现 (Anderson 损伤)

图 17-33. 强直性脊柱炎患者 MRI STIR 序列, 显示 L1、L2 关节骨突及棘突水肿

三、周围关节病变

强直性脊柱炎的周围关节病理表现为滑膜增生、淋巴样浸润和血管翳形成。软骨下肉芽组织增生常引起软骨破坏。高达75%的患者在病程中可以出现外周关节病变。受累关节以肢带关节（髋关节和肩关节）居多，膝踝关节也常常受累，肘和手足小关节也可能累及。儿童或青少年起病的患者，髋关节受累最为常见，常为双侧隐袭性起病，并较其他受累关节更易致残。疾病晚期常出现髋关节屈曲挛缩，并引起特征性的固定步态，直立位时双膝关节被迫维持某种程度的屈曲。在原发性强直性脊柱炎患者中，髋、肩关节以外的外周关节受累者相对少见，多为下肢大关节非对称性寡关节炎，往往发作与缓解交替出现，较少呈持续性和破坏性，且在恢复后不遗留关节畸形，这有别于类风湿关节炎。约有10%的强直性脊柱炎患者可发生颞颌关节疼痛和局部压痛。

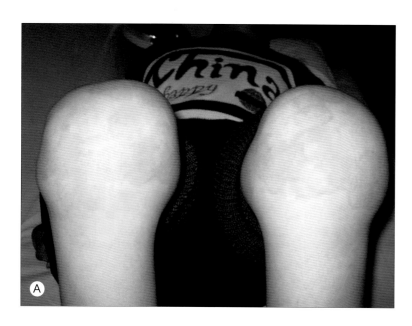

图 17-34. 以膝关节炎为主要症状的强直性脊柱炎
图 A: 双侧膝关节显著肿胀
图 B: 超声检查显示髌上囊积液；F：股骨；B：髌上囊；S：滑膜

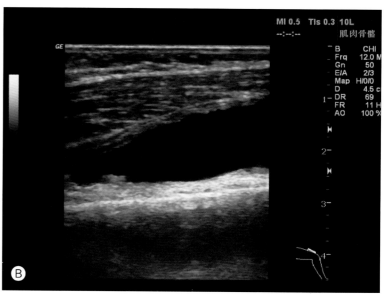

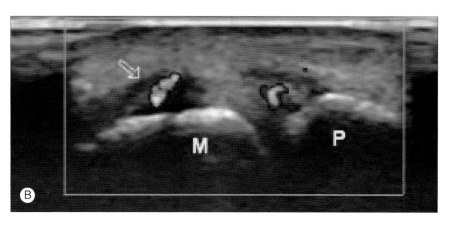

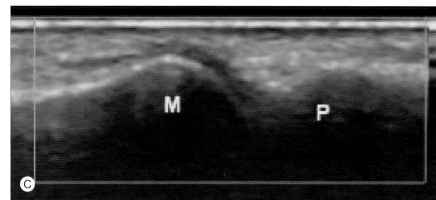

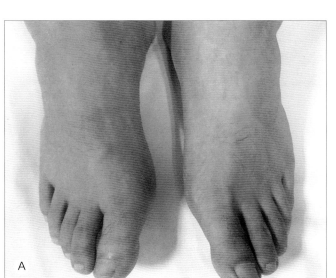

图 17-35. 强直性脊柱炎患者右侧第 1 跖趾关节炎

图 A: 强直性脊柱炎患者右侧第 1 跖趾关节肿胀，左侧正常

图 B: 第 1 跖趾关节背侧纵断面超声图像，显示右侧关节腔增大，腔内滑膜增生（箭头），增生的滑膜内可见血流信号

图 C: 左侧第 1 跖趾关节正常；M：跖骨头；P：近节趾骨底

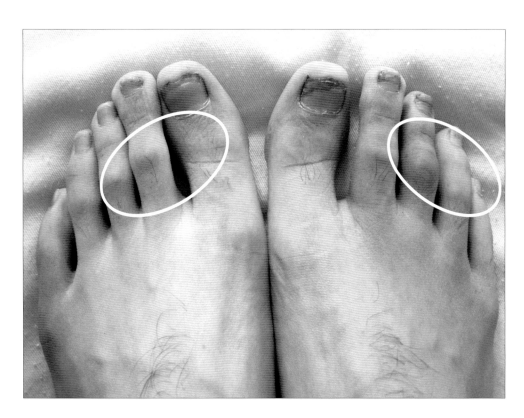

图 17-36. 强直性脊柱炎患者近端趾间关节炎

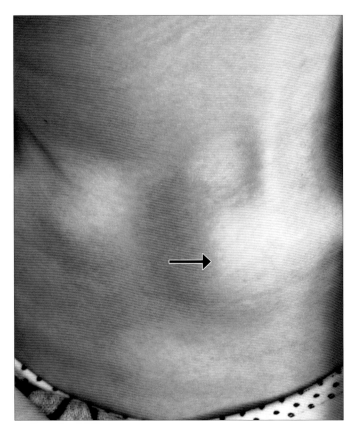

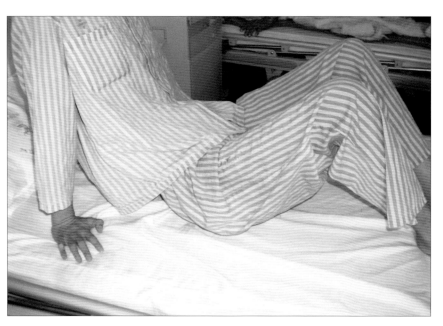

图 17-38. 髋关节受累导致活动受限和关节僵直，是强直性脊柱炎患者致残的重要原因

图 17-37. 强直性脊柱炎患者左侧胸锁关节炎

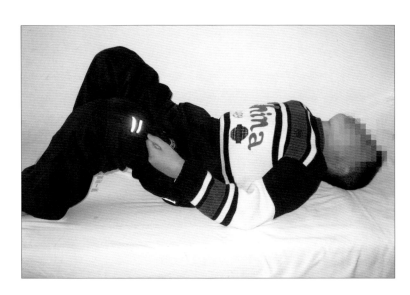

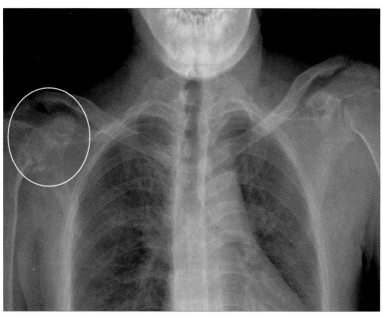

图 17-39. 幼年型强直性脊柱炎患者，常以外周关节炎发病，早期缺乏中轴关节症状，易造成诊断困难和延误，过半数病例成年后才确诊，导致晚期髋关节、脊柱强直和驼背畸形

图 17-40. 强直性脊柱炎患者 X 线像，右肩关节间隙狭窄，几近消失，关节面可见骨质侵蚀、硬化，轮廓不清，部分强直，似见骨小梁通过

四、肌腱端炎

肌腱端炎，也称"附着点炎"，是在韧带或肌腱附着于骨的部位发生的炎症，常发生于脊柱和骨盆周围，最终可能导致骨化。这是强直性脊柱炎的另一病理标志。临床上表现为关节外或关节附近骨压痛，可以是本病的早期特点，也可以是部分患者的主要表现。肌腱端炎常见于肋胸连接、脊椎棘突、髂嵴、股骨大转子、股骨内外侧髁、胫骨粗隆、耻骨联合、坐骨结节、肩胛冈、肱骨大结节以及足跟、足底等部位，是引起相应部位疼痛的重要原因。如果胸椎受累，包括肋脊、横突关节及胸肋区，胸骨柄胸骨关节的肌腱端炎可引起胸痛，并在咳嗽或打喷嚏时加重，有些患者诉吸气时不能完全扩胸。脊椎骨突附着点炎可能是早期腰背疼痛、脊柱和胸廓活动度降低的重要原因。颈椎发僵、疼痛和棘突压痛常在起病数年后才出现，部分患者早期就可以出现这些症状。

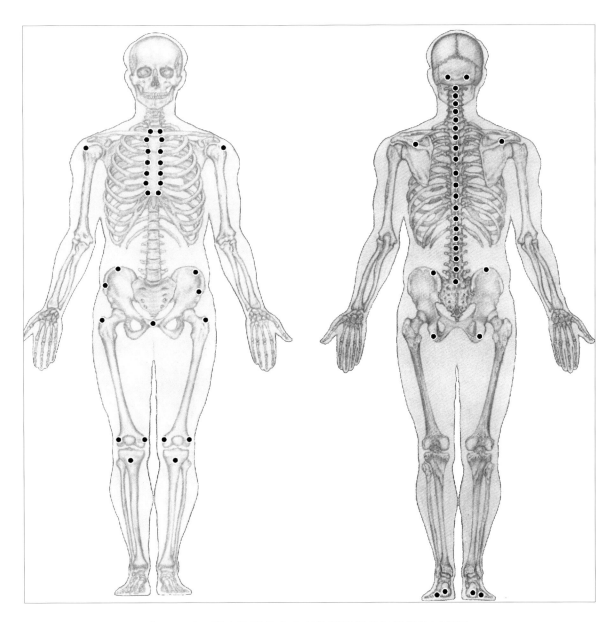

图 17-41. 强直性脊柱炎患者的肌腱端炎好发部位示意图

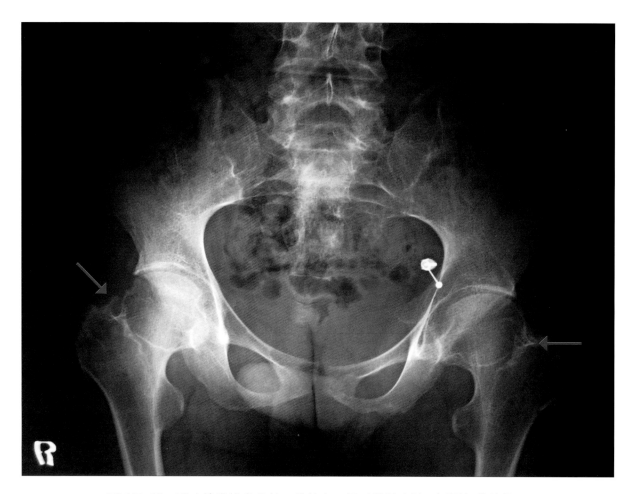

图 17-42. 强直性脊椎炎患者 X 线检查，显示股骨大转子周围韧带骨化

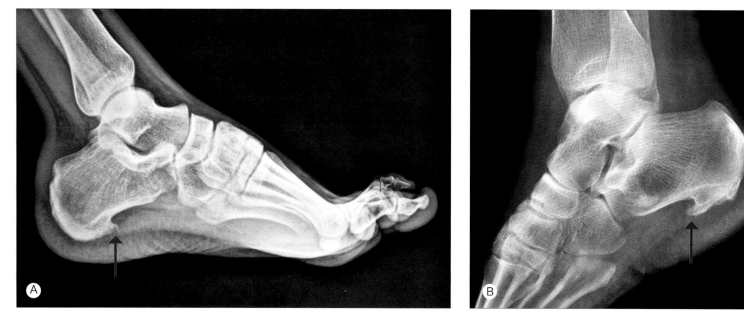

图 17-43. 强直性脊柱炎患者 X 线足侧位相，显示跟骨跖筋膜及跟腱附着处骨质增生变尖

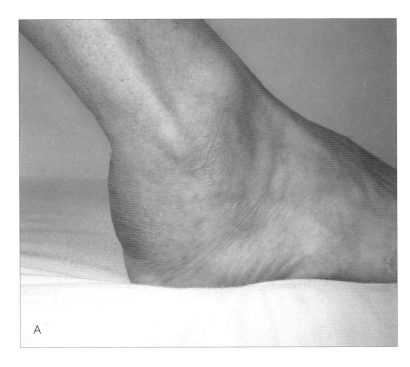
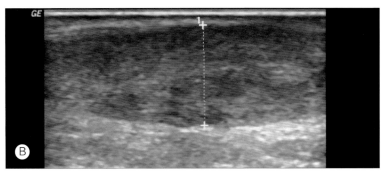
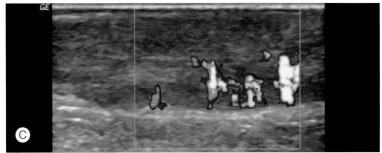

图 17-44. 强直性脊柱炎患者跟腱炎

图 A: 跟腱肿胀

图 B: 跟腱纵切面超声图像，显示跟腱局灶性肿大，呈低回声

图 C: 彩色多普勒能量图显示跟腱内丰富血流信号，提示跟腱炎

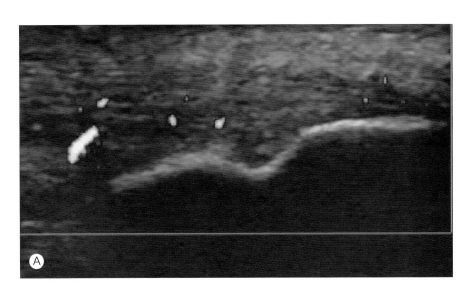
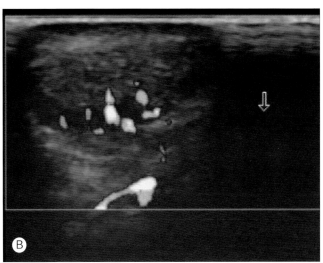

图 17-45. 强直性脊柱炎患者跟腱炎

跟腱长轴（**图 A**）及短轴（**图 B**）超声声像图，显示跟腱内部回声不均匀，可见血流信号。AT: 跟腱；C: 跟骨

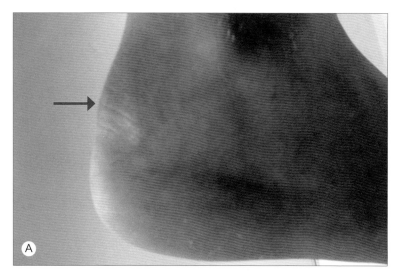

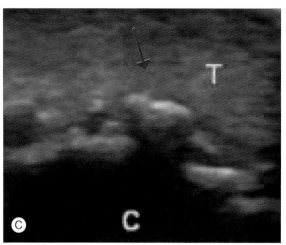

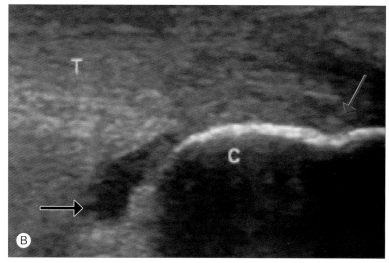

图 17-46. 强直性脊柱炎患者慢性跟腱炎

图 A： 右侧跟腱肿胀

图 B，图 C： 右侧跟腱纵切面和横切面超声图像，显示跟腱内及跟腱附着于跟骨处可见多处斑块状强回声（红色箭头），提示慢性跟腱炎。右侧跟骨后滑囊积液伴滑膜增生（黑色箭头）。T：跟腱；C：跟骨

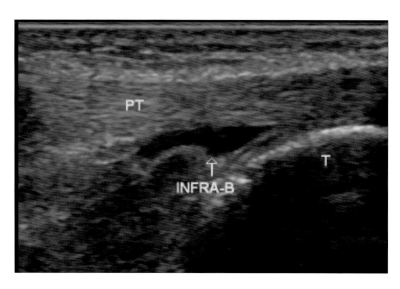

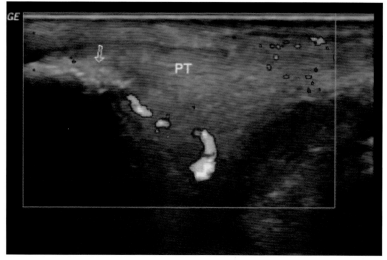

图 17-47. 强直性脊柱炎患者髌腱纵断面超声图像，显示髌下深囊内可见低回声滑膜（黄色箭头）。PT：髌腱；T：胫骨；INFRA-B：髌下深囊

图 17-48. 强直性脊柱炎患者超声检查，显示髌韧带附着于髌骨处骨糜烂

五、骨质疏松

骨质疏松伴脊柱后凸是强直性脊柱炎后期的典型表现，是患者容易发生骨折的主要原因。实际上，本病早期即可出现骨量下降以至骨质疏松，常与疾病活动性和严重程度，以及病程长短相平行。可根据不同患者的病情选择骨密度的检查方法和检查部位。对于早期轻型病例，脊柱活动度正常、未出现韧带骨赘/竹节样改变者，可通过双能X线吸收仪（DXA）检查腰椎骨密度。但对于后期已发生韧带骨赘、竹节样改变者，DXA很难对骨密度进行适当测量，因为骨赘可导致假性高值。腰椎定量CT（QCT）检查可避免测量的误差。病情不同阶段可通过测量股骨颈骨密度，以长期随访观察。

六、关节外表现

1. 眼部受累

眼部受累的最主要表现是反复发作的急性非肉芽肿性前部葡萄膜炎(急性虹膜炎)，典型的发病方式为单侧急性发作，表现为眼痛、畏光、流泪和视物模糊。患者眼部混合性充血，以睫状体充血为主，前房房水混浊，出现灰白色丝状、片状渗出物，裂隙灯下可见前房内的光束成为灰白色半透明带，称为房水闪光，混浊的前房水内还可以看见浮游的炎症细胞，这种现象称之为Tyndall现象，是活动性炎症的重要体征。严重时，房水中大量白细胞因重力作用集中在前房下方形成前房积脓。角膜后沉着物（KP）是房水中的炎症细胞、渗出物，随着房水对流沉淀在角膜内皮上。瞳孔缩小变形，虹膜纹理模糊，炎症可以引发虹膜和晶状体的粘连，虹膜和房角的粘连，如果治疗不及时容易发生严重并发症。疾病晚期，特别是儿童、青年的慢性前部葡萄膜炎，可以发生角膜前弹力层钙质沉淀，从角膜缘的两侧开始向中心部进展，形成水平的带状混浊。

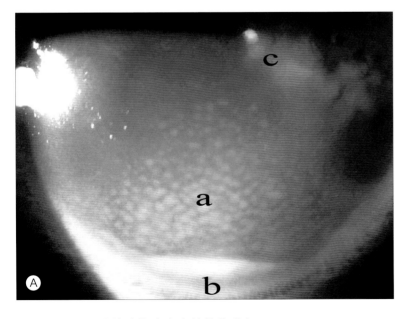
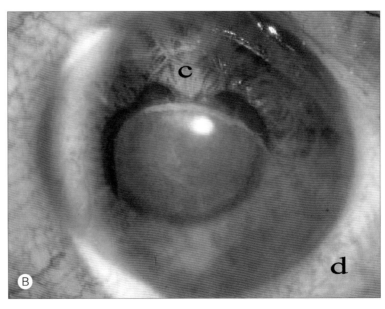

图 17-49. 强直性脊柱炎患者前葡萄膜炎

图A： 角膜后沉淀物（a）；前房渗出（b）　　　　**图B：** 虹膜粘连（c）；结膜混合充血（d）

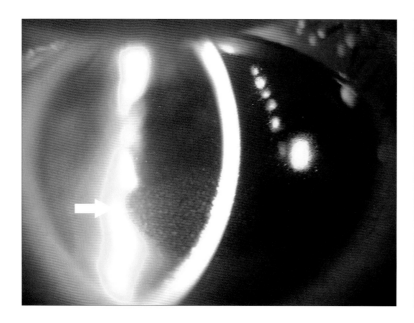

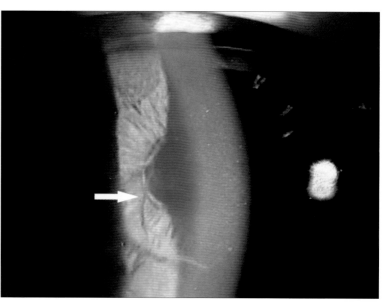

图 17-50. 强直性脊柱炎患者急性虹睫炎，角膜后沉淀颗粒 KP（白色箭头）

图 17-51. 强直性脊柱炎患者急性虹膜睫状体炎，前房可见成形的条状渗出（白色箭头）

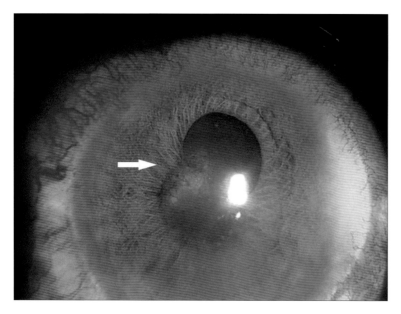

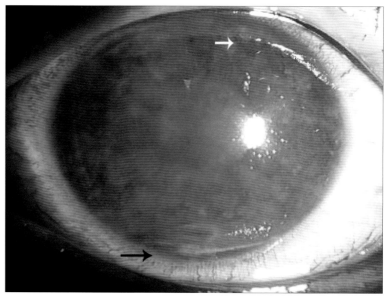

图 17-52. 强直性脊柱炎患者急性虹膜睫状体炎，睫状体明显充血，下方角膜内皮面可见颗粒样沉淀物（KP），瞳孔缘局部后粘连（白色箭头），瞳孔形状不规则

图 17-53. 强直性脊柱炎患者急性虹膜睫状体炎，睫状体充血，角膜水肿（白色箭头），前房下方可见暗红色出血，虹膜纹理不清晰，虹膜血管充血明显（黑色箭头）。瞳孔后粘连，晶体混浊

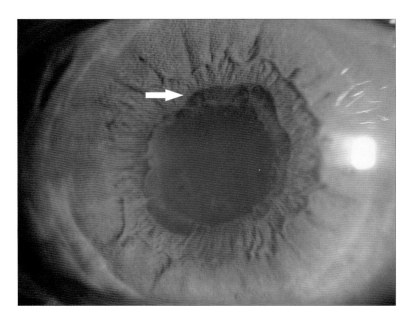

图 17-54. 强直性脊柱炎患者因急性虹膜睫状体炎后遗的瞳孔区虹膜后粘连

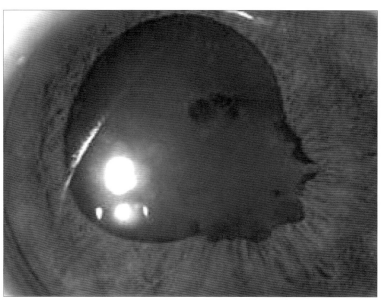

图 17-55. 强直性脊柱炎合并前葡萄膜炎患者，眼前节照相，可见瞳孔不规则，局部后粘连

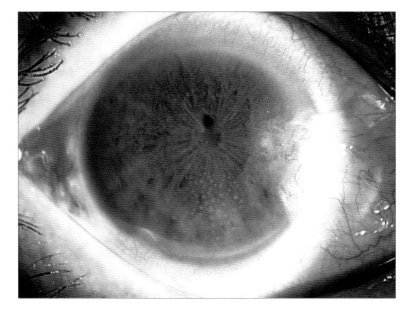

图 17-56. 强直性脊柱炎患者急性虹膜睫状体炎，虹膜后可见角膜内皮面 KP，虹膜后粘连，瞳孔极小

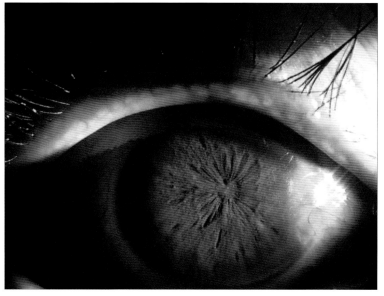

图 17-57. 强直性脊柱炎患者，急性虹膜睫状体炎后虹膜后粘连瞳孔变小粘连固定

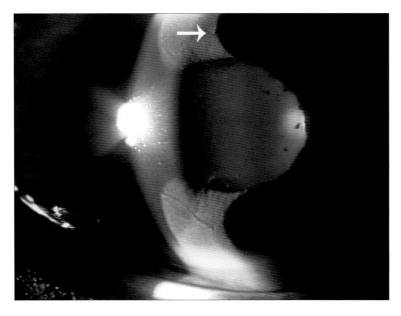

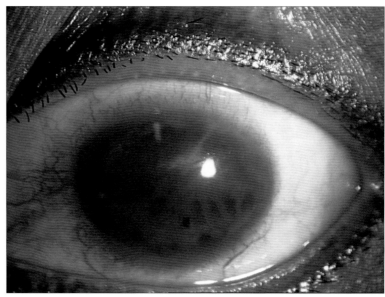

图 17-58. 强直性脊柱炎患者，急性虹膜睫状体炎后，虹膜在瞳孔区完全后粘连，虹膜向前膨隆

图 17-59. 强直性脊柱炎患者，全葡萄膜炎瞳孔完全闭塞

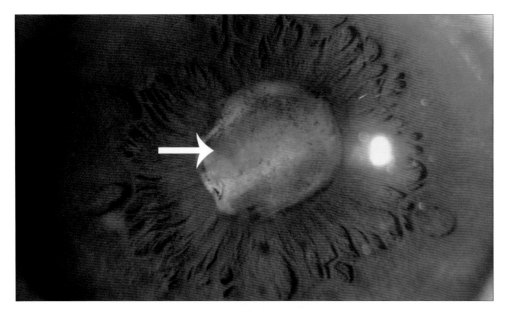

图 17-60. 强直性脊柱炎患者，急性虹膜睫状体炎后，虹膜后粘连并发白内障

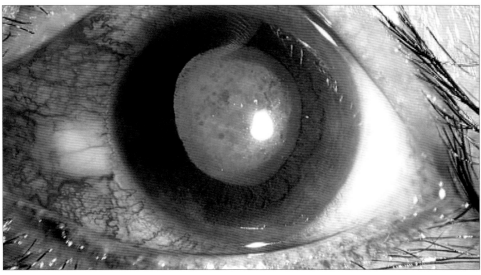

图 17-61. 强直性脊柱炎患者，葡萄膜炎后并发白内障

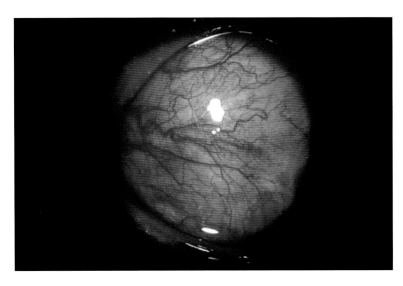

图 17-62. 强直性脊柱炎患者，巩膜血管弥漫性充盈扩张，提示巩膜炎

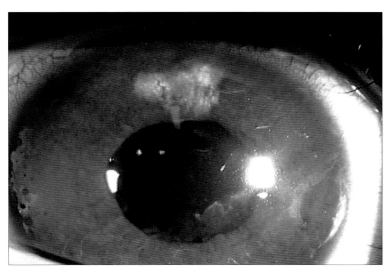

图 17-63. 强直性脊柱炎患者，虹膜炎后在水平位角膜周边可见带状变性（白色箭头），虹膜后可见人工晶体

---

2. 肾脏损害

　　强直性脊柱炎患者可并发 IgA 肾病，大约 93% 的这类患者的血清 IgA 水平升高，可出现显微镜下血尿、蛋白尿。并发继发性淀粉样变者则很少见，不过，一旦出现蛋白尿和进行性加重的氮质血症时，应考虑其肾脏并发淀粉样变性的可能性。

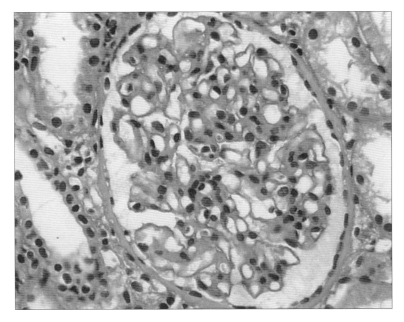

图 17-64. 强直性脊柱炎并发局灶增生性 IgA 肾病患者，其肾脏组织出现肾小球系膜细胞及基质轻度增生（HE 染色）

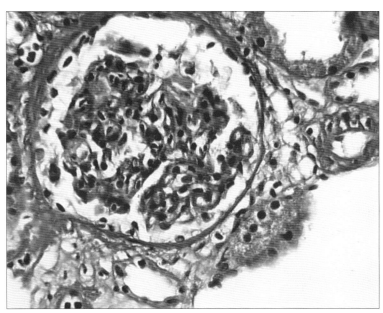

图 17-65. 强直性脊柱炎并发局灶增生性 IgA 肾病患者，其肾小球系膜细胞及基质轻度增生，局灶节段中度加重（Masson 染色）

3. 心血管系统受累

强直性脊柱炎患者出现心血管系统损害者比较少见，病变主要有升主动脉炎、主动脉瓣关闭不全和传导障碍。

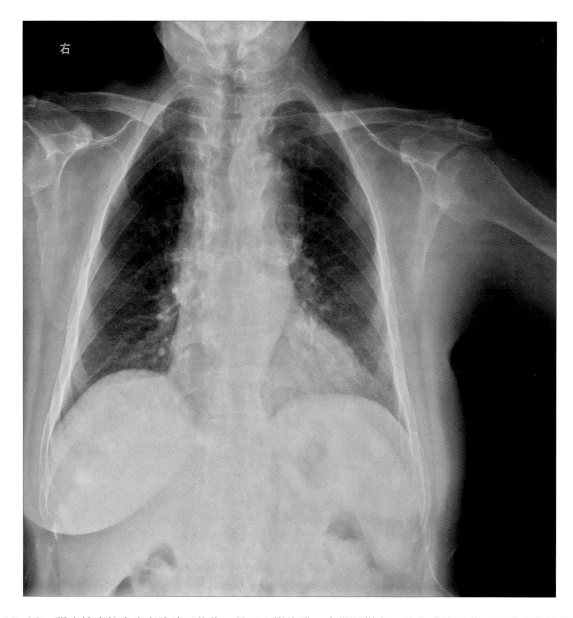

图 17-66. 强直性脊柱炎患者胸片正位像，显示心影饱满，中纵隔增宽，升主动脉迂曲，两肺血管影增粗

（肖征宇 刘 源 曾庆余 罗 岩 王少坤）

第十八章 银屑病关节炎

概　论

银屑病关节炎是一种与银屑病相关的炎性关节病，类风湿因子通常为阴性，目前归类为血清阴性脊柱关节病。银屑病关节炎与银屑病的区别在于前者既有银屑病皮肤病变，又有关节炎。大约75%的关节炎发生于银屑病皮肤病变之后，约有10%的患者皮肤病变与关节炎同时发生，有将近15%的患者关节炎可出现在银屑病皮肤病变之前。银屑病关节炎在人群中的患病率为2%~3%。中国人群中的患病率为1.23%。该病在任何年龄均可发病，但好发于30~50岁。该病无性别差异，脊柱受累者以男性居多。银屑病关节炎的病因还不清楚，可能与遗传、免疫功能障碍、环境等因素有关。

根据最为常用的 Wright 和 Moll 总结的分类标准，可将银屑病关节炎分为五种类型：① 单关节炎或少关节炎型，② 对称性多关节炎型，③ 远端指(趾)间关节炎型，④ 残毁性关节炎型和 ⑤ 脊柱关节炎型。

单关节炎或少关节炎型约占70%，以手足远端或近端指（趾）间关节为主，膝、踝、髋、腕关节亦可受累，分布不对称。对称性多关节炎型占15%左右，病变以近端指（趾）间关节为主，也可累及远端指（趾）间关节及腕、肘、膝和踝关节等。远端指间关节炎型占5%~10%，病变累及远端指间关节。脊柱关节炎型约占5%。多见于年龄大的男性，以脊柱和骶髂关节病变为主。残毁性关节炎型占5%左右，是银屑病关节炎的严重类型，好发年龄为20~30岁，受累关节常为指、掌、跖骨，可有骨溶解。

银屑病关节炎的病变包含两部分，即关节病变和关节外病变。关节病变除累及四肢外周关节外，亦可累及脊柱，表现为关节疼痛、压痛、肿胀、晨僵和功能障碍。受累关节以指关节和跖趾关节等小关节为主，远端指间关节最易受累，常不对称。X线片可发现远端指（趾）间关节破坏性病变，指（趾）末端可有骨溶解而变细、变尖，呈铅笔头样，末节指（趾）骨近端有骨质增生、膨大呈帽檐样；中间指骨远端因侵蚀破坏变尖，形成铅笔帽样畸形。受累的指（趾）关节常合并有关节滑膜炎及腱鞘炎，表现为指（趾）关节肿胀，形成典型的腊肠指（趾）。病变可以累及脊柱和骶髂关节，常为单侧。脊柱病变表现为不对称的线韧带骨赘形成，椎旁骨化，特点为相邻椎体的中部之间的韧带骨化形成骨桥，并呈不对称分布，严重时可引起脊柱融合。骶髂关节模糊、关节间隙狭窄，可有骨侵蚀。病情严重时，受累的指、掌、跖骨可出现骨溶解，关节可能强直畸形。另外，银屑病关节炎患者也可出现附着点炎，最常受累部位是跟腱和跖肌筋膜的附着点，查体可见肿胀及压痛，超声检查更为敏感，X线检查可发现骨刺，附着点炎，也可无症状。

关节外病变主要有银屑病皮损和指（趾）甲营养不良。寻常型银屑病是银屑病关节炎患者最常见的皮肤表型，好发于头皮、躯干和四肢伸侧，常对称分布。典型的皮疹为粟粒至绿豆大红色丘疹、斑块，可相互融合，边界清楚，浸润明显，上覆较厚的银白色鳞屑。轻轻刮除鳞屑，可见淡红色半透明薄膜（薄膜现象）；刮除薄膜后出现点状出血（Auspitz 征）。白色鳞屑、薄膜现象和点状出血对银屑病有诊断意义。发生于头皮者，头发呈束状。有银屑病关节病变的患者中，其皮肤和关节病变之间的严重程度有一定的相关性。银屑病关节炎患者常有指（趾）甲病变，常表现为指（趾）甲顶针样凹陷，表面高低不平。另外也可以呈现甲下角质增生，重者可能指（趾）甲剥离。

银屑病关节炎累及内脏者虽不多见，少数患者的脏器可能受损。7%~33% 患者可有眼部病变，如结膜炎、虹膜炎和葡萄膜炎。约有 4% 患者在病程晚期可出现主动脉瓣关闭不全、心脏肥大和传导阻滞。另外也可出现肺部纤维化，炎性肠病。

诊断要点

迄今，国际上尚缺乏统一的关于银屑病关节炎的分类或诊断标准，也没有特异性的实验室诊断方法。对此病的临床诊断主要根据患者的皮肤损害和关节炎的临床特点，以及影像学检查的结果进行综合分析。目前认为，当患者有银屑病皮肤病变、又有关节炎者可以考虑银屑病关节炎的诊断。此病患者的血沉和 C 反应蛋白往往增高。患者的 HLA-B27 常常阳性，提示患者的中轴关节可能受累。X 线骨关节相、CT扫描或 MRI 检查对本病诊断有较大的帮助，尤其发现指骨有"铅笔帽样"变形时，对银屑病关节炎的诊断更有特异性。

多数文献报告中，对本病的诊断常采用 Moll 和 Wright 于 1973 年提出的分类标准。他们对银屑病关节炎的分类标准如下。

1. 炎症性关节炎：至少有一处关节炎，并持续 3 个月以上。

2. 有银屑病皮损和（或）一个指甲上有 20 个以上顶针凹陷或甲剥离。

3. 血清类风湿因子阴性。

以上分类标准过于简单，对类风湿关节炎的鉴别也不明确。

1999 年，Fournie 又提出银屑病关节炎的分类标准，他的标准如下：

诊断标准	评分
银屑病在关节症状之前发病或同时发生	6
银屑病家族史（如果第一条标准没有达到）	3
远端指间关节炎	3
非对称性单关节炎或少关节炎	1
臀痛、足跟痛、自发性前胸壁痛、弥漫性附着点炎疼痛	2
影像学诊断标准	
a.远端指间关节骨侵蚀	5（以下任何
b.骨质溶解	一点符合即可）
c.关节强直	
d.关节旁骨膜炎	
e.指骨吸收	
（HLA）-B16（38，39）or B17 阳性	6
类风湿因子阴性	4

评价：如果总分大于或等于 11，则可以诊断为银屑病关节炎。应用这套标准对 100 例银屑病关节炎，160 例强直性脊柱炎和 160 例类风湿关节炎患者进行分析，诊断银屑病关节炎的敏感性为 95%，特异性为 98%。

2006 年，欧洲抗风湿病联盟等多个单位共同组成一银屑病关节炎分类标准研究组（CASPAR），对 588 例银屑病关节炎和 536 例其他各种关节炎进行调研后，制定了一个新的银屑病关节炎分类标准（CASPAR 银屑病关节炎分类标准），其内容为：

患者确定有炎性关节病变（关节、脊柱、肌腱端炎），并同时有下列 5 项条件中的 3 项或 3 项以上时，则符合为银屑病关节炎。这 5 项条件是：

1. 银屑病　由风湿病医师或皮肤病医师判定的现有银屑病；或者由或者本人、家庭医师、皮肤病医师、风湿病医师或具有资质的健康保健中心提供的曾经患有银屑病史；或者由患者提供的其第一代或第二代亲属有银屑病。

2. 指甲损害　体格检查时发现患者有典型的指甲剥离、顶针凹陷或角化过度。

3. 类风湿因子检测阴性　检测方法首选采用酶标免疫吸附法，不用乳胶法。

4. 指（趾）炎　整个指或趾肿胀，或者有由风湿病医师记录的指（趾）炎病史。

5. 放射线检查显示关节附近有新骨形成　手或足 X 线平片显示关节边缘附近有模糊骨化，但是须除外骨赘形成。

以此分类标准来诊断银屑病关节炎，其他敏感性为 91.4%，特异性为 98.7%。

图 解

一、外周关节病变

银屑病与银屑病关节炎的关系非常密切。单纯皮肤银屑病的发病率为1%~2%，而在皮肤银屑病的患者中，又有关节炎者可高达20%左右。银屑病皮肤病变与关节炎之间，两者病情的轻重亦有正相关的关系，但并不绝对，如有的患者关节炎很显著，而其皮肤损害比较隐蔽。银屑病关节炎患者的血清中，类风湿因子（RF）常常阴性，所以将银屑病关节炎归类为血清阴性脊柱关节病。

银屑病关节炎患者中，外周关节病变与脊柱病变可以同时存在。外周关节病变部位常不对称，以远端指（趾）间关节受损较多见，往往一侧表现有明显关节炎，而对侧对称的关节常常正常，或者两侧对称的关节虽均有关节炎的征象，然而两者的病损轻重程度相差甚远，这与类风湿关节炎和骨关节炎有明显的不同。银屑病关节炎患者的远端指（趾）间关节，因关节面下缘的骨质吸收融合，而关节面上缘的骨质增生唇样变，呈现草帽样形状，这是本病具有的特征性征象，有助于临床诊断。

—— 1. 手、腕关节 ——

受累的指（趾）关节出现关节滑膜炎及腱鞘炎时，表现为指（趾）关节肿胀，呈"腊肠指"。远端指间关节受累常见，影像学检查可见铅笔帽样畸形，此为银屑病关节炎的特征性改变。

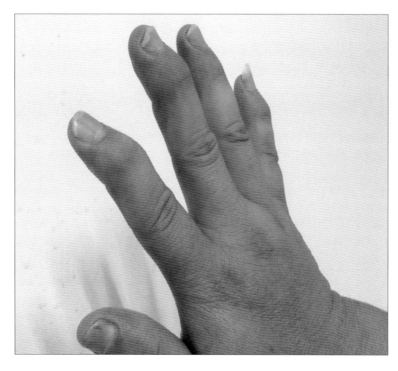

图18-1. 银屑病关节炎患者右手第2、3、5远端指间关节肿胀，指甲粗糙

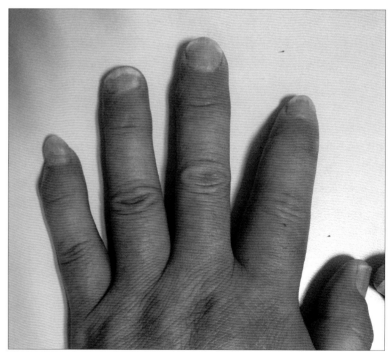

图18-2. 银屑病关节炎患者左手第5远端指间关节肿胀，第2指弥漫性肿胀，指甲粗糙

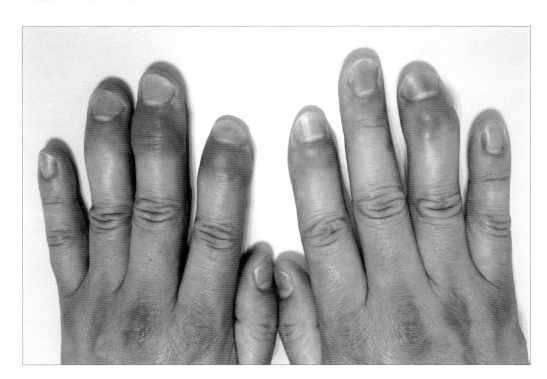

图 18-3. 银屑病关节炎患者左手第 2、3 远端指间关节，右手第 4 远端指间关节肿胀。与类风湿关节炎相比，银屑病关节炎更易累及远端指间关节

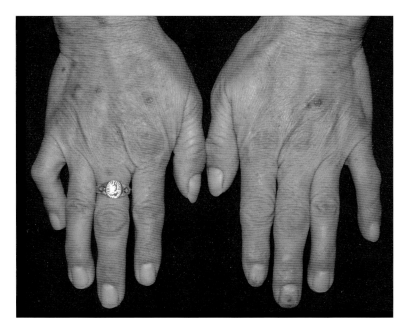

图 18-4. 银屑病关节炎患者双手第 5 近端指间关节屈曲畸形，以右侧更明显，手背有典型的寻常型银屑病皮损

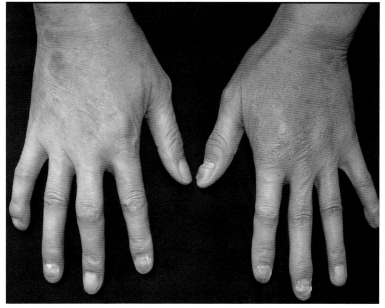

图 18-5. 银屑病关节炎患者右手第 3 近端指间关节，左手拇指指间关节、第 2 近端指间关节、第 3 远端指间关节和双侧第 5 远端指间关节肿胀，手背可见典型的寻常型银屑病皮损，指甲粗糙，失去光泽

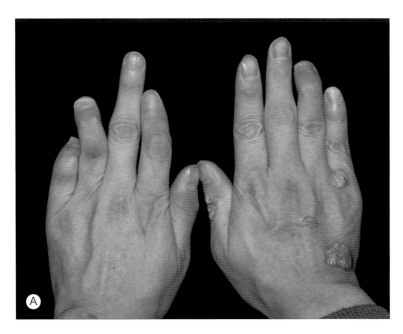
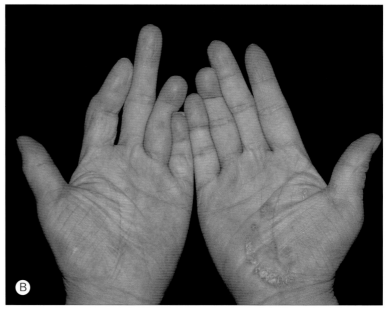

图 18-6. 银屑病关节炎患者，手掌和手背寻常型银屑病皮损，右手第 3 近端指间关节、第 5 远端指间关节肿胀，第 4 远端指间关节屈曲畸形，左手第 4 指 "天鹅颈" 畸形，第 2 近端指间关节和第 5 指远端指间关节屈曲畸形，左手第 2、4、5 指端缩短

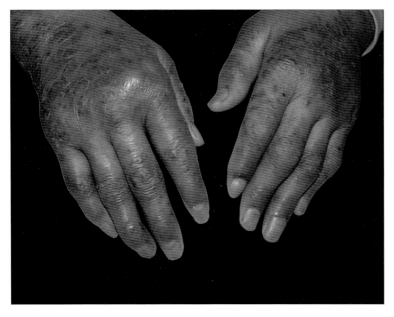

图 18-7. 银屑病关节炎患者，手背及指关节伸侧可见红皮病型银屑病皮损，掌指关节及近端、部分远端指间关节肿胀

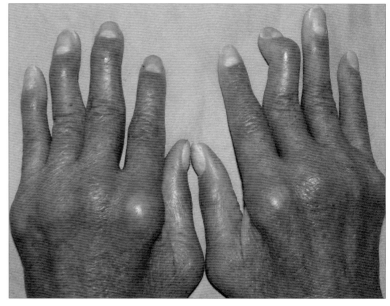

图 18-8. 银屑病关节炎患者，双手第 1~5 掌指关节肿胀、半脱位，右手第 3 指，左手第 3~5 指呈天鹅颈畸形，右手第 4 指过伸畸形

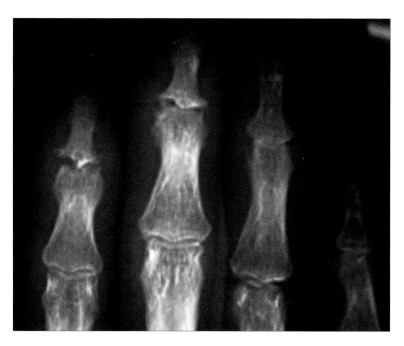

图 18-9.　银屑病关节炎患者 X 线相，显示远端指间关节受累，关节毁损，关节面凹凸不平

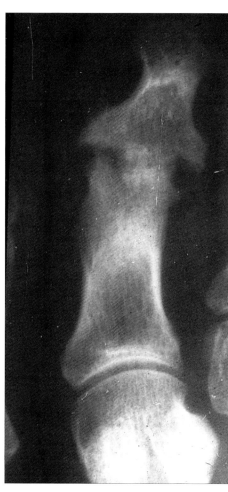

图 18-10.　银屑病关节炎患者，左手第 2 指 X 线像，显示末节指骨近端骨质增生、膨大，呈帽沿样，关节间隙骨质溶解；中间指骨远端变细、变尖，形成铅笔帽样畸形

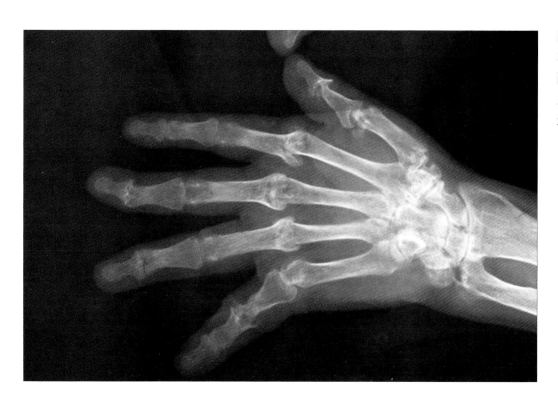

图 18-11.　银屑病关节炎患者左手 X 线相，显示腕关节、指关节骨侵蚀、间隙消失、融合。拇指末节指骨近端骨质增生、膨大，呈帽沿样，关节间隙骨质溶解；近节指骨远端变细、变尖，形成铅笔帽样畸形

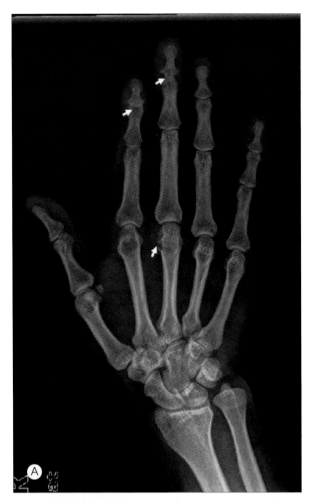

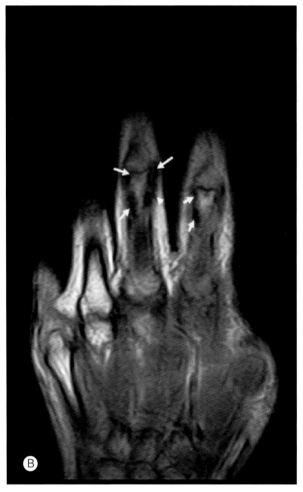

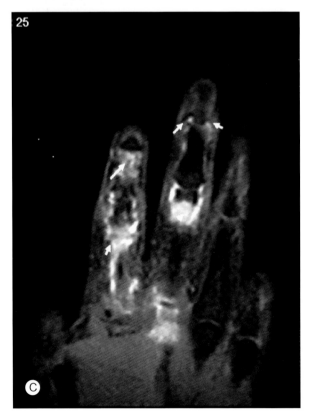

图 18-12. 银屑病关节炎患者右手影像检查

图 A： 右手正位 X 线片示第 2、3 远端指间关节骨质破坏伴关节间隙变窄，第 3 掌骨远端可见局部骨质缺损，右腕关节间隙尚可，有关节面硬化

图 B： 右手冠状位 MRI T1WI 像，显示第 2、3 远端指间关节间隙消失，骨质破坏

图 C： 右手冠状位 MRIT2WI 压脂像，显示右手第 2、3 远端指间关节、掌骨头及近端指间关节面下及关节周围炎性高信号及骨髓水肿影

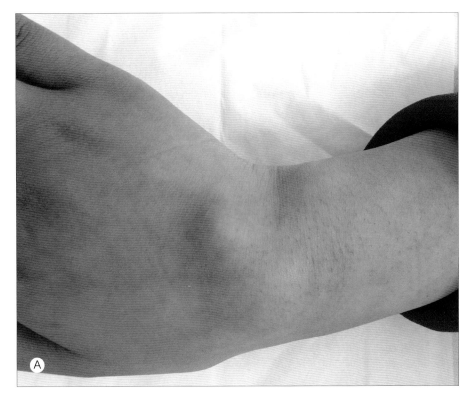

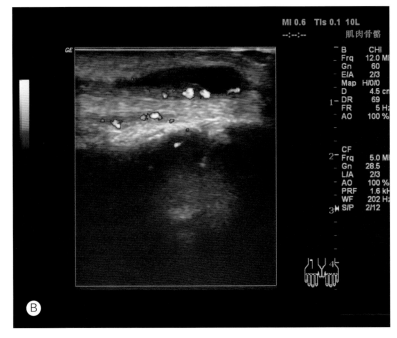

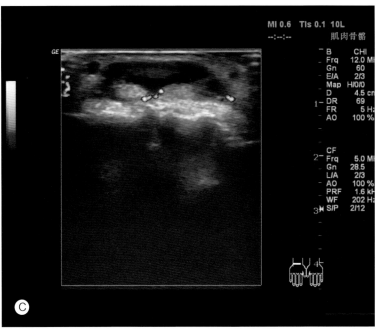

图 18-13. 银屑病关节炎患者右腕关节相及超声检查

图 A： 银屑病关节炎患者右腕关节肿胀　　　　　　　　　　　　**图 B、图 C：** 右腕关节纵断面及横断面超声扫描显示指伸肌腱腱鞘炎

——— **2.胸锁关节** ———

　　银屑病关节炎患者的胸锁关节受损并不多见，常不对称，病程晚期时可以发展为双侧，主要临床表现为胸锁关节受损部位肿胀及压痛。

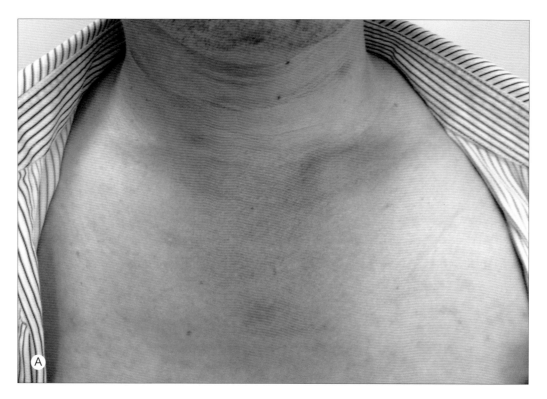

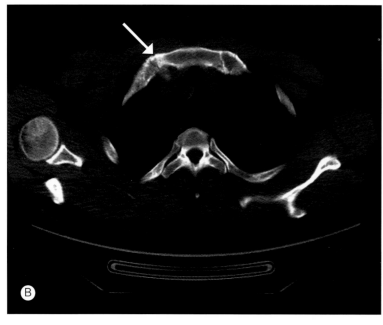
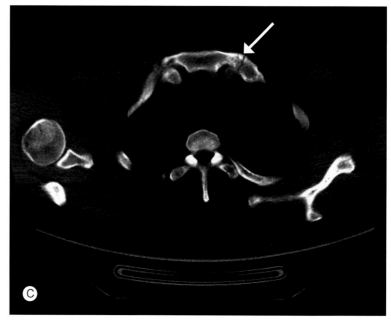

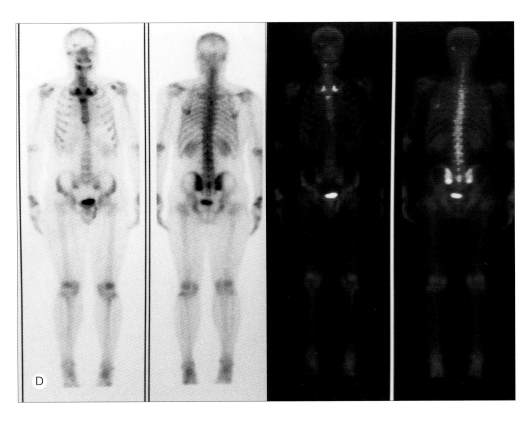

图 18-14. 银屑病关节炎患者胸锁关节炎

图 A: 银屑病关节炎患者双侧胸锁关节肿胀，左侧明显

图 B、图 C: 行胸锁关节 CT 检查显示双侧胸锁关节骨质破坏

图 D: 行核素全身骨扫描显像，显示双侧胸锁关节、胸骨柄、双侧骶髂关节可见异常放射性浓聚影

3. 足、踝关节炎及附着点炎

附着点炎最常累及的部位是跟腱和跖肌筋膜的附着点，其他部位有股四头肌腱和髌骨韧带、髂嵴、肩胛带肌和肘关节肱骨上髁处的附着点。患者查体时上述部位可有肿胀和压痛，超声检查更为敏感，X 线可发现有骨刺。

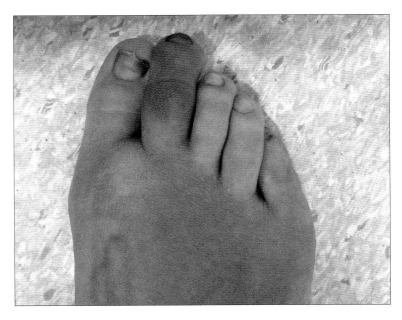

图 18-15. 银屑病关节炎患者右足第 2 趾近端及远端趾间关节肿胀，第 5 趾远端趾间关节肿胀

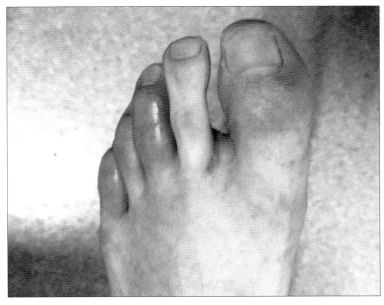

图 18-16. 银屑病关节炎患者左足第 1 趾远端趾间关节肿胀，第 3、5 趾呈腊肠趾样改变

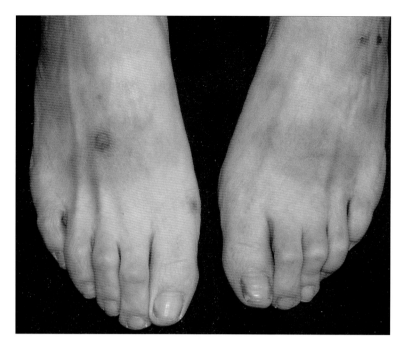

图 18-17. 银屑病关节炎患者双足趾关节畸形，足背有典型的寻常型银屑病皮损

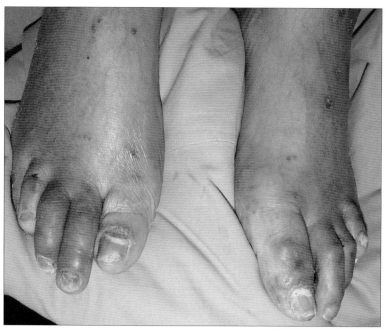

图 18-18. 银屑病关节炎患者足背可见银屑病皮疹，右足第 2、3 趾呈腊肠趾，左足第 2、3 趾近端趾间关节屈曲畸形。趾甲表面凹凸不平，并有明显增厚、浑浊，甲下角质增生

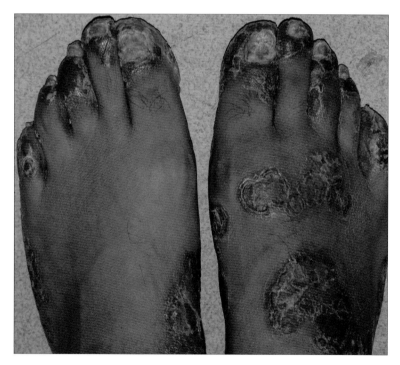

图 18-19. 银屑病关节炎患者左足第 3 远端指间关节肿胀。双足可见脓疱型银屑病皮肤病变，红色皮疹上出现多处脓疱，脓疱有溃烂、结脓痂。趾甲亦受累，明显变形

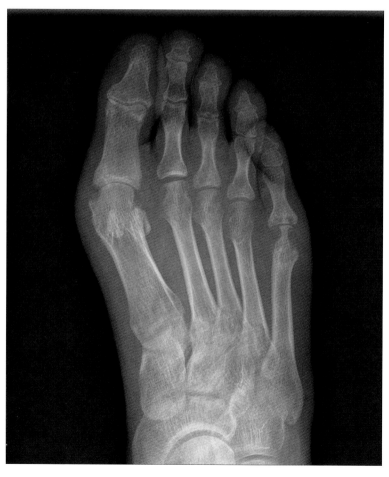

图 18-20. 银屑病关节炎患者第 1、2、3、5 跖趾关节骨侵蚀

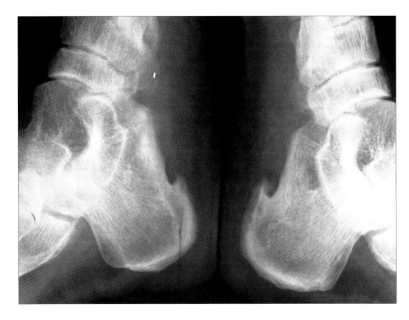 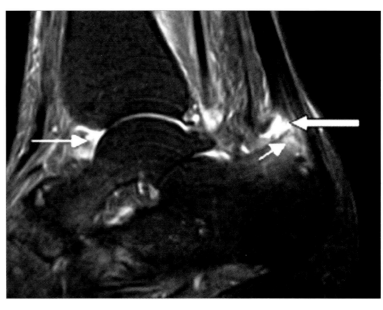

图 18-21. 银屑病关节炎患者双足 X 线跟骨侧位像，显示双足跟骨沿足底侧面的骨质增生，粗大、宽基底的骨赘（箭头）起自足底侧跖肌筋膜附着处

图 18-22. 银屑病关节炎患者足跟磁共振 T2WI 压脂像显示：跟腱附着点信号强度高（附着点炎，粗箭头），踝关节滑膜信号强度高（滑膜炎，细长箭头）

—— **4. 膝关节** ——

膝关节病变表现为关节肿胀、疼痛和压痛，单侧膝关节受累较多见，但也有少部分患者表现为对称性受累。

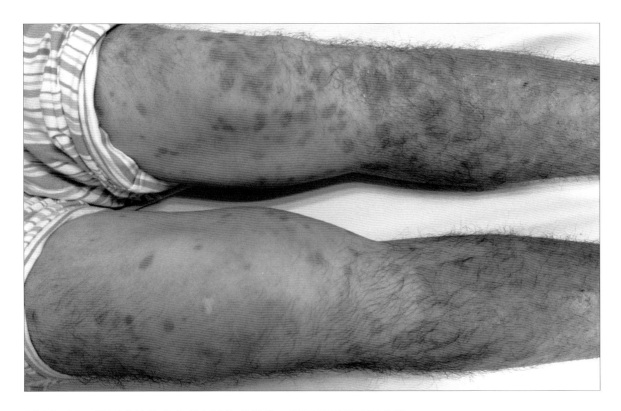

图 18-23. 银屑病关节炎患者右膝关节肿胀，双下肢可见陈旧皮疹

———— **5. 髋关节** ————

　　银屑病关节炎中，髋关节病变常不对称，各患者的髋关节损害轻重不一，差别较大。病变的主要表现为受损关节出现骨硬化，有虫蚀样改变，局部疼痛，影响行动。

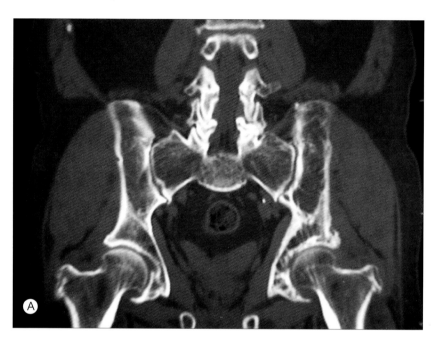

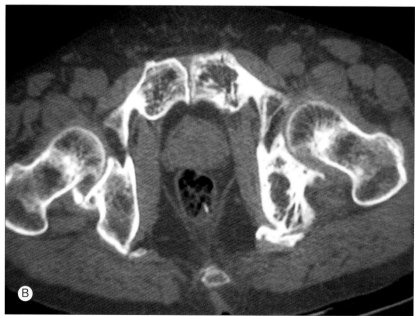

图 18-24. 银屑病关节炎患者髋关节 CT 扫描检查
图 A: 左髋间隙变窄，边缘骨质增生，髋骨关节面下骨质硬化
图 B: 左髋臼后缘增生硬化，皮质骨增厚，右髋少许增生，双侧病变不对称

二、骶髂关节和脊柱关节

银屑病关节炎中，脊柱关节病变的发生率低于外周关节，其特点是脊柱相邻椎体之间的韧带由于骨化而形成骨桥，并呈不对称分布，严重时可引起脊柱融合，骶髂关节模糊，关节间隙狭窄甚至融合。银屑病关节炎的脊柱关节病变与强直性脊柱炎的脊柱病变不同，前者主要是脊椎骨间相连的骨桥，而且常不对称；而后者的脊柱病变主要是锥体上下缘形成的骨桥，常常对称。弥漫性特发性骨肥厚也可出现脊椎外侧骨化，有时引起骨性强直，可能与银屑病关节炎的脊柱关节病变相混淆，不过，弥漫性特发性骨肥厚脊椎外侧骨化的特点是至少连续四节椎体出现骨化和钙化，而且不会侵蚀骶髂关节。

1. 骶髂关节

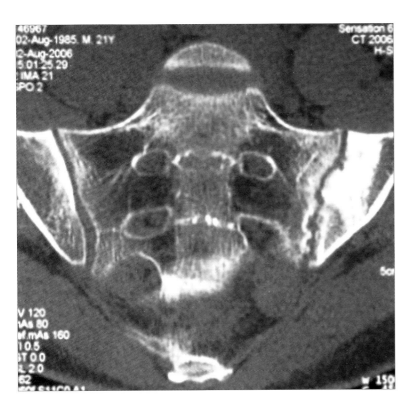

图 18-25. 银屑病关节炎患者骶髂关节 CT 扫描检查，显示左侧骶髂关节面多发骨侵蚀，关节面凹凸不平，髂骨侧关节面下骨质硬化，关节间隙不规则狭窄，右侧骶髂关节正常。双侧病变不对称，单侧骶髂关节病变应除外银屑病关节炎

图 18-26. 银屑病关节炎患者骶髂关节 CT 检查，显示双侧骶髂关节髂骨侧为主的关节面下骨质硬化，关节面可见不规则的虫蚀样骨侵蚀

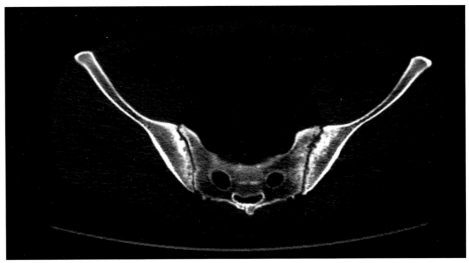

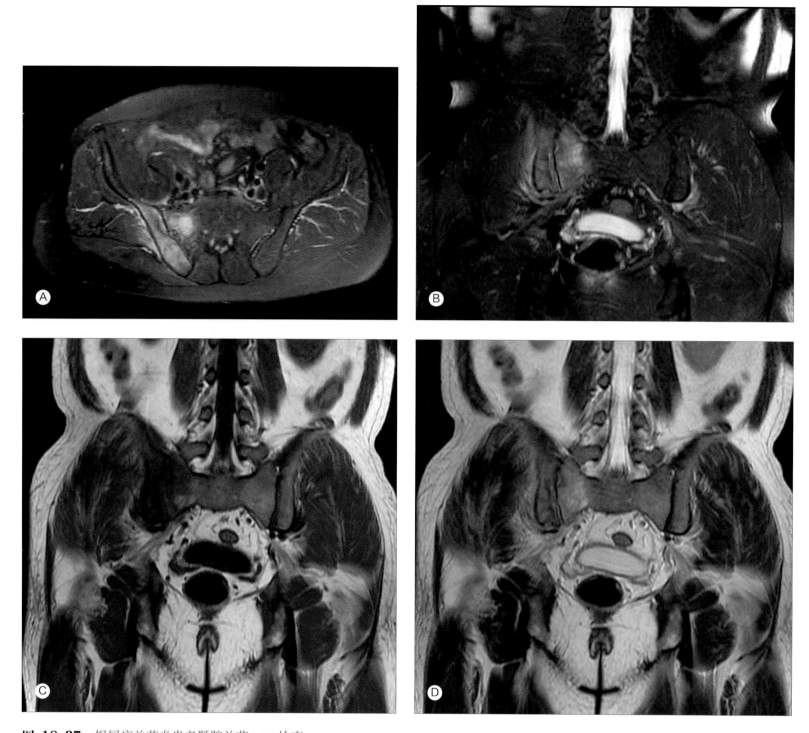

图 18-27. 银屑病关节炎患者骶髂关节 MRI 检查

图 A（T2WI 横轴位压脂像）、**图 B**（T2WI 冠状位压脂像）**图 C**（T1WI 冠状位）和**图 D**（T2WI 冠状位）：显示右侧骶髂关节相对缘组成骨内见斑片状稍长 T1 稍长 T2 信号，压脂像呈高信号，边界不清，提示骨髓水肿，右侧骶髂关节间隙变窄，周围软组织内信号亦增高，提示周围软组织水肿

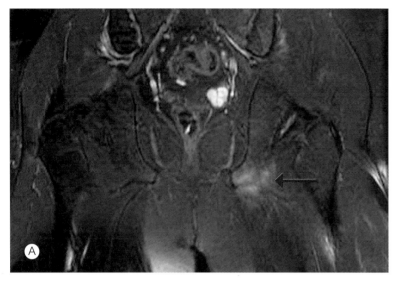

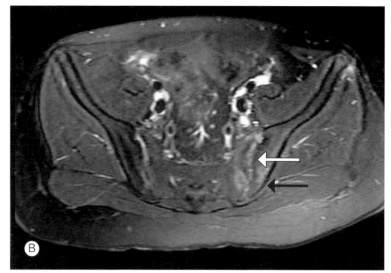

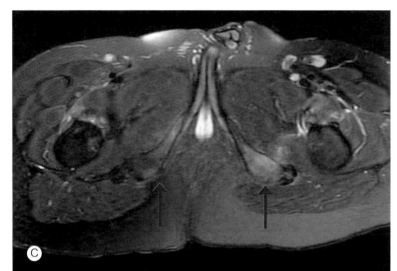

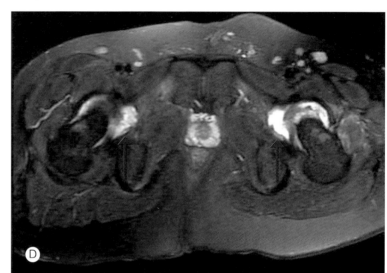

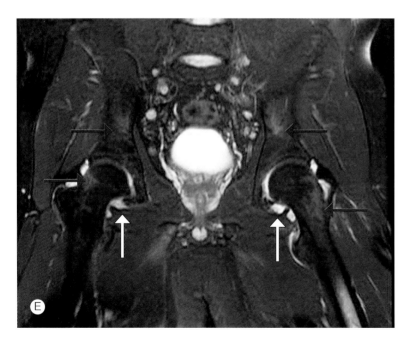

图 18-28. 患者，男性，24 岁。皮疹、关节肿痛 8 年，加重 1 个月。8 年前出现全身皮疹，诊断为银屑病，同时出现左侧足跟肿痛。5 年前出现双膝关节、左足 第 2、3 跖趾关节、右足跟肿胀、疼痛。3 年前出现左手第 4、5 近端指间关节及 第 3 掌指关节肿痛，伴左侧髋部、臀部疼痛。因关节肿痛加重 1 个月入院。MRI 显示双侧骶髂关节及髋骨广泛异常信号改变

图 A: MRI T2WI 冠状位压脂像，显示左侧坐骨骨髓水肿并周围软组织水肿信号（T2 高信号）（红色箭头）

图 B: 骶髂关节 T2WI 横轴位压脂像，显示左侧骶髂关节不规则骨侵蚀（白色箭头），关节面下骨髓水肿的长 T2 信号（红色箭头）

图 C: 髋关节 T2WI 横轴位压脂像，显示双侧坐骨内长 T2 骨髓水肿信号，周围软 组织少量水肿信号（红色箭头）

图 D: 髋关节 T2WI 横轴位压脂像双侧髋关节滑膜增生及关节囊内少量积液（红色箭头）

图 E: 髋关节 T2WI 冠状位压脂像双侧髂骨、股骨颈骨髓水肿（红色箭头），髋关节滑膜增生（白色箭头）

─────── **2. 脊柱** ───────

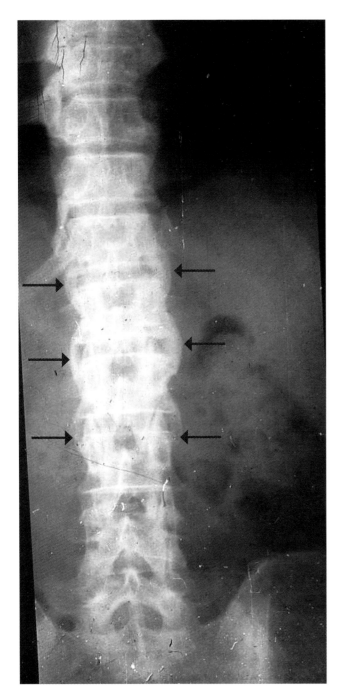

图 **18-29.** 银屑病关节炎患者 X 线腰椎正位像：椎旁韧带多发骨化，在椎体间形成骨桥（箭头所指）

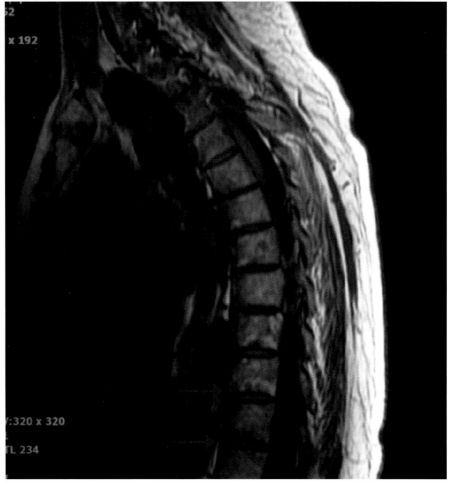

图 **18-30.** 银屑病关节炎患者胸椎 MRI T1WI 显示中段胸椎椎体关节面下斑片状骨质侵蚀（T1 低信号）

三、银屑病关节炎的关节外病变

1. 皮肤病变

寻常型银屑病是银屑病关节炎患者最常见的皮肤表型，好发于头皮、躯干和四肢伸侧，常对称分布。典型皮疹为粟粒至绿豆大红色丘疹、斑块，可相互融合，边界清楚，浸润明显，上覆较厚的银白色鳞屑。除寻常型银屑病外，皮肤损伤也可表现为脓疱型和红皮病型银屑病。有人报告银屑病关节炎患者中，85% 为寻常型银屑病，2.5% 为红皮病型银屑病，12.5% 为脓疱型或泛发性脓疱型银屑病。

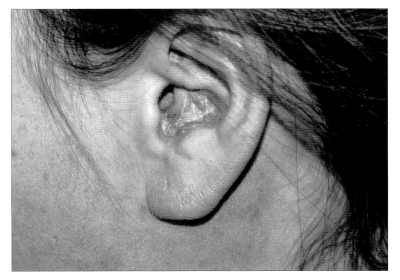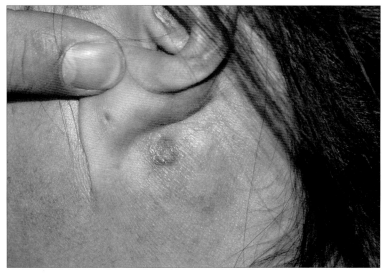

图 18-31. 银屑病关节炎患者的皮肤病变。银屑病皮疹有时只出现在较隐蔽部位，如腋下、耳郭、脐周，需仔细检查

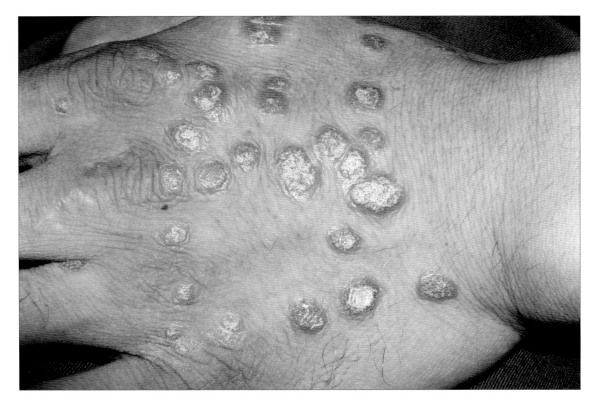

图 18-32. 手背寻常型银屑病皮损

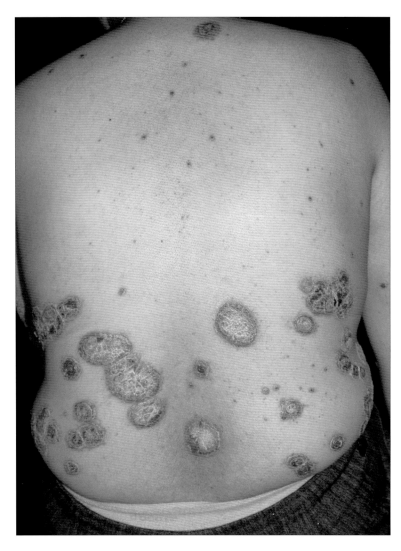

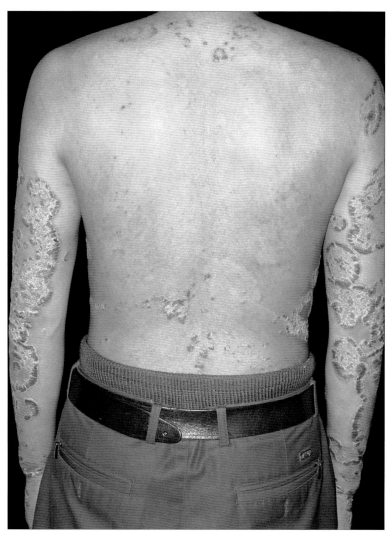

图 18-33. 银屑病关节炎患者的皮肤病变，表现为寻常型银屑病，背部有多处皮疹斑块，边界清楚，上覆银白色鳞屑

图 18-34. 银屑病关节炎患者的皮肤病变，表现为寻常型银屑病，皮疹斑块于上肢伸侧对称分布，上覆较厚银白色鳞屑

图 18-35. 银屑病关节炎患者发生于头皮的寻常型银屑病，头发呈束状

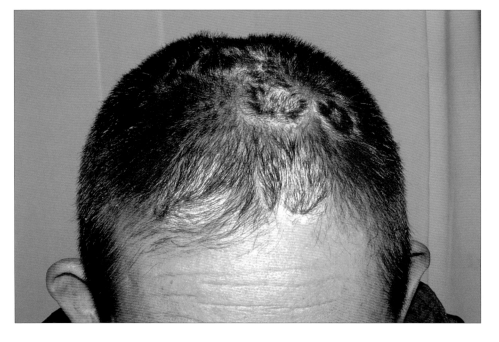

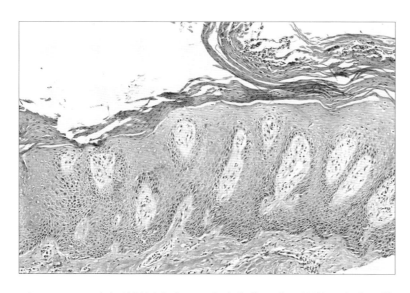

图 18-36. 寻常型银屑病病理：表皮角化不全，颗粒层变薄，棘层肥厚，皮突延长。真皮乳头部血管扩张，乳头上方表皮变薄。真皮上部有轻度至中度炎细胞浸润

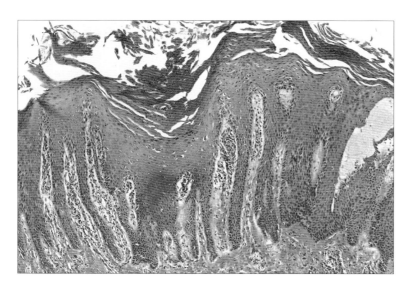

图 18-37. 寻常型银屑病病理：表皮角化过度、角化不全，棘层肥厚，皮突延长，真皮乳头层血管周围淋巴细胞浸润

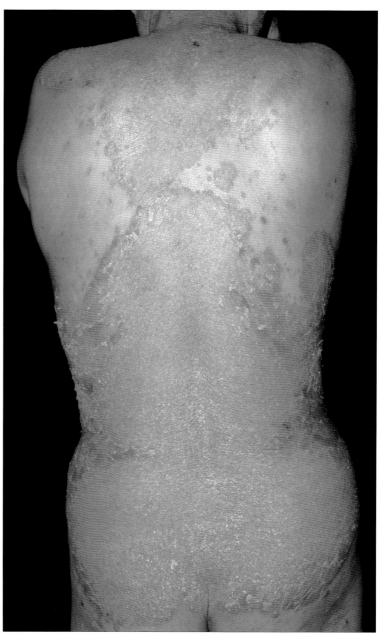

图 18-38. 银屑病关节炎患者皮肤病变，背部皮肤表现为红皮病型银屑病，皮肤弥漫性潮红、浸润，表面有大量银屑

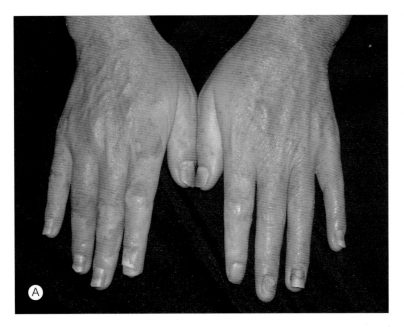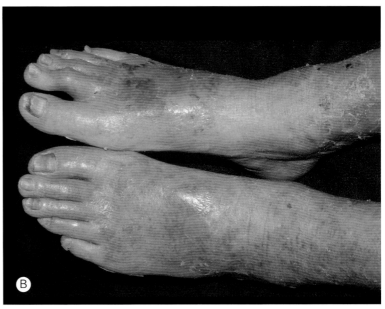

图 18-39. 银屑病关节炎患者皮肤病变，表现为红皮病型银屑病

图 A： 双手及腕部弥漫性潮红、浸润，较多小红丘疹，指甲增厚、发黄、失去光泽

图 B： 双足、踝部及小腿弥漫性潮红、浸润，大量鳞屑，右足趾关节畸形，趾甲增厚、发黄、失去光泽。右侧踝关节肿胀

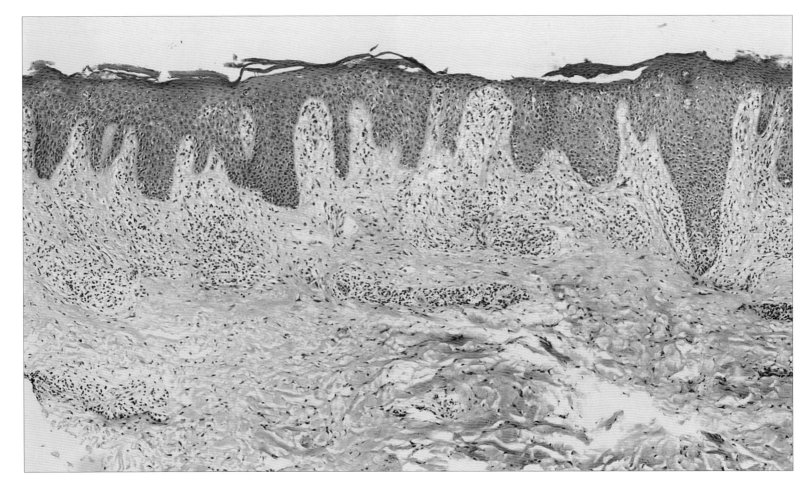

图 18-40. 红皮病型银屑病病理：表皮角化不全，棘层不规则增厚，真皮血管周围淋巴细胞及组织细胞浸润

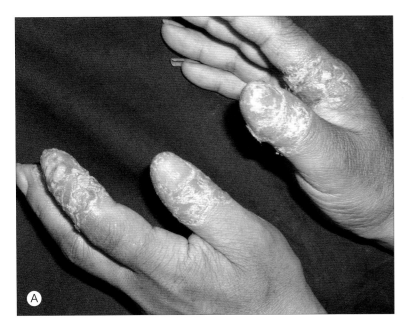

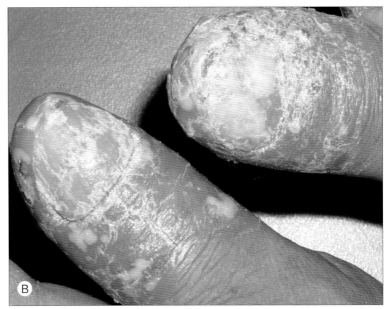

图 18-41. 银屑病关节炎患者的皮肤病变，表现为脓疱型银屑病，双拇指、示指和右手中指红色斑片上出现针头、粟粒大脓疱。右侧第1、2掌指关节及左手第2近端指间关节红肿，有压痛

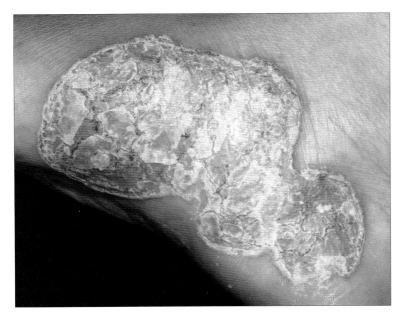

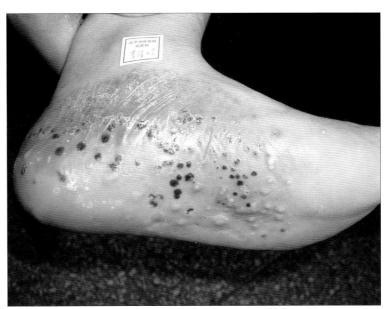

图 18-42. 银屑病关节炎患者的皮肤病变，表现为掌跖脓疱病，足弓处红色斑片上针头大脓疱

图 18-43. 银屑病关节炎患者的皮肤病变，表现为掌跖脓疱病，足底及足弓处红斑片，其上散在粟粒大脓疱和血疱

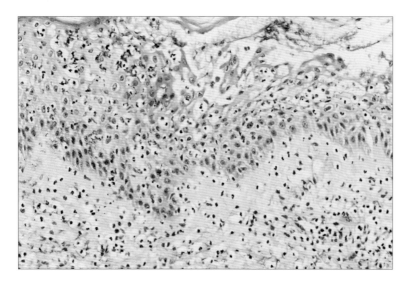

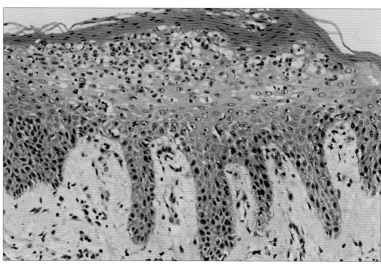

图18-44. 泛发性脓疱型银屑病病理：棘层上部出现海绵状脓疱，疱内主要为中性粒细胞

图18-45. 脓疱型银屑病病理：表皮角化不全，可见 Kogoj 海绵状脓疱，皮突延长，真皮血管扩张

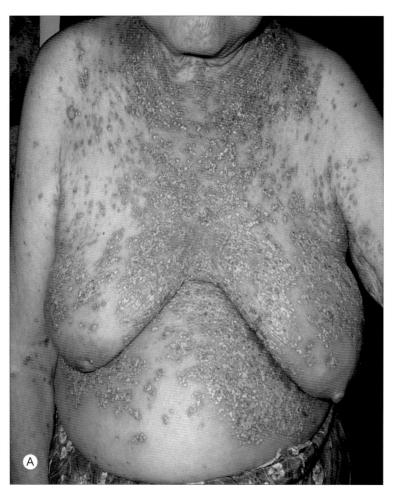

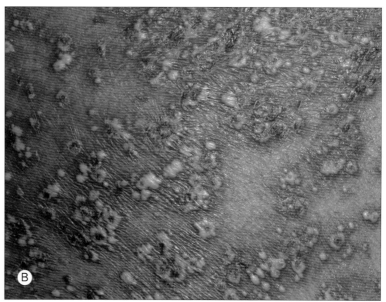

图18-46. 银屑病关节炎患者的皮肤病变，表现为泛发性脓疱型银屑病。皮损为密集的、针头至粟粒大小的、浅在性无菌性小脓疱，脓疱可逐渐融合成大片脓湖，破溃后局部糜烂、渗液、结脓痂。常因寻常型银屑病患者内服皮质类固醇或外用强效皮质类固醇后突然减量或停药、或外用强刺激性药物所引起

—— 2. 指甲营养不良 ——

指甲营养不良在银屑病关节炎患者中常表现为顶针样凹陷，也可有甲板增厚、浑浊、色泽发乌或有白甲、表面高低不平、有横沟及纵嵴，常有甲下角质增生，重者可致甲剥离。

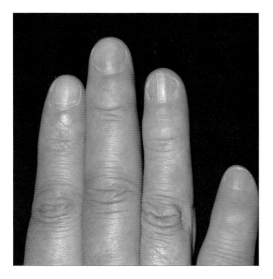

图18-47. 银屑病关节炎患者的指甲病变，指甲表面有明显纵嵴，可见顶针样凹陷

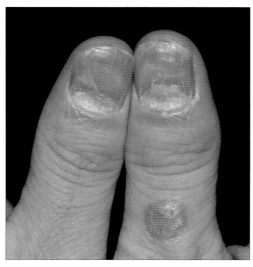

图18-48. 银屑病关节炎患者指甲表面凹凸不平，颜色浑浊，右手皮肤可见寻常型银屑病皮损

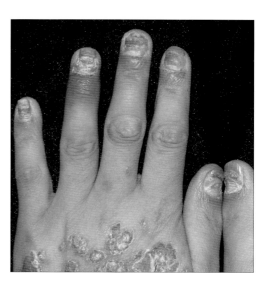

图18-49. 银屑病关节炎患者指甲表面凹凸不平，并有明显增厚、浑浊，甲下角质增生

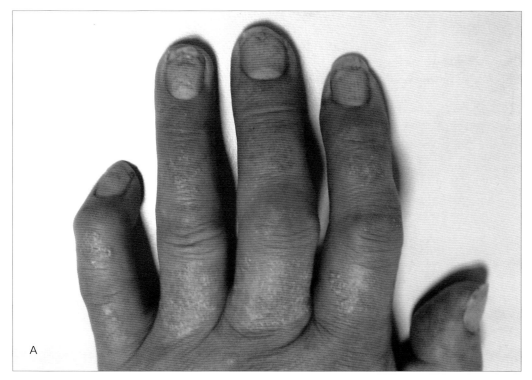
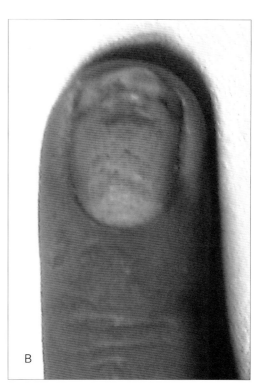

图18-50. 银屑病关节炎患者指甲表面凹凸不平，可见顶针样凹陷

（刘跃华　王少坤　苏厚恒）

第十九章 骨关节炎

概 论

骨关节炎 (osteoarthritis, OA) 在人群中发病率为 2%~6%，大于 65 岁以上的人群中的发病率则高达 80% 以上，是导致老年人群生活质量降低的主要疾病之一。

骨关节炎具有临床、病理和影像学多重定义。临床上，骨关节炎包括关节症状和结构改变；在病理学上，骨关节炎以软骨磨损、深达骨质为特点。影像学检查是诊断骨关节炎的重要手段，同时，也是了解关节生物状态包括软骨损伤程度和骨性改变的最好办法。骨关节炎新的定义是：关节软骨细胞及细胞外基质发生形态、生化、分子及生物力学改变，最终导致关节软骨纤维化、磨损和局部剥脱、软骨下骨硬化和象牙变，关节边缘骨赘形成，软骨下骨囊性变和慢性滑膜炎等病理改变。因此，骨关节炎是累及整个关节器官各种组织的病变。近来，软骨下骨的改变和滑膜炎在骨关节炎发生和发展中的作用越来越受到重视。

骨关节炎的发生与发展过程中既有全身性因素的参与，又有局部因素的作用。全身因素包括患者的年龄、性别、遗传易感性等。全身性因素可以使软骨更易于受损伤，不易修复。不同部位骨关节炎的发生均与年龄密切相关。50 岁之前，男性骨关节炎发病率高于女性，50 岁以后，女性高于男性，女性的总体发生率高于男性。

50% 以上手部骨关节炎的发生与遗传有关，Heberden 结节常常提示家族遗传因素的存在。局部致病因素包括关节突发的急性损伤 (如前交叉韧带损伤或半月板撕裂) 或反复的关节损伤；体重、关节先天发育性结构异常以及肌肉无力等因素也是促进骨关节炎发生的主要因素。

原发性骨关节炎经常累及手指的近端和远端指间关节、第 1 腕掌关节、髋、膝关节、第 1 跖趾关节、颈椎和腰椎。在原发性骨关节炎中，往往很少累及掌指关节、腕、肘关节和肩关节。骨关节炎的主要症状包括疼痛、僵硬 (很少超过 30 分钟)、关节摩擦音、关节活动受限和打软等。关节疼痛与 X 线影像显示往往并不平行，X 线表现较重，而临床症状可以较轻，反之亦然。骨关节炎的常见体征包括关节压痛、被动或主动活动时摩擦音、关节肿胀 (骨赘形成或滑膜炎)、关节活动度受限，晚期可能合并关节畸形、关节脱位，关节强直较少见。骨关节炎 X 线影像的基本表现为关节间隙不对称性狭窄、关节面下骨质硬化和关节面侵蚀、骨赘增生、关节软骨下骨囊性变和关节囊内游离体形成。骨赘形成是骨关节炎最常见的 X 线表现，但是骨赘的存在并不能等同于骨关节炎的存在，也不能预测将来病情的发展。骨关节炎最特异性的 X 线表现是关节间隙的进行性狭窄。

诊断要点

1986 年美国风湿病学会膝骨关节炎分类标准

临床标准	临床加放射学标准
(1) 1 个月内经常膝关节疼痛	(1) 1 个月内经常有膝关节疼痛
(2) 关节活动时有骨响声	(2) X 线片显示关节边缘有骨赘形成
(3) 晨僵 ≤ 30 分钟	(3) 关节液检查符合骨关节炎
(4) 年龄 ≥ 38 岁	(4) 年龄 ≥ 40 岁
(5) 膝检查示骨性肥大	(5) 晨僵 ≤ 30 分钟
	(6) 关节活动时骨响声
具备以上 (1)、(2)、(3)、(4) 或 (1)、(2)、(5) 或 (1)、(4)、(5) 项者可诊断膝骨关节炎	具备以上 (1)、(2)、或 (1)、(3)、(5)、(6) 或 (1)、(4)、(5)、(6) 可诊断膝骨关节炎

1991 年美国风湿病学会髋骨关节炎分类标准

临床标准	临床加放射学标准
(1) 1 个月内经常髋部疼痛	(1) 1 个月内经常髋部痛
(2) 髋关节内旋 ≤ 15°	(2) 血沉 ≤ 20mm/h
(3) 髋关节内旋 > 15°	(3) X 线示股骨头和(或)髋臼有骨赘形成
(4) 血沉 ≤ 45mm/h	(4) X 线示髋关节间隙狭窄
(5) 血沉未查，髋屈曲 ≤ 115°	
(6) 晨僵 ≤ 60 分钟	
(7) 年龄 > 50 岁	
具备以上 (1)、(2)、(4) 或 (1)、(2)、(5) 或 (1)、(3)、(6)、(7) 可诊断髋骨关节炎	具备以上 (1)、(2)、(3) 或 (1)、(2)、(4) 或 (1)、(3)、(4) 可诊断髋骨关节炎

1990 年美国风湿病学会手骨关节炎分类标准

(1)　1 个月内经常手部疼痛、发酸、晨僵

(2)　双侧第 2、3 指远端和近端指间关节及第 1 腕掌关节这 10 个指定的指关节中有 2 个或 2 个以上关节出现硬性组织肥大

(3)　指关节肿胀不多于 2 个

(4)　一个以上远端指间关节肿胀

(5)　以上 10 个指定的指关节中有 1 个或 1 个以上关节畸形

具备以上 (1)、(2)、(3)、(4) 或 (1)、(2)、(3)、(5) 可诊断手骨关节炎

　　骨关节炎由于没有特异性的体征或实验室检查，其诊断通常依赖于整体的临床印象，包括患者的年龄、病史、主诉、体征和影像学检查结果。下面的附表是根据骨关节炎的特点总结的表格，越符合该表格的描述，罹患骨关节炎的可能性就越大。

骨关节炎特点总结

发病年龄	大于 40 岁
常见的累及的关节	颈、腰椎；第一腕掌关节；近端指间关节；远端指间关节；臀；膝关节；距下关节
不常累及的关节	肩关节；腕关节；肘关节；掌指关节
症状	痛、僵
体检发现	摩擦音、关节活动范围减少、关节错乱、关节压痛
关节腔积液	清亮、WBC$<2000\times10^6$/L、黏度正常
影像学特征	关节间隙变窄，软骨下硬化灶、边缘性骨赘、软骨下囊腔
预后	多样；通常是缓慢进展

　　需要注意的是，以上特点中，没有一项是完全特异或敏感的，总体来说，符合典型特点的越多，则为骨关节炎的可能性越大。另外，严重急性起病的关节痛不是骨关节炎的典型表现，在这种情况下建议做关节腔穿刺检查关节液。

图　解

一、骨关节炎滑膜病变

大多数情况下，骨关节炎的滑膜中仅有少数淋巴滤泡分布，滑液中淋巴细胞数目少于 $2×10^9/L$，而且很少出现类风湿关节炎样的滑膜血管翳。但是有些骨关节炎有滑膜炎症发生，这可能是晶体（碳酸钙和焦磷酸钙盐）诱导的滑膜炎或者软骨的崩解产物在滑膜中沉积所致。低度滑膜炎可以导致关节囊纤维化和挛缩，从而引起疼痛和肌肉的痉挛。

目前认为滑膜炎是骨关节炎基本病理表现之一，参与关节破坏的病理生理过程。骨关节炎中滑膜炎的严重程度与晚期骨关节炎的功能受损和残疾程度有关，造影剂强化的 MRI 下检测到的滑膜炎与膝关节疼痛程度密切相关。

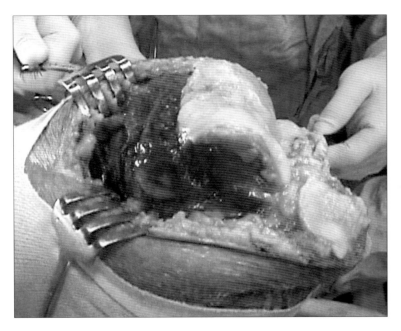

图 19-1. 骨关节炎患者膝关节髌上囊暗红色绒毯状滑膜炎性增生

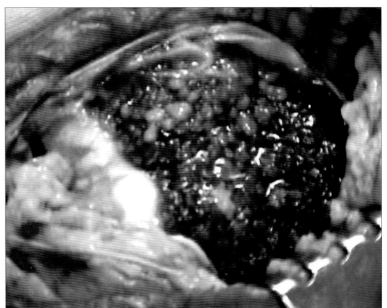

图 19-2. 骨关节炎患者膝关节髌上囊分布大的结节样滑膜炎性增生

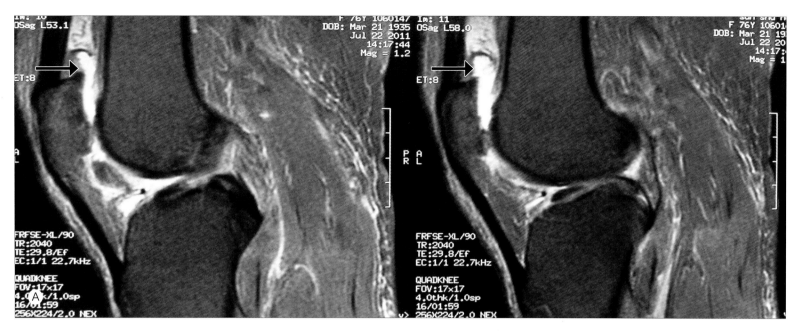

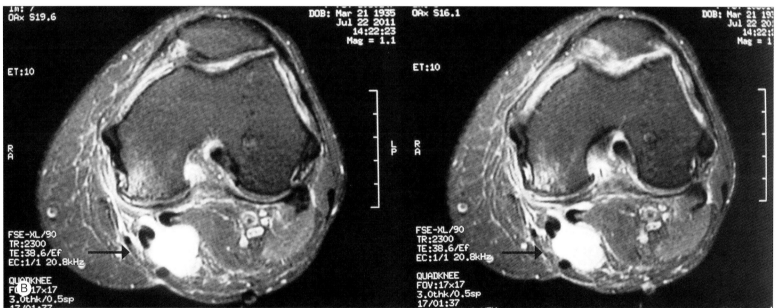

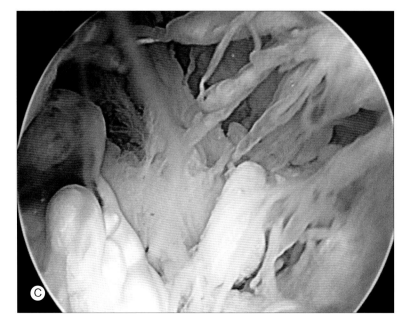

图 19-3. 右膝关节骨关节炎患者，伴有滑膜炎和腘窝囊肿，MRI 及关节镜检查

图 A： MRI T2WI 压脂序列，显示髌上囊内大量长 T2 积液信号，髌股关节面下滑膜组织增生（黑色箭头）

图 B： MRI 轴位片，显示长 T2 信号的腘窝囊肿，与关节腔相通（红色箭头）

图 C： 关节镜下可见髌上囊及内外侧沟中滑膜绒毛增生

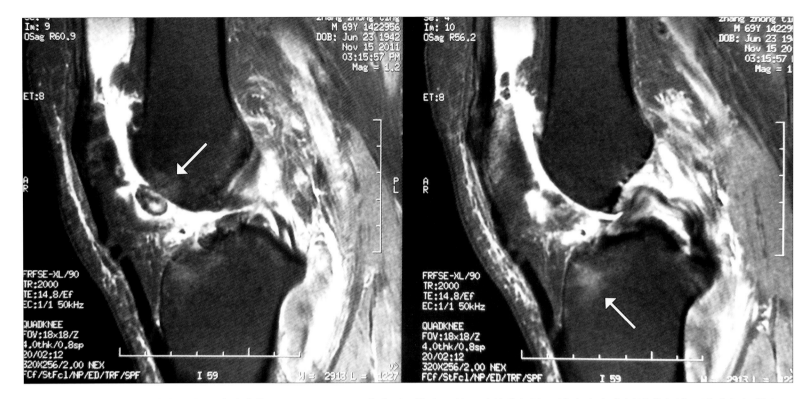

图 19-4. 膝关节骨关节炎患者急性发作期，MRI（T2WI 压脂序列）检查，显示膝关节间隙、髌上囊内大量关节积液，滑膜组织增生，髌股关节面软骨磨损，髌骨上、下极骨赘增生，髁间窝内可见游离体，股骨滑车和胫骨平台下方可见软骨下骨髓水肿改变（箭头所指）。膝关节周围软组织水肿

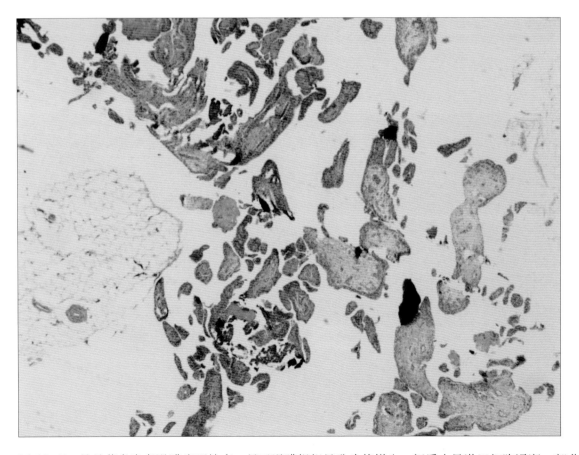

图 19-5. 骨关节炎患者滑膜病理检查，显示滑膜组织呈乳头状增生，间质少量淋巴细胞浸润。部分滑膜间质钙化及骨化

二、骨关节炎软骨病变

骨关节炎的基本病理改变是关节软骨软化、破溃和局部剥脱以及关节边缘骨与软骨赘生物的形成，退行性改变则是骨关节炎关节软骨改变的根本原因。

骨关节炎初期时，关节软骨表面仅表现断裂，或有短的裂缝。随着病情的进展，裂缝加深、表面出现溃疡，可

深达软骨下骨。进而软骨消失，软骨下骨裸露。

膝关节交叉韧带损伤和半月板撕裂与膝关节骨关节炎的发生有密切关系，因为这些损伤可能同时损伤了关节的透明软骨，也可能由于关节稳定性降低导致软骨进一步退变性损伤。

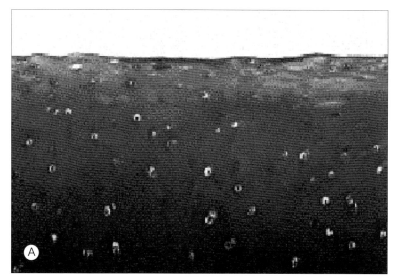
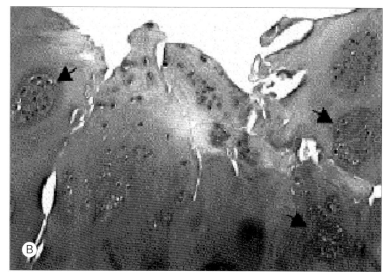
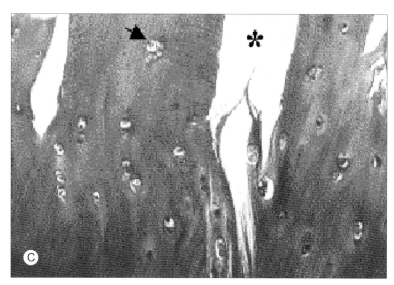
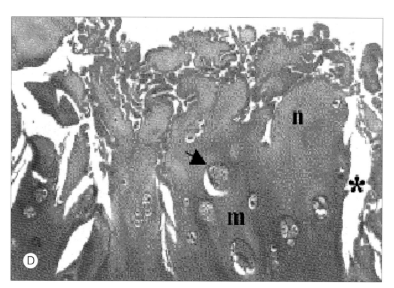

图 19-6. 正常软骨和骨关节炎患者的关节软骨所发生的形态和组织学改变（Thionin 染色）

图 A： 正常软骨，表面光滑

图 C： 骨关节炎患者软骨脆裂，出现较深的缝隙，软骨细胞减少

图 B： 骨关节炎患者软骨表面缺损，有出血及软化灶，软骨层变薄

图 D： 骨关节炎患者软骨结构破坏，表面剥落糜烂，粗糙不平，软骨碎裂，出现空腔及缝隙

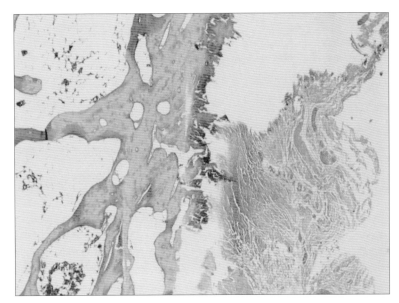

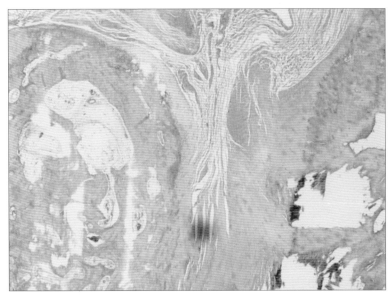

图 19-7. 骨关节炎患者软骨组织病理检查，可见软骨表面破坏，呈绒毛丝状，部分软骨脱落

图 19-8. 骨关节炎患者软骨和骨组织病理检查，可见软骨下微小骨折和骨坏死

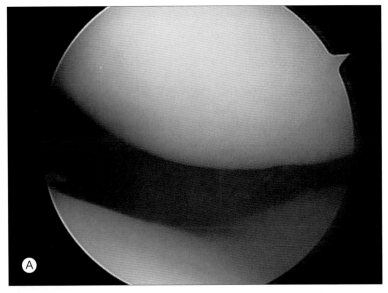

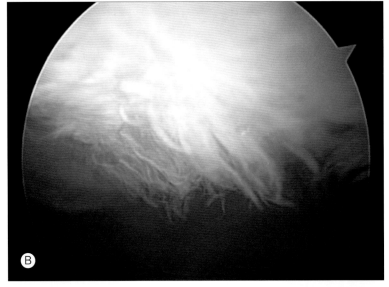

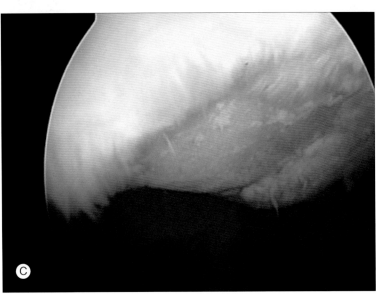

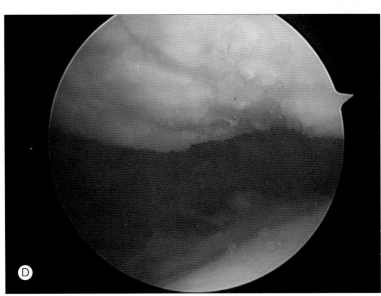

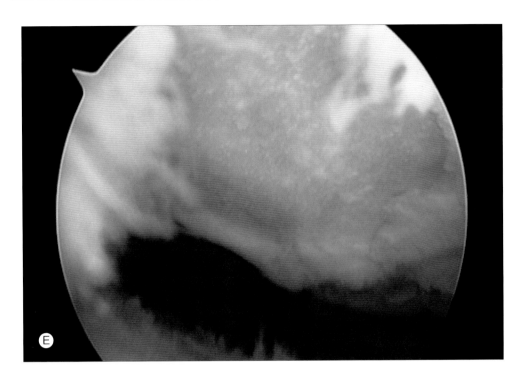

图 19-9. 膝关节骨关节炎患者，髌骨关节面不同程度的软骨损伤：软骨损伤的 Outerbridge 分级

图 A：Outerbridge 0 级，正常的髌股关节面软骨光滑、平整

图 B：Outerbridge Ⅰ级，软骨肿胀、软化，直径小于 0.5cm

图 C：Outerbridge Ⅱ级，软骨破碎呈裂隙状，直径 0.5~1.0cm

图 D：Outerbridge Ⅲ级，软骨表面破溃，软骨下骨骨质暴露，直径小于或等于 2.0cm

图 E：Outerbridge Ⅳ级，破溃的软骨下骨致密化，直径大于 2.0cm

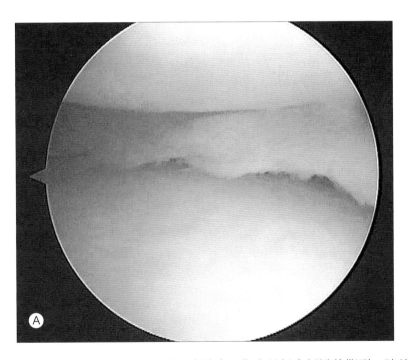

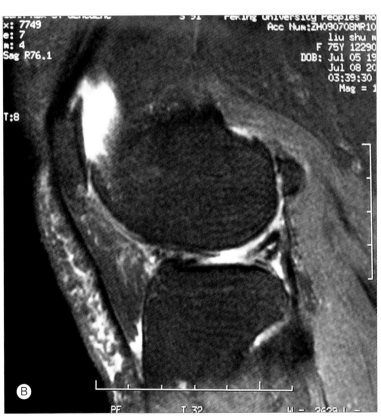

图 19-10. 膝关节骨关节炎患者伴有早期半月板内侧瓣状撕裂，膝关节关节镜及 MRI 检查

图 A：关节镜下显示，内侧半月板后角可见瓣状撕裂，对应股骨髁和胫骨平台软骨都没有发生相应的磨损和退变

图 B：MRI T2WI 压脂序列显示，内侧半月板后角长 T2 信号达关节面，对应股骨髁和胫骨软骨未见明显异常

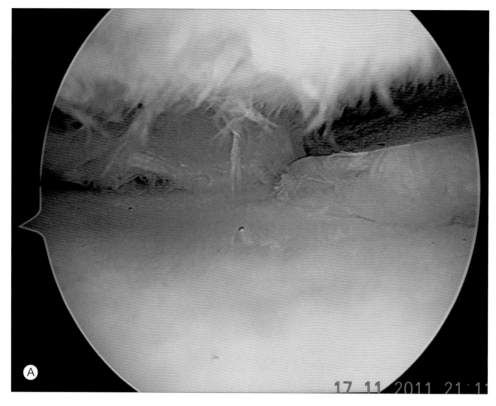

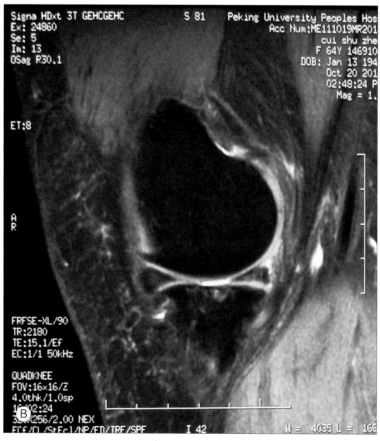

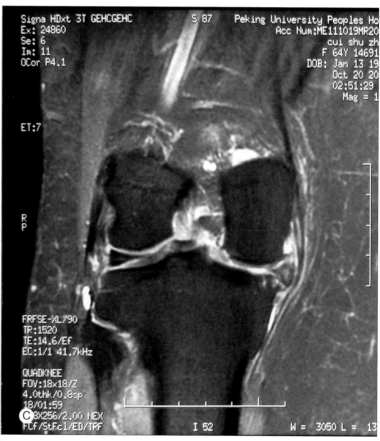

图 19-11. 膝关节骨关节炎患者伴有内侧半月板放射状撕裂，膝关节关节镜及 MRI 检查

图 A： 关节镜下股骨内髁软骨明显纤维化

图 B、图 C： MRI T2WI 压脂序列显示，右膝关节内侧半月板后角及侧角长 T2 信号影直达关节面，内侧半月板向外移位，股骨髁关节软骨明显变薄，关节间隙狭窄

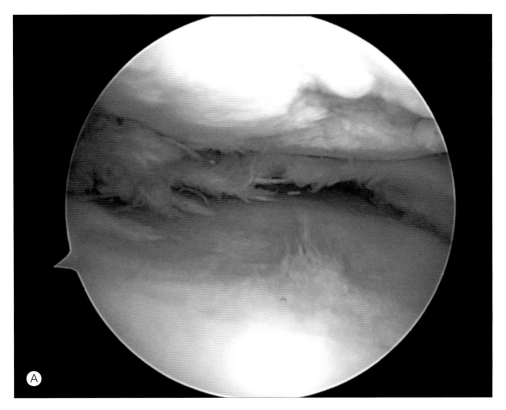

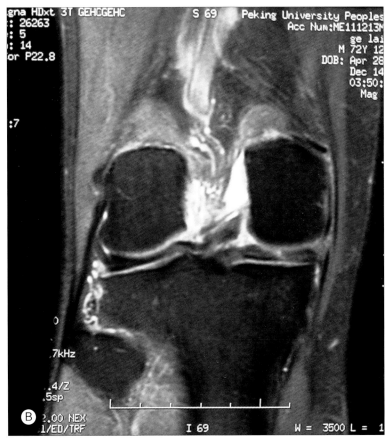

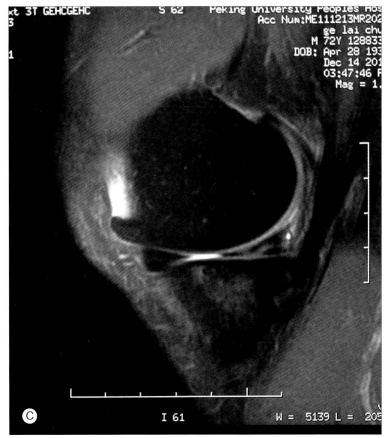

图 19-12. 膝关节骨关节炎患者伴有内侧半月板撕裂后，膝关节关节镜及 MRI 检查

图 A： 内侧半月板撕裂后，关节镜下显示股骨内髁软骨局灶性损伤，胫骨平台软骨轻度纤维化

图 B、图 C： MRI T2WI 压脂序列显示，右膝关节内侧半月板后角及侧角复杂长 T2 信号影直达关节面（Ⅲ度损伤）。股骨髁和胫骨平台软骨变薄，软骨相对面不平整

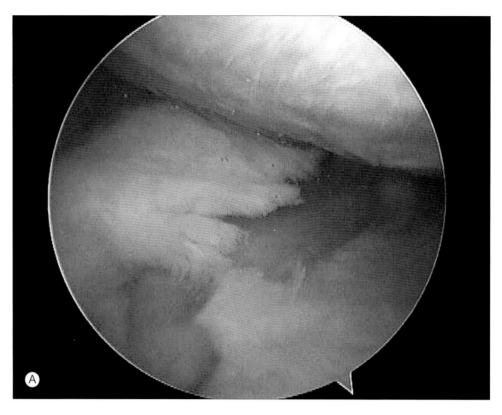

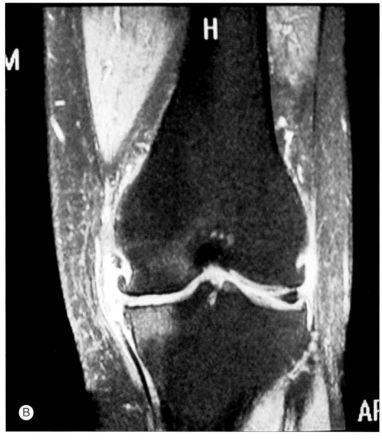

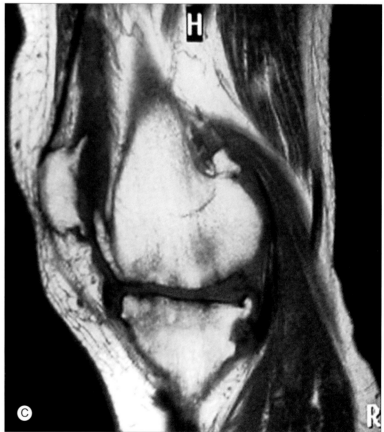

图 19-13. 左膝关节骨关节炎患者，膝关节关节镜及 MRI 检查

图 A： 关节镜下可见内侧半月板退变性撕裂，对应股骨内髁和胫骨平台软骨磨损，软骨下骨质裸露

图 B、图 C： MRI T2WI 压脂序列及 T1 序列内侧半月板显示不清，股骨内髁和内侧胫骨平台软骨严重磨损，关节缘骨赘形成

三、骨关节炎软骨下骨改变

软骨下骨的改变对于骨关节炎的发生和发展起着重要的作用。骨关节炎软骨下骨的改变包括软骨下骨髓水肿（bone marrow lesions，BMLs），软骨下骨囊性变及其骨质疏松与骨关节炎的相关性。软骨下骨髓水肿的形成可能与软骨下骨在力学负荷下发生骨小梁显微骨折和修复重建引起的纤维化、坏死等病理改变有关。病变可以出现在骨关节炎早期，也可以出现在晚期。即使在同一关节中，BMLs可以减少、消失或增加，也可能历久不变，或转成软骨下骨囊肿。软骨下骨退行性囊性改变是骨关节炎 X 线表现的一个重要标志。这些囊性改变几乎都在负重区域出现，大小在 2~20mm，圆形或梨形，分布在关节面下骨硬化区域。骨关节炎与骨质疏松的关系存在着争议，有些人认为骨关节炎和骨质疏松不容易在同一患者发生，二者是负相关的。但是近年来有些学者通过诸多研究结果对两者之间的负相关关系提出质疑，认为骨关节炎与骨质疏松的关系可能因受累的部位不同而不同，如有腰椎骨质疏松的女性发生腰椎骨关节炎者较少，而手部骨关节炎的女性，其桡骨远端发生骨质疏松者较多。

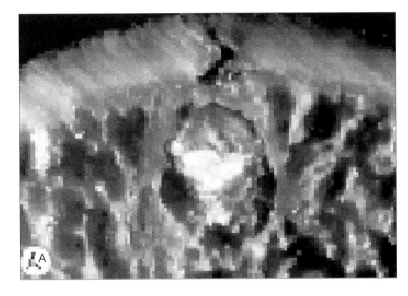

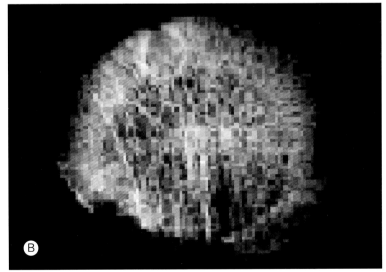

图 19-14.　骨关节炎的软骨下骨囊肿的形成，显示在骨关节炎早期，关节软骨发生裂缝，关节液沿着裂缝流入，导致假性囊肿的形成；也有人认为软骨下骨囊肿与软骨下骨局部缺血坏死有关。骨关节炎软骨下骨囊肿多发生在骨硬化区域

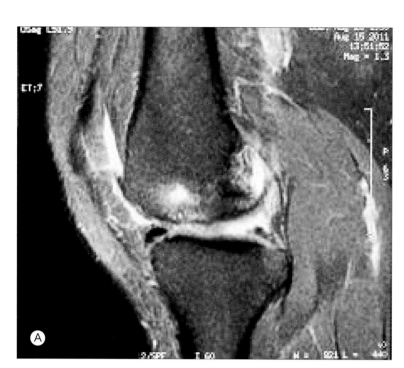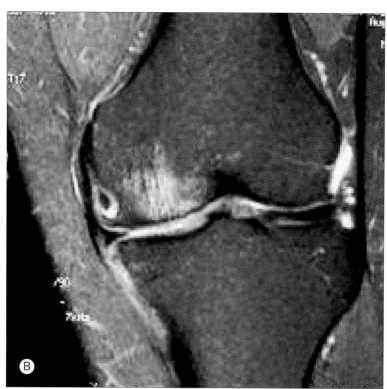

图 19-15. 膝关节骨关节炎患者，MRI T2WI 压脂序列矢状位和冠状位，显示左膝关节内侧间隙狭窄，关节软骨变薄，股骨内髁关节面下骨髓水肿改变

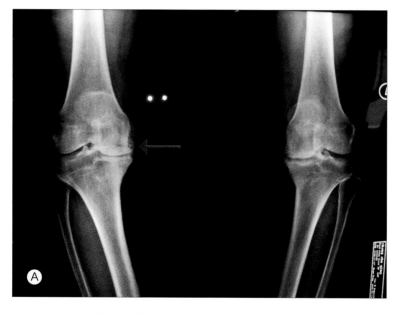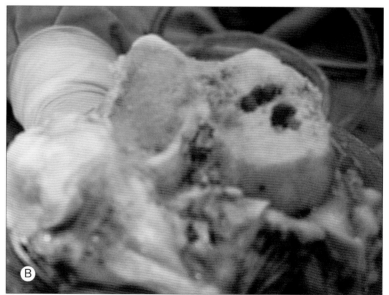

图 19-16. 晚期膝关节骨关节炎患者双膝关节 X 线正位像及关节置换术中所见

图 A： X 线双膝关节正位像，显示双膝内侧关节间隙变窄，股骨内缘和胫骨内缘骨赘增生，内侧间室骨质硬化，右膝股骨内侧负重区可见软骨下骨囊肿存在（红色箭头）　　**图 B：** 关节置换术中可见股骨内髁软骨下囊肿形成

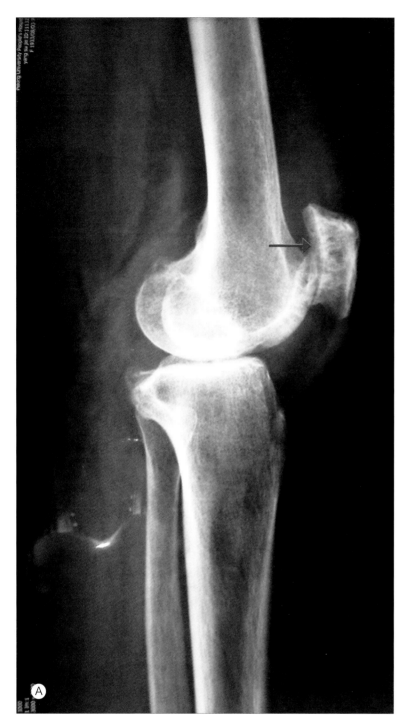

图 19-17. 膝关节骨关节炎患者左膝关节 X 线侧位像及关节置换术中所见

图 A：左膝关节 X 线侧位像，显示髌骨软骨下方囊性改变（红色箭头）

图 B：关节置换术中髌骨截骨后可见软骨下骨囊肿形成

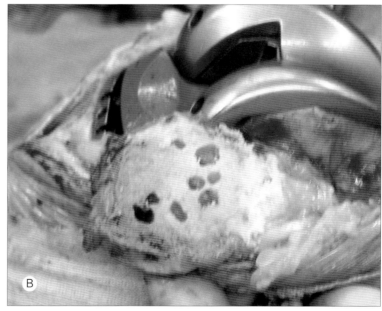

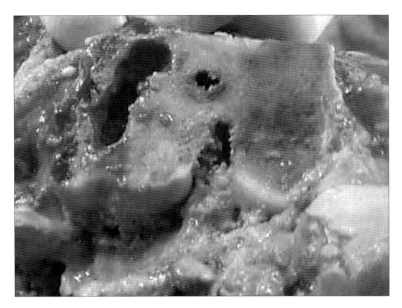

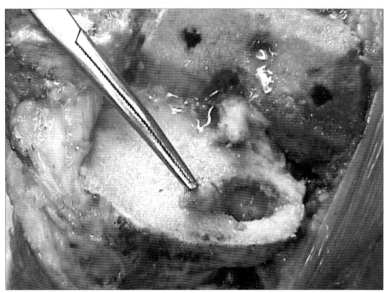

图 19-18. 晚期膝关节骨关节炎患者，在膝关节置换术中行股骨远端截骨术后，显示软骨下骨中大块骨囊肿形成

图 19-19. 膝关节骨关节炎患者，关节置换术中胫骨平台截骨后，可见胫骨内侧平台负重区软骨下骨囊肿形成，直钳所指为囊性纤维组织

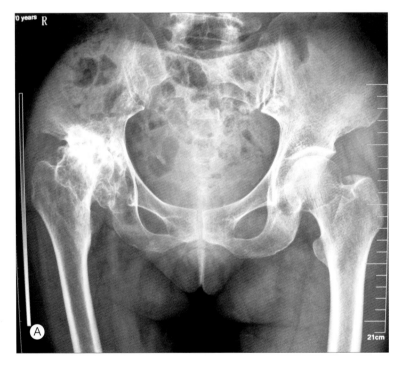

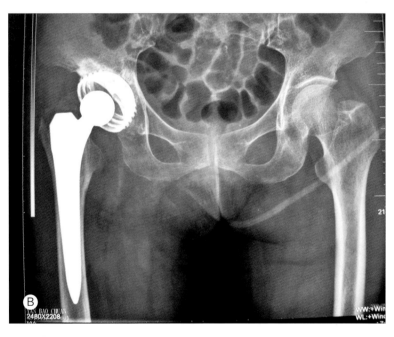

图 19-20. 右髋关节骨关节炎患者，合并严重废用性骨质疏松

图 A： 髋关节 X 线正位片，显示右侧股骨头变扁，位置上移，右髋关节不完全脱位；股骨头及髋臼骨质密度不均匀升高，右侧髋关节间隙显示不清，股骨颈部松质骨骨小梁明显稀疏，股骨干皮质较左侧变薄

图 B： 行右髋关节置换术后

四、骨关节炎骨赘形成

骨赘是骨关节炎的典型表现和突出特征。骨赘形成一直被认为是一种生物力学代偿，使重力负荷在关节表面达到更佳的分布。随着新骨形成，关节表面积增加，每单位面积承受负荷减少。这是关节的"储备效应"。骨赘形成是软骨化骨和骨膜下骨形成所致。周围性骨赘主要通过骨膜下骨化形成，它们摄取滑膜下层、关节囊和韧带的血供，向关节腔内的非限制性区域生长，延伸到关节的下部和内侧。

骨赘的发生可能是骨关节炎关节活动受限和疼痛的主要原因。但是，骨赘的存在并不能等同于骨关节炎的存在，也不能预测将来病情的发展。

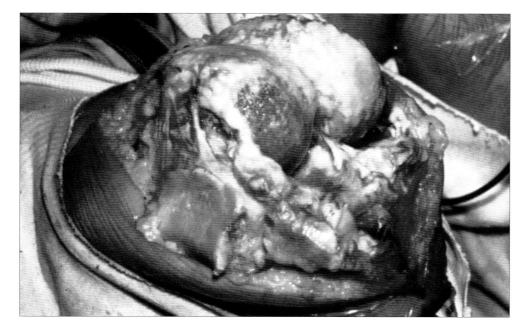

图 19-21.　膝关节骨关节炎可见关节软骨大面积磨损，软骨下骨质裸露，关节周缘骨赘形成

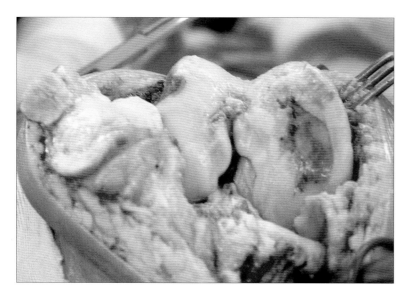

图 19-22.　膝关节骨关节炎患者，髁间窝骨赘增生，使其呈半封闭状态，前交叉韧带断裂。股骨内髁负重区域和髌骨表面软骨严重磨损，髌骨上极骨赘形成

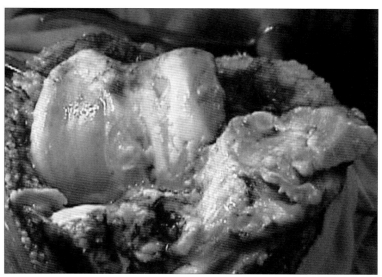

图 19-23.　膝关节骨关节炎晚期患者的膝关节手术时照相，显示除了股骨内侧髁和髌骨表面软骨严重磨损外，可见关节周缘有骨赘增生

五、骨关节炎游离体

骨关节炎软骨磨损，剥脱后形成关节内游离体，造成关节急性交锁、疼痛发生，也是关节内软骨进一步损伤的重要原因。根据性质不同，可以分为软骨性游离体和骨性游离体。软骨性游离体仅能在 MRI 上可见，骨性游离体在 X 线平片上可以显现。3 个以上的游离体要注意与滑膜软骨瘤病进行鉴别，后者来源于滑膜组织间变所致。

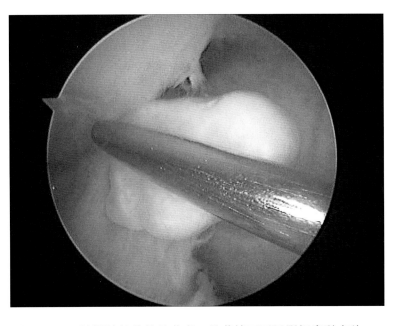

图 19-24. 早期膝关节骨关节炎，关节镜下可见髁间窝游离体

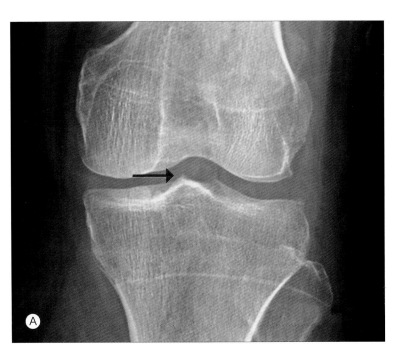

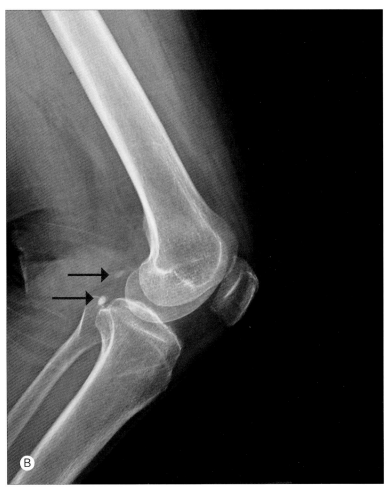

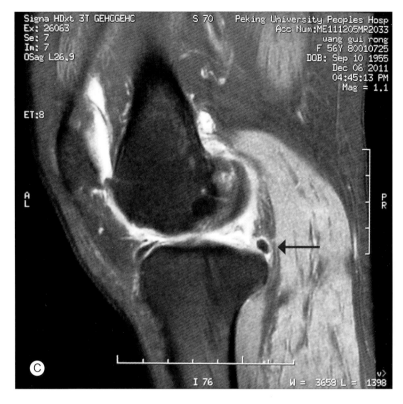

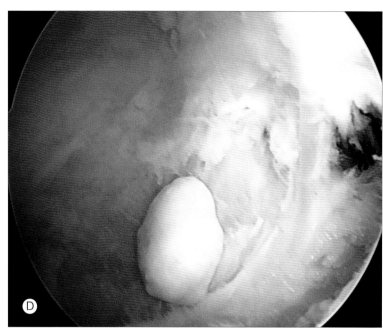

图 19-25.　左膝关节骨关节炎患者，膝关节 X 线平片、MRI 及关节镜检查

图 A、图 B 和图 C：均显示内侧后间室骨性游离体形成　　　　　　图 D：关节镜下从后内侧入路取出游离体

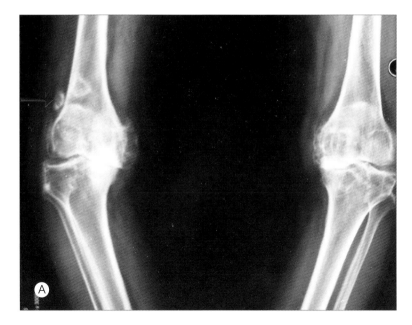

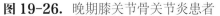

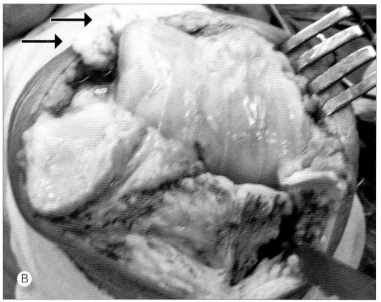

图 19-26.　晚期膝关节骨关节炎患者

图 A：双膝关节 X 线正位像，显示双膝关节内翻畸形，内侧关节间隙完全消失，内侧膝关节关节面下骨质硬化，股骨内髁和胫骨平台内侧缘可见骨赘形成，右膝髌上囊可见 2 枚游离体形成（箭头所示）

图 B：膝关节置换术中，可见股骨内髁软骨大面积磨损，骨质裸露，髌上囊可见 2 枚"花生蘸样"游离体（箭头所示）

六、骨关节炎的各部位关节病变

—— 1. 手部骨关节炎 ——

与膝关节炎不同的是，50% 手骨关节炎的发生与遗传有关。手的不同关节（例如远端指间关节和腕掌关节）易同时发生骨关节炎。Heberden 结节主要发生在手的远端指间关节，常无明显疼痛，有家族遗传倾向。Bouchard 结节主要发生在近端指间关节，二者的特征是在相应关节的内外侧骨赘形成。远端指间关节屈曲和外偏也较为常见，严重时呈蛇样外观。掌指关节也可受累，但较少见。第 1 腕掌关节受累时，拇指基底部可有局限性疼痛和压痛。提示腕关节内侧面可能存在腱鞘炎，关节呈方形外观（Shelf 征），关节活动受限，伴疼痛。手骨关节炎的发生与有些劳动有关，例如纺棉工人手上易发现 Heberden 结节，长期使用风钻的工人容易发生第 1 腕掌关节炎。

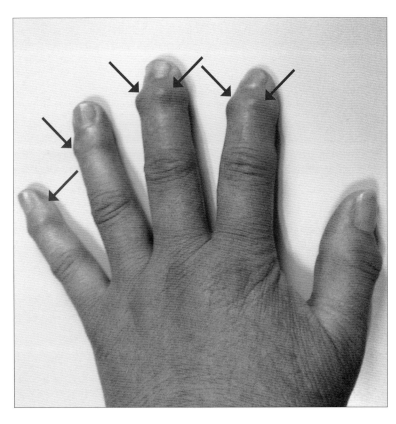

图 19-27. 骨关节炎患者左手 Heberden 结节，位于远端指间关节背侧

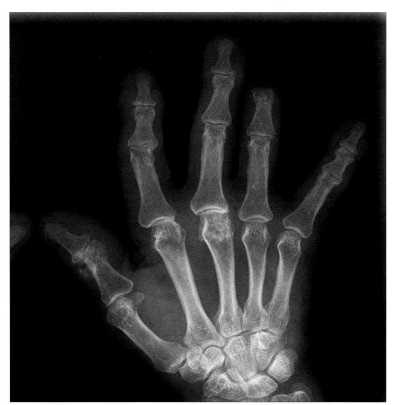

图 19-28. 骨关节炎患者右手 X 线正位像，显示第 1~4 指远端指间关节侧偏畸形，关节边缘骨质增生

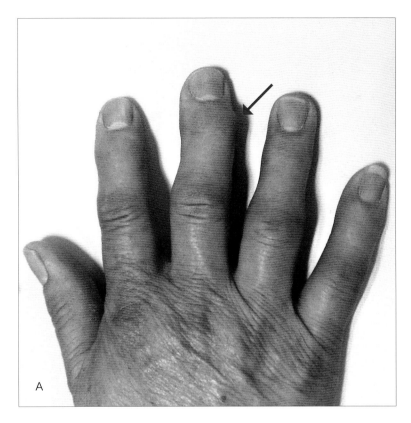
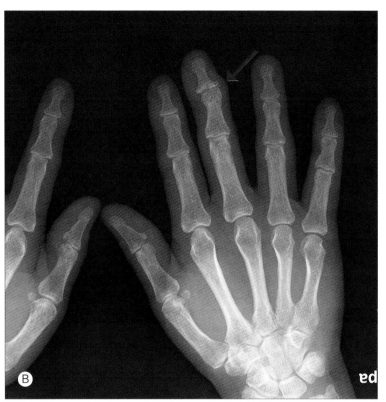

图 19-29. 骨关节炎患者右手相及 X 线平片

图 A： 右手第 3 远端指间关节 Heberden 结节，中指呈"蛇形"

图 B： X 线正位像，显示中指远端指间关节间隙狭窄，关节缘唇形变

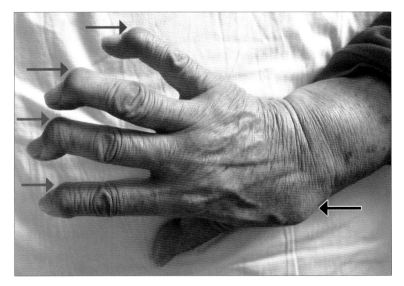
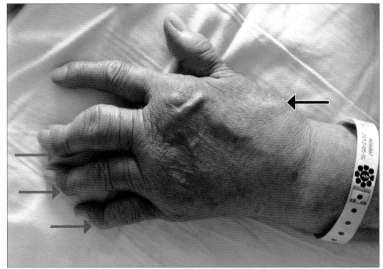

图 19-30. 骨关节炎患者，右手第 2~5 指远端指间关节 Heberden 结节（红色箭头），第 1 腕掌关节处骨性肥大突起（黑色箭头）

图 19-31. 骨关节炎患者，左手第 3~5 指远端指间关节 Heberden 结节（红色箭头），第 3 指呈"蛇形"，第 1 腕掌关节处骨性肥大突起（黑色箭头）

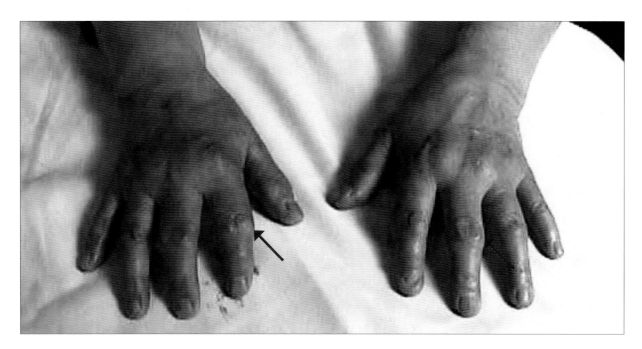

图19-32. 骨关节炎患者双手Bouchard结节（箭头所指）。Bouchard结节在手部骨关节炎中比较少见，主要位于近端指间关节背侧

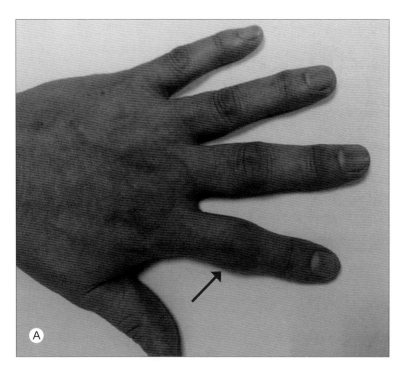

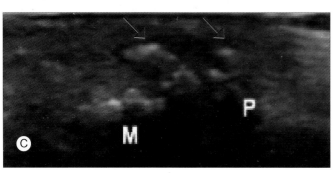

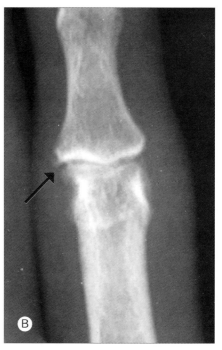

图19-33. 骨关节炎患者左手相、X线平片及超声检查
图A： 手骨关节炎患者第2近端指间关节Bouchard结节
图B： 手指X线正位像显示关节边缘骨质唇样增生
图C： 超声检查显示近端指间关节骨表面不规则，可见增生骨质

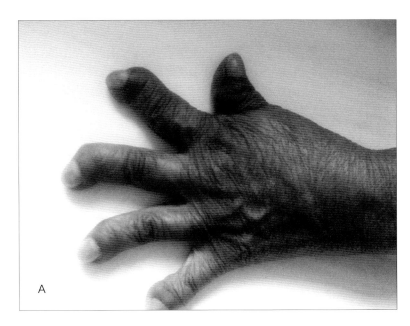

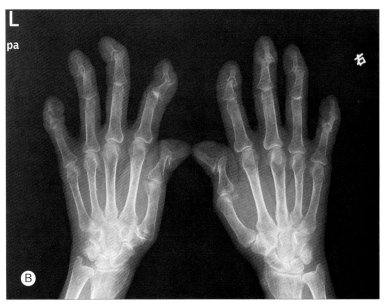

图 19-34. 手骨关节炎

图 A： 患者因长期从事手工编织，导致远端指间关节骨关节炎，合并侧偏畸形

图 B： 双手 X 线像显示，双手诸指骨远端指间关节及部分近端指间关节侧偏畸形（脱位或半脱位），形态失常，指间关节间隙变窄，关节面硬化

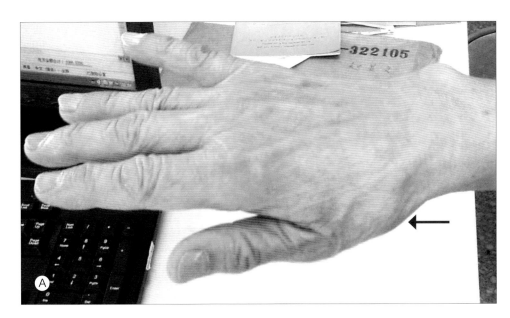

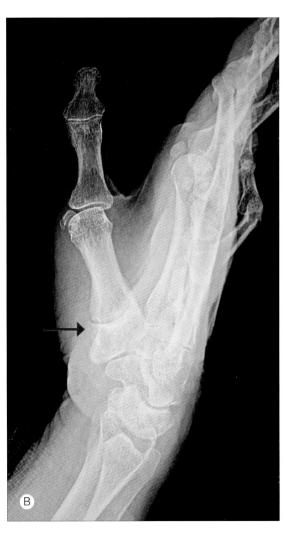

图 19-35. 手骨关节炎

图 A： 手骨关节炎患者第 1 腕掌关节处骨性肥大突起

图 B： 右手拇指 X 线片显示第 1 腕掌关节间隙变窄，关节面不平，周边骨质增生，符合右手第 1 腕掌关节骨关节炎

─── **2. 膝关节骨关节炎** ───

膝关节骨关节炎常有活动时关节疼痛，主动或者被动活动时诱发关节疼痛。长期不活动后关节僵硬。触诊时能触及不规则外形的硬性骨赘。晚期可见股四头肌萎缩。可以发生关节不稳定或半脱位，关节生物力学的异常和失稳定因副韧带的松弛而加重。受损的关节持续负重将导致关节软骨表面形成溃疡，软骨下骨暴露，关节周缘骨赘形成，下面的髓腔间隙充满了纤维样或者软骨样组织。关节表面脱落的片段进入关节腔，形成游离体，骨或软骨片段包裹

在滑膜中形成滑膜炎。

关节间隙变窄是由于关节软骨磨损导致。晚期膝关节OA常常发生"真空征"。这种真空征更常见于内侧间室，并且在负重位时消失。髌股关节炎和胫股关节内侧间室改变一样常见。髌骨软骨下硬化发生在应力集中区域。髌股关节形合度降低是OA形成的重要因素，所以X线上确定髌骨半脱位很重要。

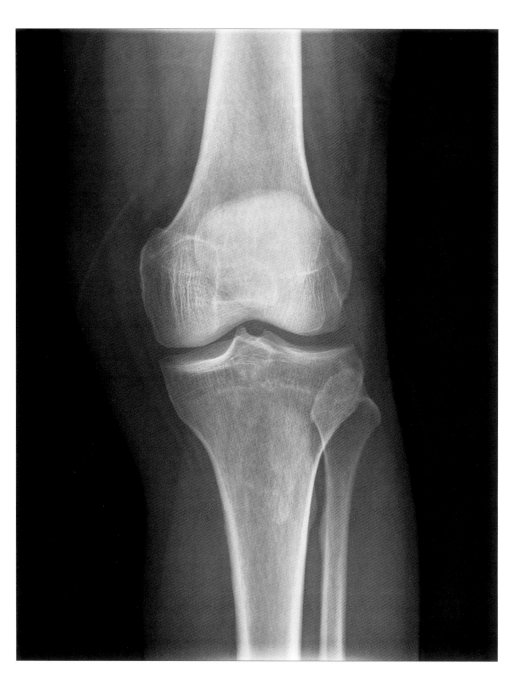

图 19-36. 膝关节骨关节炎患者，左侧膝关节X线正位像，显示早期膝关节骨关节炎，髁间隆突突出和变宽

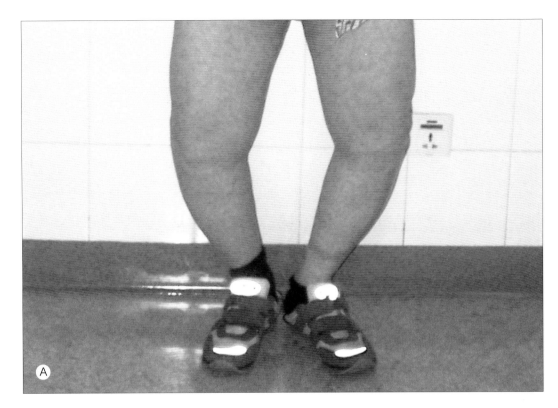

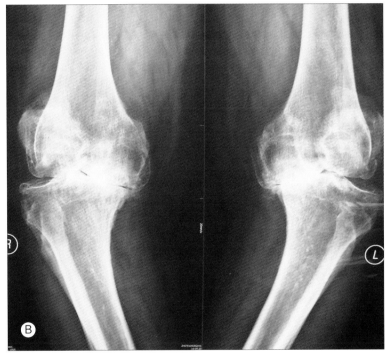

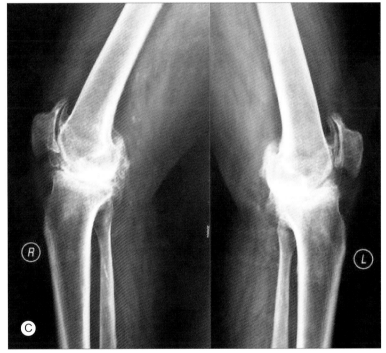

图 19-37. 膝骨关节炎

图 A： 膝关节骨关节炎患者，双膝关节严重内翻畸形

图 B、图 C： 双膝关节 X 线正、侧位像，显示双膝关节严重内翻畸形，内侧关节间隙消失，关节内侧缘骨赘形成，髌骨向外侧半脱位，胫骨内旋扭转增加（胫骨近端外旋，胫腓关节与胫骨外侧影像重叠）

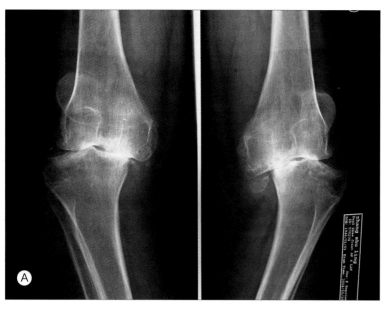
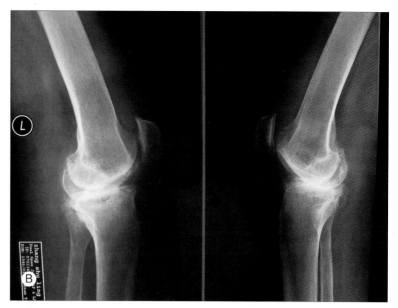
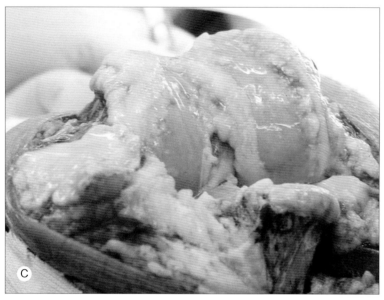
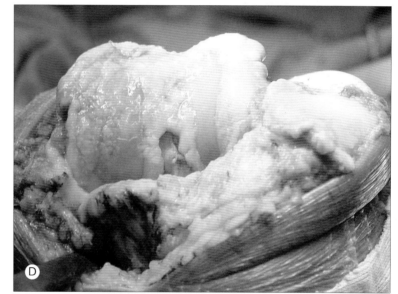

图 19-38. 膝关节骨关节炎患者双膝关节 X 线平片及手术时照相片

图 A、图 B： 双侧膝关节 X 线正侧位像，显示双膝关节骨关节炎合并内翻畸形及胫股关节半脱位

图 C、图 D： 术中可见双膝关节股骨内髁严重磨损，骨质裸露，髌骨关节面磨损，髁间窝及关节周缘骨赘增生

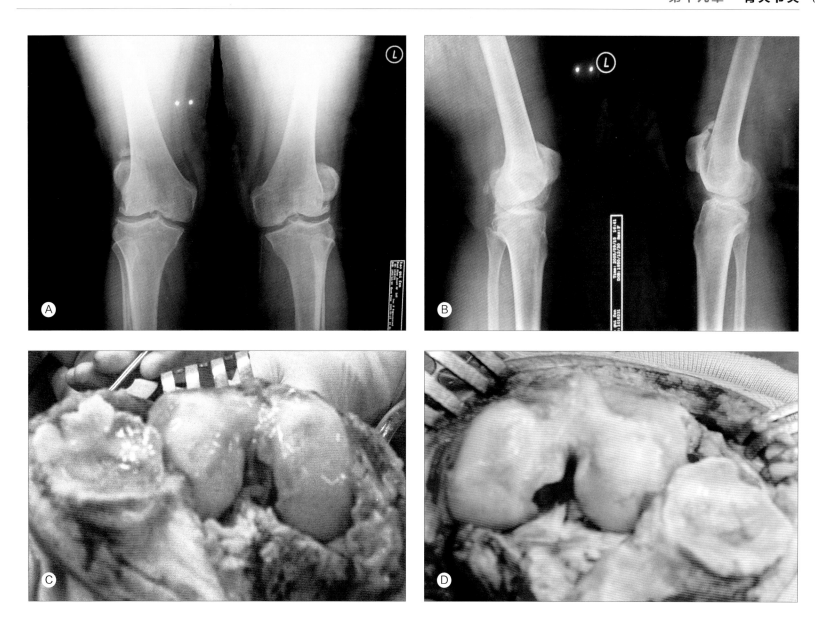

图 19-39. 膝关节骨关节炎患者双膝关节 X 线平片及手术时的照相

图 A、图 B： X 线双侧膝关节正侧位像，显示双膝关节骨关节炎，合并外翻畸形，髌骨向外侧半脱位

图 C、图 D： 术中可见双膝股骨外髁软骨严重磨损，骨质裸露。股骨外髁发育比较小，髌骨软骨磨损严重，关节周缘及髁间窝可见骨赘增生

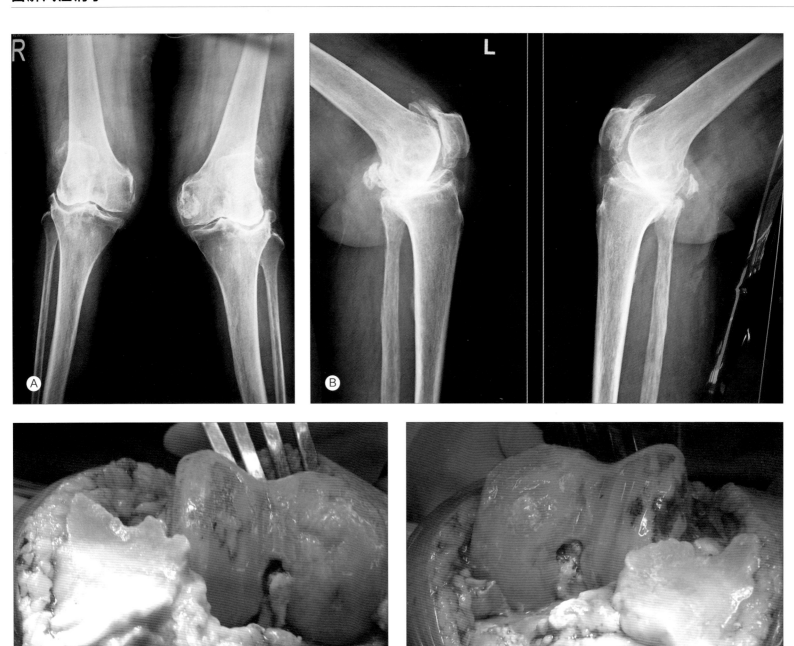

图 19-40. 膝关节骨关节炎患者双膝关节 X 线平片及手术时的照相

图 A、图 B：双侧膝关节 X 线正侧位像，显示双膝关节骨关节炎，合并膝外翻畸形，髌骨向外侧半脱位，髌股关节磨损严重

图 C、图 D：术中可见股骨外侧髁和髌骨软骨严重磨损，外侧胫骨平台可见骨缺损，关节周缘大量骨赘增生

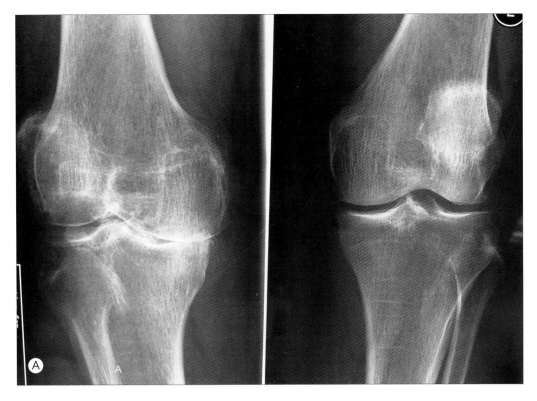

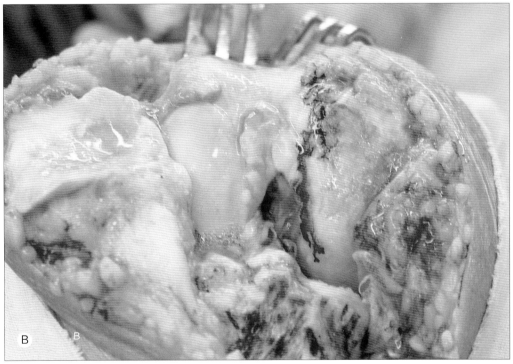

图 19-41. 膝关节骨关节炎患者双膝关节 X 线平片及手术时右膝关节的照相

图 A： 双侧膝关节 X 线正位像，显示右膝关节骨关节炎合并内翻畸形，内侧间隙消失，合并胫骨内向转位，X 线片可见与左膝关节对比，右侧近段胫腓关节外旋至胫骨近端后方

图 B： 术中可见股骨内髁和髌骨软骨磨损严重，骨赘增生

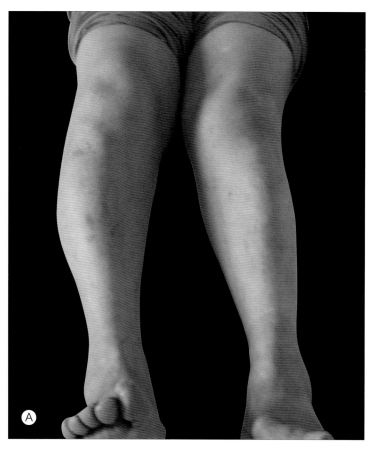

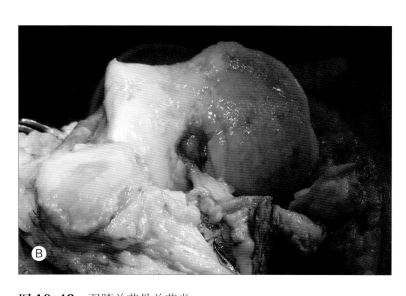

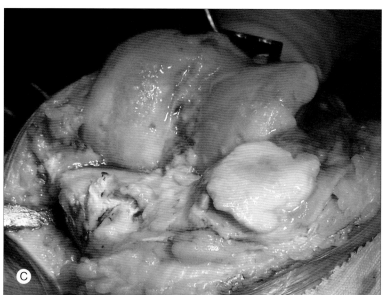

图 19-42. 双膝关节骨关节炎

图 A： 右膝呈内翻畸形，左膝呈外翻畸形，如风吹过一样，故称"过风膝（Windblow Knee）"

图 B、图 C： 术中可见右膝内侧间室软骨破坏明显，而左膝外侧髁软骨磨损明显

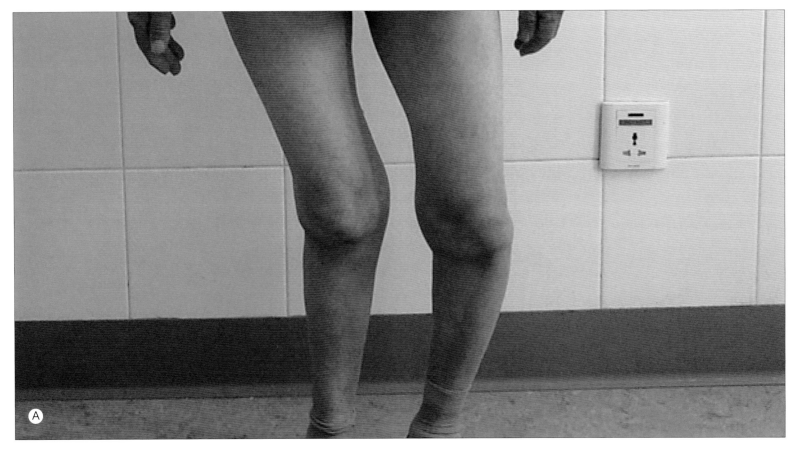

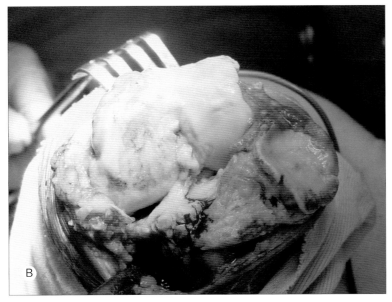

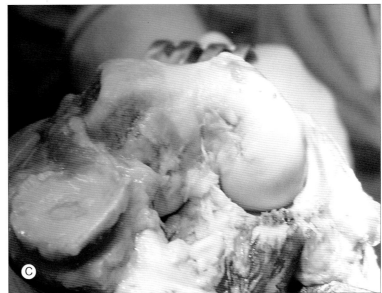

图 19-43. 双膝关节骨关节炎

图 A： 右膝呈外翻畸形，左膝内翻畸形，称"过风膝（Windblow Knee）"

图 B： 术中可见右膝外侧间室软骨破坏明显

图 C： 术中可见左膝内侧髁软骨磨损明显

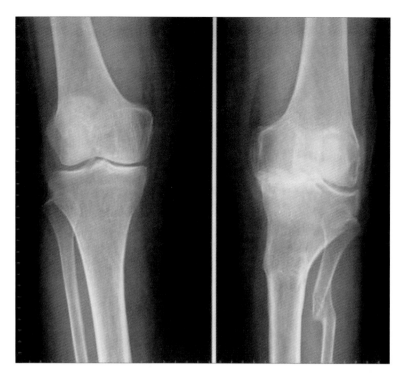

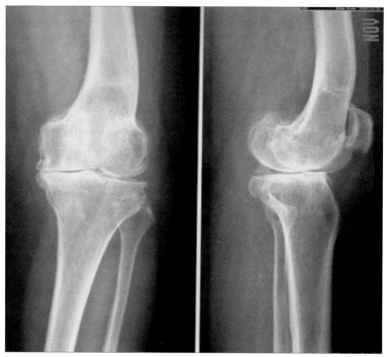

图 19-44. 膝关节骨关节炎患者双侧膝关节 X 线正位像，显示左膝关节胫腓骨近端截骨术后骨关节炎形成，膝关节内侧间隙已经消失，内侧关节面下明显骨质硬化

图 19-45. 膝关节骨关节炎患者左侧膝关节 X 线正侧位像，显示股骨远端截骨术后膝关节骨关节炎形成，膝关节内、外侧间隙变窄，股骨内侧髁和胫骨平台骨缘骨赘增生

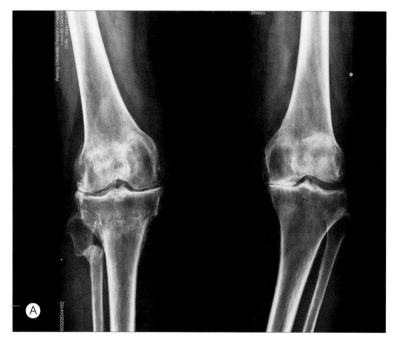

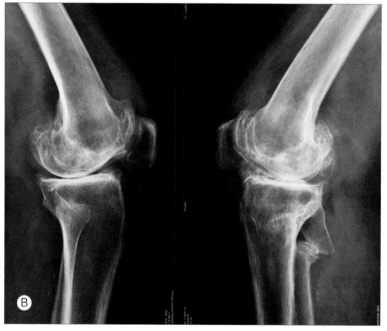

图 19-46. 膝关节骨关节炎患者双侧膝关节 X 线正侧位像

图 A：双膝关节 X 线正位像，显示右膝胫骨高位截骨术后骨关节炎形成，合并外翻畸形，腓骨形态异常，内、外侧关节间隙变窄

图 B：双膝关节 X 线侧位像，左膝内翻畸形，内侧关节间隙消失，关节面下骨质硬化，关节缘增生

——— 3. 髋关节骨关节炎 ———

髋关节骨关节炎常常隐痛，伴跛行。其疼痛症状常位于腹股沟或大腿内侧，有时还会放射到臀部，或者沿坐骨神经，或闭孔神经分支放射到膝关节。早晨起床时髋关节常有僵硬感，关节活动受限。患者常常表现拖曳步态。患肢常表现明显的功能性短缩，髋关节活动受限导致坐下或者由坐位起立时困难。

髋关节破坏的首要表现，是负重区关节软骨的纤维化和裂缝形成。关节软骨的丢失导致关节间隙变窄，股骨头位置移动。关节损伤进一步发展，软骨下骨出现侵蚀破坏

和象牙样硬化，关节软骨和骨性碎裂沉积在关节腔中，作用于滑膜引起滑膜炎。

随着病情的进展，环绕股骨头颈联合部位骨赘增生。表面型骨赘通常较小，使股骨头呈不规则团块状；而周边型骨赘通常较大，向限制性较小的区域生长。类似的改变也发生在髋臼的内下缘。这些骨赘易使股骨头发生脱位。

如果关节继续承受压力高负荷，则股骨头骨质由于压力增加和摩擦作用发生象牙骨样改变，显微骨折发生越来越多，最后在软骨下骨暴露的部位发生骨坏死和假性囊肿。

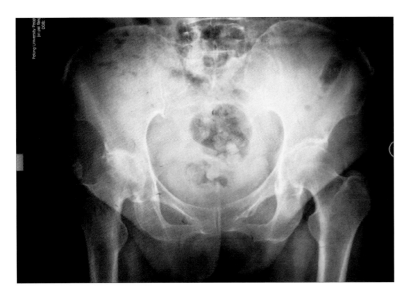

图 19-47. 髋关节骨关节炎患者髋关节 X 线正位像，显示右髋关节骨关节炎，关节间隙变窄，关节面不平整，负重区域软骨下骨囊性改变

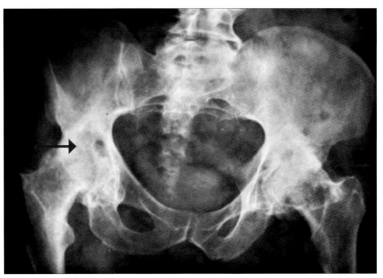

图 19-48. 髋关节骨关节炎患者双髋关节 X 线相，显示双侧髋关节间隙变窄，骨赘形成，双髋关节髋臼侧负重区域可见囊性变（红色箭头所示）

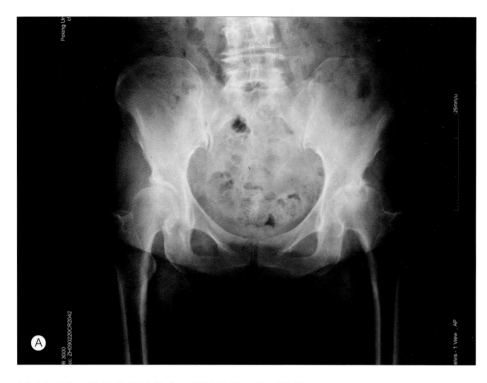

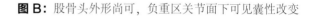

图 19-49. 髋关节骨关节炎患者髋关节 X 线正位像

图 A： 显示左髋关节骨关节炎，关节间隙明显变窄

图 B： 股骨头外形尚可，负重区关节面下可见囊性改变

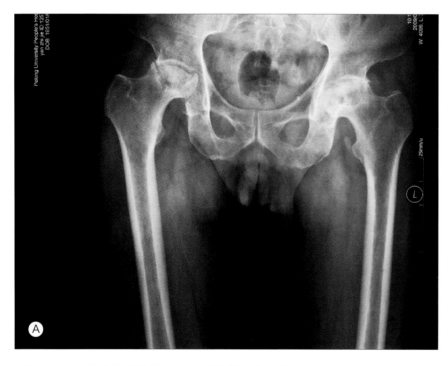

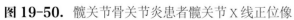

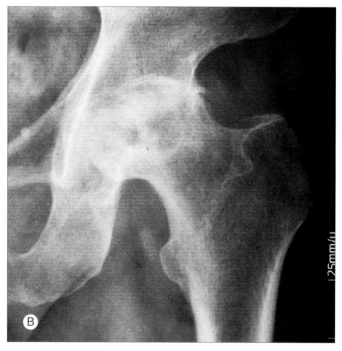

图 19-50. 髋关节骨关节炎患者髋关节 X 线正位像

图 A： 显示双髋骨关节炎合并双髋股骨头坏死Ⅳ期，双侧股骨头内可见斑片状密度减低区域，右侧沈通线不连续

图 B： X 线相显示左髋股骨头负重区域塌陷，股骨头变扁塌陷，髋关节间隙变窄

4. 其他关节骨关节炎

脊柱骨关节炎常具有因脊柱周围韧带、关节囊和骨膜炎症而引起疼痛和僵硬的症状。疼痛症状也可能由于关节间隙狭窄或者骨赘形成，导致的神经根受压而引起。椎间隙狭窄后代偿的骨刺形成、退变、椎间盘的脱出、关节突关节半脱位导致的椎间孔狭窄等因素也可有神经根受累而出现根性疼痛。

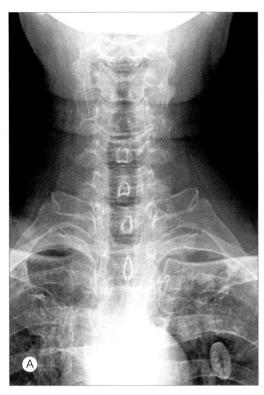

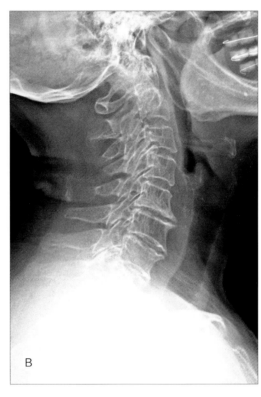

图 19-51. 颈椎骨关节炎患者，颈椎正侧位 X 线像

图 A、**图 B** 均显示颈椎体骨质疏松，椎体前后缘及钩椎关节骨质增生，C5-7 椎间隙狭窄，关节面硬化且不平整

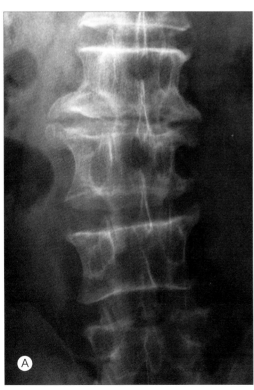

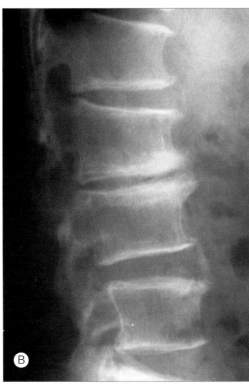

图 19-52. 腰椎骨关节炎患者，腰椎 X 线正侧位像

图 A、**图 B** 均显示椎体前后缘和侧方均有明显骨质增生，L2~3 关节间隙狭窄，关节面下骨质硬化和关节缘骨质增生

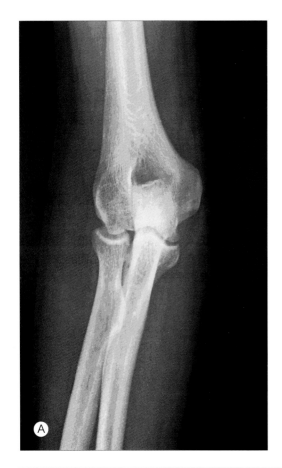
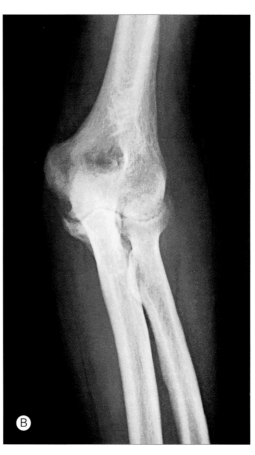
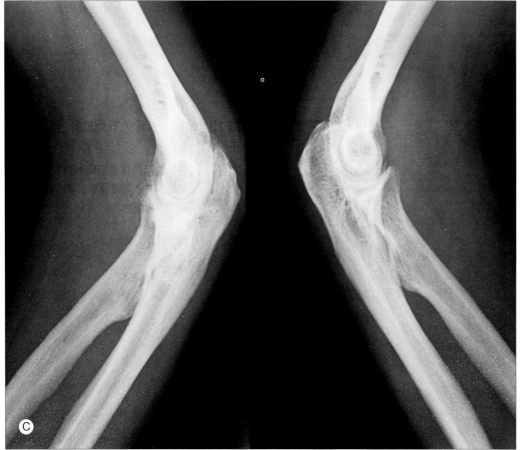

图 19-53. 双肘关节骨关节炎患者 X 线平片像

图 A、图 C： 右肘肱尺关节间隙变窄，关节面硬化，关节周缘骨质增生

图 B、图 C： 左肘关节肱尺关节和肱桡关节均可见关节间隙变窄，关节面不平整，周缘骨质增生

（孙铁铮）

第二十章 腹膜后纤维化

概 论

腹膜后纤维化（retroperitoneal fibrosis，RPF），是一组由于腹膜后腔局部纤维组织过度增生，包绕附近器官形成团块，导致受侵器官受压而引起功能障碍，出现相应症状的炎症性自身免疫性疾病。本病分为原发性和继发性两类，前者病因不明，后者因药物、肿瘤、感染、创伤等多种因素而诱发。本章只讨论原发性腹膜后纤维化。

从发展的历史来看，原发性腹膜后纤维化的概念变迁较多，而且比较混乱。本病首先由法国泌尿科医生 Albarran 报道描述，但未引起他人的重视；1948 年，Ormond 再次报道后，才引起大家的注意，1960 年确定为一种独立的病种，正式称之为腹膜后纤维化。当时认为本病发病部位的范围主要在第 1 腰椎至第 1 骶骨之间，换言之，从肾门到骨盆入口之间，因此单侧或双侧输尿管和肾盂最易受到侵犯，肾盂及输尿管受到纤维组织的包绕而引起输尿管阻塞，导致肾盂积水，严重时出现肾功能障碍。20 世纪 90 年代，有些学者认为慢性主动脉周围炎主要亦是由于主动脉及其周围组织被慢性炎性纤维组织增生所形成的团块包绕并压挤的结果，受损脏器较易波及肾脏和输尿管，所以他们提出腹膜后纤维化可以列入主动脉周围炎的范畴之内，不必视为一个独立的病种。近年来，在风湿免疫性疾病领域内又提出"IgG4相关性疾病"的新概念，日本学者于 2010 年首次明确提出 IgG4 相关性疾病（IgG4 related disease，IgG4-RD）是一独立的系统性自身免疫性疾病，随后得到许多国家学者的认同。IgG4 相关性疾病的主要特点是本病患者的血清 IgG4 水平、IgG4 与 IgG 总量的比值显著增高，可以侵犯多种器官，被累及的器官组织内有大量 IgG4+ 细胞浸润，同时伴有组织纤维化。所以目前将腹膜后纤维化也归类于 IgG4 相关性疾病之中。

1990 年至 2006 年期间，我们曾收集 30 例经手术和组织病理检查诊断为腹膜后纤维化的病例，其纤维化的病变范围非常广泛，有的上至主动脉弓，有的下至盆腔下方，也有的侵及肝包膜和胸膜。自从有学者提出 IgG4 相关性疾病的概念后，我们又重新观察了上述部分病例病变组织的病理改变。其主要病理改变为致密的纤维组织，其中有大量胶原沉积和玻璃样变，部分纤维组织排列成车辐状的席纹样纤维化，有较多的以浆细胞为主的炎性细胞浸润。这些病理特征完全与 IgG4 相关性疾病相同。所以，我们也认为以往所称的原发性腹膜后纤维化应该纳入 IgG4 相关性疾病的范畴之内。遗憾的是由于当年我们对 IgG4 相关性疾病缺乏认识，以致对这些患者没有测定血清中 IgG4 的水平。由于我们过去所见到的原发性腹膜后纤维化有其一定的特点，而且积累了不少资料，所以本书仍设一章，加以讨论，希望能丰富对 IgG4 相关性疾病——腹膜后纤维化的认识。

原发性腹膜后纤维化的特点是病变部位慢性炎性纤维组织过度增生形成不规则团块，包绕并压迫周围脏器，使受侵器官出现功能障碍。本病最易被侵及的脏器是肾脏和输尿管。除此之外，腹主动脉及其分支，下腔静脉也常可累及。文献报道亦可累及肠系膜动脉、胸主动脉等，但比较少见。

原发性腹膜后纤维化比较少见，发病年龄多见于40~60岁，男女之比约为3:1。起病隐袭，常见的周身症状有发热、乏力、体重减轻以及非特异性腹痛、腰痛或背痛，呈持续性钝痛或隐痛。本病的临床表现与被纤维组织包绕和受压的脏器组织有关，如前所述，输尿管是最常受侵的器官，容易出现轻重不等的、因受压而引起的尿路阻塞症候，如肾盂和(或)输尿管积水、泌尿道感染、肾功能不全、继发性高血压。本病的病变部位还常波及胸、腹主动脉及其分支、上或下腔静脉、门静脉、肠系膜动脉等。所以患者可以出现上腔静脉或下腔静脉阻塞，门静脉高压症，因肠系膜动脉阻塞而导致肠缺血等临床表现。如果纤维组织包绕波及腹部淋巴管时，因淋巴液回流受阻，则可以出现小肠吸收不良或蛋白丢失性肠病。

原发性腹膜后纤维化患者在手术时，肉眼可观察到腹膜后纤维化病变常显示灰白色、坚硬的肿块。早、中期的病理改变主要是胶原纤维和成纤维细胞组成的纤维组织，常可见亚急性非特异性的炎症反应，有中性粒细胞、嗜酸性细胞、淋巴细胞和浆细胞浸润，病变组织组化染色检测时，浆细胞内可见 IgG4 的沉积；病程晚期则主要呈现纤维组织排列成车辐状的席纹样纤维化，并可出现钙化。

本病在实验室检查时，除血沉和 C 反应蛋白常升高外，血清 IgG4 水平往往增高。肾脏受累时，则可引起肾功能异常。

影像学检查对本病的诊断有重要意义。超声检查该病表现为腹膜后低回声团块影，可包绕输尿管而引起上段输尿管和肾盂积水，但超声特异性较差，无法鉴别肿块的良恶性。CT 和 MRI 能清晰显示腹膜后软组织团块的状况，是诊断本病和判断疗效的主要方法。在 CT 平扫中，腹膜后包块表现为与肌肉一样的低密度团块影；增强 CT 检查时，如病变无明显强化则提示病程已进展到中晚期或静止期，如中度强化则提示病情处于进展期。在 MRI 检查时，单纯的纤维组织在 T1 和 T2 加权像均呈低信号，而腹膜后纤维化时，除大量纤维组织增生外，并伴随有亚急性和慢性炎症反应，由于病变内部及周围常有炎性渗出，因此在 T1WI 表现为低信号团块影，而 T2WI 在不同病程可有不同的表现，早期病情活跃期表现为高信号，晚期表现为低信号；增强扫描时，早期病变影像明显强化，晚期轻度强化。动态增强以及 PET 检查，对于评价该病的活动性、监测治疗效果以及是否复发具有重要意义。磁共振弥散加权成像（DWI）有利于腹膜后肿块的鉴别诊断。

诊断要点

迄今对原发性腹膜后纤维化尚无公认的分类或诊断标准。诊断需依赖患者的临床表现、各种影像检查、血清 IgG4 测定以及病变组织病理和组化染色等加以综合分析。

由于多种脏器可以受累，因此本病的临床表现比较复杂，给诊断带来一定的困难。我们认为如果遇见下列临床征象时，应注意排除本病的可能性。

1. 发现不明原因的肋腰部或腹部疼痛、输尿管狭窄或阻塞、肾盂积水。

2. 发现影像检查有腹膜后软组织肿块而可以除外肿瘤者。

3. 包绕主动脉及其分支和（或）淋巴管而产生受压的临床表现者。

4. 血清 IgG4 升高（高于 1350mg/L），病理 IgG4 组化染色显示组织中浸润的 IgG4+ 浆细胞与 IgG+ 浆细胞的比值 >40%，且每高倍镜视野下 IgG4+ 浆细胞 >10 个。

5. 血沉及 C 反应蛋白增高。血清中不能检出特异性自身抗体。

在临床实践中，典型的腹膜后纤维化病例并不常见。所以对于临床疑似原发性腹膜后纤维化的患者应该进行多种影像检查，观察是否有纤维组织的团块，必要时，建议做活捡或手术探查。

图　解

一、累及输尿管和肾的病变

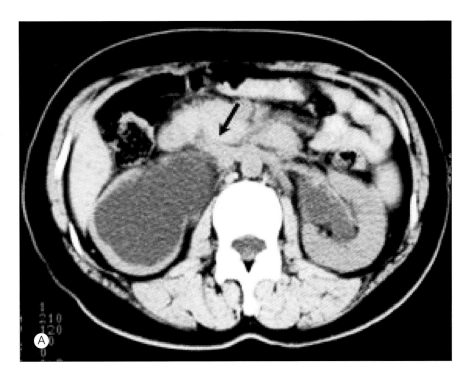

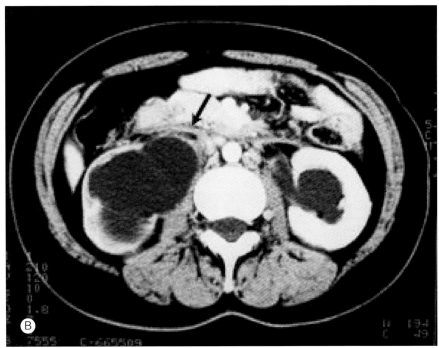

图 20-1. 腹膜后纤维化患者，腹部 CT 平扫（**图 A**）和增强（**图 B**）检查，显示腹膜后纤维组织包绕双侧输尿管引起双侧肾盂肾盏积水扩张。图中箭头示后腹膜增厚

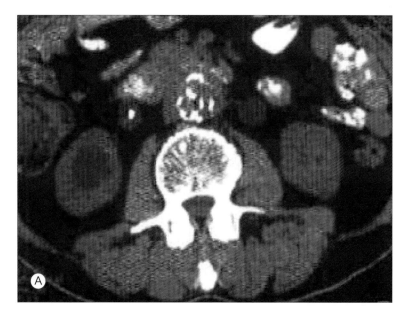 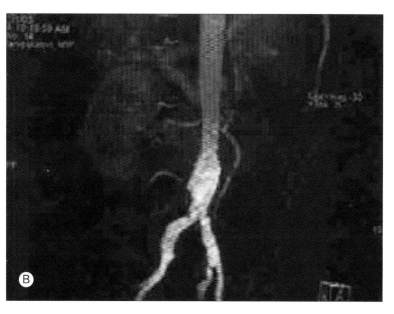

图 20-2. 腹膜后纤维化患者腹部影像检查

图 A: 腹部 CT 平扫,显示腹膜后纤维化组织影伴双侧肾盂和输尿管扩张,右侧输尿管内可见置管影

图 B: 腹部 MRA 检查,显示腹主动脉瘤延伸至右髂动脉

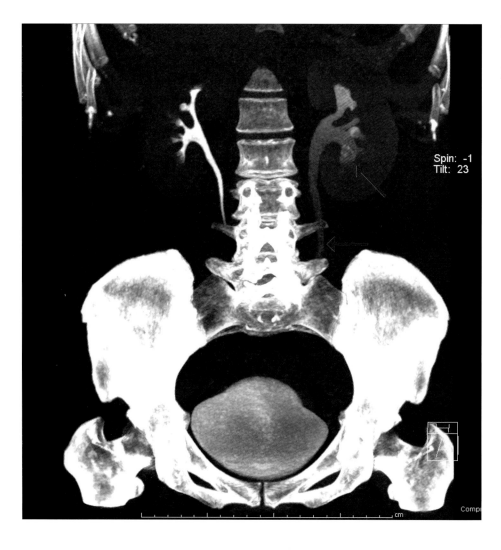

图 20-3. 腹膜后纤维化患者,CT 泌尿系成像 (CTU) 检查,显示病变部位以上左侧肾盂、肾盏及病变上方输尿管积水 (箭头所指)

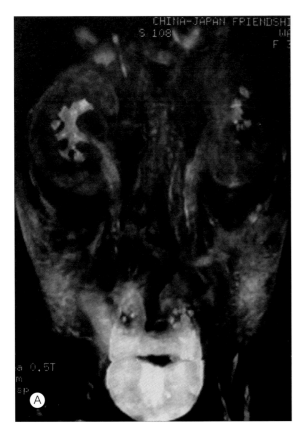
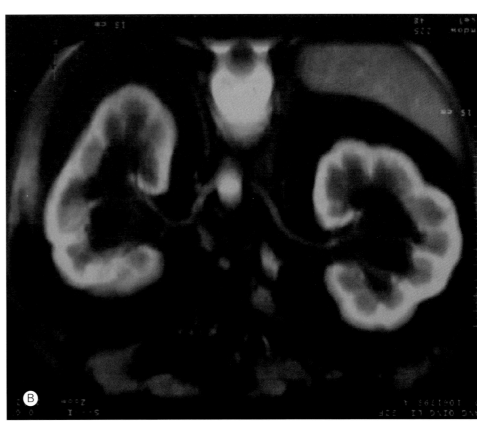

图 20-4. 慢性主动脉周围炎 - 腹膜后纤维化患者，磁共振泌尿系成像（MRU）冠状面**（图 A）**及 CT 泌尿系统成像（CTU）VRT 图像**（图 B）**，显示双侧输尿管中下段受压，引起上段输尿管及肾盂肾盏明显扩张

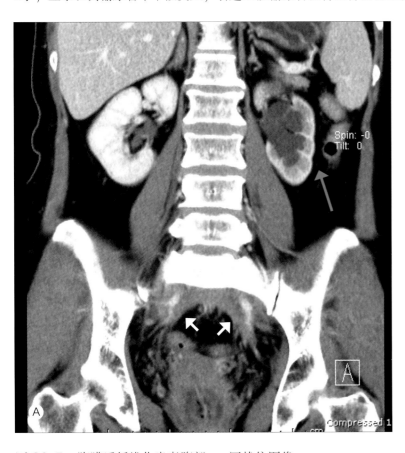
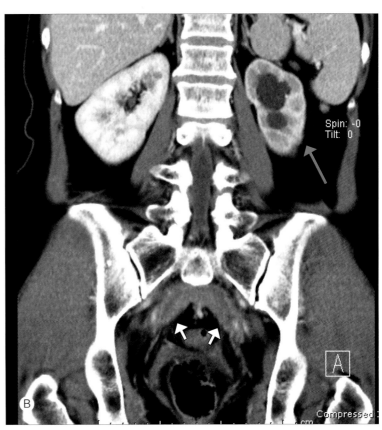

图 20-5. 腹膜后纤维化患者腹部 CT 冠状位图像
图 A 和图 B：显示骶骨前方纤维组织包绕左右髂血管（白色箭头），左侧肾盂积水扩张，左肾实质变薄（绿色箭头）

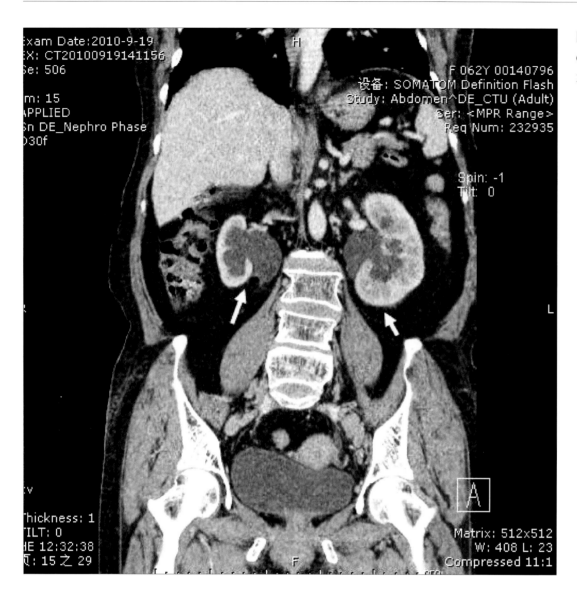

图 20-6. 腹膜后纤维化患者冠状位 CT 扫描显示双侧肾盂肾盏积水扩张，右肾实质变薄（箭头所指）

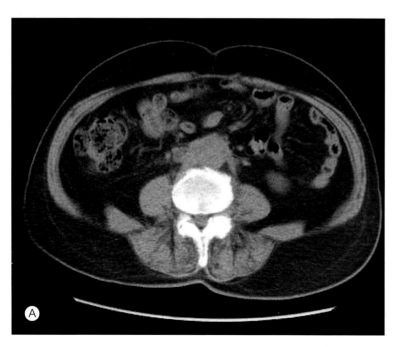

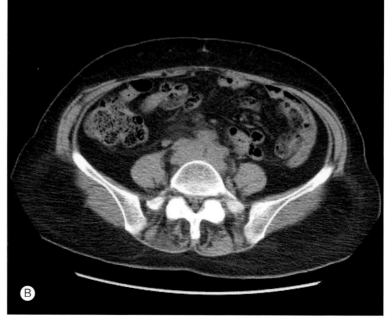

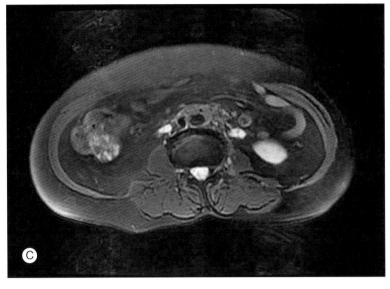
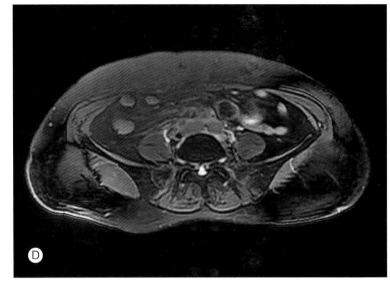
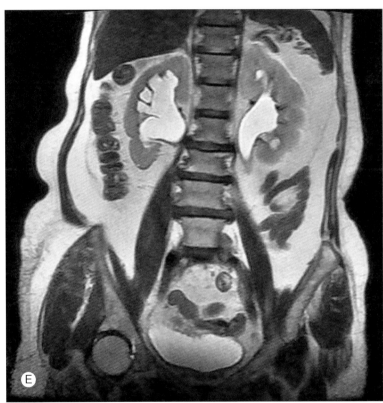
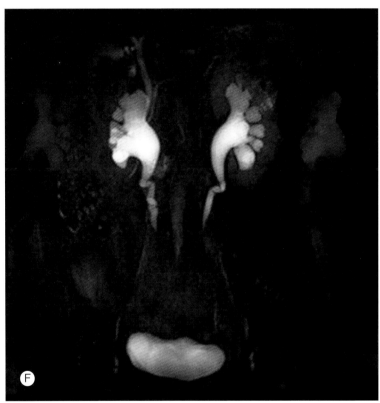

图 20-7. 患者，女性，65 岁，因乏力、食欲减退 2 月，查体发现双肾积水入院。化验 Cr241 μmol/L，类风湿因子、补体、免疫球蛋白、CRP 正常，血沉 42mm/h， IgG4 4140mg/L。行膀胱镜双侧输尿管双 J 管植入术，并给予激素治疗，肾功能有所好转

图 A： 腹部 CT 平扫显示腹主动脉周围可见等密度影，下腔静脉及腹主动脉轮廓显示不清

图 B： 腹部 CT 平扫显示髂血管周围可见等密度影，髂血管轮廓显示不清

图 C： 腹部 MRI T2 压脂像双侧输尿管扩张（腹膜后的明亮高信号），腹膜后大血管周围可见絮片状稍长 T2 信号影，为腹膜后纤维化的病灶

图 D： 腹部 MRI T2 压脂像示双侧髂血管周围稍长 T2 信号

图 E： 腹部冠状面 MRI T2WI 显示肾盂肾盏积水扩张

图 F： MRU 显示双侧输尿管、肾盂肾盏积水扩张，输尿管中段狭窄至闭塞

二、累及胸主动脉和腹主动脉的病变

　　腹膜后纤维化主要累及腹主动脉、髂动脉，也可累及胸主动脉，下腔静脉或门静脉等。CT 平扫中可见软组织影包绕血管，密度略低于肌肉组织，增强扫描后根据病程发展，病变可见不同程度增强。

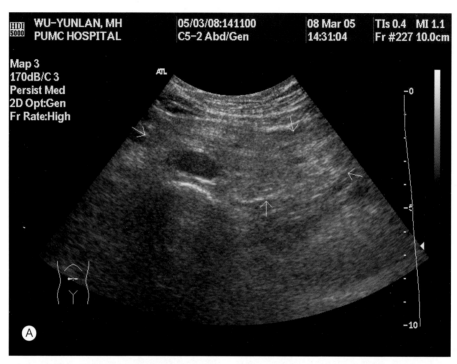

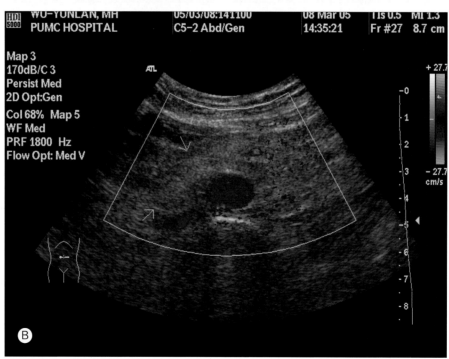

图 20-8．腹膜后纤维化患者腹部超声检查
图 A： 显示腹膜后占位病变（箭头所示）
图 B： 显示腹膜后占位病变包绕血管（箭头所示）

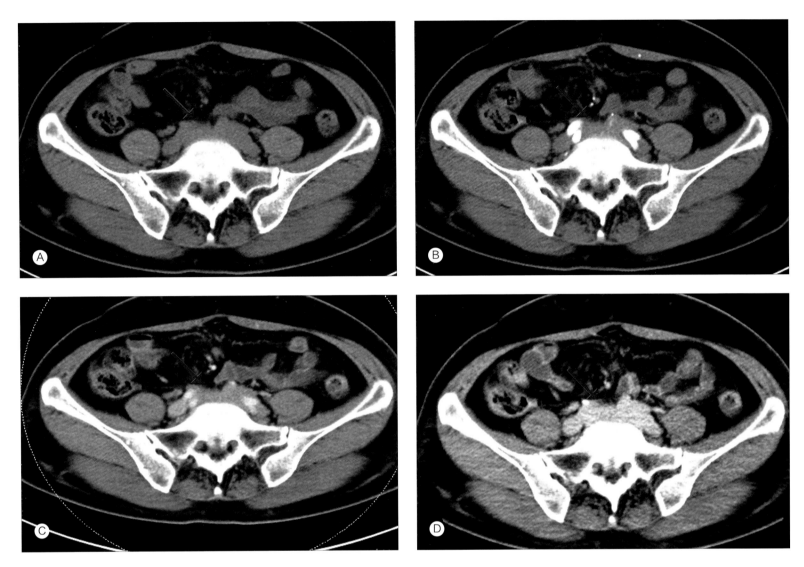

图 20-9. 腹膜后纤维化患者腹部 CT 扫描检查, 显示第 5 腰椎椎体前方纤维组织病变包绕双侧髂血管, 箭头所指分别为 CT 平扫 (**图 A**)、动脉期 (**图 B**)、门静脉期 (**图 C**) 及延迟期 (**图 D**), 病变呈典型的延迟强化特征, 即在延迟期强化程度最高

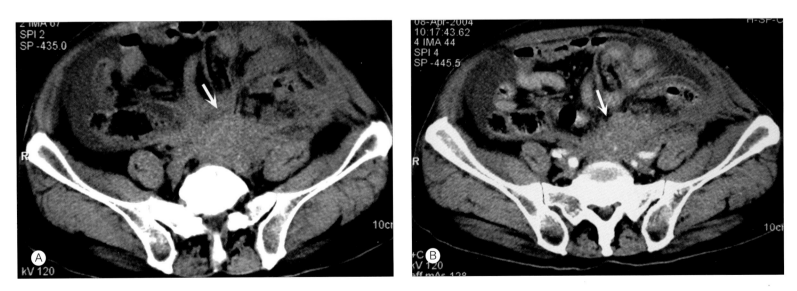

图 20-10. 腹膜后纤维化患者腹部 CT 平扫 (**图 A**) 和增强扫描 (**图 B**), 显示腰椎前方不规则软组织团块, 与肌肉密度近似 (箭头处), 包绕腹膜后组织, 与周围组织分界不清, 增强扫描后动脉期病变未见明显强化

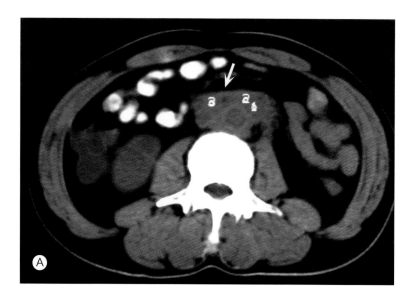
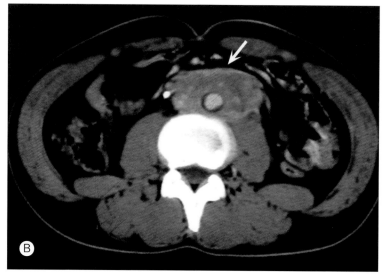

图 20-11. 腹膜后纤维化患者腹部 CT 平扫（**图 A**）和增强扫描（**图 B**），显示腰椎前方软组织影，包绕腹主动脉及下腔静脉，密度略低于肌肉组织，延迟增强扫描后病变可见中度强化（箭头所指）

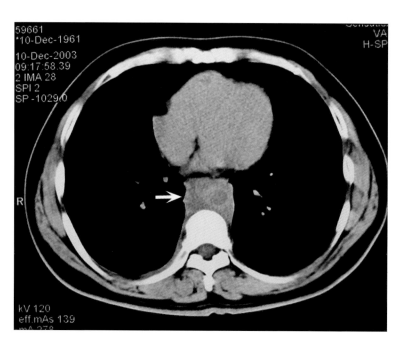
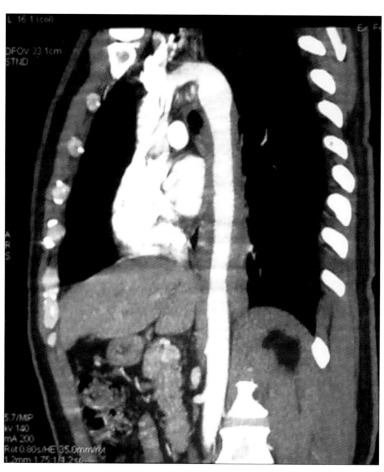

图 20-12. 腹膜后纤维化患者胸部 CT 扫描，显示胸椎前方病变包绕胸主动脉并可见右侧胸膜增厚，提示胸膜受累（箭头处）

图 20-13. 慢性主动脉周围炎 - 腹膜后纤维化患者，胸腹部 CT 增强扫描检查，显示主动脉弓水平至肠系膜上动脉上方水平主动脉周围可见纤维组织包绕、管腔轻度狭窄，被包绕的主动脉近端可见轻度膨隆

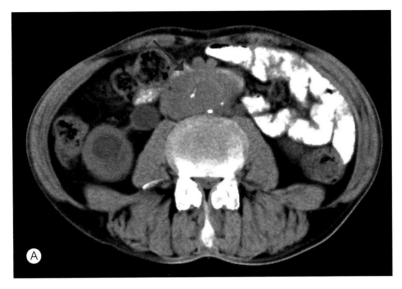

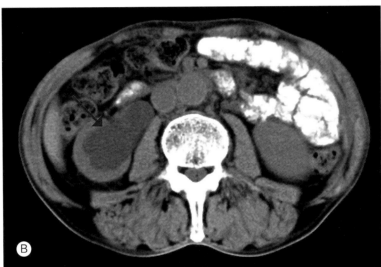

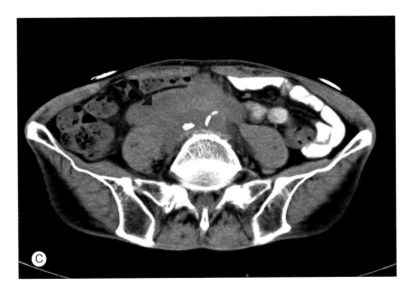

图 20-14. 腹膜后纤维化患者腹部 CT 扫描检查

图 A： 显示腹膜后软组织密度病变包绕腹主动脉及下腔静脉（箭头处），同层面右侧肾盂、输尿管积水扩张

图 B： 腹膜后病变上方显示右侧肾盂积水，右肾实质变薄（箭头处）；腹主动脉及下腔静脉周围可见少量絮状软组织密度影

图 C： 腹膜后软组织密度病变包绕腹主动脉及下腔静脉，与右侧腰大肌分界不清（箭头处）

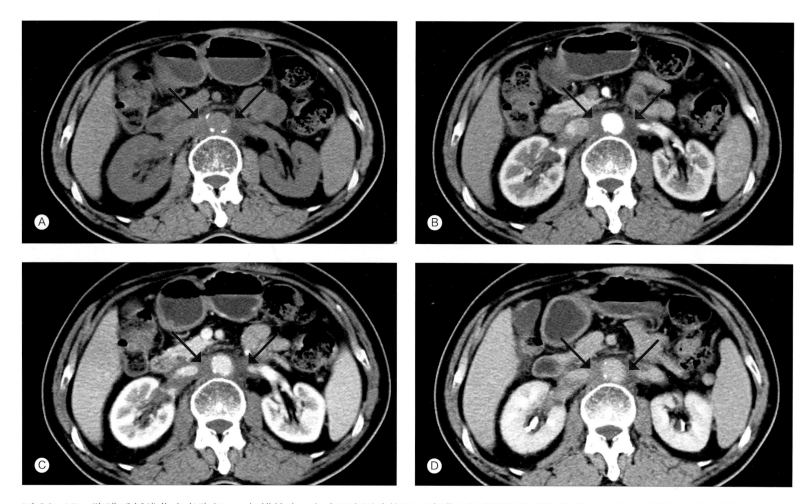

图 20-15. 腹膜后纤维化患者腹部 CT 扫描检查，上述四张图片均显示腹膜后纤维组织病变包绕腹主动脉、下腔静脉及双侧肾血管（箭头处）

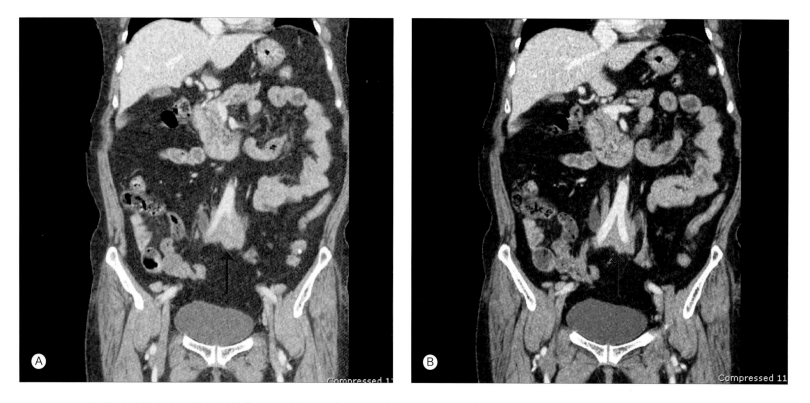

图 20-16. 腹膜后纤维化患者腹部冠状位 CT 扫描，上述两张图片均显示病变包绕腹主动脉及双侧髂总动脉（箭头处）

三、累及其他部位的病变

腹膜后纤维化病变也可发生在一些少见部位，如肾周、肝周、消化道等。病变在肾周的患者在行肾穿刺时，有硬物阻挡，难以到达肾脏，从可到达处抽取组织活检，其中大部分为增生的纤维结缔组织，可伴有急慢性炎症。病变还可延伸至小肠、结肠、肠系膜和主胆管，造成肠梗阻、大便习惯的改变（如腹泻、便秘）、黄疸等症状。

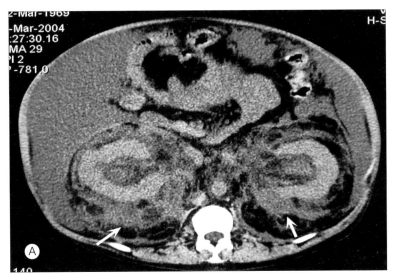
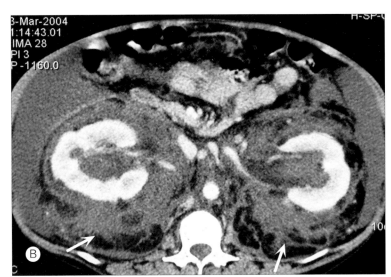
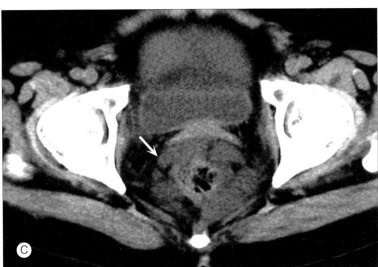
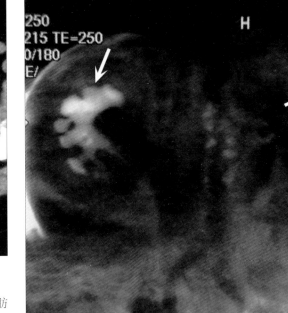

图 20-17. 腹膜后纤维化患者腹部影像检查

图 A（腹部 CT 平扫）和**图 B**（腹部 CT 增强扫描）：显示双肾周围脂肪组织明显增厚，其内见有不规则的弥漫病变（箭头处），并伴有双侧肾盂积水，增强扫描后病变未见强化。本例还可见中等量腹腔积液

图 C：盆腔 CT 平扫，显示直肠周围脂肪间隙内可见纤维组织病变（箭头处）

图 D：核磁共振泌尿系成像造影检查，可见双侧肾盂、输尿管移行部受压狭窄，双侧肾盂、肾盏积水扩张（箭头处）

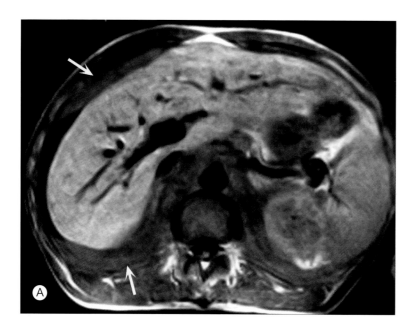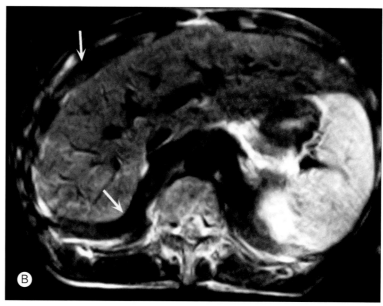

图20-18. 腹膜后纤维化患者腹部 MRI 检查，**图A** (T1WI) 和**图B** (T2WI)，可见弥漫于腹膜后及肝脏包膜下的板层状异常信号病灶，在 T1WI 和 T2WI 上均与肌肉信号近似（箭头处）

四、腹膜后纤维化的病理表现

腹膜后纤维化的病变组织主要由胶原纤维和成纤维细胞组成，呈非急性炎症反应。在病程早期或活动期，主要显示伴有大量毛细血管增生及炎性细胞浸润的胶原组织增生，以淋巴细胞、浆细胞及成纤维细胞浸润为主。病程中

期时，主要表现为纤维结缔组织增生，可伴有血管炎或血管周围炎，随着病程的进展，炎性组织逐渐被纤维组织所替代。因此，有人推测，非特异性炎症反应很可能是促使纤维化演变进程中的重要因素。

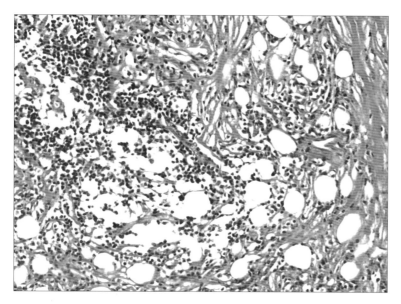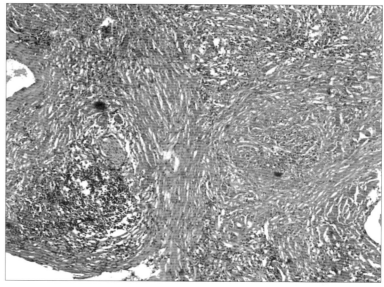

图20-19. 腹膜后纤维化患者病变组织标本的病理检查，显示大量纤维组织增生，胶原沉积，淋巴细胞、浆细胞弥漫及灶性浸润，其中以大量炎细胞为主。这是腹膜后纤维化病程在早中期的病理改变

图20-20. 腹膜后纤维化患者病变标本的病理检查，显示脂肪坏死，囊性空腔形成，大量淋巴细胞浸润，纤维组织增生，胶原沉积。上部胶原纤维呈"车辐状"排列，有大量炎细胞浸润

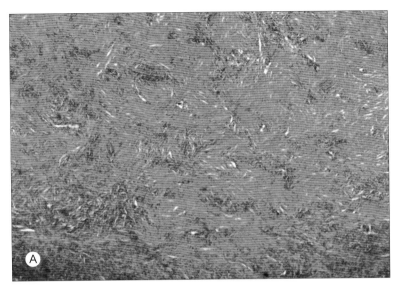

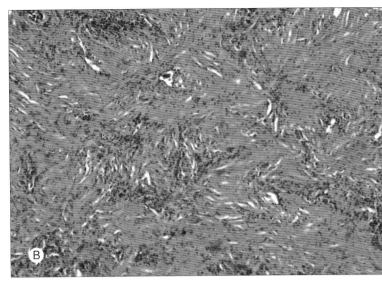

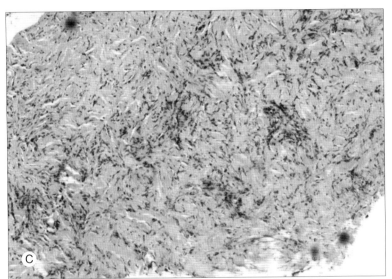

图 20-21.　腹膜后纤维化患者病变标本病理检查，上述三张图片显示，有致密的纤维组织并大量胶原及玻璃样变，间质多量炎细胞浸润，部分纤维组织排列略呈车辐状，病变以纤维化玻璃样变为主，符合病程晚期的改变

图 20-22.　腹膜后纤维化患者病变标本病理检查，高倍镜下显示，脂肪组织间大量纤维组织增生，胶原沉积，纤维组织间有大量炎细胞浸润，主要为淋巴细胞，也有少许嗜酸性粒细胞

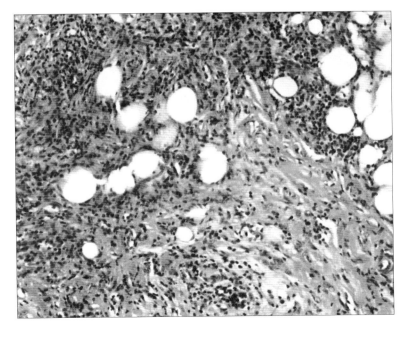

（伍沪生　潘卫东　蒋彦永　卢朝辉）

常用英汉词汇对照表

A

anti nuclear antibody	抗核抗体
autoimmune hepatitis	自身免疫性肝炎
antiphospholipid syndrome	抗磷脂综合征
antiphospholipid antibody	抗磷脂抗体
anticardiolipin antibody	抗心磷脂抗体
amyopathic dermatomyositis	无肌病性皮肌炎
antineutrophil cytoplasmic antibody	抗中性粒细胞胞质抗体
ankylosing spondylitis	强直性脊柱炎

B

boutonniere deformity	纽扣花畸形
Baker's cyst	腘窝囊肿
Budd-Chiari syndrome	布加综合征
Behcet's disease	白塞病

C

computed tomography	计算机断层扫描
catastrophic antiphospholipid syndrome	恶性抗磷脂综合征
calcinosis	皮下钙质沉积

D

duckbill deformity	鸭嘴兽畸形
diffuse cutaneous systemic sclerosis	弥漫性皮肤型系统硬化
dermatomyositis	皮肌炎

E

| esophageal dysfunction | 食管蠕动异常 |
| eosinophilic granulomatosis with polyangiitis | 嗜酸性肉芽肿性多血管炎 |

F

| fat pad | 脂肪垫 |
| femur | 股骨 |

G

gump jaw	呆下巴畸形
Gottron papules	高雪斑丘疹
Gottron sign	高雪征
giant cell arteritis	巨细胞动脉炎

| granulomatosis with polyangiitis | 肉芽肿性多血管炎 |
| gout | 痛风 |

H

hammer toes	锤状趾
heliotrope rash	向阳性皮疹
idiopathic inflammatory myopathy	特发性炎性肌病
inclusion body myositis	包涵体肌炎
immune-mediated necrotizing myopathy interstitial	免疫介导的坏死性肌炎
lung disease	间质性肺病正电子发射断层 / 计算 机断层显像
IgG4 related disease	IgG4 相关性疾病

L

lupus erythematosus pro-fundus	深在性红斑
lupus panniculitis	狼疮性脂膜炎
lupus erythematosus tumidus	肿胀性红斑
livedo reticularis	网状青斑
lupus anti-coagulant	狼疮抗凝物
limited cutaneous systemic sclerosis	局限性皮肤型系统硬化

M

magnetic resonance imaging	磁共振成像
mallet finger	槌状指
mucosa associated lymphoid tissue lymphoma	黏膜相关淋巴组织淋巴瘤
microscopic polyangiitis	显微镜下多血管炎
metatarsus	跖骨
metacarpal	掌骨

N

| nonspecific myositis | 非特异性肌炎 |

O

| osteoarthritis | 骨关节炎 |

P

polyarteritis nodosa	结节性多动脉炎
positronemissiontomography/computed tomography	正电子发射断层 / 计算 机断层显像
primary biliary cirrhosis	原发性胆汁性肝硬化
photosensitivity	光过敏

posterior reversible encephalopathy syndrome	可逆性后部脑病综合征
polymyositis	多发性肌炎
polymyalgia rheumatica	风湿性多肌痛
peri-chondritis	软骨周围炎
psoriatic arthritis	银屑病关节炎
phalanx	趾骨, 指骨

Q

quadriceps tendon	股四头肌腱

R

rheumatoid arthritis	类风湿关节炎
rheumatoid factor	类风湿因子
Raynaud phenomena	雷诺现象
relapsing polychondritis	复发性多软骨炎
retroperitoneal fibrosis	腹膜后纤维化

S

short-tau Inversion recovery	短时间反转回复序列
swanneck deformity	天鹅颈畸形
Sjogren's syndrome	干燥综合征
systemic lupus erythematosus	系统性红斑狼疮
systemic sclerosis	系统性硬化
sclerodactyly	指趾皮肤硬化
storiform fibrosis	席纹状纤维化
sclerosing pancreatitis	硬化性胰腺炎
synovium	滑膜

T

telescope finger	望远镜手
telangiectasis	皮肤毛细血管扩张
Takayasu disease	大动脉炎
triquetrum	三角骨
tendon	肌腱

U

ulnar deviation	尺侧偏斜
undifferentiated connective tissue disease	未分化结缔组织病
ulna	尺骨

V

| volar plate | 掌板韧带 |

W

| windblow knee | 过风膝 |

Z

| zigzag deformity | "Z"型手 |